Gastroenterologia e Hepatologia

Gastroenterologia e Hepatologia

Revisão e Preparação para Provas e Concursos

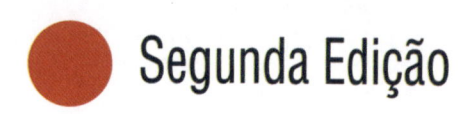

Segunda Edição

John K. DiBaise, M.D.

Revisão Técnica
Gregório Feldman
Membro Titular da Sociedade Brasileira de Endoscopia Digestiva
Membro Internacional da Sociedade Americana de Endoscopia Digestiva
Coordenador Médico da Clínica Gastroendo – Endoscopia Digestiva, RJ

REVINTER

Gastroenterologia e Hepatologia – Revisão e Preparação para Provas e Concursos, Segunda Edição
Copyright © 2010 by Livraria e Editora Revinter Ltda.

ISBN 978-85-372-0283-8

Todos os direitos reservados.
É expressamente proibida a reprodução
deste livro, no seu todo ou em parte,
por quaisquer meios, sem o consentimento
por escrito da Editora.

Tradução:
SILVIA SPADA
Tradutora, SP

Revisão Técnica:
GREGÓRIO FELDMAN
Membro Titular da Sociedade Brasileira de Endoscopia Digestiva
Membro Internacional da Sociedade Americana de Endoscopia Digestiva
Coordenador Médico da Clínica Gastroendo – Endoscopia Digestiva, RJ

Nota: A medicina é uma ciência em constante evolução. À medida que novas pesquisas e experiências ampliam os nossos conhecimentos, são necessárias mudanças no tratamento clínico e medicamentoso. Os autores e o editor fizeram verificações junto a fontes que se acredita sejam confiáveis, em seus esforços para proporcionar informações acuradas e, em geral, de acordo com os padrões aceitos no momento da publicação. No entanto, em vista da possibilidade de erro humano ou mudanças nas ciências médicas, nem os autores e o editor nem qualquer outra parte envolvida na preparação ou publicação deste livro garantem que as instruções aqui contidas são, em todos os aspectos, precisas ou completas, e rejeitam toda a responsabilidade por qualquer erro ou omissão ou pelos resultados obtidos com o uso das prescrições aqui expressas. Incentivamos os leitores a confirmar as nossas indicações com outras fontes. Por exemplo e em particular, recomendamos que verifiquem as bulas em cada medicamento que planejam administrar para terem a certeza de que as informações contidas nesta obra são precisas e de que não tenham sido feitas mudanças na dose recomendada ou nas contraindicações à administração. Esta recomendação é de particular importância em conjunto com medicações novas ou usadas com pouca frequência.

Título original:
Gastroenterology and Hepatology Board Review, Second Edition
Copyright © by The McGraw-Hill Companies, Inc.

Livraria e Editora REVINTER Ltda.
Rua do Matoso, 170 – Tijuca
20270-135 – Rio de Janeiro – RJ
Tel.: (21) 2563-9700 – Fax: (21) 2563-9701
livraria@revinter.com.br – www.revinter.com.br

DEDICATÓRIA

Aos amores da minha vida –

Michelle, Samantha, Maximillian e Rachel.

EDITOR

JOHN K. DIBAISE, M.D.
Associate Professor of Internal Medicine
Section of Gastroenterology and Hepatology
University of Nebraska Medical Center
Omaha, NE

COLABORADORES

JAMES L. ACHORD, M.D., MACG, FACP
Professor Emeritus
University of Mississippi Medical Center
Jackson, MS
Sangramento Gastrointestinal

MICHAEL AHN, M.D.
Gastroenterology Fellow
University of California at San Diego
San Diego, CA
Intestino Grosso, Anormalidades Congênitas e Estruturais

TARIQ AKBAR, M.D.
Gastroenterology Fellow
Clinical Instructor of Medicine
University of Vermont
Burlington, VT
Fígado, Granulomatoses e Infecções

BHUPINDERJIT S. ANAND, M.D., Ph.D.
Professor of Medicine
Baylor College of Medicine
Gastroenterology Section
Houston, TX
Fígado, Cirrose e suas Complicações

FRANK A. ANANIA, M.D., FACP
University of Maryland Medical Center
Baltimore, MD
Fígado, Doença Alcoólica do Fígado e Esteato-Hepatite não Alcoólica
Fígado, Transtornos Metabólicos

MOHAMMED R. ANNES, M.D.
Gastroenterology Fellow
Clinical Instructor of Medicine
University of Vermont
Burlington, VT
Fígado, Transtornos Vasculares

GOWRI BALACHANDAR, M.D.
Gastroenterology Fellow
Texas Tech University Health Science Center
Lubbock, TX
Vesícula Biliar, Terapia Cirúrgica de Cálculo Biliar e Complicações Pós-Operatórias
Intestino Delgado, Infecções e Tumores

JAMIE S. BARKIN, M.D., MACG
Professor of Medicine
Chief, Division of Gastroenterology
Mount Sinai Medical Center
Miami Beach, FL
Pâncreas, Pancreatite Aguda e Crônica

RANDALL E. BRAND, M.D.
Assistant Professor of Internal Medicine
Section of Gastroenterology and Hepatology
University of Nebraska Medical Center
Omaha, NE
Pâncreas, Tumores

JOHN M. CARETHERS, M.D.
Assistant Professor of Medicine
University of California at San Diego
La Jolla, CA
Intestino Delgado, Anormalidades Congênitas e Estruturais
Intestino Grosso, Anormalidades Congênitas e Estruturais

MAURICE A. CERULLI, M.D.
Chief, Division of Gastroenterology
The Brooklyn Hospital Center
Clinical Associate Professor of Medicine
New York University School of Medicine
Brooklyn, NY
Sangramento Gastrointestinal

DEBORAH COHEN, MMSC, RD, CNSD
Sinai Hospital
Baltimore, MD
Nutrição, Alimentação Enteral e Parenteral e Síndromes de Deficiência

Darwin L. Conwell, m.d.
The Cleveland Clinic Foundation
Division of Gastroenterology
Cleveland, OH
Pâncreas, Anormalidades Congênitas e Estruturais

Joseph Cullen, m.d.
Associate Professor of Surgery
University of Iowa Hospital and Clinics
Iowa City, IA
Estômago, Condições Associadas à Ulcera, Cirurgia e Síndromes Pós-Cirurgia Gástrica

Istvan Danko, m.d., Ph.d.
Pediatric Gastroenterology Fellow
University of Wisconsin
Waisman Center
Madison, WI
Fígado, Anormalidades Congênitas e Estruturais e Doenças Pediátricas

Themistocles Dassopoulos, m.d.
Instructor of Clinical Medicine
The University of Chicago Hospital
Department of Gastroenterology
Chicago, IL
Intestino Delgado, Doenças por Má-Digestão e Má-Absorção
Miscelânea, Complicações Gastrointestinais da AIDS

John K. DiBaise, m.d.
Assistant Professor of Internal Medicine
Section of Gastroenterology and Hepatology
University of Nebraska Medical Center
Omaha, NE
Estômago, Infecções e Tumores

Michelle O. DiBaise, pa.-c, mpas
Department of Internal Medicine
Section of Dermatology
Omaha, NE
Miscelânea, Dermatoses Gastrointestinais

Anthony J. DiMarino, Jr., m.d.
Chief, Division of Gastroenterology and Hepatology
Thomas Jefferson University
Jefferson Medical College
Philadelphia, PA
Miscelânea, Síndrome do Intestino Curto e suas Complicações

Douglas A. Drossman, m.d.
Professor of Medicine and Psychiatry
Division of Digestive Diseases
University of North Carolina at Chapel Hill
Chapel Hill, NC
Miscelânea, Obesidade e Distúrbios Alimentares

Eli D. Ehrenpreis, m.d.
Assistant Professor of Clinical Medicine
The University of Chicago Hospital
Department of Gastroenterology
Chicago, IL
Intestino Delgado, Doenças por Má-Digestão e Má-Absorção
Miscelânea, Complicações Gastrointestinais da AIDS

Atilla Ertan, m.d.
Professor of Medicine
Associate Chief, Gastroenterology Division
Baylor College of Medicine
Chief, GI Section
The Methodist Hospital
Houston, TX
Vesícula Biliar, Cálculo Biliar e suas Complicações

Ronnie Fass, m.d.
Assistant Professor of Medicine
University of Arizona Health Sciences Center
Director, GI Motility Laboratory
Southern Arizona VA Health Care Systems
Tucson, AZ
Esôfago, Anormalidades Congênitas e Estruturais

Michael S. Fedotin, m.d.
Clinical Professor of Medicine
University of Missouri – Kansas City
Kansas City, MO
Estômago, Úlcera Gástrica/Duodenal e Complicações

Nicholas Ferrentino, m.d.
Assistant Professor of Medicine
Fellowship Program Director
Division of Gastroenterology and Hepatology
University of Vermont College of Medicine
Burlington, VT
Fígado, Transtornos Vasculares
Fígado, Granulomatoses e Infecções

SPENCER T. FUNG, M.D.
Gastroenterology Fellow
University of California at San Diego
San Diego, CA
Intestino Delgado, Anormalidades Congênitas e Estruturais

JOHN J. GLEYSTEEN, M.D.
Professor of Surgery
University of Alabama at Birmingham
Chief, VA Surgical Service
Birmingham, AL
Cavidade Abdominal, Anormalidades Congênitas, Abcessos e Fístulas

JEFFREY GOLDSTEIN, M.D.
University of Rochester Medical Center
GI Unit
Rochester, NY
Vesícula Biliar, Anormalidades Congênitas e Estruturais
Estômago, Anormalidades Congênitas e Estruturais

ERIC B. GOOSENBERG, M.D.
Clinical Assistant Professor of Medicine
Temple University School of Medicine
Associate Member and Attending Gastroenterologist
Fox Chase Cancer Center
Philadelphia, PA
Esôfago, Infecções e Tumores

MARTIN E. GORDON, M.D., FACP, FAAAS
Clinical Professor of Medicine
Yale School of Medicine
North Branford, CT
Miscelânea, Problemas de Viagem em Doenças Gastrointestinais

GLENN R. GOURLEY, M.D.
Professor
Department of Pediatrics
University of Wisconsin
Waisman Center
Madison, WI
Fígado, Anormalidades Congênitas e Estruturais e Doenças Pediátricas

DAVID S. HODGES, M.D.
Associate Professor of Internal Medicine
Texas Tech University Health Science Center
Lubbock, TX
Intestino Delgado, Infecções e Tumores

TERRENCE JACKSON, M.D.
Gastroenterology Fellow
University of Nebraska Medical Center
Omaha, NE
Pâncreas, Tumores

DAVID E. JOHNSTON, M.D.
Associate Professor of Medicine
Department of Gastroenterology
University of New Mexico
Albuquerque, New Mexico
Fígado, Doenças Induzidas por Droga e outras Doenças Inflamatórias

NYINGI KEMMER, M.D.
Gastroenterology Fellow
University of Texas Medical Branch
Galveston, TX
Vesícula Biliar, Transtornos Motores

YVONNE RENÉE LEE, M.D., FACP
Naval Medical Center
San Diego, CA
Miscelânea, Lesão Gastrointestinal Isquêmica e Radiação e Anormalidades Vasculares do Intestino

ELIZABETH A. LIEN, M.D.
Assistant Professor of Internal Medicine
Section of Infectious Diseases
University of Nebraska Medical Center
Omaha, NE
Intestino Grosso, Infecções

RAMONA LIM, M.D.
Gastroenterology Fellow
University of Miami School of Medicine
Miami, FL
Pâncreas, Pancreatite Aguda e Crônica

ELIZABETH LYDEN, M.S.
Statistical Coordinator
Preventive and Societal Medicine
University of Nebraska Medical Center
Omaha, NE
Miscelânea, Bioestatística e Epidemiologia

JAMES A. LYNCH, Ph.D.
Assistant Professor
Preventive and Societal Medicine
University of Nebraska Medical Center
Omaha, NE
Miscelânea, Bioestatística e Epidemiologia

COLABORADORES

MARK E. MAILLIARD, M.D.
Associate Professor of Internal Medicine
Section of Gastroenterology and Hepatology
University of Nebraska Medical Center
Omaha, NE
Fígado, Hepatite Viral

JOHN K. MARSHALL, M.D., FRCPC
Clinical Scholar in Gastroenterology
Department of Medicine
Division of Gastroenterology
McMaster University Medical Centre
Hamilton, Ontario, Canada
Intestino Grosso, Colite não Inflamatória do Intestino e outras Doenças Inflamatórias

TIMOTHY MCCASHLAND, M.D.
Associate Professor of Internal Medicine
Section of Gastroenterology and Hepatology
University of Nebraska Medical Center
Omaha, NE
Fígado, Falência Súbita e Transplante

DAVID MCFADDEN, M.D.
Professor and Chief, Division of General Surgery
UCLA Center for Health Sciences
Los Angeles, CA
Pâncreas, Doenças Inflamatórias e Infecções

A. STEVEN MCINTOSH, M.D.
Gastroenterology Specialists, Inc.
Suffolk, VA
Vesícula Biliar, Infecções e Tumores

CAROLYN MCIVOR, M.D.
Assistant Professor of Internal Medicine
Section of Gastroenterology and Hepatology
University of Nebraska Medical Center
Omaha, NE
Miscelânea, Transtornos Gastrointestinais e Hepatobiliares na Gravidez

JANE MEZA, Ph.D.
Preventive and Societal Medicine
University of Nebraska Medical Center
Omaha, NE
Miscelânea, Bioestatística e Epidemiologia

MOHAMMED MAH'MOUD, M.D.
Assistant Professor of Medicine
Division of Gastroenterology and Hepatology
University of South Carolina School of Medicine
Columbia, SC
Miscelânea, Corpos Estranhos e Lesão Cáustica

BOLA OLUSOLA, M.D.
Gastroenterology Fellow
University of Nebraska Medical Center
Omaha, NE
Estômago, Infecções e Tumores

ISAAC RAIJMAN, M.D.
Gastroenterology and Liver Associates, PA
Clinical Assistant Professor
MD Andersen Cancer Center
Houston, TX
Vesícula Biliar, Doenças Inflamatórias

YEHUDA RINGEL, M.D.
Division of Digestive Diseases
University of North Carolina at Chapel Hill
Chapel Hill, NC
Intestino Grosso, Transtornos do Soalho Pélvico e do Anorreto

TAMAR RINGEL-KULKA, M.D.
Visiting Physician
Adolescent Health Section
Division of Community Pediatrics
Department of Pediatrics
University of North Carolina at Chapel Hill
Chapel Hill, NC
Miscelânea, Obesidade e Distúrbios Alimentares

CORY A. ROBERTS, M.D.
Assistant Professor
Department of Pathology and Microbiology
University of Nebraska Medical Center
Omaha, NE
Miscelânea, Patologia Gastrointestinal e do Fígado

ROBIN D. ROTHSTEIN, M.D.
University of Pennsylvania Hospital
Division of Gastroenterology
Philadelphia, PA
Intestino Delgado, Transtornos Motores e suas Complicações

HEMANT K. ROY, M.D.
Assistant Professor of Internal Medicine
Section of Gastroenterology and Hepatology
University of Nebraska Medical Center
Omaha, NE
Intestino Grosso, Tumores, Pólipos e Síndromes Associadas

THOMAS SCHIANO, M.D.
Assistant Professor of Medicine
The Mount Sinai Hospital Medical Center
Division of Liver Diseases
New York, NY
Fígado, Tumores e Cistos

ASHOK SHAH, M.D.
University of Rochester Medical Center
GI Unit
Rochester, NY
Vesícula Biliar, Anormalidades Congênitas e Estruturais
Estômago, Anormalidades Congênitas e Estruturais

EDY E. SOFFER, M.D.
The Cleveland Clinic Foundation
Division of Gastroenterology and Hepatology
Cleveland, OH
Intestino Grosso, Constipação, Transtornos Motores e Síndrome do Intestino Irritável

ROGER D. SOLOWAY, M.D.
Marie B. Gale Centennial
Professor of Medicine
Vice Chair, Department of Internal Medicine for TDCJ Affairs
Galveston, TX
Vesícula Biliar, Transtornos Motores

EUGENE F. THARALSON, M.D.
Senior Resident
Department of Internal Medicine
University of Arizona Health Sciences Center
Tucson, AZ
Esôfago, Anormalidades Congênitas e Estruturais

GERVAIS TOUGAS, M.D.
Associate Professor of Medicine
McMaster University Medical Center
Hamilton, Ontario, Canada
Esôfago, Transtornos Motores

EUGENE A. TROWERS, M.D., M.P.H.
Associate Professor of Internal Medicine
Division of Gastroenterology and Hepatology
Texas Tech University Health Science Center
Lubbock, TX
Vesícula Biliar, Terapia Cirúrgica de Cálculo Biliar e Complicações Pós-Operatórias

JEFFREY TUVLIN, M.D.
Gastroenterology Fellow
The University of Chicago Hospital
Chicago, IL
Miscelânea, Complicações Gastrointestinais da AIDS

JON A. VANDERHOOF, M.D.
Professor of Pediatrics
Director, Joint Section of Pediatric Gastroenterology and Nuttrition
Omaha, NE
Miscelânea, Doenças Gastrointestinais Pediátricas

RAJEEV VASUDEVA, M.D., FACG
Professor of Medicine
Director, Division of Digestive Diseases and Nutrition
University of South Carolina School of Medicine
Columbia, SC
Esôfago, Doenças Inflamatórias e Doença por Refluxo Gastroesofágico
Miscelânea, Corpos Estranhos e Lesões Cáusticas

WILLIAM E. WHITEHEAD, Ph.D.
Professor of Medicine
University of North Carolina at Chapel Hill
Division of Digestive Diseases
Chapel Hill, NC
Intestino Grosso, Transtornos do Soalho Pélvico e Anorreto

HOWARD J. WORMAN, M.D.
Associate Professor of Medicine and Anatomy and Cell Biology
Director, Division of Digestive and Liver Diseases
College of Physicians and Surgeons
Columbia University
New York, NY
Fígado, Condições Autoimunes e Superpostas

JOHN M. WRIGHT, M.D.
University of Vermont College of Medicine
Division of Gastroenterology and Hepatology
Burlington, VT
Fígado, Transtornos Vasculares
Fígado, Granulomatoses e Infecções

RICHARD A. WRIGHT, M.D.
Professor of Medicine
Chief, Division of Gastroenterology and Hepatology
University of Louisville Health Sciences Center
Louisville, KY
Estômago, Transtornos Motores e Funcionais

RENEE L. YOUNG, M.D.
Associate Professor of Internal Medicine
Section of Gastroenterology and Hepatology
University of Nebraska Medical Center
Omaha, NE
**Intestino Grosso, Doença Inflamatória
Intestinal e suas Complicações**

SAEED ZAMANI, M.D.
Gastroenterology Fellow
Thomas Jefferson University Hospital
Jefferson Medical College
Philadelphia, PA
**Miscelânea, Síndrome do Intestino Curto e suas
Complicações**

Introdução

Gastroenterologia e Hepatologia foi desenvolvido para auxiliar o aprendizado das doenças gastrointestinais e do fígado na preparação para exames e provas de título. Este livro é da série de textos *Pérolas de Sabedoria,* que inclui todas as áreas da medicina. Antes de começar, umas poucas palavras são apropriadas para discutir a intenção, o formato, as limitações e a utilização apropriada desta obra.

Gastroenterologia e Hepatologia é, primariamente, destinado a ser um auxiliar de estudo, estruturado em um formato de questões/respostas rápidas. A maior parte das questões é curta, com respostas curtas. Isto é para facilitar a movimentação de uma grande quantidade de informações. É útil para você avaliar seus pontos fortes e fracos em uma área particular. Isto permite concentrar mais os estudos em áreas de interesse ou pontos fracos. Foi dada ênfase à destilação dos fatos-chave e secundários que são facilmente negligenciados, que são rapidamente esquecidos e que, de algum modo, parecem ocorrer frequentemente em exames e provas de título.

Precisa ser enfatizado que qualquer livro de questão/resposta é mais útil como uma ferramenta de aprendizagem quando utilizado em conjunto com um livro-texto específico do assunto. A assimilação real destes fatos requer, certamente, leitura adicional sobre os conceitos relacionados. Quanto mais ativo o processo de aprendizagem, melhor a compreensão. Utilize este livro com as suas fontes de texto preferidas à mão e abertas. Quando você encontrar uma questão cuja resposta não consiga lembrar, ou que considere de interesse particular, será necessária a revisão da área pertinente no livro-texto à mão.

Os capítulos incluem todos os aspectos de gastroenterologia e hepatologia. Algumas áreas estão cobertas mais abrangentemente do que outras. As perguntas dentro de cada capítulo estão organizadas aleatoriamente, para simular os exames e provas de título, bem como a forma como as questões emergem na vida real. Há diversas áreas de redundância. Isto é intencional – a redundância é algo bom quando se prepara para estes exames e provas.

Embora grande esforço tenha sido feito para verificar que todas as perguntas e respostas são exatas, discrepâncias e inexatidões às vezes ocorrem. Com mais frequência isto é atribuído à variação entre as fontes originais. Tentamos verificar em diversas referências a informação mais exata. Tenha em mente que algumas respostas podem não ser as que você preferiria. Este livro aposta na exatidão, reduzindo agressivamente conceitos complexos ao nível mais simples; a base de conhecimentos dinâmicos e a prática clínica da medicina não são assim. Além disto, novas pesquisas e a prática, ocasionalmente, se desviam daquilo que, provavelmente, representa a resposta correta para propósitos de teste. Lembre-se, esta obra está desenvolvida para maximizar o seu resultado em um teste. Consulte suas fontes mais atuais de informação e mentores para orientação prática.

Cada questão está precedida por um *bullet* vazado. Isto permite checar as áreas de interesse, pontos fracos ou, simplesmente, anotar o que tenha sido lido. Isto também facilita uma releitura sem que se fique incerto com relação ao que foi revisado anteriormente.

Estude com afinco e boa sorte!

J.K.D.

Sumário

GASTROENTEROLOGIA

Cavidade Abdominal – Anormalidades Congênitas, Abscessos e Fístulas   1

Pancreatite Aguda e Crônica   7

Colelitíase e Condições Associadas   15

Anormalidades Congênitas e Estruturais   31

Transtornos do Soalho Pélvico e do Anorreto   49

Corpos Estranhos e Lesão Cáustica   55

Doença de Refluxo Gastroesofágico   61

Sangramento Gastrointestinal   67

Dermatoses Gastrointestinais   75

Patologia Gastrointestinal   81

Transtornos Infecciosos   89

Doença Intestinal Inflamatória   105

Má-Digestão e Má-absorção   113

Miscelânea de Condições Inflamatórias do Intestino   121

Transtornos da Motilidade   133

Nutrição, Obesidade e Transtornos da Alimentação   153

Doenças Gastrointestinais Pediátricas   161

Doença Péptica Ulcerosa   167

Lesão GI Isquêmica e Radiação e Anormalidades Vasculares do Intestino   175

Síndrome do Intestino Curto e suas Complicações   179

Tumores   185

HEPATOLOGIA

Falência Aguda do Fígado e Transplante de Fígado   211

Doença Alcoólica do Fígado e Esteato-Hepatite não Alcoólica   217

Condições Autoimunes e Sobrepostas   223

Cirrose e suas Complicações   229

Anormalidades Congênitas e Estruturais e Doenças Pediátricas   235

Granulomatoses e outras Doenças Inflamatórias Induzidas por Droga   243

Patologia Hepatobiliar   253

Transtornos Infecciosos   263

Transtornos Metabólicos   269

Tumores e Cistos   277

Transtornos Vasculares   283

Hepatite Viral   289

TÓPICOS VARIADOS

Bioestatística para o Gastroenterologista   295

Manifestações Gastrointestinais e Hepatobiliares do VIH (HIV) e da SIDA (AIDS)   301

Transtornos Gastrointestinais e Hepatobiliares na Gravidez   309

Problemas de Viagem em Gastroenterologia   315

GALERIA DE ILUSTRAÇÕES   323

BIBLIOGRAFIA   349

Gastroenterologia e Hepatologia

GASTROENTEROLOGIA

Cavidade Abdominal – Anormalidades Congênitas, Abscessos e Fístulas

John J. Gleysteen, M.D.

○ **Como e onde o material particulado na cavidade peritoneal normalmente é eliminado da cavidade?**

Através de linfáticos modificados localizados ao longo da superfície inferior do diafragma, estomas se abrem quando o diafragma se relaxa criando uma pressão intra-abdominal negativa. As contrações do músculo diafragmático então forçam os linfáticos cefalicamente, auxiliados por válvulas unidirecionais.

○ **Qual é o propósito terapêutico da "posição semi-Fowler"?**

Para minimizar as infecções subfrênicas e a absorção das toxinas peritoneais ao reduzir a excursão diafragmática para cima. É esta excursão que aumenta a pressão negativa abdominal, promove a migração do fluido para cima para repousar sob o diafragma e abrir o estoma linfático para a absorção sistêmica.

○ **A presença de rebote ou sensibilidade à percussão e defesa ajudam a diagnosticar a peritonite de que forma?**

Elas indicam a extensão para e a irradiação da superfície peritoneal da parede abdominal, enquanto processos inflamatórios entre as superfícies viscerais produzem dor entorpecida, não específica que pode ser difícil de localizar.

○ **Quando é o momento mais efetivo para utilizar antibióticos para tratar a contaminação peritoneal?**

O "período de carência" estimado é de 4 a 6 horas após a contaminação.

○ **A peritonite por *Candida* clinicamente significativa, geralmente responsiva a baixa dose de anfotericina B ou fluconazol, é mais provável de ser encontrada em quais situações?**

Nos pacientes com antibióticos em longo prazo ou após perfurações gástricas.

○ **V/F: O processo de formação e maturação de abscesso é bloqueador, porém não *exterminador* para a bactéria contida.**

Verdadeiro. Enquanto a formação e a maturação do abscesso inicialmente retardam o escape bacteriano e a septicemia e diminui o acesso bacteriano para o oxigênio e a glicose, ele também cria uma barreira para a penetração de fagócitos e antibióticos sistêmicos. Portanto, as bactérias podem persistir como formas vegetativas e rejuvenescer em um ambiente modificado; por conseguinte, o princípio cirúrgico de que os abscessos precisam ser drenados.

○ **Embora a incidência geral de abscessos intra-abdominais tenha progressivamente declinado, qual é a causa mais comum?**

Enquanto anteriormente eram as apendicites perfuradas, a diverticulite colônica é agora a causa mais comum, como um resultado do diagnóstico e do tratamento mais rápido da apendicite.

○ **Quando, buscando por um abscesso intra-abdominal, uma varredura de TC (CT) de alta resolução é o procedimento de escolha com duas limitações? Nomeie as limitações.**

1) Abscessos interalças e 2) Incapacidade para diferenciar as coleções fluidas estéreis de contaminadas.

○ **A drenagem percutânea de abscessos após a identificação por varredura de TC (CT) deve ser evitada em quais situações?**

1) Fleimão peripancreático não infectado.
2) Hematomas infectados organizados.
3) Abscessos com fístulas entéricas.
4) Infecções por fungos.
5) Abscessos no interior de tumores necróticos.

○ **Com que frequência estão os achados abdominais de pneumoperitônio em um paciente não operado associado ao intestino oco perfurado?**

Em 90% dos casos. Estes casos requerem intervenção cirúrgica urgente.

○ **À parte as causas iatrogênicas do pneumoperitônio não cirúrgico, a segunda fonte mais comum de gás/ar na cavidade abdominal está onde?**

Acima do diafragma. Alvéolos rompidos podem levar ao pneumomediastino o qual pode: 1) romper no espaço pleural e então no abdome diretamente através do hiato diafragmático ou fenestrações, ou 2) dissecar no retroperitônio e então romper através do mesentério.

○ **V/F: Nos pacientes com distensão abdominal significativa que desenvolvem oligúria não responsiva às mudanças ou correções hemodinâmicas, a pressão intra-abdominal aumentada (PIA – IAP ou "síndrome compartimental") deve ser considerada.**

Verdadeiro. Após o diagnóstico de PIA (IAP) (pressão intra-abdominal acima de 20 mmHg) medida com um cateter vesical e manômetro, esforços apropriados, incluindo exploração cirúrgica, dirigida na descompressão intra-abdominal, deve ser seguida com expectativa de diurese mais tarde.

○ **Um adolescente de descendência iraniana ou jordaniana desenvolve dor abdominal difusa, episódica, sem irradiação com febre associada e sem qualquer sequela pós-episódica. Que transtorno hereditário ele pode ter?**

Febre familiar do Mediterrâneo.

○ **Aerofagia pode causar distensão abdominal súbita localizada ou difusa com sons intestinais normais e percussão e dor localizada. Com mais frequência, o ar coleta-se em quais de dois locais?**

Estômago e flexura esplênica do cólon.

○ **Embora o risco específico de complicações aderentes abdominais pós-operatórias poderem variar de acordo com a necessidade aguda e a localização do procedimento** cirúrgico inicial, qual é o risco geral aproximado de readmissão hospitalar após estas complicações?

Estudados ao longo de um intervalo de seguimento de 10 anos, 4% de 30.000 procedimentos iniciais e 5,5% das readmissões hospitalares foram diretamente atribuídas às aderências pós-operatórias.

○ **Uma protuberância retal de Blumer está com frequência associada a câncer de mama ou gástrico metastático. Como isto é distinguido de um estreitamento retal?**

A protuberância de Blumer é uma massa extrarretal indentada para a parede anterior do reto, e é distinguida de um estreitamento pelo fato de que: 1) não envolve a circunferência e 2) com frequência a mucosa pode se mover sobre a protuberância.

○ **O teste de Carnett é um meio de o exame físico diferenciar uma massa da parede abdominal de uma massa intra-abdominal (e a dor da parede abdominal da dor intra-abdominal). Como este teste é realizado?**

O paciente em supino é solicitado a estender suas pernas e elevar seus pés acima do leito ou da mesa, tensionando, portanto, a musculatura abdominal. Alternativamente, o paciente pode elevar sua cabeça. Uma massa intraperitoneal irá quase desaparecer quando os músculos abdominais se contraírem, enquanto uma massa da parede abdominal irá persistir. Da mesma forma, a dor de uma fonte intra-abdominal irá geralmente diminuir, enquanto a dor da parede abdominal não.

○ **A crepitação da parede abdominal ao redor de uma incisão pós-operatória, porém sem liberação de ferimento e odor ou descoloração da pele possui qual significado?**

É inócua. Denominada "pseudogangrena gasosa", ela ocorre porque o ar está aprisionado no tecido subcutâneo. Ele logo será reabsorvido.

○ **O desenvolvimento agudo de uma nodulação dolorosa no quadrante inferior direito após tosse espasmódica, cerca de meio caminho entre o umbigo e o tubérculo púbico, pode provavelmente ser devido a quê?**

Ruptura do músculo reto ou artéria epigástrica inferior rompida. Isto pode ser diferenciado de uma hérnia de Spigellian estrangulada pela ausência de vômito. Pacientes que estão grávidas ou em terapia anticoagulante estão também em risco aumentado para este problema.

○ **Que quatro estruturas podem permanecer patentes em vez de obliteradas no umbigo ao nascimento?**

1) Veia umbilical.
2) Ducto onfalomesentérico (fecal).
3) Artérias hipogástricas.
4) Fístula vesicouretral (urina).

○ **Qual é uma causa provável de um aparecimento súbito de liberação feculenta do umbigo em um paciente de meia-idade, não operado?**

Diverticulite colônica ou carcinoma de cólon.

○ **A linfadenite mesentérica aguda é tão comum quanto a apendicite aguda e pode mimetizar esta doença nas crianças. Após que idade a incidência cai e torna-se essencialmente improvável?**

Quinze anos de idade.

○ **Condições extra-abdominais agudas que são comuns e podem mimetizar doença intra-abdominal inflamatória aguda são no mínimo em número de três. Nomeie-as.**
   1) Oclusão coronariana/infarto miocárdico.
   2) Pleurisia diafragmática.
   3) Herpes zoster.

○ **Uma doença psicogênica, geralmente ocorrendo nas mulheres, na qual os sintomas abdominais agudos estão fora de proporção para os achados físicos e nos quais existem com frequência diversas cicatrizes cirúrgicas no abdome, é sugestiva de que diagnóstico?**
   Síndrome de Münchausen.

○ **Que tipo de fístula intestinal frequentemente fecha espontaneamente se a peritonite bacteriana ativa ao redor for eliminada?**
   Fístula intestinal lateral, que permite a progressão normal de alguns conteúdos intestinais além da fístula através do intestino normal.

○ **Se uma fístula colônica está presente, seja cutânea ou interna, qual é o problema com o tratamento através de colostomia de alça proximal ou cecostomia?**
   Nenhum procedimento é totalmente divergente e, portanto, pode causar contaminação persistente.

○ **Os cinco maiores bloqueadores físicos para o fechamento espontâneo de uma fístula intestinal são:**
   1) Fístula terminal (descontínua com o intestino).
   2) Existe obstrução do trato gastrointestinal distal à fístula.
   3) Corpo estranho tal como malha protética está em continuidade com a fístula.
   4) Mucosa gastrointestinal foi estendida através do trato da fístula e fusionada com a pele (epitelialização).
   5) Peritonite ativa ou abscesso local está presente.

○ **Os dois benefícios do suporte nutricional parenteral para o fechamento da fístula intestinal são:**
   1) Proporção de fechamento aumentada sem intervenção cirúrgica.
   2) Tempo médio reduzido para o fechamento.

○ **V/F: Todos os tratamentos de fístula enterocutânea são auxiliados pela utilização de somatostatina ou octreotida. Quais são as razões teóricas para a utilização destes agentes?**
   Falso. Razões teóricas para a utilização incluem: 1) intervalo de fechamento mais rápido pela redução do alto volume de índices secretórios das enzimas pancreáticas e 2) duração da nutrição parenteral e sua morbidade inerente são reduzidas por causa do índice de fechamento mais rápido. O fechamento final de fístulas de baixo volume não é realçado pela utilização destes peptídeos.

○ **Um defeito no qual o revestimento ou a camada em que qualquer hérnia da parede abdominal – seja umbilical, hiatal, inguinal ou incisional – precisa expulsar é denominado:**
   A "fáscia endoabdominal". Este é um revestimento contínuo da cavidade abdominal que recebe outros nomes quando repousa sobre vários músculos, como fáscia transversal (músculo), músculo psoas e assim por diante.

- **Como a gastrosquise nos recém-nascidos difere da onfalocele?**
    1) Gastrosquise é um defeito da parede abdominal lateral ao umbigo que resulta quando a parede abdominal tenha falhado em fechar, enquanto a onfalocele é um defeito no fechamento do anel umbilical.
    2) Nenhum saco é encontrado sobre os intestinos expulsos na gastrosquise, enquanto um saco amniótico geralmente repousa sobre os intestinos na onfalocele.

- **Pessoas com remanescentes císticos ou bandas fibrosas na extremidade umbilical do ducto onfalomesentérico estão em risco para quais problemas:**
    Vólvulo agudo e obstrução intestinal. Ocasionalmente, um abdome agudo devido à infecção do cisto pode ocorrer.

- **Como é chamada a persistência da extremidade intestinal do ducto onfalomesentérico?**
    Divertículo de Meckel. Este é um divertículo intestinal verdadeiro com todas as camadas da parede intestinal representadas.

- **Hérnias abdominais congênitas causadas por rotação anormal do intestino e causam sintomas obstrutivos nos adultos (geralmente) possuem duas descrições anatômicas.**
    1) "Mesocólica direita" com aprisionamento do intestino delgado proximal no mesentério sob o cólon direito.
    2) "Mesocólica esquerda" com aprisionamento do intestino delgado rodado sob o cólon esquerdo/sigmoide.

Pancreatite Aguda e Crônica

Ramona Lim, M.D., e Jamie S. Barkin, M.D., MACG

○ **Quais as causas mais comuns de pancreatite aguda?**
Cálculos biliares e álcool. A pancreatite aguda idiopática contribui para 8 a 25% dos casos; entretanto, até 2/3 destes pacientes pode ter microlitíase ou disfunção do esfíncter de Oddi identificada pela inspeção da bile e manometria do esfíncter de Oddi, respectivamente. Outras causas incluem hipertrigliceridemia, hipercalcemia, trauma, tumores pancreáticos, medicações, vasculite e certas infecções virais e bacterianas.

○ **V/F: Pacientes com alcoolismo e colelitíase coexistente devem ser submetidos a colecistectomia profilática de forma a prevenir um episódio de pancreatite aguda.**
Falso. A colecistectomia não demonstrou prevenir episódios recorrentes de pancreatite nos pacientes com alcoolismo coexistente. A pancreatite quase sempre segue o curso da pancreatite relacionada com álcool.

○ **Qual é o índice de mortalidade da pancreatite associada a cálculos biliares?**
Doze por cento durante o primeiro ataque. A mortalidade tende a diminuir com os ataques subsequentes.

○ **Qual etiologia de pancreatite aguda deve ser suspeitada nos pacientes sem elevação mensurável nos níveis séricos de amilase?**
A hipertrigliceridemia severa pode resultar em valores séricos falso-negativos da amilase e lipase. Enquanto a medida da atividade da amilase sérica é frequentemente normal, a concentração da amilase urinária será marcadamente elevada. As recorrências podem ser prevenidas pelo tratamento dirigido em evitar elevações nos triglicerídios séricos maiores que 1.000 mg/dL.

○ **Que forma de pancreatite está mais comumente associada a hiperparatireoidismo, a aguda ou a crônica?**
Pancreatite crônica. A pancreatite aguda contribui para um terço dos casos.

○ **V/F: A gravidez está associada à incidência aumentada de pancreatite aguda.**
Verdadeiro. A maior parte dos episódios ocorre no terceiro trimestre ou no período pós-parto. A colelitíase coexistente ou microlitíase está presente em cerca de 90% dos casos. O prognóstico geral é bom.

○ **Que porcentagem de pancreatite aguda está relacionada com drogas?**
Cinco por cento. Drogas que estão definitivamente associadas a pancreatite aguda incluem azatioprina, 6-mercaptopurina, sulfonamidas, diuréticos tiazídicos, furosemida, estrógenos, tetraciclinas, ácido valproico, pentamidina, infusão lipídica intravenosa e L-asparaginase. Outras drogas com uma associação menos certa incluem clortalidona, ácido etacrínico, fenformina, agentes anti-inflamatórios não esteroidais, nitrofurantoína, metildopa, corticosteroides, didanosina, inibidores ACE, compostos 5-ASA, cimetidina, ranitidina, acetaminofeno, metronidazol e salicilatos.

○ **Que compostos possuem um efeito relacionado com dose na pancreatite induzida por droga e veneno?**
Álcool etílico, inseticidas organofosforados e infusões lipídicas intravenosas.

○ **Que etiologias precisam ser consideradas nos pacientes pós-transplantados com pancreatite aguda?**

Hiperparatireoidismo secundário, hiperlipidemia, infecções virais, vasculite e terapia imunossupressiva, particularmente corticosteroides, azatioprina e L-asparaginase.

○ **Que infecções causam pancreatite aguda nos hospedeiros imunocompetentes?**

Em geral, a pancreatite associada à infecção é incomum; entretanto, diversas viroses podem estar implicadas e incluem caxumba, coxsáckie e hepatites A e B. Causas bacterianas incluem *Mycoplasma*, *Salmonella* e *Mycobacterium tuberculosis*. Infecções parasíticas intraductais, particularmente áscaris, fascíola e *clonorchis*, também foram citadas.

○ **Quais são as duas causas mais comuns de pancreatite aguda nos pacientes com SIDA (AIDS)?**

Drogas e infecções. As drogas comumente implicadas nestes pacientes incluem pentamidina, trimetoprima-sulfametoxazol e didanosina. O citomegalovírus contribui para a maior parte dos casos relacionados com a infecção. Outros agentes infecciosos implicados incluem *Cryptococcus neoformans*, *Mycobacterium tuberculosis* e vírus herpes simples. Infecções disseminadas com complexo *Mycobacterium avium*, *Toxoplasma gondii*, *Pneumocystis carinii*, espécies *Leishmania* e *Candida* podem envolver o pâncreas, porém raramente causam sintomas clínicos.

○ **Que tipo de trauma pode causar pancreatite aguda?**

Trauma contuso, em vez de penetrante, pode induzir pancreatite e geralmente envolve o corpo do pâncreas onde ele é comprimido contra a coluna. Nos adultos, isto frequentemente resulta de lesão decorrente do cinto de segurança. O trauma é a causa mais comum de pancreatite aguda nas crianças, frequentemente resultando de lesão do guidão da bicicleta. A sequela do trauma inclui estreitamento do ducto pancreático, que pode resultar na pancreatite crônica e recorrente.

○ **V/F: Um paciente com pancreatite aguda denominada "idiopática" deve ser submetido à imagem do ducto pancreático.**

Verdadeiro. Aproximadamente 35 a 40% dos pacientes com pancreatite idiopática possuem anormalidades cirurgicamente ou endoscopicamente remediáveis detectadas pela colangiopancreatografia retrógrada endoscópica (CPRE – ERCP). Tais condições incluem coledocolitíase e colelitíase (microlitíase) negativa ao ultrassom; coledococeles; obstrução do ducto pancreático por cálculos, estreitamento, pseudocistos pequenos, pâncreas anular ou carcinoma; tumores ampulares; disfunção do esfíncter de Oddi; e (mais controverso) pâncreas *divisum*. A coleangiopancreatografia de ressonância magnética (CPRM – MRCP) é uma modalidade de imagem não invasiva que também permite a visualização direta do sistema pancreático biliar sem injeção de meio de contraste ductal intrapancreático e evita assim a complicação mais frequente da CPRE (ERPC) – pancreatite aguda. A evidência preliminar sugere que seu diagnóstico exato nos centros com especialidade suficiente rivaliza-se daqueles da CPRE (ERPC); entretanto, ensaios randomizados adicionais e a maior experiência em nível local são necessários antes que esta técnica não invasiva seja empregada rotineiramente.

○ **Que critérios de pontuação prognóstica clínica são utilizados para avaliar a severidade dos pacientes com pancreatite aguda?**

Os critérios de Ranson e os critérios de graduação APACHE-II são utilizados para avaliar o grau de severidade da pancreatite dos pacientes. Os critérios de Ranson, utilizados na avaliação da severidade da pancreatite associada ao etanol, podem apenas ser aplicados em 48 horas. Menos que três sinais positivos indicam doença leve com um índice de mortalidade próximo de zero. O índice de mortalidade aumenta para 10-20% quando três a cinco sinais estão presentes e é > 50% com seis ou mais sinais. Uma variante destes critérios é utilizada para avaliar a severidade da pancreatite não relacionada ao álcool. O sistema de graduação APACHE-II possui a vantagem de ser calculado no momento da admissão e está baseado em sistema de pontuação que depende da idade do paciente, da cronicidade da doença e diversas variáveis fisiológicas. É, entretanto, um sistema complicado e clinicamente impraticável. Um escore > 8 sugere pancreatite severa.

○ **V/F: A magnitude da hiperamilasemia correlaciona-se com a severidade da pancreatite.**

Falso. O nível da amilase sérica tipicamente se eleva 2 a 12 horas após o início dos sintomas e declina lentamente ao longo de 3 a 5 dias. Contrariamente, elevações dos níveis de lipase sérica tendem a elevar-se mais tarde e persistir por mais tempo. A magnitude da hiperamilasemia não possui valor prognóstico na pancreatite aguda; os níveis podem permanecer normais em até 10% dos casos de pancreatite fatal.

○ **Quais são as fontes não pancreáticas de hiperamilasemia?**

Doenças das glândulas salivares, pulmões, tubos de falópio, cistos ovarianos, vesícula biliar e intestino delgado podem resultar nas elevações da amilase sérica. Além disso, tumores do cólon, pulmão e ovário podem causar hiperamilasemia. Qualquer condição associada com a permeabilidade aumentada do intestino delgado (perfuração, infarto, obstrução) ou diminuição da eliminação renal de enzimas pancreáticas pode causar elevações tanto da amilase quanto da lipase na ausência de pancreatite clínica.

○ **O que é macroamilasemia?**

Uma condição na qual a amilase se agrega com a imunoglobulina A. Estas grandes moléculas não estão submetidas à filtração glomerular. Portanto, a atividade da amilase sérica está aumentada, porém os níveis de amilase urinária e a razão da eliminação amilase-creatinina estão baixos. Similarmente, a macrolipasemia, na qual a lipase está agregada com a imunoglobulina A, também tem sido documentada nos pacientes com cirrose e linfoma não Hodgkin. O conhecimento destas entidades pode prevenir os pacientes com amilase ou lipase séricas elevadas secundárias à macroamilasemia e/ou macrolipasemia da avaliação e do tratamento desnecessários para a doença pancreática.

○ **Que porcentagem de pacientes com pancreatite aguda possuem manifestações pulmonares?**

Aproximadamente 10 a 20%. Os derrames pleurais ocorrem comumente, são geralmente do lado esquerdo e são exsudativos com altos níveis de amilase fluida. A hipoxemia arterial precoce ocorre devido ao desvio da direita para a esquerda de microtrombos na vascularização pulmonar e na síndrome de angústia respiratória do adulto em até 20% dos pacientes com pancreatite aguda severa.

○ **V/F: Todas as coleções fluidas agudas que se desenvolvem no curso da pancreatite aguda devem ser drenadas.**

Falso. Mais da metade de todas as coleções fluidas peripancreáticas associadas a pancreatite aguda irão resolver-se espontaneamente dentro de 6 semanas. Elas podem ocorrer como um resultado da efusão simpática ou secreções exócrinas pancreáticas extravasadas secundárias à ruptura do ducto. A intervenção pode ser considerada quando a coleção persiste por mais de 6 semanas após o início da pancreatite e resulta nos sintomas ou nas complicações resultantes do efeito de massa ou infecção.

○ **Em qual porcentagem de pacientes com pancreatite aguda desenvolvem-se pseudocistos pancreáticos?**
Aproximadamente 15%. Os pseudocistos não possuem um revestimento epitelial verdadeiro, porém, estão, em vez disto, circundados por tecido de granulação e colágeno. Oitenta e cinco por cento estão localizados no corpo ou cauda e 15% na cabeça do pâncreas.

○ **V/F: A varredura por TC (CT) deve sempre ser obtida nos pacientes com pancreatite aguda.**
Falso. Uma varredura por TC (CT) com bolo de contraste intravenoso rápido deve ser obtida sempre que a pancreatite severa é suspeitada com base em: 1) falência do paciente para melhorar clinicamente, 2) presença de falência de órgão ou 3) suspeita de necrose infectada com febre ou leucocitose. Não é possível distinguir clinicamente a necrose estéril da necrose infectada.

○ **Qual é o significado da necrose pancreática identificada por uma varredura por TC (CT) abdominal?**
A presença de necrose pancreática anuncia um resultado mais desfavorável. Áreas de necrose pancreática falham em realçar durante a varredura por TC (CT) após a injeção de bolo rápido de material de contraste. O diagnóstico da necrose pancreática é estabelecido quando existem zonas focais ou difusas de parênquima não realçado, maior que 3 cm ou envolvendo mais de 30% do pâncreas. Os pacientes com necrose pancreática possuem uma chance de 30 a 50% de desenvolver infecção da necrose; quanto maior a necrose pior o prognóstico. Achados na varredura por TC (CT) não são geralmente úteis na diferenciação da necrose estéril da infectada, embora a presença de bolhas de gás seja sugestiva de necrose infectada. A aspiração por agulha guiada por TC (CT) com corante de Gram e cultura do aspirado permite o diagnóstico de necrose infectada suspeitada.

○ **Quais são as causas de mortalidade precoce na pancreatite aguda?**
Colapso cardiovascular mediado por quininas vasoativas circulantes, síndrome da angústia respiratória do adulto, hemorragia intra-abdominal, falência renal aguda e colangite contribuem para a mortalidade precoce na pancreatite aguda. Quando ocorre a falência renal aguda na situação de hipovolemia prolongada e choque, a necrose tubular aguda sucede-se e o índice de mortalidade aproxima-se de 50%.

○ **Quais são as causas de mortalidade tardia na pancreatite aguda?**
Complicações sépticas, particularmente a necrose pancreática infectada, e a formação de abscesso, e pneumonite tendem a ocorrer após a primeira semana da doença.

○ **Qual é o índice de mortalidade dos pacientes com pancreatite que desenvolvem necrose pancreática infectada?**
Trinta e oito por cento comparado com o de 9% dos pacientes com necrose estéril. A cultura do sangue não é sensível para o isolamento de micro-organismos responsáveis nem para o local específico da infecção. Aspirações percutâneas guiadas por sonografia ou TC (CT) das áreas suspeitadas de necrose são os procedimentos de escolha quando a necrose infectada é suspeitada.

○ **Qual é o organismo mais comum isolado na necrose pancreática infectada?**
E. coli está isolada em 51% dos aspirados percutâneos. Corante de Gram ou cultura destes aspirados pancreáticos podem identificar um micro-organismo único ou uma infecção bacteriana. Outras infecções comuns resultam de *Enterococcus* (19%), *Staphy-*

lococcus (18%), *Proteus* (10%), *Klebsiella* (10%), *Pseudomonas* (10%), *Streptococcus faecalis* (7%) e espécies *Bacteroides* (6%). Estes organismos provavelmente alcançam o pâncreas pela translocação através da parede colônica seguida de disseminação linfática local, em vez de hematogênica.

○ **V/F: Existe um papel para os antibióticos profiláticos na pancreatite aguda.**

Verdadeiro. Embora a utilização indiscriminada de antibióticos não seja advogada, existe evidência de a utilização empírica de imipenem nos pacientes com pancreatite necrosante aguda reduzir significativamente a incidência de eventos sépticos.

○ **Que outras complicações de sistema orgânico estão associadas a pancreatite aguda?**

Polisserosites de sinóvia articular, pleura ou pericárdio podem ocorrer. A necrose da gordura subcutânea pode causar uma erupção da pele que lembra o eritema nodoso. A necrose da gordura adjacente à sinóvia pode resultar na artrite revelando fluido sinovial com muitos leucócitos e alta concentração de lipase. Evidência de necrose de gordura distante, embora clinicamente aparente em apenas 1% dos casos de pancreatite aguda, pode ser vista em até 10% dos pacientes na autópsia. A retinopatia de Purtscher é uma complicação rara da pancreatite aguda e é manifestada pela cegueira súbita devido à oclusão da artéria retiniana posterior com granulócitos agregados.

○ **Que complicações da pancreatite aguda resultam no sangramento massivo agudo gastrointestinal superior?**

Hemorragia de varizes gástricas e hemosuccus pancreático (pseudo-hematobilia). Varizes gástricas isoladas resultando de trombose da veia esplênica podem complicar a pancreatite aguda. A esplenectomia com devascularização gástrica é curativa. O hemosuccus pancreático, um evento raro, refere-se ao sangramento via ducto pancreático para o duodeno. Emerge da erosão de um pseudocisto para a vascularização adjacente. A arteriografia mesentérica seletiva durante o sangramento ativo distingue o hemosuccus pancreático de hemobilia, identifica a fonte do sangramento arterial ou venoso e determina se o sangue atravessa um pseudocisto pancreático ou um abscesso prévio para drenar no ducto pancreático. A embolização arterial seletiva durante a angiografia pode também controlar o sangramento.

○ **Que tríade de achados clínicos é sugestiva de hemorragia intrapseudocística?**

Um aumento súbito no tamanho do pseudocisto, um hematoma localizado sobre o pseudocisto e uma diminuição súbita na hemoglobina e hematócrito sem perda sanguínea externa óbvia.

○ **V/F: O pâncreas *divisum* está associado à incidência aumentada da pancreatite recorrente aguda.**

Isto é controverso. O pâncreas *divisum* é uma falência congênita da fusão da origem pancreática ventral e dorsal e é a variante anatômica mais comum (5 a 10%) do pâncreas humano. A maioria dos pacientes não está predisposta a desenvolver a pancreatite. Entretanto, acredita-se que a combinação do pâncreas *divisum* com um orifício ampular acessório pequeno pode levar à pancreatite.

○ **Qual é a causa mais comum de pancreatite crônica nos adultos?**

O abuso de álcool crônico contribui para 70 a 80%. O tipo de álcool e o padrão de beber não possuem influência no risco do desenvolvimento da pancreatite crônica. Pode ser influenciada por predisposição genética no hospedeiro.

○ **O que é pancreatite tropical?**

É uma pancreatite nutricional vista nos países africanos e asiáticos resultante de severa subnutrição proteico-calórica. É caracterizada por hipoalbuminemia, emagrecimento marcado, alargamento bilateral das glândulas parótidas e alterações no cabelo e na pele lembrando a síndrome de falta de proteínas. A fisiopatologia desta forma de pancreatite crônica é sentida como devida a deficiências de antioxidantes nutricionais (zinco, cobre, selênio). A pancreatite crônica calcificada severa com grandes pedras intraductais pode-se desenvolver e diabetes ocorre tipicamente diversos anos após o início da dor abdominal. A repleção nutricional pode levar ao retorno da função exócrina pancreática normal se for instituída antes da atrofia extensiva e da fibrose da glândula.

○ **Que fatores genéticos influenciam o desenvolvimento da pancreatite crônica?**

A pancreatite hereditária, herdada através de um gene autossômico-dominante de penetração incompleta, tem sido descrita em diferentes áreas do mundo (Nova Zelândia, Estados Unidos, Irlanda, França). Afeta ambos os sexos e tipicamente se apresenta como episódios de pancreatite aguda na infância pela idade de 10 a 12 anos. Estes pacientes progridem de episódios de pancreatite aguda para crônica e possuem uma incidência aumentada de carcinoma pancreático. Mutações do gene regular da condutância transmembrana da fibrose cística (RTFC – CFTR) e mutações no gene tripsogeno catiônico podem levar ao desenvolvimento da pancreatite crônica.

○ **V/F: O diagnóstico da pancreatite crônica pode ser excluído nos pacientes sem dor abdominal.**

Falso. Embora a dor seja o sintoma mais comum presente nos pacientes com pancreatite crônica, pode estar ausente em até 15% dos pacientes com pancreatite crônica relacionada com álcool e em até 23% dos pacientes com pancreatite crônica não relacionada com álcool.

○ **Que teste especializado mede diretamente a função exócrina pancreática?**

Na pancreatite crônica a secreção exócrina está diminuída. O teste de estimulação da secretina mede o volume de secreção e a concentração de bicarbonato (colhido via aspiração de conteúdos duodenais) em resposta à injeção de secretina. Níveis de bicarbonato < 50 mEq/L são consistentes com o diagnóstico de pancreatite crônica. Este teste é invasivo, requerendo inserção de tubo duodenal para a coleção de secreções, e possui uma sensibilidade relatada de aproximadamente 80 a 90%.

○ **Que condições estão associadas a um teste de estimulação de secretina falso-positivo?**

Diabetes *mellitus*, gastrectomia de Billroth II e cirrose.

○ **V/F: Esteatorreia é um sintoma precoce da pancreatite crônica.**

Falso. Noventa por cento da função exócrina está perdida antes de a esteatorreia se desenvolver. Um teste de secretina pode ser anormal quando 60% da função exócrina está perdida. Pacientes com pancreatite crônica denominada precoce podem possuir sintomas de inchaço, desconforto abdominal, dor abdominal ou alteração nos hábitos intestinais quando 60 a 90% da função pancreática estão perdidos. Assim, a pancreatite crônica precoce pode mimetizar uma ampla variedade de transtornos gastrointestinais.

○ **Que testes indiretos da função secretória pancreática estão disponíveis?**

Os testes de bentiromida e pancreolauril são ambos os métodos não invasivos de avaliar a função secretória pancreática. Eles carecem de sensibilidade, exceto nos pacientes com pancreatite crônica avançada, quando os pacientes tipicamente já tenham desenvolvido esteatorreia.

○ **V/F: As radiografias do plano abdominal são úteis no diagnóstico da pancreatite crônica.**

Verdadeiro. Enquanto as radiografias do plano abdominal não podem excluir o diagnóstico, a presença de calcificação pancreática local ou difusa (vista em aproximadamente 30% dos casos) torna o diagnóstico de pancreatite crônica avançada quase certo e óbvia a necessidade de exames adicionais.

○ **Que anormalidades ósseas estão associadas a pancreatite crônica.**

Aproximadamente 5% dos pacientes demonstram infartos medulares e necrose asséptica da cabeça femoral ou umeral. Os ossos longos das mãos e dos pés estão afetados mais frequentemente. Estas anormalidades resultam da necrose da gordura medular durante os episódios de pancreatite aguda.

○ **Quando a coleangiopancreatografia retrógrada endoscópica CPRE (ERCP) é útil no diagnóstico da pancreatite crônica?**

Alterações da pancreatite crônica precoce podem não ser vistas na CPRE – ERCP. A CPRE (ERCP) avalia as alterações ductulares, como irregularidade, dilatação, tortuosidade, estenose e cálculos ductais, que ocorrem na pancreatite crônica avançada. A CPRE (ERCP) também é útil na diferenciação da pancreatite crônica do câncer pancreático. O ultrassom endoscópico (USE – EUS) também é capaz de diagnosticar a pancreatite crônica com base nas alterações ductais e parenquimatosas e, assim, ser capaz de detectar precocemente a pancreatite crônica.

○ **Qual é a complicação mais comum da pancreatite crônica?**

Pseudocistos ocorrem em até 25% dos pacientes com pancreatite crônica. Em contraste com os pseudocistos agudos, os pseudocistos crônicos quase nunca se resolvem espontaneamente. A hemorragia em um pseudocisto com conversão subsequente em um pseudoaneurisma é potencialmente a complicação mais séria da pancreatite crônica.

○ **O que é ascite pancreática?**

Ascite pancreática ocorre como uma consequência do gotejamento persistente do fluido pancreático de um pseudocisto ou um ducto pancreático rompido. Sua incidência na pancreatite crônica é menor que 1%, porém pode ocorrer em até 15% dos pacientes com pseudocistos. Pode ser distinguida das ascites secundárias às cirroses pelo achado de níveis de amilase fluida ascítica elevados maiores que os níveis séricos e altos níveis de proteína fluida ou albumina.

○ **V/F: A presença de sinais de deficiências de vitaminas lipossolúveis é altamente sugestiva de pancreatite crônica.**

Falso. Enquanto a absorção de vitaminas lipossolúveis (A, D, E e K) está diminuída, a deficiência marcada é relativamente incomum. A presença clínica de formação de hematoma mais fácil, dor óssea e diminuição da visão noturna, resultante da deficiência das vitaminas K, D e A, respectivamente, é mais sugestiva de doença do intestino delgado com má-absorção.

○ **V/F: Pacientes com pancreatite crônica estão predispostos a nefrolitíase.**

Verdadeiro. Pacientes com esteatorreia não tratada possuem altas concentrações de ácidos gordurosos de cadeia longa no cólon que se ligam ao cálcio intraluminal e formam sabões de cálcio insolúveis. Consequentemente, menos cálcio está disponível para ligar-se e precipitar o oxalato dietético não absorvido como oxalato de cálcio e mais oxalato livre é absorvido e excretado na urina. Hiperoxalúria e formação de pedra de oxalato podem então se desenvolver.

○ **Como deve ser tratada a hiperoxalúria nos pacientes com pancreatite crônica?**

Baixa ingestão de oxalato na dieta, baixos triglicerídios de cadeia longa na dieta, substituição da enzima pancreática e diminuição da ingestão de cálcio (3 g/dia) ou alumínio na forma de antiácidos (3,5 g/dia).

○ **V/F: Pacientes com pancreatite crônica podem ter má-absorção de vitamina B_{12}.**

Verdadeiro. O mecanismo provável é devido à ligação competitiva da cobalamina pelas proteínas ligadas à cobalamina (geralmente destruídas pelas proteases pancreáticas). É corrigível com a administração de enzimas pancreáticas e ocorre em 40% dos pacientes com pancreatite crônica avançada.

○ **V/F: A retinopatia pode ocorrer nos pacientes com pancreatite crônica.**

Verdadeiro. A retinopatia periférica não diabética pode ocorrer por deficiência das vitaminas A e/ou zinco. A retinopatia diabética e outras complicações microvasculares do diabetes são menos comuns. Entretanto, a prevalência da retinopatia e da neuropatia diabética nos pacientes com pancreatite crônica é comparável àquela dos pacientes com diabetes *mellitus* idiopático se corrigida para a duração do diabetes.

○ **Que modalidades não cirúrgicas de controle da dor estão disponíveis na pancreatite crônica?**

As seguintes são utilizadas em uma escalada de ordem: cessação da ingestão de álcool, analgésicos não narcóticos e bloqueio do plexo celíaco. A suplementação da enzima pancreática deve ser utilizada em todos os pacientes com pancreatite crônica para corrigir a insuficiência exócrina. Causas corrigíveis da dor, como a presença de um pseudocisto, estreitamento duodenal ou biliar e estreitamento/pedra ductal pancreático devem ser buscados. A cirurgia pode oferecer o controle da dor de longa duração. A pancreaticojejunostomia lateral (Puestow modificada) é preferida nos pacientes com obstrução ductal na cabeça do pâncreas com dilatação ductal distal, enquanto a ressecção pancreática parcial deve ser considerada nos pacientes sem dilatação ductal, denominada doença com pequeno ducto ou doença distal (caudal) localizada.

○ **Quanto de lipase é necessário na forma de suplementação de enzima pancreática para o tratamento da esteatorreia?**

A má-absorção não ocorre se mais de 5% do débito enzimático máximo normal for oferecido para o duodeno. Isto requer 28.000 UI de lipase durante um período pós-prandial de 4 horas. As enzimas pancreáticas estão disponíveis em duas formas: preparações cobertas entéricas e não entéricas. A vantagem dos compostos cobertos entéricos (p. ex., Creon e Pancrease como opostos à Viokase) é que elas não se dissolvem no estômago e são menos suscetíveis para a inativação ácido-pepsina. A preparação coberta não entérica é preferível para o tratamento da dor associada a pancreatite crônica.

COLELITÍASE E CONDIÇÕES ASSOCIADAS

Gowri Balachandar, M.D., Atilla Ertan, M.D., Isaac Raijman, M.D., e
Eugene A. Trowes, M.D., M.P.H.

○ **Setenta a 80% dos cálculos da vesícula biliar nos Estados Unidos são compostos de colesterol. Qual é a composição dos cálculos de ducto biliar comum primário?**

Cálculos de pigmento marrom. Cálculos de ducto biliar comum estão quase sempre associados a colangite ascendente e colonização da bile pelos organismos entéricos.

○ **Que doenças estão frequentemente associadas à formação de cálculo de pigmento negro?**

Hemólise crônica e cirrose.

○ **Qual é a prevalência de cálculos da vesícula biliar nos Estados Unidos?**

Aproximadamente 10%. Os cálculos biliares são duas a três vezes mais comuns em mulheres que em homens. Índios da tribo Pima estão em risco mais elevado de desenvolver cálculos biliares nos Estados Unidos. Uma influência genética é observada na formação de cálculo biliar. Cálculos pigmentados contribuem para 10 a 25% de todos os cálculos biliares nos Estados Unidos.

○ **Doenças ileais distais são fatores de risco reconhecidos para o desenvolvimento de cálculos biliares. Qual é o problema mais comum resultante na bile litogênica nestas doenças?**

A perda de receptores específicos de ácido da bile no íleo distal resulta na excreção excessiva de sais biliares e uma concentração de ácido de bile diminuída.

○ **O ácido ursodeoxicólico (AUDC – UDCA) é um ácido de bile terciário. Qual é a porcentagem de AUDC na concentração de ácido de bile humana?**

A porcentagem de AUDC na concentração de ácido de bile humana é de 2 a 4%. A concentração de ácido de bile humana torna-se enriquecida (em até 40%) com o AUDC e conjuga-se durante o seu tratamento; entretanto, existe pouca alteração na secreção de ácido de bile total.

○ **Descreva o(s) mecanismo(s) fisiopatológico(s) resultante(s) na formação de cálculo biliar nos seguintes grupos: o idoso, o obeso, a gestante, aqueles recebendo clofibrato ou nutrição parenteral.**

Idoso – saturação de colesterol biliar aumentada.

Obeso – atividade de 3-hidroxi-3-metil glutaril-COA redutase aumentada.

Gestante – saturação de colesterol biliar aumentada e comprometimento da motilidade da vesícula biliar.

Terapia com clofibrato – atividade de 7-alfa-hidroxilase com produção do sal de bile diminuída.

Nutrição parenteral – estase da vesícula biliar.

○ **Quais são as condições comuns associadas ao desenvolvimento de lama da vesícula biliar?**

Lesões da medula espinal, nutrição parenteral prolongada e jejum e tratamento prolongado com octreotida podem causar lama da vesícula biliar induzido por estase da vesícula biliar. A ceftriaxona pode também resultar na formação de sedimento. A lama da vesícula biliar pode causar colecistite aguda e pancreatite aguda.

○ **Qual é o índice de desenvolvimento de dor biliar por ano nos pacientes com cálculos biliares previamente assintomáticos?**

Dois por cento por ano por 5 anos em um estudo de Michigan. Um estudo italiano recente relatou índices de 12, 17 e 20% em 2, 4 e 10 anos, respectivamente. Portanto, a colecistectomia profilática não está indicada em uma pessoa por outro lado saudável com cálculos biliares assintomáticos.

○ **Que pacientes com cálculos biliares assintomáticos você poderia recomendar para colecistectomia profilática?**

Pacientes aguardando transplante pulmonar, pacientes com vesícula biliar de porcelana e mulheres jovens de ascendência indiana americana. As duas últimas condições estão associadas à alta prevalência de carcinoma de vesícula biliar.

○ **Qual é a sensibilidade geral da ultrassonografia abdominal para a detecção de cálculos biliares?**

A sensibilidade geral da ultrassonografia abdominal é de 95% para os cálculos que são maiores que 2 mm de diâmetro. Em contraste, a sensibilidade é de apenas aproximadamente 50% para os cálculos de ducto de bile comum.

○ **O que é a síndrome de Mirizzi?**

A síndrome de Mirizzi é uma complicação rara dos cálculos biliares na qual um cálculo torna-se impactado no colo da vesícula biliar ou ducto cístico e comprime extrinsecamente o ducto de bile comum resultando na icterícia. O diagnóstico pré-operatório desta síndrome é importante, de forma a evitar lesão do ducto de bile. Esta síndrome é rara, ocorrendo em aproximadamente 1% de todos os pacientes submetidos a colecistectomia.

○ **Qual é a localização mais comum de uma obstrução intestinal nos pacientes com cálculo íleo biliar?**

Caracteristicamente, a obstrução ocorre no íleo distal onde o lúmen é mais estreito. A maioria dos pacientes com íleo biliar são mulheres e com mais de 70 anos de idade. O íleo biliar recorrente pode ocorrer em aproximadamente 5% dos pacientes e uma pesquisa deve ser feita para cálculo(s) adicional(is) durante a cirurgia.

○ **A colecistite acalculosa pode ocorrer nos pacientes, especialmente no idoso e naqueles com SIDA (AIDS), com lesão ou doença séria e após grandes cirurgias complicadas. Qual é a causa da colecistite acalculosa?**

A etiologia da colecistite acalculosa é desconhecida, porém as possibilidades incluem estase biliar/vesícula biliar resultando de jejum prolongado, alterações no fluxo da vesícula biliar, especialmente nos pacientes idosos com doença vascular periférica, prostaglandinas e endotoxinas. Gangrena, empiema e perfuração da vesícula biliar mais comumente complicam o curso da colecistite acalculosa que da colecistite litiásica aguda.

○ **Quando está indicada a colecistectomia em um paciente com um pólipo da vesícula biliar?**

Pólipos de 10 mm a 18 mm levantam a questão de câncer emergindo no interior de um adenoma e deve ser removido tão logo o paciente seja um candidato cirúrgico aceitável. A colecistectomia aberta e a consideração de cirurgia mais radical está indicada nos pacientes com lesão(ões) polipoide(s) da vesícula biliar maiores que 18 mm.

○ **Um homem de 56 anos de idade apresenta-se para avaliação de icterícia. Ele havia estado bem até 3 semanas atrás quando ele observou o surgimento de uma dor média epigástrica que se resolveu espontaneamente. Seu passado e histórias médicas passadas não eram notáveis. Ele relatou perda de peso de 3,600 kg a que atribuiu à falta de apetite. O exame foi notável apenas com relação à icterícia e às conjuntivas ictéricas. Testes laboratoriais revelaram uma bilirrubina de 8,6 mg/dL e uma fosfatase alcalina de 565 IU/L. Aminotransferases estavam apenas levemente elevadas. Amilase e lipase estavam normais. Um ultrassom abdominal demonstrou ductos de bile hepáticos intra e extra-hepáticos dilatados. Qual é o próximo teste mais apropriado?**

Colangiopancreatografia retrógrada endoscópica. Neste caso, diversos cálculos biliares foram removidos de forma bem-sucedida após realizar uma esfincterectomia.

○ **Um homem de 42 anos de idade sem problemas de saúde prévios apresentou-se no hospital com uma história de 2 dias de dor epigástrica intermitente severa irradiando para suas costas com náusea e vômito associados. Ele negou abuso de álcool, pancreatite ou cálculos biliares prévios. Ele havia perdido cerca de 16 kg ao longo dos últimos quatro meses e atribuiu a perda de peso à dieta intencional e exercício. Ao exame, estava febril, ictérico e sensível à palpação sobre o epigástrio. O teste de laboratório revelou uma contagem de leucócitos de 19.000 com um desvio para a esquerda, fosfatase alcalina de 650 IU/L, bilirrubina de 4,8 mg/dL e amilase de 2.500 IU/L. Um ultrassom abdominal mostrou alguma "lama" na vesícula biliar, porém estava por outro lado normal. Qual é a terapia mais apropriada para este paciente?**

Colangiografia retrógrada endoscópica com esfincterectomia e extração de cálculo são mais apropriadas na situação de uma colangite aguda relacionada com cálculo biliar e pancreatite severa. Se ele estava hemodinamicamente instável ou tinha uma coagulopatia concomitante, um *stent* nasobiliar poderia ser colocado para diminuir a duração do procedimento e evitar a necessidade para esfincterectomia, pelo menos temporariamente. É claro, outras medidas de suporte e antibiótico intravenoso também são necessários.

○ **V/F: A colecistectomia profilática é recomendada no manejo da colelitíase assintomática.**

Falso. Uma vez que quase todos os pacientes com colelitíase desenvolvem sintomas antes de eles desenvolverem complicações, não há evidência para sustentar o tratamento profilático no manejo de cálculos biliares assintomáticos. Dois terços dos pacientes com cálculos biliares são assintomáticos. O índice anual de conversão de doença assintomática para sintomática com dor biliar é de apenas 1 a 4%. Pacientes com sintomas de doença de cálculo biliar têm um risco de 50%/ano para reexperimentar cólica biliar e seu índice anual para desenvolver complicações biliares é de 1 a 2%.

○ **Quais são as exceções para a prática acima?**

Exceções são uma vesícula biliar calcificada, crianças com cálculos biliares, pacientes com anemia falciforme, o obeso mórbido e índios americanos. O risco de malignidade nas vesículas biliares excede 25%.

○ **Que grupos étnicos poderiam beneficiar-se da colecistectomia profilática para cálculos biliares assintomáticos?**

Índios americanos parecem ter um índice de câncer de vesícula biliar associado a cálculo biliar que é suficientemente alto para justificar a colecistectomia profilática.

○ **V/F: A colecistectomia profilática é justificada nos diabéticos.**

Falso. Diabéticos parecem predispostos tanto para o desenvolvimento de cálculos biliares quanto para complicações relacionadas com o cálculo biliar. Sugeriu-se que diabéticos possuem morbidade e mortalidade elevadas quando submetidos a operações de emergência para cálculos biliares. Entretanto, estas percepções não haviam surgido quando tais variáveis perturbadoras como hiperlipidemia, obesidade, doença cardiovascular e insuficiência renal eram levadas em conta.

○ **Na era da colecistectomia laparoscópica, quais são as indicações para a colecistectomia aberta convencional?**

A colecistectomia aberta deve ser reservada para os pacientes com câncer suspeitado da vesícula biliar, casos de inflamação severa aguda ou crônica, cirrose hepática com hipertensão portal, gravidez, aderências severas do abdome superior após cirurgia prévia e nos pacientes com doença biliar.

○ **Quais são as contraindicações absolutas para a colecistectomia laparoscópica?**

Incapacidade para tolerar anestesia geral, coagulopatia descontrolada, câncer suspeitado da vesícula biliar, cirrose hepática com hipertensão portal e fístulas colecistoentéricas.

○ **Quais são algumas das contraindicações relativas para a colecistectomia laparoscópica?**

Obesidade mórbida, doenças cardiopulmonares, síndrome de Mirizzi, empiema da vesícula biliar, uma vesícula biliar contraída, gravidez, inflamação grave aguda ou crônica da vesícula biliar e pacientes que tenham previamente se submetido à cirurgia do abdome superior.

○ **Qual é o papel da colecistolitotomia percutânea?**

Esta técnica está sendo crescentemente utilizada no idoso e no paciente de alto risco não adequados para a colecistectomia laparoscópica. É bem-sucedida em alcançar a eliminação do cálculo, porém está associada à alta incidência de formação de cálculo recorrente.

○ **Se na laparoscopia, uma vesícula biliar agudamente inflamada preenchida por pus é encontrada com aderências múltiplas de forma que a anatomia ao redor da porta hepática está obscurecida e a colecistectomia é considerada insegura, que procedimento laparoscópico terapêutico poderia ser feito?**

O fundo da vesícula biliar é exposto, um trocarte é inserido na vesícula biliar e os conteúdos aspirados. Um cateter de drenagem pode então ser inserido na vesícula biliar e a operação concluída.

○ **A cirrose hepática é um fator de risco principal de morbidade e mortalidade nos pacientes submetidos à colecistectomia eletiva. Quais são as principais causas perioperatórias de morte associadas a esta condição?**

As duas causas principais de morte associadas a esta condição são o sangramento perioperatório e a falência hepática pós-operatória.

○ **Quais condições justificam a colecistectomia na cirrose?**

Sintomas severos ou cirrose bem compensada.

○ **Qual é a causa mais comum de morte após a colecistectomia?**
A maior parte de morte ocorrendo após a colecistectomia está relacionada com a doença cardíaca, particularmente infarto do miocárdio.

○ **V/F: A presença de colecistite aguda é uma contraindicação para a colecistectomia laparoscópica.**
Falso.

○ **Quais são as complicações da colecistectomia laparoscópica realizada para a colecistite aguda?**
As complicações intraoperatórias principais são a perfuração da vesícula biliar, sangramento do leito do fígado ou artéria cística e lesões iatrogênicas ao intestino ou vasos devido à anatomia obscura. As complicações pós-operatórias principais são hematoma do ferimento local ou infecção e hematoma sistêmico.

○ **Quais são os locais de extravasamento do ducto de bile após a colecistectomia?**
Extravasamento de bile pode ocorrer a partir do ducto principal, do ducto cístico remanescente (mais comum), um extravasamento da vesícula biliar devido a trauma a um ducto durante a dissecação da vesícula biliar do fígado, grampeamento do ducto hepático direito proximalmente deixando a extremidade hepática livre para drenar e dano ao ducto de Luschka.

○ **Alguns pacientes submetidos à colecistectomia laparoscópica podem possuir cálculos do ducto de bile comum (DBC – CBD) que podem não ser suspeitados no momento do procedimento. Qual é a história natural destes cálculos do DBC não suspeitados?**
Cálculos do ducto de bile comuns não suspeitados são detectados em 1,2 a 14% dos pacientes submetidos à colecistectomia. O número de relatos documentou a passagem espontânea de cálculos do DBC no duodeno. Apenas 0,5 a 0,8% dos pacientes submetidos à colecistectomia laparoscópica irá subsequentemente retornar com problemas devido aos cálculos do DBC não suspeitados. Estes pacientes podem facilmente ser manejados por colangiografia retrógrada endoscópica.

○ **Em um paciente com uma lesão do ducto de bile recente, qual é o papel do ultrassom abdominal?**
A ultrassonografia abdominal pode demonstrar ductos intra/extra-hepáticos, coleções fluidas ou abscessos na região peripática. Também pode ser útil na sugestão de alterações de cirrose, esplenomegalia e hipertensão portal, que são considerações particularmente importantes em planejar uma intervenção em quaisquer de tais pacientes.

○ **Quais são as situações nas quais o tamanho do ducto de bile é normal em um paciente com lesão do ducto de bile?**
Presença de uma fístula biliar, obstrução parcial de longa duração com fibrose biliar e cirrose.

○ **Qual é a causa mais importante de lesão do ducto de bile durante a colecistectomia laparoscópica?**
A causa mais importante de lesão do ducto de bile durante a colecistectomia laparoscópica é a anatomia biliar aberrante encontrada em cerca de 3% dos pacientes.

○ **Onde emergem comumente as fístulas biliares após a colecistectomia laparoscópica?**
No coto do ducto cístico.

○ **Em alguns pacientes, a lesão do ducto de bile com formação de estreitamento pode aparecer diversos meses após a colecistectomia laparoscópica. Qual é o manejo neste momento?**

A dilatação endoscópica imediata de tais estreitamentos pode levar à resolução sem a necessidade de intervenção cirúrgica.

○ **Qual é o significado dos ductos colecisto-hepáticos?**

Os ductos colecisto-hepáticos (ducto de Luschka), presentes em 3 a 5% dos cadáveres, podem ser transeccionados durante a colecistectomia laparoscópica e são uma outra fonte de extravasamento biliar.

○ **Que fatores previnem o fechamento espontâneo de extravasamentos biliares pós-operatórios?**

A maior parte dos extravasamentos biliares pós-operatórios cicatriza espontaneamente. A presença de obstrução biliar distal secundária a um cálculo ou estreitamento contribui para a formação de extravasamento e biliomas e previne o fechamento espontâneo.

○ **V/F: A colangiografia retrógrada endoscópica (CRE – ERC) deve ser realizada rotineiramente prévia à colecistectomia laparoscópica.**

Falso. Quando comparando o reduzido campo de detecção de variantes anatômicas (3%) e cálculos clinicamente não suspeitados (3,9%) versus um índice de complicação geralmente aceito de 3 a 7% de CRE, a utilização de rotina da CRE prévia à colecistectomia laparoscópica não é necessária.

○ **Em quais situações a CRE deve ser considerada prévia à colecistectomia?**

A CRE deve ser considerada pré-operatoriamente nos pacientes com pancreatites biliares severa ou colangite aguda, naqueles possuindo uma alta probabilidade de ter cálculos do ducto biliar comum ou quando existe uma possibilidade significativa de outra patologia.

○ **Qual é o índice de falso-positivo de detecção de cálculos do ducto biliar comum (DBC) com colangiograma intraoperatório?**

3 a 4%.

○ **Que fatores predizem a presença de cálculos do DBC?**

Os quatro fatores preditivos independentes de cálculos do ducto de bile comum são: 1) idade maior do que 55 anos, 2) bilirrubina elevada acima de 1,7 mg/dL, 3) DBC (CBD) dilatado (> 6 mm) na ultrassonografia, e 4) cálculo do ducto de bile comum suspeitado ou detectado na ultrassonografia.

○ **Qual é a probabilidade de encontrar cálculos do ducto biliar comum utilizando este modelo de quatro preditivos?**

A probabilidade de encontrar um cálculo de ducto biliar comum utilizando este modelo de quatro preditivos varia de 18% (nenhum preditivo presente) a 94% (todos os quatro preditivos presentes). Quando testado prospectivamente nos pacientes suspeitados de possuírem cálculos de ducto biliar comum, este modelo demonstrou que os cálculos de DBC estavam presentes em apenas 8% com nenhum dos quatro preditivos comparado com 66% com dois ou mais.

- **Como parâmetros independentes, quais destes fatores preditivos possui o mais elevado valor preditivo positivo?**

    Como parâmetros independentes, o diâmetro do ducto de bile aumentado ou a presença de cálculos na ultrassonografia possuem o mais elevado valor preditivo positivo para a detecção de cálculo do ducto de bile comum (64 e 78%, respectivamente).

- **V/F: Uma história recente de pancreatite se correlaciona fortemente com a presença de cálculos do ducto de bile comum.**

    Falso. Exceto nos casos de pancreatite persistente ou severa. Em um estudo recente, os cálculos do ducto biliar comum estavam presentes mais frequentemente nos grupos com pancreatite severa (63%) comparado com o grupo leve (26%).

- **Qual é a melhor abordagem para se tomar nos pacientes com pancreatite biliar severa?**

    Colecistectomia precoce com exploração do ducto de bile comum não é a melhor abordagem na situação de pancreatite biliar severa devido à alta morbidade e mortalidade. A CPRE (ERCP) com esfincterectomia é a terapia de escolha nesta situação.

- **Quando a colecistectomia deve ser realizada em um paciente que possui pancreatite biliar?**

    A colecistectomia pode ser realizada durante a mesma hospitalização uma vez que os sinais clínicos da pancreatite tenham-se resolvido.

- **O que deve ser feito se pequenos cálculos não suspeitados são visualizados no ducto biliar comum durante a colangiografia intraoperatória?**

    Nada. Acredita-se que a maior parte dos pequenos cálculos irá passar espontaneamente sem sintomas ou complicações. É estimado que apenas 10% dos pequenos cálculos não suspeitados irão tornar-se sintomáticos. Se eles se tornam sintomáticos, a CRE e a esfincterectomia endoscópica com extração do cálculo podem ser realizadas.

- **V/F: Uma abordagem endoscópica é mais útil para tratar fístulas biliares.**

    Verdadeiro. Um índice de sucesso de 90 a 100% é relatado no tratamento de extravasamento biliar com manejo endoscópico. A esfincterectomia isolada, a colocação de *stent*/cateter nasobiliar ou a combinação de esfincterectomia e colocação de *stent* têm sido utilizados com sucesso para reduzir a pressão intrabiliar e permitir a cicatrização da fístula.

- **V/F: O achado de uma coleção fluida localizada ou ascite em um paciente que foi submetido recentemente à colecistectomia laparoscópica requer intervenção cirúrgica imediata.**

    Falso. Ascite e edema pós-operatório da fossa da vesícula biliar na varredura de TC (CT) ou ultrassonografia são alterações pós-operatórias normais e têm sido relatadas em 19 e 22% dos pacientes, respectivamente.

- **Que teste não invasivo é mais útil na detecção de extravasamento de bile pós-colecistectomia?**

    A cintigrafia hepatobiliar é altamente sensível e específica.

○ **Qual(ais) teste(s) confirmatório(s) deve(m) ser realizado(s) se um extravasamento biliar é encontrado na cintigrafia?**
Colangiografia, via uma abordagem percutânea ou endoscópica, irá geralmente confirmar a presença de um extravasamento, detectar restrições biliares coexistentes ou cálculos retidos e permitir o procedimento terapêutico apropriado.

○ **V/F: Uma varredura de TC pode diferenciar entre os vários tipos de coleções de fluido.**
Falso. As varreduras de TC possuem habilidade limitada para diferenciar bile de sangue, ascite, pus ou linfa.

○ **Qual é a melhor abordagem para tomar em um paciente que possui uma lesão do ducto de bile pós-colecistectomia e apresenta-se com peritonite biliar?**
Isto é geralmente causado pela bile infectada. A drenagem percutânea externa é a melhor abordagem inicial. O reparo definitivo da lesão pode ser feito após a infecção ter sido tratada.

○ **Qual é a primeira linha de investigação em um paciente que se apresenta precocemente após colecistectomia laparoscópica com icterícia?**
Colangiografia retrógrada endoscópica.

○ **Em um paciente com uma lesão de ducto de bile após colecistectomia, qual é o procedimento de escolha se o DBC distal é encontrado como ocluído pela CPRE?**
Se o ducto distal é encontrado como ocluído ou transeccionado e a continuidade ao ducto proximal está perdida, a colangiografia trans-hepática percutânea (CTP) é necessária para delinear os ductos proximais e proporcionar drenagem biliar externa. A cirurgia irá eventualmente ser necessária.

○ **Qual é a classificação das lesões do ducto de bile?**
Tipo A – Lesões aos ductos menores sem perda da continuidade da árvore biliar.
Tipo B – Lesões ao ducto de bile hepático direito aberrante com oclusão do ducto.
Tipo C – Lesões ao ducto de bile hepático direito aberrante com transecção.
Tipo D – Lesões laterais que envolvem os ductos principais e podem progredir para as lesões Tipo E.
Tipo E – Lesões aos ductos principais com obstrução completa.

○ **Quais são os sintomas presentes nos pacientes que possuem lesões do Tipo A?**
Sessenta e seis por cento destes pacientes apresentam-se com um complexo sintomático de dor e febre. Em cerca de 33% destes casos, a apresentação é a mesma de uma fístula de bile externa. Pacientes com lesões tipo A quase nunca estão ictéricos.

○ **Qual é a abordagem ótima para tomar nos pacientes que se apresentam no período precoce pós-colecistectomia com distensão abdominal suspeita de extravasamento biliar?**
Uma varredura de TC ou ultrassonografia do abdome é utilizada para pesquisar fluido intraperitoneal. Se uma coleção de bile está presente, ela pode ser drenada percutaneamente. A cintigrafia biliar é então feita para determinar se um extravasamento persiste seguido pela CRE se um extravasamento é encontrado.

○ **Qual é o tratamento de escolha para as lesões tipo E?**
Hepatojejunostomia de Roux em Y.

○ **Em um paciente com cálculos biliares suspeitados, porém sintomas atípicos, quais os procedimentos investigativos iniciais mais apropriados?**
Endoscopia e/ou radiografia de contraste TGS (trato gastrointestinal superior) é realizada para excluir transtornos como esofagite ou doença de úlcera péptica.

○ **Os pacientes podem ter uma variedade de sintomas pós-operatórios após a colecistectomia. Em qual grupo a investigação irá revelar mais provavelmente uma causa?**
Sintomas pós-operatórios comuns incluem flatulência, inchaço e dor epigástrica e quadrante superior direito. Uma pequena porcentagem apresenta-se com dor abdominal intensa, icterícia ou vômitos. A investigação no último grupo irá mais provavelmente revelar uma causa distinta tratável.

○ **Quais são as apresentações clínicas comuns da doença de cálculo biliar durante a gravidez?**
Piora da cólica biliar e colecistite aguda são as apresentações clínicas mais comuns. Icterícia e pancreatite aguda como um resultado de coledocolitíase é raro.

○ **V/F: A gravidez é uma contraindicação para a colecistectomia laparoscópica.**
Falso. Progressos na anestesia e agentes tocolíticos tornaram a colecistectomia segura durante a gravidez. Complicações como aborto espontâneo e parto a pré-termo são mais comuns nas mulheres operadas no primeiro e terceiro trimestres de gestação, respectivamente. A colecistectomia laparoscópica pode ser realizada seguramente em um ambiente clínico controlado cuidadosamente.

○ **Quais são os dois tipos da síndrome de Mirizzi?**
Tipo I – O ducto hepático é comprimido por um grande cálculo que se tornou impactado ao ducto cístico ou à bolsa de Hartmann. A inflamação associada pode contribuir para a restrição.
Tipo II – O cálculo erodiu no ducto hepático, produzindo uma fístula colecistocoledociana.

○ **Qual é a importância do reconhecimento da presença da síndrome de Mirizzi?**
O reconhecimento desta síndrome é importante durante a colecistectomia difícil para reduzir a probabilidade de lesão do ducto hepático.

○ **Qual é o quadro de ultrassom na síndrome de Mirizzi?**
O ultrassom revela cálculos biliares com uma vesícula biliar contraída e dilatação ductal moderada intra-hepática.

○ **Quais são os achados de raios X de cálculo íleo biliar?**
Um padrão de gás intestinal compatível com obstrução intestinal na maior parte dos pacientes; pneumobilia na metade de todos os pacientes; e um cálculo biliar aberrante visível em uma minoria.

○ **Qual é o tamanho do cálculo biliar que causa íleo biliar?**
Geralmente > 2,5 cm no diâmetro.

○ **Como se apresenta o íleo biliar?**
O íleo biliar deve sempre ser considerado em um paciente idoso com obstrução intestinal. Às vezes há uma história prévia de colecistite aguda, porém a maior parte dos cálculos erode lentamente através da vesícula biliar e os sintomas podem ser mínimos, especialmente no idoso.

○ **Quais são as características de obstrução do intestino delgado no íleo biliar?**
À medida que o cálculo progride para baixo na extensão do intestino, intermitentemente obstrui o lúmen. Caracteristicamente, a obstrução completa ocorre no íleo, onde o lúmen é mais estreito.

○ **O que acontece quando a vesícula biliar perfura no intestino adjacente durante um ataque agudo de colecistite?**
O ataque agudo com frequência regride quando o órgão inflamado é descomprimido. Se os cálculos estão completamente liberados e são pequenos o suficiente para passar retalmente, resulta uma fístula colecistoentérica não complicada. Entretanto, se os cálculos ainda estão presentes na vesícula biliar ou no ducto de bile comum, podem emergir sintomas crônicos.

○ **Quais são os locais mais comuns de fístula colecistoentérica?**
Na ordem descendente de frequência, o duodeno, a flexura hepática do cólon, o estômago e o jejuno.

○ **Quais investigações são úteis para o diagnóstico da fístula colecistoentérica?**
Raios X abdominais simples podem mostrar ar na árvore biliar. Estudos com bário com frequência revelam o local de comunicação. A vesícula biliar não se faz opacificada na colecistografia oral. A ultrassonografia da vesícula biliar pode detectar ar na árvore biliar, porém não o local da fístula. Varreduras de TC são menos úteis na detecção de cálculos biliares e fístulas; embora possam mostrar ar na árvore biliar.

○ **Que problemas podem ser causados por um ducto cístico remanescente em um paciente que foi submetido à colecistectomia?**
Em alguns pacientes, a causa dos sintomas pós-colecistectomia tem sido atribuída à patologia no ducto cístico remanescente. As anormalidades descritas incluem cálculos do ducto cístico, fístulas, granulomas ou neuromas. A CRE é útil no delineamento da anatomia biliar nos pacientes com patologia suspeitada do ducto cístico remanescente. O tratamento é a excisão do ducto cístico.

○ **Que testes devem ser realizados em um paciente com sintomas pós-colecistectomia?**
Cálculos do ducto de bile comum são a causa mais comum dos sintomas pós-colecistectomia. Testes da função hepática, particularmente fosfatase alcalina, podem estar elevados. A ultrassonografia pode revelar sinais indiretos, tais como um ducto de bile dilatado, porém a visualização direta do cálculo é incomum. A CRE é uma ferramenta diagnóstica importante pela qual se confirma a presença de cálculos ductais e exclui a presença de estreitamento do ducto de bile ou tumor.

○ **Que outra causa biliar de sintomas pós-colecistectomia deve ser considerada quando cálculos do ducto de bile comum e patologia do ducto cístico tenham sido excluídos?**
Disfunção do esfíncter de Oddi.

○ **Nomeie três padrões de apresentação na lesão do ducto de bile?**
Oclusão completa do ducto de bile com desenvolvimento rápido de icterícia no período pós-operatório; peritonite por bile; e obstrução parcial do ducto com episódios intermitentes de dor, icterícia ou geralmente colangite dentro de 2 anos da colecistectomia.

○ **Quais são os diagnósticos diferenciais de colangite em um paciente com uma história de colecistectomia?**
Estreitamento do ducto de bile e coledocolitíase.

○ **Quando é recomendada a cirurgia para estreitamentos biliares benignos?**

Transecção ductal completa, reparo prévio falho e falência da terapia endoscópica.

○ **V/F: É possível diferenciar entre coledocolitíase e estreitamento do ducto de bile com base nos sintomas.**

Falso.

○ **Que avaliações radiológicas devem ser consideradas em um paciente com um estreitamento suspeitado do ducto de bile?**

A avaliação deve começar com ultrassonografia para identificar os ductos dilatados e/ou coleção fluida sub-hepática. No período pós-operatório precoce, uma varredura de radionuclídeo marcador Tc^{99m} pode diligentemente e não invasivamente demonstrar a permeabilidade da árvore biliar e excluir gotejamento de bile. Se estes estudos sugerem lesão do ducto de bile, a CRE está indicada para definir e possivelmente tratar a lesão.

○ **Se a lesão do ducto de bile laparoscópica é suspeitada, qual é o momento mais precoce que uma CRE pode ser feita?**

Se uma fístula biliar é suspeitada imediatamente à colecistectomia laparoscópica, o diagnóstico e a terapêutica CRE (ERC) podem ser feitos até mesmo com 6 horas de pós-operatório.

○ **Como é tratado um extravasamento de bile intra-hepático?**

Estes podem ser tratados com *stents* curtos posicionados abaixo do extravasamento.

○ **Quais são as características da dor tipo biliar?**

A dor biliar não é cólica, porém em vez disso uma dor constante no quadrante superior direito ou epigástrico. A duração da dor é comumente de 1 a 5 horas e é geralmente noturna. Uma associação pós-prandial também é incomum. A dor biliar é geralmente aliviada por narcóticos e a maioria dos pacientes experimenta a dor em um tempo pré-determinado que é característico para cada paciente.

○ **Quais são as consequências do desenvolvimento de estreitamento após a lesão ao ducto de bile devido à colecistectomia laparoscópica?**

Colangite, cirrose biliar e eventual transplante de fígado.

○ **Que opções estão disponíveis para a remoção de cálculos do ducto de bile se a CRE pós-operatória falha?**

Se os cálculos são pequenos e o cirurgião laparoscópico é habilidoso na exploração do ducto de bile, uma tentativa deste procedimento de tratamento é feita. Se não for bem-sucedida ou cálculos grandes forem encontrados, uma exploração do ducto de bile aberta é o tratamento de escolha.

○ **Qual é a abordagem para um paciente com colangite supurativa aguda?**

Estes pacientes possuem um índice de mortalidade muito elevado (10 a 50%) quando operados emergencialmente. A descompressão endoscópica de emergência tem baixas morbidade e mortalidade do que qualquer descompressão percutânea ou cirúrgica emergente. A decisão para realizar a esfincterectomia endoscópica ou colocar um *stent* ou dreno nasobiliar depende da severidade da condição clínica dos pacientes no momento do procedimento.

○ **Que anatomia aberrante do ducto hepático pode levar à sua identificação incorreta como o ducto cístico?**

Em 20% dos casos, os ductos hepáticos anterior direito e posterior direito não se unem para formar o ducto hepático direito (DHD). Em vez disso, o ducto hepático posterior direito (DHPD) une-se ao ducto hepático esquerdo proximalmente e o ducto hepático anterior direito (DHAD) une-se a ele distalmente. Nesta situação, o DHPD é interpretado erroneamente como o DHD e o DHAD como um ducto acessório. Além disso, o DHAD também pode ser confundido com o ducto cístico e dividido durante a colecistectomia.

○ **Nos casos de lesões do ducto de bile laparoscópica, que fator está associado aos melhores resultados no longo prazo?**

Identificação imediata com reparo imediato está associada a melhores resultados no longo prazo. Infelizmente, em um estudo recente, apenas 10% das lesões ductais foram descobertas e operadas na primeira semana. A vasta maioria (70%) foi diagnosticada dentro dos primeiros 6 meses.

○ **Qual é a melhor abordagem inicial para tomar nos pacientes com lesões do ducto de bile e peritonite biliar?**

A peritonite biliar é geralmente causada pela bile infectada. A drenagem percutânea é a melhor estratégia inicial. O reparo definitivo da lesão pode ser feito quando a infecção é tratada.

○ **Que condições tornam a remoção endoscópica dos cálculos do ducto de bile comum difícil ou impossível?**

Considerações anatômicas tais como cirurgia prévia gastrointestinal superior ou cálculo de tamanho grande reduzem o sucesso da extração endoscópica pela maior parte dos endoscopistas.

○ **V/F: O manejo de um paciente idoso frágil com cálculos ductais e pancreatite de cálculo biliar severa difere de um paciente jovem saudável.**

Falso. A CPRE e a esfincterectomia podem ser seguramente realizadas no idoso. Entretanto, após a esfincterectomia e a extração bem-sucedida do cálculo, alguns sugerem que pacientes idosos frágeis podem ser manejados com sucesso sem uma colecistectomia.

○ **Em um paciente com estreitamento recorrente do ducto de bile no qual uma tentativa repetida de *bypass* operatório tenha falhado ou pareça desaconselhado, qual opção está disponível?**

Consideração pode ser dada à dilatação do balão ou possivelmente a colocação de um *stent* de metal através do estreitamento.

○ **Quanto tempo um *stent* deve permanecer no lugar em um paciente com uma fístula biliar e estreitamento concomitante?**

Fístulas biliares associadas a estreitamento do ducto de bile irão requerer *stent* a longo prazo, preferivelmente com *stents* de diâmetros grandes (10 ou 11,5 French). Estes pacientes irão necessitar de um ou dois *stents* Fr 10 colocados com intervalo de trocas a cada 3 meses por um mínimo de 10 meses.

○ **Se um paciente possui uma fístula biliar externa, que teste deve ser feito primeiro?**

Fistulografia.

○ **Em que situações é alcançado o melhor resultado quando o *stent* é colocado em um estreitamento biliar?**

Se o segmento estenótico é pequeno (menos de 1 cm) ou a estenose é parcial.

○ **Qual é o momento de fechamento usual dos extravasamentos biliares na ausência de estreitamento?**

A maioria dos extravasamentos biliares (não associados com estreitamento) fecha dentro de 7 a 10 dias após a ablação do esfíncter biliar ou colocação do *stent*.

○ **Quais são as vantagens e desvantagens da drenagem nasobiliar?**

As vantagens incluem a capacidade para repetir a colangiografia e para removê-la sem a necessidade de uma segunda CPRE. O risco de infecção quando inapropriadamente manejada, má aceitação e desconforto do paciente e potencial para transtornos eletrolíticos da drenagem externa da bile têm sido citados como desvantagens desta abordagem.

○ **O que é a síndrome da fossa?**

A síndrome da fossa é uma complicação da coledocoduodenostomia na qual debris de alimento se acumulam no segmento de *bypass* da árvore biliar nativa. Episódios recorrentes de dor ou colangite podem ocorrer. Estes episódios podem efetivamente ser tratados por esfincterectomia endoscópica da ampola nativa com remoção dos debris.

○ **Nomeie três mecanismos possíveis de obstrução benigna no nível da ampola.**

Inflamação, fibrose ou hipertonicidade muscular.

○ **V/F: A obstrução biliar devida ao divertículo duodenal é uma ocorrência comum.**

Falso. Deve-se ter cautela ao atribuir a obstrução biliar a um divertículo duodenal. É muito mais provável que o divertículo não seja a causa e a icterícia seja devida a uma causa mais geral, particularmente cálculos biliares.

○ **Nomeie duas razões para que o ducto de bile comum seja raramente lesionado por úlceras duodenais penetrantes.**

1) O pâncreas, que intervém entre a maior parte do ducto comum inferior e o duodeno, atua como uma barreira protetora e 2) a maior parte das úlceras duodenais ocorre dentro de 2 a 3 cm do piloro, enquanto o ducto de bile comum encontra o duodeno além desta área vulnerável.

○ **Nomeie o pólipo benigno mais comum emergindo da mucosa na região pré-ampolar.**

Pólipo mucosal ou adenoma papilar (viloso). O tumor é com frequência multilobular ou mesmo multicêntrico e ele pode ser difícil de distinguir de um carcinoma de baixo grau, mesmo no exame de secção congelada.

○ **Nomeie cinco causas de colangite esclerosante secundária.**

Trauma e isquemia operatória, coledocolitíase crônica, colangiocarcinoma, pancreatite crônica e toxinas como álcool absoluto e formaldeído.

○ **Além da doença intestinal inflamatória, nomeie cinco doenças sistêmicas crônicas associadas a colangite esclerosante.**

Pancreatite recorrente, diabetes *mellitus*, doença celíaca, artrite reumatoide e sarcoidose.

○ **Na colangite esclerosante primária, com que frequência o ducto pancreático está envolvido?**
10 a 15%.

○ **Nomeie duas condições que podem mimetizar a colangite esclerosante primária.**
Obstrução venosa portal extra-hepática e câncer metastático do fígado.

○ **V/F: A cirurgia está indicada para os pacientes com pancreatite crônica e estreitamentos biliares associados que produzem colestase crônica.**
Verdadeiro. A cirurgia está indicada sempre que um estreitamento biliar tenha produzido colestase crônica ou suas complicações. A elevação persistente dos níveis de fosfatase alcalina, mesmo com níveis de bilirrubina normais, é uma indicação suficiente para a cirurgia. Se a colestase não é revelada nesta situação, pode resultar em cirrose biliar secundária.

○ **Descreva duas causas possíveis de icterícia obstrutiva em um paciente com pâncreas anular.**
1) Pancreatite recorrente na cabeça da glândula, causando edema ou fibrose que constringe o ducto de bile no interior do pâncreas e 2) fibrose da parede duodenal, através da qual a porção terminal do ducto de bile passa.

○ **Quão frequentemente pacientes com aneurismas da artéria hepática se apresentam com icterícia?**
Aneurismas da artéria hepática, os quais estão situados próximos aos ductos biliares, apresentam-se com icterícia em 50% dos casos.

○ **A icterícia ocorre em qual porcentagem de pacientes com colecistite aguda sem evidência de ducto cístico ou obstrução do ducto de bile comum?**
Quinze por cento. Isto pode ser devido à inflamação e inchaço do ducto cístico.

○ **Que porcentagem de pacientes possuem cálculos biliares concomitantes na vesícula biliar e ducto de bile comum?**
15%.

○ **A colangite é encontrada em qual porcentagem de pacientes com estreitamentos malignos?**
10 a 15%.

○ **Qual é o tempo médio para a coledocolitíase resultar na cirrose biliar secundária?**
Cinco anos.

○ **Qual é o tratamento apropriado para os pacientes com doença policística do fígado que possuem cistos próximos ao hilo do fígado causando compressão dos ductos de bile?**
Descompressão ou excisão do cisto e remoção de quaisquer debris intraluminais.

○ **A colecistite acalculosa contribui para qual porcentagem de perfurações da vesícula biliar?**
40%.

○ **Nomeie duas variantes anatômicas levando ao desenvolvimento de cálculos de ducto de bile comum.**
Divertículo justopapilar e penetração do ducto cístico para o DBC.

○ **Liste três resultados de perfuração da vesícula biliar.**

A perfuração localizada é a mais comum e leva a um abscesso pericolecístico. A próxima é a peritonite livre seguida pelas fístulas colecistoduodenal ou colecistoentérica.

○ **Qual é o tratamento preferido para pacientes com linfoma que apresentam icterícia obstrutiva?**

A quimioterapia é o tratamento preferido. A irradiação local do hilo do fígado pode ser utilizada adjuntamente.

○ **Quando a dissolução do cálculo com ácido ursodeoxicólico está indicada?**

O ácido ursodeoxicólico é um ácido biliar ocorrendo naturalmente e é ocasionalmente utilizado para a dissolução de cálculos de colesterol radiolucentes, não calcificados. Os cálculos precisam não exceder 2 cm no diâmetro.

○ **Qual é o índice de recorrência de cálculos biliares nos pacientes tratados com ácido ursodeoxicólico?**

A recorrência é comum – aproximadamente 50% recorrem dentro de um período de 5 anos. Os pacientes devem ser monitorados para a recorrência de cálculo biliar pela realização de ultrassonografia a cada 6 meses no primeiro ano. Se todos os cálculos desaparecem, o tratamento deve ser continuado por 1 a 3 meses. Para as recorrências, um segundo curso pode ser efetivo.

○ **Quando está indicada a colecistectomia para pacientes que falham na dissolução do cálculo biliar com ácido ursodeoxicólico?**

A colecistectomia é recomendada após o segundo insucesso.

○ **V/F: A não visualização da vesícula biliar na cintigrafia não indica patologia.**

Falso. Com mais frequência, a não visualização da vesícula biliar implica a existência de obstrução mecânica relacionada com colecistite, colelitíase e, menos comumente, carcinoma da vesícula biliar.

○ **Nomeie a causa mais comum de obstrução ampular.**

Cálculo ou cálculos no ducto de bile comum.

○ **V/F: Um pancreatograma pode, em ocasião, mostrar obstrução de um ducto de bile e um ducto pancreático no mesmo nível. Este sinal de ducto duplo é geralmente devido aos cálculos do trato biliar.**

Falso. O sinal de ducto duplo geralmente sugere carcinoma invasivo.

○ **Nomeie as três indicações principais para a CPRE e esfincterectomia.**

1) Cálculo residual pós-operatório no ducto de bile comum.
2) Coledocolitíase complicada.
3) Síndrome do esfíncter de Oddi.

○ **Nomeie os quatro locais mais comuns de trauma aos ductos de bile extra-hepáticos.**

1) Ducto de bile comum (58,3%).
2) Ducto hepático comum (23,6%).
3) Ducto hepático direito (5,5%).
4) Ducto hepático esquerdo (2,8%).

○ **Nomeie a apresentação mais comum e a abordagem de tratamento para ruptura completa por explosão do fundo da vesícula biliar.**
A ascite de bile precoce progressiva requer laparotomia precoce enquanto a laparotomia pode ser retardada para um selamento precoce da perfuração com ruptura tardia.

○ **Nomeie a apresentação mais comum e a abordagem de tratamento para a avulsão da vesícula biliar da fossa hepática.**
Isto geralmente resulta no hemoperitônio requerendo uma laparotomia precoce.

○ **Nomeie a apresentação mais comum e a abordagem de tratamento para a contusão ou explosão incompleta da vesícula biliar.**
Em geral, ocorrem sintomas precoces mínimos. A ruptura tardia de um fundo enfraquecido pela isquemia deve ser tratada por laparotomia.

Anormalidades Congênitas e Estruturais

John M. Carethers, M.D., Ronnie Fass, M.D., Spencer T. Fung, M.D.,
Jeffrey Goldstein, M.D., Ashok Shah, M.D., Eugene F. Tharalson, M.D.,
Michael Ahn, M.D., e Darwin Conwell, M.D.

○ **Que tipo de fístula é a anomalia de desenvolvimento embriológico mais comum?**
Fístula traqueoesofágica (85-90%). No subtipo mais comum, a parte superior do esôfago termina como um saco de fundo cego enquanto a parte inferior está conectada posteriormente à traqueia.

○ **O que é fístula tipo H?**
Isto ocorre quando o esôfago e a traqueia estão fixados por uma conexão curta, criando uma fístula tipo H.

○ **Qual é a anormalidade congênita mais comum associada a atresia esofágica?**
Anormalidade cardíaca, mais comumente ducto arterioso patente e defeitos septais.

○ **Quando considerando uma operação para a fístula traqueoesofágica congênita, qual é a informação anatômica mais importante que os cirurgiões necessitam?**
O tipo de fístula e se a distância entre as extremidades superior e inferior do esôfago é longa (lacuna longa) ou estreitamente aproximada (lacuna curta).

○ **Qual é a apresentação anatômica mais comum da duplicação esofágica?**
Em até 80% dos casos ela apresenta-se como um cisto sem conexão luminal.

○ **Onde no esôfago é encontrada mais comumente a duplicação de cistos?**
A localização mais comum é o terço distal (60%) seguido pelo terço proximal (23%).

○ **Em que idade os anéis vasculares geralmente se tornam sintomáticos?**
Mais comumente durante a infância e infância precoce; embora eles possam apresentar-se em qualquer idade.

○ **Quais são os anéis vasculares mais comuns encontrados na população pediátrica?**
Arcos aórticos duplos e arco aórtico lateralizado à direita, com ducto arterioso patente ou ligamento arterioso.

○ **Com que lesão a disfagia lusória está comumente associada?**
Artéria subclávia direita aberrante. A artéria emerge do lado esquerdo do arco aórtico e no seu curso para o braço direito comprime o esôfago posteriormente.

○ **Quanto é comum uma artéria subclávia direita aberrante na população geral?**
Estima-se que ela ocorra em até 1% da população. A vasta maioria (90%) é assintomática.

○ **O que é o anel A, anel B e anel C esofágico?**
Estes são termos radiográficos. Um anel A é geralmente assintomático e envolve músculo hipertrofiado tipicamente 1,5-2 cm acima da junção escamocolunar. O anel B é sinônimo de anel de Schatzki e envolve apenas a mucosa. Um anel C refere-se à indentação no esôfago criada pelo pilar diafragmático.

○ **Quanto é comum um anel de Schatzki?**
Desconhecido, porque a maior parte dos anéis de Schatzki é assintomática. Eles são encontrados em até 14% dos estudos de bário esofágico de rotina.

○ **Qual é a relação entre o diâmetro luminal do anel de Schatzki e sintomas de disfagia?**
Pacientes com anel de Schatzki e lúmen esofágico com menos de 13 mm irão quase sempre experimentar disfagia, entre 13-20 mm podem ou não ter disfagia (cerca de 50%) e maior que 20 mm raramente irão ter disfagia.

○ **Com que lesão a "síndrome de *steakhouse*" está comumente associada?**
Disfagia aguda devida à impactação do alimento está comumente associada ao anel de Schatzki.

○ **Que mecanismos patogênicos têm sido implicados na formação do anel de Schatzki?**
Doença de refluxo gastroesofágico induzida por pílula e congênita.

○ **Qual é o melhor teste diagnóstico para detectar um anel esofágico?**
Esofagograma por bário. A utilização de um tablete de bário "marshmallow" ou malva-ísco pode ajudar a identificar melhor o anel e a estimar seu diâmetro luminal.

○ **Como pode um anel muscular ser diferenciado do anel de Schatzki radiograficamente?**
Na deglutição do bário, o calibre do anel muscular varia, e a estenose pode desaparecer com a distensão total. O anel de Schatzki não varia na aparência.

○ **Qual é a histologia usual de um anel de Schatzki?**
Como os anéis são mais frequentemente localizados na junção gastroesofágica, a superfície superior geralmente possui epitélio escamoso, e a superfície inferior está coberta com células colunares.

○ **Quais são os sinais clínicos típicos do anel de Schatzki?**
Idade acima de 40, disfagia sólida intermitente não progressiva, piora quando se alimenta apressadamente.

○ **Que porcentagem de pacientes com anel de Schatzki permanece livre de sintomas após 1, 2 e 3 anos de seguimento?**
68%, 35% e 11%, respectivamente.

○ **Onde é a localização mais comum de uma rede esofágica?**
As redes esofágicas podem aparecer em qualquer lugar no esôfago, porém tendem a ocorrer mais comumente na parte proximal.

○ **Que porcentagem de pacientes com disfagia será encontrada possuindo uma rede esofágica?**
5 a 15%.

○ **O que é síndrome de Plummer-Vinson ou Paterson-Kelly?**
Rede esofágica que está associada com glossite, anemia por deficiência de ferro e coiloníquia.

○ **Que tipos de cânceres têm sido associados à síndrome de Plummer-Vinson?**
Cânceres esofágicos faríngeos e cervicais.

○ **Que doenças dermatológicas têm sido associadas às redes esofágicas?**
Penfigoide cicatricial e epidermólise bolhosa. Outras doenças da pele associadas incluem síndrome de Stevens-Johnson, psoríase e gastroenterite eosinofílica idiopática.

○ **Após o transplante alogênico de medula óssea, que complicação tem sido associada ao desenvolvimento de uma rede esofágica?**
Doença de enxerto *versus* hospedeiro.

○ **V/F: Redes esofágicas possuem uma predileção por gênero.**
Verdadeiro. Elas são mais comuns nas mulheres.

○ **V/F: Redes esofágicas que estão associadas à deficiência de ferro melhoram com suplementos de ferro.**
Falso. As redes esofágicas não parecem melhorar consistentemente com a terapia de ferro.

○ **Que transtornos esofágicos têm sido associados às redes?**
Enrustimento do conduto, divertículo de Zenker e duplicação do cisto esofágico.

○ **Qual divertículo é mais comumente encontrado no esôfago?**
O divertículo de Zenker, que se forma na linha média posterior entre o músculo constritor inferior e o cricofaríngeo (*i. e.*, localização hipofaríngea).

○ **Qual é a prevalência estimada do divertículo de Zenker na população geral?**
0,01 a 0,11%.

○ **Em que idade um divertículo de Zenker comumente se apresenta?**
Quase metade dos casos se apresenta durante a sétima a oitava década de vida.

○ **Quanto comumente o carcinoma de célula escamosa ocorre em um divertículo de Zenker?**
Ele é visto em aproximadamente 0,4% dos pacientes.

○ **Quais técnicas cirúrgicas são utilizadas para tratar um divertículo de Zenker?**
Diverticulopexia, diverticulectomia e miotomia cricofaríngea. Abordagens endoscópicas têm sido descritas.

○ **Qual é causa mais comum de divertículos medioesofágicos?**
Disfunção motora esofágica resultando em pressão intraluminal elevada, evaginação e formação de divertículos de pulsão.

○ **O que é um divertículo de tração?**
Divertículos medioesofágicos foram uma vez considerados como emergindo do resultado de tração devida à inflamação paraesofágica, mais comumente a partir de tuberculose e doenças fúngicas.

○ **Qual é a causa provável de um divertículo epifrênico?**
Como ocorrem com os divertículos medioesofágicos, os transtornos motores esofágicos são acreditados como sendo o mecanismo subjacente para os divertículos epifrênicos.

○ **Qual é a apresentação clínica dos divertículos medioesofágicos?**
Na maior parte dos pacientes, os divertículos são assintomáticos e descobertos incidentalmente durante o esofagograma por bário. Em um pequeno número de pacientes pode causar disfagia e dor no tórax.

○ **Que porcentagem de casos de disfagia são devidos aos divertículos esofágicos?**
Menos de 5%.

○ **Que anormalidades da motilidade têm sido documentadas em associação com os divertículos epifrênicos?**
Esôfago em quebra-nozes, espasmo esofágico difuso, esfíncter esofágico inferior hipertensivo, acalasia e transtornos da motilidade não específicos.

○ **O que é "esôfago felino"?**
Pregas transversas transitórias no esôfago que podem ser observadas tanto na endoscopia superior quanto no esofagograma de contraste duplo de bário. Estas pregas são denominadas "esôfago felino" por relembrar o esôfago dos gatos.

○ **Quais são as causas do "esôfago felino"?**
Este aspecto pode ser visto nos pacientes assintomáticos como uma variante normal e nos pacientes com doença de refluxo gastroesofágico.

○ **Quais são as características clínicas do "esôfago anelado"?**
Esta causa rara de disfagia é comumente observada nos homens e deve-se a múltiplos anéis esofágicos. Tem sido associado com DREG (GERD) e asma.

○ **O que é pseudodiverticulose intramural esofágica?**
Pequenas (1-3 mm), múltiplas evaginações com formato de frasco do esôfago.

○ **Qual é a patogênese da pseudodiverticulose intramural esofágica?**
Dilatações císticas dos ductos da glândula esofágica.

○ **Que infecção pode ser detectada em cerca de um terço dos pacientes com pseudodiverticulose intramural esofágica?**
Candidíase esofágica.

○ **Que lesão esofágica está quase sempre associada a pseudodiverticulose intramural esofágica?**
Estreitamento esofágico localizado no esôfago superior ou médio. Os pseudodivertículos são com frequência observados distais ao estreitamento.

○ **Qual é a incidência de mucosa gástrica ectópica?**
Ela varia entre 4 e 10%.

○ **Que tipo de mucosa gástrica pode ser encontrada em uma mucosa ectópica?**
Corpo gástrico ou mucosa fúndica que pode incluir células-chefe e parietais funcionais.

○ **Que complicações têm sido descritas em associação com uma mucosa ectópica?**
De forma incomum, estreitamento esofágico proximal, úlcera e adenocarcinoma esofágico.

○ **Que diagnóstico deve ser considerado em um recém-nascido com vômito não bilioso e raios X de abdome mostrando um estômago distendido com uma ausência de ar no intestino?**

Atresia gástrica. Esta condição mais comumente afeta o antro e o piloro. O tratamento é cirúrgico.

○ **V/F: A estenose pilórica hipertrófica congênita pode-se manifestar primeiro como no adulto.**

Verdadeiro. Entretanto, a maior parte dos casos de estenose pilórica hipertrófica provavelmente ocorre secundária à doença de úlcera pilórica crônica, gastrite severa ou câncer.

○ **V/F: A terapia da estenose pilórica hipertrófica do adulto e do neonato é a mesma.**

Falso. Nos neonatos, o procedimento de escolha é uma pilorotomia cirúrgica. Nos adultos, a ressecção cirúrgica do piloro é realizada geralmente de forma a excluir um pequeno foco de câncer no interior do músculo hipertrofiado.

○ **V/F: A duplicação gástrica ocorre mais comumente nas mulheres.**

Verdadeiro. A maior parte torna-se sintomática na infância.

○ **V/F: As duplicações gástricas estão associadas a carcinoma gástrico.**

Verdadeiro. A excisão cirúrgica é o tratamento de escolha para as duplicações gástricas.

○ **Onde estão os divertículos gástricos mais comumente localizados?**

Acima de 75% estão localizados na parede posterior dentro de 2 cm da junção gastroesofágica.

○ **V/F: A maior parte dos divertículos gástricos são adquiridos e sintomáticos.**

Falso. A maior parte é acreditada ser congênita e assintomática.

○ **V/F: A histologia do estômago remanescente na microgastria é normal.**

Verdadeiro. A condição está geralmente associada a anormalidades cardíacas congênitas e a maior parte dos pacientes morre dentro de semanas a meses do nascimento.

○ **Que condição durante a gravidez está associada a atresia gástrica?**

Poli-hidrâmnio.

○ **Que tumor gástrico contém todas as três camadas germinativas embriônicas?**

O teratoma gástrico. Estes tumores raramente são encontrados no estômago, ocorre quase exclusivamente nos homens e são geralmente encontrados extragastricamente, próximos à curvatura maior do estômago.

○ **V/F: Os teratomas gástricos estão geralmente associados a outras anormalidades congênitas.**

Falso. O prognóstico destes tumores é bom. A excisão cirúrgica é o tratamento de escolha.

○ **Qual é a diferença entre divertículos verdadeiros e falsos?**

Os divertículos falsos não incluem a própria muscular na parede do saco.

○ **V/F: Os divertículos justopapilares possuem uma forte associação com vesículas biliares.**
Verdadeiro. Também conhecidos como divertículos duodenais extraluminares ou divertículos periampulares, ocorrem dentro de 2 cm da ampola de Vater.

○ **V/F: Os divertículos duodenais intraluminares são revestidos pela mucosa duodenal no interior e no exterior da estrutura.**
Verdadeiro. Também conhecidos como divertículos birutas, esta é uma estrutura sacular única que se origina na segunda porção do duodeno. Podem estar conectados por toda a circunferência ou apenas parte da parede duodenal.

○ **Divertículos jejunais estão associados a quais transtornos?**
Eles são tipicamente vistos nos transtornos da motilidade do intestino delgado, como esclerose sistêmica progressiva e miopatias e neuropatias viscerais.

○ **Um divertículo de Meckel é o remanescente de qual estrutura embriológica?**
O ducto onfalomesentérico ou vitelino.

○ **V/F: Um divertículo de Meckel ocorre no bordo mesentérico do intestino.**
Falso. Ele ocorre no bordo antimesentérico.

○ **V/F: A localização mais comum para o divertículo de Meckel é 10 cm a partir da válvula ileocecal.**
Falso. Mais comumente eles estão 100 cm a partir da válvula ileocecal.

○ **V/F: A ocorrência de complicações resultantes de um divertículo de Meckel é três vezes mais provável nos homens que nas mulheres.**
Verdadeiro.

○ **V/F: Tecido heterotópico está presente em metade de todos os divertículos de Meckel.**
Verdadeiro. Os tipos mais comuns são a mucosa gástrica, tecido pancreático ou a combinação dos dois.

○ **V/F: A detecção dos divertículos de Meckel pela varredura de radionucleotídeo tecnécio-99 m está dependente da presença de mucosa gástrica no interior dos divertículos.**
Verdadeiro. O tecnécio-99 m é captado pela mucosa gástrica ectópica e pode ser realçado pela secreção de ânion bloqueador a partir da mucosa com antagonistas de receptores tipo 2 de histamina.

○ **Qual é a complicação mais comum de um divertículo de Meckel nas crianças? Nos adultos?**
Nas crianças, geralmente pequenas e naquelas abaixo de 5 anos, ocorre sangramento gastrointestinal mais comumente. Nos adultos, a obstrução intestinal é mais comum.

○ **Qual é a frequência das complicações resultantes de um divertículo de Meckel na população adulta?**
Aproximadamente 2%. Elas incluem obstrução, sangramento, diverticulite, perfuração e carcinoma.

○ **V/F: As duplicações intestinais são hipotetizadas como se desenvolvendo da recanalização aberrante do intestino durante a morfogênese e dividem o mesmo suprimento sanguíneo com o intestino nativo.**
Verdadeiro.

○ **V/F: As duplicações do trato gastrointestinal estão localizadas no bordo mesentérico do intestino.**
Verdadeiro.

○ **V/F: O segmento mais comum do intestino para a duplicação intestinal é o cólon.**
Falso. O íleo é o segmento mais comum seguido pelo jejuno.

○ **V/F: A duplicação intestinal pode variar de estruturas císticas únicas que não se comunicam com o intestino nativo a estruturas tubulares que dividem o lúmen com o intestino nativo.**
Verdadeiro.

○ **V/F: A mucosa gástrica pode revestir duplicações intestinais.**
Verdadeiro.

○ **V/F: A atresia intestinal e a oclusão do lúmen do intestino são as causas mais comuns de obstrução intestinal no neonato.**
Verdadeiro.

○ **A atresia duodenal e a estenose estão frequentemente associadas a quais anormalidades congênitas?**
Atresia esofágica, má rotação do intestino médio, ânus não perfurado, pâncreas anular e síndrome de Down.

○ **V/F: A distribuição da atresia do intestino pode variar do esôfago ao reto.**
Verdadeiro.

○ **Qual é a incidência de atresia do intestino delgado?**
1 em 3.000 a 5.000 nascidos vivos.

○ **Descreva os diversos tipos de atresia intestinal.**
Tipo I – diafragma de mucosa e submucosa obstruem o lúmen, porém a parede do intestino e o mesentério estão intactos.
Tipo II – duas extremidades intestinais cegas estão conectadas por um cordão fibroso.
Tipo IIIA – duas extremidades intestinais cegas separadas por uma lacuna mesentérica.
Tipo IIIB – "atresia em casca de maçã" – atresia do intestino delgado proximal e ausência da artéria mesentérica superior distal.
Tipo IV – "cordão de salsichas" – regiões atrésicas múltiplas ao longo do intestino delgado.

○ **A atresia duodenal é acreditada desenvolver em que idade gestacional?**
A recanalização do lúmen intestinal a partir do estágio de cordão sólido ocorre de 4 a 8 semanas de gestação.

○ **V/F: O poli-hidrâmnio está frequentemente associado a atresia gastrointestinal do intestino distal.**
Falso. As atresias do intestino proximal estão associadas ao poli-hidrâmnio.

○ **Um sinal de bolha dupla na radiografia abdominal ou ultrassom em um neonato é clássico para que tipo de atresia intestinal?**
Atresia duodenal.

○ **V/F: Sinais comuns presentes em uma atresia proximal (duodenal ou jejuno proximal) incluem:**

Icterícia e vômito bilioso. Atresias distais com frequência se apresentam com distensão abdominal.

○ **Quais são as duas complicações principais da má rotação do intestino?**

Vólvulo ao redor do pedículo vascular e obstrução duodenal secundária às bandas de Ladd.

○ **V/F: As bandas de Ladd são bandas peritoneais que passam do ceco através do duodeno até o quadrante superior direito ou para o duodeno e formam-se após a má rotação do intestino.**

Verdadeiro.

○ **Descreva a anatomia do intestino após a não rotação?**

O intestino delgado (jejuno e íleo) repousa ao lado direito do abdome e o cólon está inteiramente ao lado esquerdo. O ceco repousa na fossa ilíaca esquerda. O mesentério do intestino delgado permanece suspenso por um pedículo estreito, levando ao alto risco para o vólvulo.

○ **O que é rotação reversa do intestino?**

O intestino roda no sentido horário, em vez dos 270 graus de rotação no sentido anti-horário, resultando na penetração do cólon primeiro na cavidade abdominal. O cólon toma então uma posição posterior à artéria mesentérica superior e ao duodeno. O mesentério do intestino delgado passa na frente do cólon transverso.

○ **V/F: Menos da metade das más rotações do intestino apresentam-se na infância.**

Falso. Cinquenta por cento a 80% apresentam-se na infância.

○ **V/F: A atresia biliar e a doença cardíaca congênita estão associadas à má rotação do intestino.**

Verdadeiro.

○ **V/F: Onfaloceles são vísceras abdominais recobertas com saco herniando através do anel umbilical.**

Verdadeiro.

○ **V/F: Gastrosquise é um pequeno defeito na parede abdominal geralmente à direita do anel umbilical fechado através do qual existe evisceração massiva dos intestinos com exposição direta para o fluido amniótico.**

Verdadeiro.

○ **Qual é a idade gestacional quando a gastrosquise ou a onfalocele se desenvolvem?**

Entre a quinta e a décima semanas de gestação.

○ **Que nível sérico materno está associado a defeitos da parede abdominal fetal ventral, como onfalocele e gastrosquise?**

Um nível elevado de alfafetoproteína.

○ **V/F: O vólvulo do intestino delgado na ausência de defeitos preexistentes é mais comum na África, Oriente Médio e na Índia por causa da ingestão de alimentos massivos após períodos de jejum.**
Verdadeiro. O vólvulo do intestino delgado é raro nos Estados Unidos sem defeitos preexistentes.

○ **V/F: A intussuscepção é uma das causas mais comuns de obstrução do intestino nas crianças abaixo da idade de 2 anos.**
Verdadeiro.

○ **Qual é a causa e a frequência de um ponto de condução patológico na intussuscepção pediátrica?**
A maior parte é idiopática. Aproximadamente 8-12% terão uma anormalidade estrutural, como um pólipo, leiomioma ou linfoma. Tecido linfoide benigno também tem sido sugerido como um ponto de condução potencial.

○ **V/F: A púrpura de Henoch-Schönlein pode levar à intussuscepção.**
Verdadeiro. O intestino vasculítico pode resultar em hematoma intramural que atua como um ponto de condução para a intussuscepção.

○ **V/F: A intussuscepção do intestino delgado é uma grande causa de obstrução intestinal nos adultos do mundo ocidental.**
Falso. Aproximadamente 5% das obstruções intestinais dos adultos são causadas pela intussuscepção.

○ **Qual é a frequência de um ponto de condução patológico na intussuscepção no adulto?**
Aproximadamente 90% das intussuscepções nos adultos terão uma causa identificável como um pólipo, tumor, divertículo de Meckel e doença celíaca com intestino flácido.

○ **V/F: A redução de uma intussuscepção em um paciente pediátrico é tentada primeiro pelo enema de bário.**
Verdadeiro. O enema de bário é frequentemente bem-sucedido na redução de uma intussuscepção em uma criança.

○ **V/F: A redução de uma intussuscepção no adulto é tentada primeiro pelo enema de bário.**
Falso. Uma vez que a maior parte dos adultos terá um ponto de condução, a cirurgia está indicada.

○ **Qual é a localização segmentar mais comum para a intussuscepção nas populações pediátricas?**
A intussuscepção ileocólica é a mais comum.

○ **V/F: Nos adultos com intussuscepção, o manejo cirúrgico apropriado, na ausência de intestino infartado ou gangrenoso, é a redução manual.**
Falso. Uma vez que muitos pontos de condução na população adulta são malignos, a redução manual não é recomendada. Em vez disto, a ressecção do intestino do segmento afetado é recomendada.

○ **Que achados clínicos podem ser encontrados na linfangiectasia intestinal?**
Esteatose, má-absorção, linfocitopenia, hipogamaglobulinemia, enteropatia com perda proteica, ascite quilosa, efusão pleural quilosa e edema periférico.

○ **Que condições médicas podem levar à linfangiectasia secundária?**
Carcinoma/linfoma abdominal/retroperitoneal, fibrose eritroperitoneal, pancreatite, tuberculose, doença de Crohn, doença celíaca, lúpus eritematoso sistêmico e falência cardíaca congestiva.

○ **A linfangiectasia congênita é também referida como o quê?**
Doença de Milroy.

○ **V/F: A gastrosquise é um pequeno defeito que ocorre na junção do umbigo e da pele normal.**
Verdadeiro. Ela requer operação imediata porque uma membrana não cobre o intestino.

○ **V/F: A morbidade e a mortalidade em longo prazo da gastrosquise são elevadas por causa da enterocolite necrosante, perfuração ou necrose do intestino e nutrição parenteral total prolongada.**
Verdadeiro.

○ **V/F: As onfaloceles estão associadas a defeitos de nascimento extraintestinais, enquanto a gastrosquise está raramente associada a outros defeitos.**
Verdadeiro.

○ **Que porcentagem da doença de Hirschsprung envolve o cólon retrossigmoide?**
75 a 80%.

○ **Uma criança apresenta-se com constipação crônica, distensão abdominal, vólvulo e perfuração. Qual é o diagnóstico mais provável?**
Doença de Hirschsprung.

○ **V/F: A manometria anorretal tipicamente revela um perfil de esfíncter normal e um reflexo inibitório retoanal anormal na doença de Hirschsprung.**
Verdadeiro.

○ **Que tipo de célula está ausente na submucosa e no plexo mientérico dos pacientes com doença de Hirschsprung?**
Células ganglionares que migram a partir da região da crista neural.

○ **Que operações de recuperação têm sido utilizadas para tratar cirurgicamente a doença de Hirschsprung?**
Técnica de Swenson, procedimento de Duhamel e procedimento de Soave.

○ **O cólon e o reto contribuem para que porcentagem de todas as duplicações gastrointestinais.**
Cinco por cento e 10%, respectivamente.

○ **V/F: A duplicação retal assintomática deve ser submetida à ressecção cirúrgica por causa do risco de neoplasia.**
Verdadeiro.

○ **V/F: A má rotação do cólon ocorre se o intestino médio falha para completar os 180 graus de rotação no sentido anti-horário à medida que retorna da herniação durante a 10ª a 12ª semana do período gestacional.**
Falso. É uma rotação de 270 graus no sentido anti-horário.

○ **Que anomalias associadas têm sido relatadas em 30 a 60% dos pacientes com má rotação?**
Atresia do intestino delgado, intussuscepção, doença de Hirschsprung e defeitos da parede abdominal.

○ **Uma criança apresenta-se com 1 mês de idade com uma obstrução do intestino delgado proximal, vólvulo ou isquemia colônica. Qual é o diagnóstico mais provável?**
Má rotação.

○ **V/F: O tratamento operatório da má rotação também inclui uma apendicectomia porque o diagnóstico futuro de apendicite poderia ser difícil.**
Verdadeiro.

○ **V/F: O vólvulo do intestino médio é reduzido por derrotação no sentido horário.**
Falso. A redução é realizada em uma rotação no sentido anti-horário.

○ **V/F: O ânus não perfurado ocorre em 1:1.000.000 nascidos vivos.**
Falso. Ele ocorre em cerca de 1:20.000 nascidos vivos.

○ **V/F: Anormalidades congênitas, tais como genituriária, anomalias cardíaca e gastrointestinal estão raramente associadas a ânus não perfurado.**
Falso. Estas anomalias ocorrem em até 50% da porcentagem dos casos.

○ **Quais são as três anormalidades cromossômicas associadas ao ânus não perfurado?**
Síndrome de Down, mosaicismo da trissomia 8 e síndrome do X frágil.

○ **V/F: Crianças com ânus não perfurado não podem passar o mecônio ao nascer.**
Verdadeiro. Alguns podem apresentar fístulas pelas quais o mecônio pode passar.

○ **V/F: O ânus não perfurado é classificado como uma lesão alta ou baixa de acordo com a relação do reto com o músculo elevador do ânus.**
Verdadeiro.

○ **V/F: Para a avaliação completa do paciente com ânus não perfurado, um pielograma intravenoso e cistouretrograma de esvaziamento são recomendados.**
Verdadeiro.

○ **O tratamento cirúrgico do ânus não perfurado alto é bem-sucedido em que porcentagem de vezes?**
70 a 80%.

○ **Quais são os pré-requisitos para a formação do vólvulo?**
Um cólon redundante dilatado e um mesocólon de base estreita.

○ **Sintomas comuns de vólvulo são dor abdominal, obstipação e distensão abdominal.**
Verdadeiro.

○ **Que porcentagem de obstruções colônicas nos Estados Unidos são causadas por um vólvulo?**
Menos que 10%.

○ **V/F: Um vólvulo ocorre quando um segmento do intestino preenchido com fezes torce-se sobre seu mesentério.**
Falso. Um vólvulo ocorre quando um segmento preenchido com ar forma uma torção.

○ **V/F: O cólon sigmoide está envolvido em 90% de todos os vólvulos vistos nos Estados Unidos.**
Falso. O número está próximo de 60%.

○ **Quais segmentos da população estão em risco para um vólvulo?**
Os idosos, os pacientes institucionalizados e os neuropsiquiátricos.

○ **Que manobra deve ser realizada para reduzir um vólvulo em um paciente com sinais peritoneais?**
Laparotomia exploratória de emergência. Sem peritonite, a sigmoidoscopia ou um enema de bário podem reduzir o vólvulo.

○ **Qual é o índice de recorrência de um vólvulo após a redução não operatória?**
Maior que 40%.

○ **V/F: O vólvulo cecal geralmente ocorre nos pacientes mais jovens.**
Verdadeiro.

○ **Que porcentagem de vólvulos envolve o ceco?**
Menos que 20%.

○ **V/F: Um vólvulo cecal ocorre por causa de uma fixação anômala do cólon direito levando a um ceco móvel livremente.**
Verdadeiro.

○ **Quais são alguns fatores precipitantes para um vólvulo cecal?**
Gravidez, aderências e uma lesão de obstrução do cólon esquerdo.

○ **Que porcentagem de um vólvulo cecal envolve uma torção axial total do mesentério associado e seus vasos sanguíneos?**
90%.

○ **V/F: A colite cística profunda é caracterizada pela presença de cistos submucosos preenchidos com muco.**
Verdadeiro.

○ **V/F: O reto está raramente envolvido na colite cística profunda.**
Falso. A maior parte das lesões é encontrada dentro de 12 cm da borda anal.

○ **V/F: É raro para os pacientes com colite cística profunda terem prolapso retal.**
Falso. O prolapso retal ocorre 54% das vezes.

○ **V/F: A pneumatose cistoide intestinal é caracterizada por múltiplos cistos, de parede delgada, não comunicantes, preenchidos por gás com revestimento epitelial na parede dos intestinos delgado ou grosso, ou ambos.**
Falso. Os cistos preenchidos com gás não possuem revestimento epitelial.

○ **V/F: A pneumatose cistoide intestinal está associada a doença pulmonar obstrutiva crônica, obstrução intestinal, doença vascular do colágeno (escleroderma) e condições iatrogênicas como pós-endoscopia ou cirurgia.**
Verdadeiro.

○ **V/F: A pneumatose intestinal é uma causa do pneumoperitônio assintomático recorrente.**
Verdadeiro.

○ **Uma radiografia simples do abdome mostra radiolucências lineares, curvilíneas ou císticas na parede do intestino. Qual é o diagnóstico?**
Pneumatose intestinal.

○ **A quantidade de hidrogênio nos cistos da pneumatose intestinal pode alcançar 50% do gás presente.**
Verdadeiro.

○ **Quais tratamentos bem-sucedidos têm sido relatados para a pneumatose intestinal?**
Inalação de oxigênio de alto fluxo, oxigênio hiperbárico, antibióticos e ressecção cirúrgica.

○ **V/F: O tratamento cirúrgico tem sido mostrado como sendo curativo na maior parte dos casos de pneumatose intestinal.**
Falso. A cirurgia nem sempre é bem-sucedida e pneumatose mais extensiva pode ocorrer; portanto, a cirurgia está indicada nos casos fulminantes como aqueles com probabilidade de necrose do intestino, sepse e morte.

○ **V/F: A malacoplaquia é um transtorno inflamatório, granulomatoso, crônico, raro que pode afetar o trato geniturinário e gastrointestinal.**
Verdadeiro. Ela também pode afetar a pele, o pulmão, o osso e o cérebro.

○ **Quais são os locais mais comuns do intestino grosso afetados pela malacoplaquia?**
Reto, cólon descendente e sigmoide.

○ **Quais são as idades de pico de incidência da malacoplaquia?**
A idade de incidência é bimodal com um pequeno pico aos 13 anos de idade e um pico tardio ao redor da idade de 57.

○ **O exame histológico de uma lesão colônica mostra células de von Hansemann e corpos de Michaelis-Gutmann. Qual é o diagnóstico?**
Malacoplaquia.

○ **Nomeie três condições predisponentes associadas a malacoplaquia.**
Infecção crônica com *Escherichia coli*, sarcoidose e tuberculose.

○ **V/F: Um defeito na atividade digestiva ou fagocítica macrófaga tem sido proposta como um mecanismo para a patogênese da malacoplaquia.**
Verdadeiro.

○ **V/F: Anormalidades congênitas da vesícula biliar são frequentemente acompanhadas por anormalidades congênitas da árvore biliar extra-hepática.**
Verdadeiro. Em geral, as anormalidades congênitas da vesícula biliar são raras.

○ **V/F: Na duplicação do ducto de bile comum, um ducto geralmente drena o lobo direito do fígado e o outro ducto drena o lobo esquerdo.**
Verdadeiro. Estes ductos abrem separadamente no duodeno.

○ **Defina atresia biliar.**
Obliteração dos ductos de bile intra ou extra-hepáticos. Existe alguma evidência para sugerir que os ductos originalmente estavam presentes, porém foram destruídos por um processo desconhecido.

○ **Qual é a condição denominada quando o parênquima do fígado contém apenas uns poucos ductos?**
Hipoplasia biliar intra-hepática. A hipoplasia do sistema biliar intra e extra-hepático é acreditada como representando um estágio de intervalo na evolução da atresia biliar.

○ **V/F: A vesícula biliar está também geralmente envolvida na atresia biliar extra-hepática.**
Verdadeiro. Geralmente, apenas um remanescente fibroso permanece.

○ **V/F: Ela é geralmente aparente no nascimento quando a atresia biliar está presente.**
Falso. Ela geralmente não se torna evidente até diversas semanas após o nascimento.

○ **V/F: Os cistos coledocais ocorrem mais comumente nos homens.**
Falso. Estes cistos são cerca de quatro vezes mais comuns nas mulheres. Existe também uma incidência elevada entre os asiáticos.

○ **Descreva os três tipos de cistos coledocais.**
Tipo 1 – dilatação fusiforme do ducto de bile comum.
Tipo 2 – evaginação diverticular do ducto de bile comum.
Tipo 3 – pequena dilatação sacular do ducto de bile comum distal.

○ **Qual tipo de cisto coledocal é mais comum?**
Tipo 1.

○ **Quais são as duas teorias de patogênese dos cistos coledocais?**
1) Refluxo pancreático e 2) obstrução do ducto de bile comum distal (presumivelmente, falência da recanalização do ducto de bile distal durante o desenvolvimento intrauterino leva a um estreitamento do ducto de bile distal com dilatação proximal).

○ **V/F: Os cistos coledocais tipo 1 podem estar associados a dilatação do ducto de bile intra-hepático (doença de Caroli).**
Verdadeiro.

○ **Quais são os riscos potenciais de cistos coledocais se deixados sem tratamento?**
Colangite severa e adenocarcinoma (cerca de 10%). A excisão cirúrgica é o tratamento usual destes cistos, que podem tornar-se massivos no tamanho.

○ **O que é uma cápsula de Phrygian?**
Uma deformidade congênita da vesícula biliar sem significado clínico em que o fundo da vesícula biliar está dobrado.

○ **Ar na vesícula biliar na situação de colecistite aguda sugere o desenvolvimento de qual entidade clínica?**
Fístula colecistoentérica devida à necrose da parede da vesícula biliar.

○ **Que síndrome produz pseudo-obstrução do ducto de bile comum?**
Na síndrome de Mirizzi, uma vesícula biliar impactada no ducto cístico leva a compressão e obstrução do ducto de bile.

○ **O que são as pregas em formato de crescente da mucosa do ducto cístico que podem bloquear a passagem dos cálculos no ducto de bile comum?**
Válvulas espirais de Heister.

○ **Nomeie três defeitos congênitos associados à atresia biliar intra-hepática.**
Rubéola congênita, trissomias do 17 e do 18 e deficiência da α_1-antitripsina.

○ **Quais são as duas anormalidades principais do desenvolvimento da morfologia que contribuem para a maior parte das anomalias congênitas pancreáticas?**
Anormalidades de rotação e fusão.

○ **Em torno de qual semana da gestação aparece primeiro o desenvolvimento embriológico do pâncreas?**
Cerca da quarta semana de gestação o pâncreas aparece primeiro como dois divertículos que emergem do intestino dianteiro primitivo imediatamente distal ao estômago.

○ **Quais são os nomes dados aos ductos pancreáticos que emergem dos botões pancreáticos ventral e dorsal?**
O ducto ventral anastomosa-se com o ducto dorsal para formar o ducto pancreático principal de Wirsung. O botão dorsal emerge diretamente da parede duodenal e sofre graus variados de atrofia para permanecer como o ducto acessório de Santorini.

○ **Que porcentagem da população possui anatomia ductal normal?**
Aproximadamente 60 a 70%.

○ **Qual é a causa embriológica do pâncreas *divisum*?**
O pâncreas *divisum* resulta da fusão incompleta dos sistemas ductais pancreáticos ventral e dorsal.

○ **Que porcentagem de pacientes submetidos à colangiopancreatografia retrógrada endoscópica (CPRE) são encontrados possuindo pâncreas *divisum*?**
O pâncreas *divisum* tem sido relatado em até 7 a 10% dos pacientes submetidos à CPRE. A prevalência pode ser mesmo mais alta nos pacientes submetidos à CPRE para investigações de pancreatite idiopática.

○ **Qual é a apresentação clínica dos pacientes com pâncreas *divisum* sintomática?**
A maior parte dos pacientes com pâncreas *divisum* são assintomáticos. Aqueles pacientes que são sintomáticos apresentam sintomas sugestivos de pancreatite aguda que se acredita ocorrer secundária a uma combinação de anomalia e estenose da papila duodenal menor.

○ **Com que idade o paciente com pâncreas *divisum* se apresenta sintomático?**
A idade de apresentação varia amplamente, porém é mais comum entre a terceira e a quarta década de vida.

○ **Qual é o melhor meio diagnóstico do pâncreas *divisum*?**
Colangiopancreatografia retrógrada endoscópica com injeção dos ductos pancreáticos principal e menores demonstra a fusão incompleta dos sistemas ductais pancreáticos dorsal e ventral.

○ **Qual deve ser o manejo terapêutico inicial dos pacientes com pancreatite recorrente sintomática do pâncreas *divisum*?**

A esfincterotomia endoscópica terapêutica tem mostrado diminuir a frequência de ataques recorrentes de pancreatite do pâncreas *divisum*.

○ **O que é pâncreas heterotópico?**

Um pâncreas heterotópico também conhecido como pâncreas ectópico ou aberrante é definido como a presença de tecido pancreático que perde a continuidade anatômica e vascular com o corpo principal do pâncreas.

○ **Quais são as localizações mais comuns para o tecido pancreático ectópico?**

Setenta por cento do tecido pancreático ectópico é encontrado no trato gastrointestinal superior, incluindo o estômago, duodeno e jejuno. Entretanto, tem sido visto em muitas outras localizações abdominais.

○ **Qual é a apresentação mais comum dos pacientes com pâncreas heterotópico?**

A maior parte dos casos de pâncreas heterotópico são assintomáticos e a condição é geralmente descoberta acidentalmente durante a avaliação de outros transtornos gastrointestinais.

○ **Qual é a aparência endoscópica do tecido pancreático heterotópico?**

O pâncreas ectópico aparece como um defeito bem definido em formato de cúpula com umbilicação central.

○ **Quais são os achados histológicos na biopsia endoscópica do nódulo visto no pâncreas heterotópico?**

A biopsia endoscópica do nódulo produz apenas mucosa gástrica normal porque o tecido pancreático é submucoso ou subseroso na origem.

○ **Qual deve ser o manejo do tecido pancreático heterotópico quando descoberto?**

Lesões incidentais devem ser deixadas isoladas, uma vez que o seguimento em longo prazo não estabeleceu uma relação entre o tecido ectópico e os sintomas na maior parte dos pacientes.

○ **O que é um pâncreas anular?**

Um pâncreas anular é uma banda achatada de tecido pancreático envolvendo completamente a segunda porção do duodeno.

○ **Qual é a apresentação clínica do pâncreas anular nas populações pediátrica e adulta?**

No recém-nascido, a lesão está associada a poli-hidrâmnio e tipicamente se apresenta com incapacidade para tolerar alimentos. Nos adultos, sintomas obstrutivos como náusea e vômito ocorrem, particularmente, pós-prandialmente.

○ **Como é estabelecido um diagnóstico de pâncreas anular?**

Nos neonatos, raios X abdominal simples podem revelar uma "bolha dupla" clássica que é diagnóstica de obstrução duodenal. Nos adultos e crianças mais velhas, filmes de raios X simples são inúteis e outros estudos como colangiopancreatografia retrógrada endoscópica são necessários para fazer o diagnóstico.

○ **Qual é o manejo de um pâncreas anular?**

Nos neonatos e adultos, o manejo é *bypass* cirúrgico da lesão de obstrução.

○ **Que condições estão associadas a cistos congênitos múltiplos do pâncreas?**
Cistos congênitos múltiplos estão associados a doença policística, fibrose cística e síndrome de Hippel-Lindau.

○ **Qual é o manejo de um cisto congênito do pâncreas?**
Ressecção cirúrgica ou drenagem podem ser requeridas para alguns pacientes com cistos solitários sintomáticos; entretanto, a cirurgia não é geralmente necessária ou aconselhável para os pacientes com cistos múltiplos.

○ **Quais anomalias congênitas estão associadas com o pâncreas anular?**
Atresia duodenal e síndrome de Down.

Transtornos do Soalho Pélvico e do Anorreto

Yehuda Ringel, M.D., e William E. Whitehead, Ph.D.

○ **V/F: A doença hemorroidal é mais frequentemente associada com constipação que com transtornos diarreicos.**

Falso. Os estudos sugerem que os transtornos diarreicos estão mais frequentemente associados com doença hemorroidal.

○ **Descreva a classificação das hemorroidas internas de acordo com sua severidade clínica.**

Hemorroidas internas são classificadas de acordo com seu grau de protrusão e prolapso.

1) Hemorroidas internas de primeiro grau de saliência no lúmen anorretal não protrudem para fora do ânus.
2) Hemorroidas de segundo grau prolapsam para fora do ânus com esforço ou defecação e espontaneamente reduzem de volta à sua posição normal.
3) Hemorroidas de terceiro grau prolapsam para fora do ânus com esforço ou defecação e requerem redução digital.
4) Hemorroidas de quarto grau são irredutíveis.

○ **Procidência refere-se ao prolapso completo do reto. Quais são as outras formas de prolapso retal?**

Procidência envolve protrusão visível de todas as camadas retais através do ânus. Duas outras formas de prolapso retal são o prolapso da mucosa no qual apenas a mucosa retal distal protrui através do ânus e o prolapso retal oculto no qual a intussuscepção interna do tecido retal sem protrusão não é visível através do ânus.

○ **Uma paciente mulher de 62 anos de idade queixa-se de uma massa que intermitentemente protrui através de seu ânus. Qual é o diagnóstico diferencial?**

Hemorroidas internas prolapsando, varizes anorretais, prolapso da mucosa, prolapso retal, pólipos anais/retais, tumores anais/retais e papilas anais hipertróficas.

○ **V/F: Pacientes cirróticos geralmente desenvolvem doença hemorroidal secundária à hipertensão portal.**

Falso. Varizes anorretais, não hemorroidais, desenvolvem-se como um resultado da hipertensão portal. Elas representam a comunicação entre a circulação portal através das veias hemorroidais superiores e a circulação sistêmica através das veias hemorroidais média e inferior.

○ **V/F: A aparência endoscópica clássica da síndrome da úlcera retal solitária é uma úlcera rasa, discreta de 1 a 4 cm localizada na parede posterior do reto de 4 a 15 cm do bordo anal.**

Falso. Embora as lesões na síndrome da úlcera retal solitária possam ser encontradas na parede posterior do reto, elas estão mais comumente localizadas na parede anterior do reto.

○ **Quais as anormalidades funcionais e morfológicas que podem estar associadas à síndrome da úlcera retal solitária?**

A síndrome da úlcera retal solitária está associada com alguma forma de prolapso retal ou prolapso da mucosa e própria muscular espessada na parede retal. A condição está comumente associada a alta pressão do esfíncter anal, falência do puborretal para relaxar durante a defecação e a evacuação retal retardada.

○ **Que condições predizem uma resposta favorável para a terapia de *biofeedback* (retreinamento do soalho pélvico) para a incontinência fecal?**

A capacidade para contrair o esfíncter externo durante a compressão, algum grau de sensação retal, paciente cooperativo (*i. e.*, nenhum comprometimento cognitivo, retardo mental, demência ou psicose) e nenhuma evidência de desnervação completa na eletromiografia.

○ **V/F: Carcinomas anais e retais são mais comuns nos homens.**

Falso. O carcinoma retal é mais comum nos homens enquanto os tumores do canal anal são quase duas vezes mais comuns nas mulheres.

○ **V/F: Em razão da localização do ânus na parte mais distal do trato gastrointestinal e sua fácil acessibilidade para o exame digital, os tumores do canal anal produzem sintomas mais precocemente no curso da doença e são geralmente diagnosticados em um estágio inicial.**

Falso. Em cerca de 60% dos pacientes com tumores do canal anal, o tumor é descoberto tardiamente. Na verdade, 15 a 30% são encontrados possuindo disseminação metastática na apresentação. Os sintomas são em geral leves e não específicos. Aproximadamente 25% dos pacientes com tumores do canal anal estão livres de sintoma e o tumor é encontrado incidentalmente durante um exame de rotina.

○ **V/F: O adenocarcinoma é o tumor maligno mais comum do canal anal.**

Falso. O tumor mais comum do canal anal é o de célula escamosa (70-80%). O adenocarcinoma é um tumor raro no canal anal.

○ **Quais são as duas terapias médicas para a fissura anal crônica e qual delas tem demonstrado ser mais efetiva?**

Nitroglicerina tópica e injeções de toxina botulínica. Ambas têm sido utilizadas com sucesso para o tratamento da fissura anal crônica; entretanto, a injeção de toxina botulínica no esfíncter anal interno tem sido encontrada como sendo mais efetiva que a aplicação tópica de 0,2% de pomada de nitroglicerina.

○ **Qual é a prevalência da incontinência fecal?**

A prevalência da incontinência fecal no hemisfério ocidental é de 2 a 7% e aumenta com a idade. Pesquisas têm demonstrado índices de prevalência de 18% na população feminina idosa e de 45 a 47% nos residentes de casa de apoio e pacientes idosos hospitalizados.

○ **Que informação pode ser obtida a partir da manometria anorretal?**

A manometria anorretal é útil na medida da função anal e retal. Esta inclui medidas do tônus do esfíncter anal (no repouso, durante o esforço e durante a pressão intra-abdominal aumentada), limiares de sensação retal, complacência retal e reflexo inibitório retroanal.

○ **Que informação pode ser obtida a partir do ultrassom anal?**

O ultrassom anal é útil na avaliação da integridade dos esfíncteres anais. O ultrassom anal não é útil na avaliação da função anal.

○ **Qual é a latência motora terminal do nervo pudendo (LMTNP – PNTML)?**

A LMTNP é o tempo de intervalo entre a estimulação do nervo pudendo e a resposta eletromiográfica associada com a contração do músculo esfíncter anal externo. Uma latência nervosa prolongada pode sugerir neuropatia pudenda. A sensibilidade e a especificidade deste teste para diagnosticar a lesão do nervo pudendo como uma causa da incontinência fecal é controversa.

○ **Quais são as diferenças entre os esfíncteres anais interno e externo e seus papéis na manutenção da continência?**

O esfíncter anal interno é composto de músculo liso e está sob controle do sistema nervoso entérico. Sua principal função é manter o tônus de repouso do esfíncter anal. O esfíncter anal externo está composto de músculo estriado inervado pelo nervo pudendo (ramos sacrais S2 a S4) e está sob controle voluntário. O papel principal do esfíncter anal externo é contrair voluntariamente em resposta a um aumento súbito na pressão retal ou abdominal de forma a prevenir defecação inapropriada.

○ **Qual é a contribuição relativa dos músculos esfíncteres anais interno e externo para o tônus anal de repouso?**

Cerca de 70% do tônus de repouso do canal anal é derivado do esfíncter anal interno e o restante pelo músculo do esfíncter anal externo.

○ **Uma avaliação manométrica em um paciente com incontinência fecal revela uma falência para aumentar a pressão do esfíncter anal externo quando solicitado ao esforço, porém um aumento normal na pressão em resposta à tosse. A despeito da motivação ou compreensão deficiente, qual é a explicação mais provável?**

Um aumento na pressão do esfíncter anal externo em resposta a um aumento abrupto na pressão intra-abdominal é disparado por receptores no soalho pélvico e mediado através do arco reflexo espinal. Lesões da cauda equina ou plexo sacral irão resultar na perda tanto do reflexo de resposta como do esforço voluntário. Lesões mais altas da medula espinal irão resultar nos achados descritos na questão.

○ **Quais são os achados típicos no exame físico e na manometria anorretal nos pacientes com proctalgia fugaz?**

A proctalgia fugaz é um transtorno funcional do anorreto. O diagnóstico é baseado nos sintomas isolados. Não existem achados específicos no exame físico ou no teste de manometria anorretal.

○ **Uma mulher de 40 anos de idade queixa-se de episódios recorrentes de dor no reto que persiste por horas e estão com frequência emergindo na posição sentada ou deitada. A tração posterior do puborretal no exame retal produz sensibilidade e dor. Qual é o diagnóstico?**

A descrição é típica da síndrome do elevador do ânus. A síndrome do elevador do ânus é um transtorno funcional do anorreto e seu diagnóstico está baseado em sintomas isolados.

○ **V/F: A síndrome do elevador do ânus e a proctalgia fugaz coexistem frequentemente.**

Verdadeiro. Embora os dois transtornos possam ser distinguidos com base na duração, na frequência e na qualidade da dor, eles coexistem com mais frequência que o esperado pelo acaso.

○ **V/F: Uma equipe de trabalho multinacional (Comitê de Roma) recomenda que o diagnóstico da dissinergia do soalho pélvico seja baseado em sintomas de dificuldade de defecação além de evidência manométrica, eletromiográfica ou radiológica de falência do soalho pélvico para relaxar quando tentando defecar.**

Verdadeiro. Embora estas sejam as recomendações de um comitê prévio (Roma I), recomendações mais recentes (Roma II) também requerem evidência de forças propulsivas adequadas e evacuação incompleta.

○ **V/F: Um achado do exame físico de diminuição da pressão do esfíncter anal enquanto o paciente está se esforçando é geralmente suficiente para excluir o diagnóstico de dissinergia do soalho pélvico.**

Verdadeiro. Entretanto o achado de uma pressão aumentada do esfíncter anal no exame retal digital durante o esforço não é confiável o suficiente e estudos adicionais são indicados.

○ **V/F: A maioria dos pacientes com dissinergia do soalho pélvico irá beneficiar-se do tratamento de *biofeedback* (retreinamento do soalho pélvico).**

Verdadeiro. Aproximadamente 2/3 destes pacientes podem aprender a relaxar o esfíncter anal, externo e os músculos puborretais com treinamento de *biofeedback* e relatam diminuições associadas tanto no esforço durante a defecação quanto na sensação de evacuação incompleta.

○ **V/F: Retocele e intussuscepção podem frequentemente ser vistas nos sujeitos normais saudáveis.**

Verdadeiro. Retocele, prolapso da mucosa e intussuscepção retal têm sido relatados em sujeitos normais assintomáticos. Portanto, estes achados devem ser interpretados com cautela uma vez que podem não necessariamente sugerir uma relação causal com transtornos da defecação.

○ **V/F: O soalho pélvico descendente pode ser avaliado no exame físico.**

Verdadeiro. Com o paciente na posição de decúbito lateral esquerdo, o nível do períneo relativo à tuberosidade isquiática é observado. O paciente é solicitado ao esforço e o períneo não deve descer além da saída dos ossos da pélvis.

○ **V/F: A impactação fecal pode ser definitivamente excluída pelo exame digital.**

Falso. O exame digital pode perder 30% das impactações fecais no idoso por causa da grande quantidade de fezes que possa acumular-se acima do alcance do dedo do examinador.

○ **Quais são as indicações para a proctografia (defecografia) de evacuação na avaliação dos transtornos anorretais e do soalho pélvico?**

O Enunciado da Posição Médica da Associação Americana de Gastroenterologia sobre as técnicas de teste anorretal sugere a utilização da proctografia de evacuação nos pacientes com constipação nos quais a dissinergia do soalho pélvico, enterocele ou retocele anterior são suspeitadas como a causa de comprometimento da defecação. Não existe sustentação para a utilização desta técnica para outros propósitos.

○ **Quais são os achados clínicos da sífilis anorretal?**

Cancros anais na pele ao redor do ânus, ulceração anal ou retal e lesões retais lembrando carcinoma têm sido descritos. Linfonodos inguinais sensíveis e aumentados estão com frequência presentes. Testes sorológicos para a sífilis devem ser realizados antes da cirurgia para qualquer lesão retal atípica.

○ **V/F: Vesículas na região perianal e no interior do canal anal são comumente vistas nas infecções por herpes anorretal.**

Falso. Embora as vesículas perianais sejam um achado característico na infecção por herpes anorretal, elas são incomuns no interior do canal anal. Ulcerações do canal anal são mais comumente vistas na infecção por herpes anorretal.

○ **V/F: O espaço interesfinctérico é a localização anatômica mais comum dos abscessos anorretais.**

Falso. Os abscessos perianais localizados imediatamente por baixo da pele perianal são mais comuns.

○ **V/F: Em no mínimo metade das lesões anais ulcerativas nos pacientes HIV positivos, nenhuma causa específica é encontrada.**

Verdadeiro. Considerações diagnósticas incluem sífilis, tuberculose, *Mycobacterium avium intracellulare*, herpes simples, citomegalovírus, fungos e neoplasma.

○ **V/F: O condiloma acuminado anogenital causado pelo papilomavírus humano (HPV) está associado ao adenocarcinoma do ânus.**

Falso. O HPV (tipos 16 e 18) está associado ao carcinoma de célula escamosa do ânus assim como o colo e a vulva. Condiloma acuminado e câncer anal podem coexistir; assim, é aconselhável obter biopsias de lesões suspeitadas e examinar o canal anal antes de começar o tratamento.

○ **O que é uma amostra anal e como ela se relaciona ao mecanismo de continência?**

O canal anal é altamente inervado e sensível para a dor, tosse e temperatura. Isto permite a diferenciação entre gases, sólidos e líquidos e permite a passagem seletiva dos conteúdos retais ou a contração voluntária do esfíncter anal externo para manter a continência. A perda desta função de amostra anal pode contribuir para o desenvolvimento da incontinência fecal.

○ **V/F: A causa mais comum de abscesso anorretal primário e fístula anorretal é a doença de Crohn.**

Falso. A causa mais comum do abscesso anorretal primário e a fístula anorretal é a infecção criptoglandular anal.

○ **Qual tipo/localização mais comum da fístula anorretal?**

Fístula interesfinctérica.

○ **V/F: O ultrassom endoanal é o teste mais útil para diagnosticar uma fístula anorretal.**

Falso. A imagem de ressonância magnética é a modalidade mais exata para diagnosticar e localizar a posição de abscesso ou fístula anorretal.

○ **V/F: Um antibiótico de amplo espectro é o tratamento de escolha para um abscesso anorretal.**
Falso. O tratamento primário de abscesso anorretal é cirúrgico. Exceto nos pacientes com diabetes *mellitus*, leucemia e doença cardíaca valvular, os antibióticos não são geralmente requeridos.

○ **V/F: Até 30% das mulheres irão ter um defeito do esfíncter anal na ultrassonografia endoanal após seu primeiro parto vaginal.**
Verdadeiro. Além disso, cerca de 10% irão queixar-se de urgência ou incontinência.

Corpos Estranhos e Lesão Cáustica

Mohammed Mah'moud, M.D., e Rajeev Vasudeva, M.D.

○ **Onde no trato gastrointestinal é o local mais comum de impactação de corpo estranho?**

O esôfago é o local mais comum, especialmente no nível da hipofaringe. Outros lugares comuns são as áreas de estreitamento fisiológico e incluem o piloro, duodeno retroperitoneal, válvula ileocecal e o ânus. A região ileocecal é o local mais frequente de perfuração além do esôfago.

○ **Onde no esôfago os objetos são mais prováveis de se tornarem alojados?**

Os objetos podem-se tornar alojados em qualquer das áreas de estreitamento fisiológico (cricofaríngeo, arco aórtico, brônquio-fonte principal esquerdo, imediatamente acima da junção esofagogástrica) ou qualquer outra área de anormalidade estrutural (estreitamento).

○ **Quais adultos estão em maior risco para deglutir corpos estranhos?**

Adultos em risco aumentado incluem aqueles que usam dentaduras, aqueles que são mentalmente retardados, aqueles com doença psiquiátrica e prisioneiros.

○ **Qual é o sintoma mais comum nos pacientes se apresentando com um corpo estranho esofágico?**

A disfagia é o sintoma mais comum seguida pela odinofagia, choque e sialorreia.

○ **V/F: a maior parte dos corpos estranhos ingeridos que se tornam alojados no esôfago passam espontaneamente.**

Verdadeiro. Setenta por cento dos corpos estranhos ingeridos passam espontaneamente e poucos menos que 1% resulta na perfuração.

○ **Qual é o achado físico mais comum encontrado nos pacientes que se apresentam com um corpo estranho ingerido?**

Geralmente o exame físico é normal; entretanto, sinais de crepitação devem sempre ser buscados.

○ **Os raios X de tórax revelam um corpo estranho ingerido alinhado no plano sagital. O objeto está mais provavelmente localizado no esôfago ou na traqueia?**

Traqueia. Corpos estranhos traqueais alinham a si mesmos sagitalmente e são mais bem vistos nas projeções laterais.

○ **Qual é o melhor estudo para identificar um corpo estranho radiopaco no esôfago?**

Raios X de tórax de vista frontal. Objetos no esôfago alinham a si mesmos nas projeções anteroposteriores. Estudos de contraste de bário são raramente úteis e devem ser evitados.

○ **Qual é o melhor estudo de imagem para identificar um palito de dente no abdome?**

Raios X simples geralmente não são úteis. A ultrassonografia pode identificar um palito de dente como uma linha reta hiperecoica ou um ponto brilhante hiperecoico com uma sombra posterior aguda quando visualizado na extremidade. Alternativamente, uma varredura por TC (CT) pode ser útil.

○ **Como são mais bem removidos objetos pontiagudos?**
Objetos pontiagudos devem ser removidos com a extremidade pontiaguda pinçada de forma a evitar lesão da mucosa. Sob estas circunstâncias, você deve considerar a utilização de um tubo aberto ou um gancho fixado à ponta do endoscópio.

○ **V/F: Preparações de enzimas tais como papaína devem ser tentadas antes da endoscopia em todos os casos de impactação de carne.**
Falso. Além de ser ineficaz, é importante evitar a papaína e outras preparações de enzimas por causa do risco de perfuração.

○ **Antes da remoção endoscópica de um alfinete de segurança ingerido, o que deve ser feito pelo endoscopista para aumentar o índice de sucesso?**
Ensaio de processos de retorno (correr seco) deve sempre ser realizado de forma a facilitar a remoção do objeto.

○ **V/F: Empurrar às cegas um corpo estranho para o estômago seguido pelo retorno endoscópico é rotineiramente recomendado.**
Falso. Esta técnica deve ser evitada a menos que o lúmen além do corpo estranho obstrutor seja adequadamente visualizado e patente. Em geral, uma vez que o corpo estranho tenha passado no estômago, ele não necessita ser retornado à medida que ele irá geralmente passar através do trato gastrointestinal sem problema.

○ **Uma mulher de 72 anos de idade é trazida para a sala de emergência 72 horas após deglutir um objeto pontiagudo. Qual é o melhor manejo neste ponto?**
A remoção endoscópica deve ser tentada nesta paciente se puder ser localizado e for removível. As indicações para a pronta remoção de corpos estranhos ingeridos incluem a presença de obstrução esofágica completa e a ingestão de objetos cortantes, pontiagudos ou tóxicos (disco de baterias) alojados no esôfago.

○ **V/F: Um homem de 23 anos de idade apresenta-se com febre, tremores, dor do pescoço e enfisema subcutâneo óbvio duas horas após deglutir acidentalmente um osso de peixe. A remoção endoscópica por um gastroenterologista experiente é o manejo mais apropriado para este paciente.**
Falso. Este paciente possui evidência de possível perfuração esofágica. Portanto, a cirurgia é o tratamento de escolha.

○ **Qual é o manejo mais apropriado para um paciente que é encontrado possuindo um corpo estranho ingerido que está impactado na parede esofágica?**
Cirurgia.

○ **Quais são os sintomas mais comuns de obstrução esofágica completa devida a um corpo estranho?**
Sialorreia, regurgitação e choque.

○ **V/F: A remoção endoscópica imediata é a melhor abordagem para o manejo de pacotes de látex de cocaína ingeridos.**
Falso. A remoção endoscópica de tais pacotes de drogas é desaconselhada por causa do potencial para ruptura sob manipulação.

○ **Qual é o manejo apropriado do mercúrio elementar ingerido no intestino?**
Observação e possivelmente laxativos para estimular sua eliminação desde que não haja evidência de perfuração ou gotejamento para fora do trato digestivo.

○ **Qual é a melhor abordagem a tomar quando um estreitamento esofágico é encontrado uma vez que um corpo estranho tenha sido removido ou empurrado no estômago?**

Dilatação do estreitamento. Se existe trauma de mucosa local ou sangramento ou o paciente não é cooperativo ou a visualização do campo é deficiente, o estreitamento é mais bem dilatado em um momento mais tarde.

○ **V/F: A localização do desconforto percebido é preditivo do local mais provável de um corpo estranho alojado no esôfago.**

Falso. Como ocorre com a disfagia em geral, a localização do desconforto percebido geralmente não se correlaciona com a localização anatômica de corpo estranho obstrutivo.

○ **Que tamanhos de objetos devem ser considerados para a remoção endoscópica?**

Objetos longos maiores que 6 cm nas crianças e maiores que 10 cm nos adultos devem ser removidos. Objetos arredondados menores que 2,5 cm geralmente passam através do piloro nos adultos e podem ser manejados conservadoramente.

○ **Quando a endoscopia deve ser utilizada no manejo de uma bateria de disco ingerida?**

A endoscopia deve ser realizada prontamente se a bateria de disco está localizada no esôfago. Se ela tiver passado para o estômago, medidas conservadoras podem ser empregadas e o paciente observado. Se a bateria permaneceu no estômago por mais de 48 horas, é maior que 1,5 cm e possui mercúrio, ela deve ser prontamente removida.

○ **Quanto tempo você deve esperar observando antes da remoção endoscópica ou corpo estranho?**

Objetos rombos assintomáticos que falham em deixar o estômago após 2 semanas devem ser removidos endoscopicamente. A remoção cirúrgica de objetos rombos além do estômago que falham para avançar após 7 a 10 dias (objetos cortantes > 3 dias) deve ser considerada. A intervenção cirúrgica é por outro lado indicada se febre, vômito, sangramento visível ou dor abdominal se desenvolvem.

○ **Quais pacientes são mais prováveis para ingerir substâncias cáusticas?**

Crianças. É estimado que 17.000 crianças, metade das quais estão abaixo de 4 anos de idade, acidentalmente ingerem substâncias cáusticas a cada ano. Embora relativamente incomum nos adultos, predominantemente envolve adultos que estão inebriados, mentalmente retardados, psicóticos ou suicidas.

○ **Que fatores estão implicados na patogênese da lesão cáustica ao intestino?**

A natureza, a concentração e o estado físico do agente, a quantidade ingerida, o tempo de exposição ("tempo de permanência") e a quantidade de reexposição secundária ao vômito ou ao refluxo são fatores importantes.

○ **Como os agentes alcalinos causam lesão?**

Agentes alcalinos causam necrose de liquefação (saponificação), que dissolve a mucosa superficial, e rapidamente se difunde para os tecidos profundos. A trombose dos vasos sanguíneos causa necrose celular adicional resultando potencialmente nas queimaduras de espessura total.

○ **Como os agentes ácidos causam lesão?**

Agentes ácidos produzem uma necrose de coagulação da superfície do epitélio, que tende a limitar a penetração profunda.

○ **Que região do trato gastrointestinal é mais comumente afetada pela ingestão de agente ácido?**

Agentes ácidos geralmente causam dano extensivo ao estômago. O esôfago é relativamente poupado devido a uma combinação de fatores que incluem trânsito rápido através do esôfago, maior resistência do epitélio escamoso esofágico ao ácido e a proteção obtida pela necrose de coagulação prevenindo a lesão mais profunda. Todavia, de 20 a 50% dos pacientes podem ter queimaduras esofágicas significativas da ingestão de ácido sulfúrico ou hidroclórico altamente concentrado.

○ **V/F: Existe boa correlação entre queimaduras orais/faríngeas e lesão esofágica ou gástrica.**

Falso. A falta de queimaduras orais ou faríngeas não exclui a possibilidade de lesão extensiva esofágica ou gástrica.

○ **V/F: A lavagem gástrica com água ou a administração de eméticos desempenha um papel importante no manejo das ingestões ácidas.**

Falso. Entretanto, se o paciente é visto dentro da primeira hora da ingestão, a intubação gástrica, preferivelmente sob direção fluoroscópica, com lavagem de água, pode ser realizada. Os eméticos devem sempre ser evitados.

○ **Quando o exame endoscópico deve ser realizado nos pacientes com ingestão cáustica suspeitada?**

Embora controverso, a maior parte dos especialistas aceita agora a necessidade de documentar a extensão do dano com a endoscopia precoce dentro de 12 a 24 horas.

○ **V/F: Achados endoscópicos predizem exatamente a profundidade do tecido lesado.**

Falso. Graus de lesão na endoscopia não são tão precisos como o grau patológico da queimadura.

○ **Quais são os "graus" de lesão cáustica por ingestão?**

A extensão da lesão pode ser dividida em três graus de lesão. Lesão de primeiro grau é caracterizada apenas pela friabilidade leve, eritema e edema. Lesão de segundo grau estende-se na parede, ocasionalmente à própria muscular. Ulceração, necrose e exsudato podem ser vistos. Lesão de terceiro grau envolve a espessura total da parede. Um exsudato escuro com destacamento da mucosa, hemorragia, ulceração e necrose são tipicamente vistos.

○ **Qual é o papel dos antibióticos e corticosteroides no manejo das ingestões cáusticas?**

A falta de ensaios controlados exclui argumentos definitivos na sustentação de qualquer modalidade terapêutica. A utilização de antibióticos e corticosteroides são providas com controvérsia na literatura. Entretanto, os corticosteroides podem ser considerados se os sintomas de edema laríngeo estão presentes. Os antibióticos são recomendados na infecção comprovada ou suspeitada e nos pacientes com lesão de segundo grau e terceiro grau.

○ **V/F: A administração de neutralizadores ácidos é útil imediatamente após a ingestão cáustica.**

Falso. O calor produzido na reação da neutralização pode na verdade aumentar a lesão do tecido. Adicionalmente, uma vez que a maior parte das lesões alcalinas ocorre muito rapidamente, a neutralização ácida é ineficaz.

○ **Quando os estreitamentos geralmente se desenvolvem após a ingestão cáustica?**
A maior parte dos estreitamentos (80%) apresenta-se dentro das primeiras 8 semanas após a lesão. Entretanto, eles podem ocorrer insidiosamente ao longo de meses a anos após o evento inicial.

○ **Quais são as complicações em longo prazo da ingestão cáustica?**
As complicações em longo prazo incluem estreitamentos recorrentes ou tardios que ocorrem em 15 a 38% das exposições cáusticas, especialmente nos pacientes com graus mais severos de lesão, e o desenvolvimento de carcinoma de célula escamosa do esôfago.

○ **Qual é o período de latência usual antes de o carcinoma de célula escamosa se desenvolver?**
O período de latência varia de 12 a 41 anos e é menor nas lesões que ocorrem após a infância. Protocolos de sobrevivência específicos ainda não foram definidos.

○ **Quais são os locais mais frequentes de desenvolvimento de estreitamento no esôfago e no estômago?**
Os estreitamentos tendem a se desenvolver nos locais de união como cricofaríngeo, arco aórtico, bifurcação da traqueia e esfíncter esofágico inferior no esôfago e o antro de pacientes em jejum e na parte média do corpo nos pacientes que tinham alimento presente no momento da ingestão cáustica.

○ **Qual é o estudo de imagem mais sensível para detectar uma perfuração precoce suspeitada após a ingestão cáustica?**
Varredura de TC do tórax/abdome com contraste oral.

Doença de Refluxo Gastroesofágico

Rajeev Vasudeva, M.D.

○ **V/F: Pacientes com doença de refluxo gastroesofágico (DRGE – GERD) geralmente buscam atenção médica.**
Falso. Embora um problema extremamente comum, a maioria dos pacientes com DRGE não busca atenção médica. Um estudo recente com 2.000 sujeitos selecionados randomicamente em Minnesota revelou a prevalência de DRGE como sendo de 58 por 100 indivíduos. Em contraste dramático, apenas 5% dos indivíduos haviam buscado atenção médica.

○ **Com que frequência é a evidência endoscópica de esofagite erosiva e esôfago de Barrett vista nos pacientes com sintomas sugestivos de DRGE?**
Até metade dos pacientes com sintomas de refluxo irá ter esofagite erosiva, embora geralmente leve, e 11 a 12% irão ter esôfago de Barrett.

○ **Quais são os mecanismos fisiológicos principais que protegem contra a lesão do ácido esofágico?**
Mecanismos de limpeza esofágica (peristaltismo/saliva), integridade da mucosa/epitélio esofágico, competência da barreira antirrefluxo (esfíncter esofágico inferior) e esvaziamento gástrico são os quatro mecanismos fisiológicos principais.

○ **Quais são os três mecanismos de incompetência do esfíncter esofágico inferior (EEI – LES) e com que frequência cada um é primariamente responsável por DRGE?**
Relaxamento do EEI transitório – 65%.
Pressão intra-abdominal aumentada – 17%.
Refluxo livre espontâneo – 18%.

○ **Que fatores estão associados com a esofagite severa?**
Pressão do EEI baixa, anormalidades motoras esofágicas e refluxo reclinado são as determinantes mais importantes da esofagite endoscópica severa. A presença de hérnia de hiato também é importante.

○ **Que anormalidades histológicas esofágicas são típicas da DRGE?**
A zona basal ocupando mais de 15% da espessura total do epitélio e as papilas estendendo-se mais de 2/3 da distância para a superfície. Eosinófilos e neutrófilos também estão comumente presentes. Infelizmente, a sensibilidade e a especificidade destes achados, quando individualmente ou em combinação, são apenas regulares, no máximo.

○ **Que papel a hérnia de hiato desempenha na patogênese da DRGE?**
Este tem sido um aspecto controverso ao longo das duas últimas décadas. Inicialmente acreditava-se ser o único mecanismo pelo qual o refluxo ocorria, mais tarde foi considerada como não sendo importante. Entretanto, recentemente tem sido mostrado que o pilar direito do diafragma contribui significativamente para a barreira antirrefluxo, portanto destacando a importância de uma junção gastroesofágica colocada normalmente. Alguns estudos têm mostrado que a hérnia do saco atua como um reservatório de conteúdos gástricos (alçapão ácido) e está associado a formas complicadas de DRGE tais como esofagite severa e estreitamentos pépticos, sugerindo que ela é um grande fator contributivo.

○ **V/F: Existe uma correlação clara entre exposição de ácido esofágico anormal no monitoramento do pH ambulatorial, sintomas clínicos e severidade da esofagite.**

Falso. Parece que todos os três são independentes embora sejam aspectos relacionados da DRGE. Não existe relação clara entre a severidade dos sintomas, a quantidade de refluxo e a presença de esofagite.

○ **Qual é o risco de câncer no esôfago de Barrett?**

O esôfago de Barrett é um grande fator de risco para o adenocarcinoma cuja incidência tem-se elevado dramaticamente ao longo das duas últimas décadas. Uma metanálise recente sugere que os pacientes desenvolvem adenocarcinoma esofágico em um índice de aproximadamente 0,5% por ano (índice de incidência anual). Estes pacientes possuem um risco aumentado de 30 a 125 vezes de desenvolver câncer do esôfago comparado com a população geral.

○ **Quais são as diretrizes recomendadas para a inspeção endoscópica no esôfago de Barrett?**

Embora não esteja claro que o esôfago de Barrett influencia adversamente a sobrevida ou que a inspeção endoscópica pode confiavelmente detectar neoplasia curável precoce, o Colégio Americano de Gastroenterologia recentemente publicou as seguintes diretrizes práticas:

1) A DRGE deve ser tratada agressivamente antes da inspeção de forma a minimizar a confusão devido à inflamação.
2) Biopsias dos quatro quadrantes, randomizadas, tomadas a cada 2 cm para a avaliação histológica-padrão é recomendada.
3) Para os pacientes sem displasia, a endoscopia de inspeção é recomendada em intervalos de 2 a 3 anos.
4) Para os pacientes com displasia de baixo grau, a endoscopia de inspeção a cada 6 meses para o primeiro ano e a intervalos anuais após o período se a displasia não progrediu.
5) Para os pacientes com displasia de alto grau, o diagnóstico deve ser confirmado por dois patologistas experientes. Enquanto a ressecção esofágica é atualmente o padrão de cuidado, uma inspeção endoscópica intensiva (sem intervalos específicos recomendados, porém podendo-se considerar 3 meses) pode também ser considerada dependendo das comorbidades do paciente e/ou preferência. Embora não recomendada nas diretrizes práticas, uma terapia ablativa experimental também pode ser considerada desde que ela seja parte de um protocolo de pesquisa estabelecido.

○ **Qual é a história natural da displasia de alto grau no esôfago de Barrett?**

A história natural é pobremente definida e, portanto, o manejo desta condição é controverso. Por um lado, alguns estudos têm mostrado que a progressão para o câncer é frequente e rápida enquanto outros estudos não têm mostrado progressão aparente para o câncer e mesmo regressão. Portanto, o manejo varia entre a ressecção esofágica, a inspeção continuada e as terapias ablativas experimentais.

○ **V/F: Existe uma relação entre a DRGE e uma multiplicidade de sintomas pulmonares e otorrinolaringológicos.**

Verdadeiro. Um número de estudos não controlados e relatos tradicionais ligam a DRGE com diversos sintomas incluindo laringite, rouquidão, *globus*, câncer laríngeo, tosse crônica, asma, aspiração, bronquite, sinusite e erosões dentais; entretanto, a associação parece ser mais forte com tosse crônica, rouquidão e asma.

○ **Nos pacientes com dor no tórax não cardíaca (inexplicável), que porcentagem é devida à DRGE e quão eficaz é o tratamento?**

Diversos estudos mostram que aproximadamente 50% dos pacientes podem ter DRGE subjacente. Estudos não controlados revelam uma melhora de 65 a 100% na sintomatologia utilizando altas doses do antagonista do receptor de H_2 e inibidores da bomba de próton.

○ **Quais são os mecanismos pelos quais se acredita que a DRGE produz sintomas respiratórios?**

Dois mecanismos têm sido sugeridos: 1) microaspiração dos conteúdos gástricos refluídos na via aérea (teoria do refluxo) e 2) refluxo dos conteúdos gástricos no esôfago distal iniciando um arco reflexo vagamente mediado (teoria reflexa).

○ **De que forma a resposta à terapia antirrefluxo é diferente nos pacientes com sintomas extraesofágicos da DRGE clássica?**

A despeito da falta de dados controlados adequados, a resposta terapêutica parece ser menor. Portanto, alta dose de inibidores da bomba de próton e uma duração mais longa de tratamento (diversos meses) são requeridas. Adicionalmente, a remissão pode ser mais difícil de manter. A estratégia de manejo ótimo permanece a ser definida.

○ **Quais são as recomendações terapêuticas no manejo dos sintomas extraesofágicos relacionados com o refluxo confirmados ou suspeitados?**

Um inibidor da bomba de próton duas vezes ao dia, com ou sem antagonista do receptor de H_2 à noite para controlar o atalho ácido noturno, por no mínimo 3 meses deve ser tentado antes de considerar que o paciente tenha falhado na terapia médica ou não possua DRGE. A cirurgia antirrefluxo pode ser considerada como uma alternativa de modalidade terapêutica nos pacientes com DRGE documentada que tenham falhado na terapia médica. A eficácia da cirurgia antirrefluxo nos pacientes com DRGE extraesofágica não está clara com base na literatura publicada.

○ **Em quais situações você deve considerar o teste diagnóstico nos pacientes com DRGE suspeita?**

1) Diagnóstico incerto.
2) Sintomas atípicos (dor no tórax, ENT, pulmonar).
3) Sintomas associados a complicações (disfagia, odinofagia, perda de peso inexplicada, sangramento, anemia).
4) Resposta inadequada à terapia.
5) Sintomas recorrentes.
6) Cirurgia prévia ao antirrefluxo.

○ **Quais são as diferenças entre os vários testes diagnósticos utilizados na DRGE?**

Os testes diagnósticos devem ser realizados nos pacientes individuais para responder questões específicas. Embora algo controverso, a deglutição de bário é o teste de escolha para a avaliação da disfagia já que sua sensibilidade é superior à endoscopia na identificação de anéis mucosos sutis. A endoscopia com biopsia é o melhor estudo para a avaliação da lesão de mucosa assim como para a identificação do esôfago de Barrett. A monitoração do pH ambulatorial é o melhor estudo para confirmar a DRGE, quantificar o refluxo e permitir a correlação dos sintomas. A manometria esofágica possui um papel limitado, porém pode ser útil antes da cirurgia antirrefluxo, de forma a identificar anormalidades peristálticas esofágicas.

○ **Quais são as indicações para a monitoração do pH esofágico ambulatorial?**
   1) Sintomas típicos que não respondem à terapia inibitória da bomba de próton (na terapia).
   2) Sintomas atípicos (dor no tórax não cardíaca, ENT/manifestações pulmonares).
   3) Antes da cirurgia antirrefluxo se é necessária a confirmação de DRGE (pacientes com endoscopia negativa).
   4) Sintomas recorrentes após a cirurgia antirrefluxo.

○ **V/F: Modificações do estilo de vida são extremamente efetivas no tratamento da DRGE.**
   Falso. As modificações do estilo de vida são úteis em aliviar os sintomas em apenas cerca de 20% dos pacientes. Não existem estudos que demonstrem a eficácia das modificações do estilo de vida na cicatrização da esofagite, no manejo ou na prevenção de complicações ou manutenção da remissão.

○ **Quão efetivos são os antagonistas do receptor de H_2 na terapia da DRGE?**
   Eles eliminam os sintomas em até 50% com dosagem de duas vezes ao dia. A cicatrização da esofagite de leve a moderada requer no mínimo uma dosagem de duas vezes ao dia e geralmente a dosagem mais frequente e mais elevada é requerida. A remissão da cicatrização da esofagite ocorre em apenas cerca de 15 a 25%.

○ **Qual é o índice de recorrência da DRGE na descontinuidade da terapia?**
   A DRGE é uma condição de recaída crônica e, em um estudo, 80% dos pacientes estavam sintomáticos no fim de 6 meses após a descontinuidade da terapia antissecretória.

○ **Que condições médicas predispõem ao desenvolvimento de estreitamentos pépticos benignos?**
   Esclerose sistêmica progressiva (escleroderma), transtornos hipersecretórios (síndrome de Zollinger-Ellison), intubação nasogástrica prolongada e drogas como agentes anti-inflamatórios não esteroides e quinidina.

○ **Onde estão localizados geralmente os estreitamentos esofágicos?**
   O esôfago distal envolvendo a junção escamocolunar. Outras etiologias devem ser consideradas se os estreitamentos estão localizados em outras partes.

○ **V/F: A terapia médica é efetiva na prevenção da necessidade da subsequente dilatação de estreitamento.**
   Verdadeiro. Enquanto o tratamento com antagonistas do receptor de H_2 e agentes pró-motilidade não diminuem a necessidade de dilatações subsequentes, diversos estudos recentes têm mostrado que os inibidores da bomba de próton são efetivos em não apenas cicatrizar a esofagite associada, mas também diminuir a necessidade de dilatação do estreitamento.

○ **Quais são algumas das razões pelas quais os inibidores da bomba de próton podem falhar para controlar a acidez gástrica?**
   1) Existe variabilidade significativa entre os sujeitos na biodisponibilidade dos inibidores da bomba de próton que podem ser diminuídas mesmo quando tomadas juntamente com o alimento.
   2) O efeito ácido supressivo dos inibidores da bomba de próton tende a ser reduzido nos pacientes *Helicobacter pylori*-negativos.
   3) Embora incomum, os hipersecretores podem ter um efeito diminuído.

4) O índice de metabolismo dos inibidores da bomba de próton pelas enzimas citocromas hepáticas P-450 2C. Metabolizadores rápidos mostram um efeito diminuído no controle ácido.

5) Resistência verdadeira do inibidor da bomba de próton (rara).

○ **Quais são algumas outras razões que os IBP (PPI's) podem falhar no controle da DRGE suspeitada na situação clínica?**

1) Diagnóstico incorreto.
2) Refluxo não ácido.
3) Fatores incluindo estase gástrica significativa, disfunção do esfíncter esofágico inferior ou peristaltismo ineficaz podem contribuir para os sintomas persistentes. Além disso, muitos pacientes com DRGE com frequência têm sintomas incluindo inchaço, distensão e náusea que podem ser desmascarados pelos inibidores da bomba de próton mesmo que os sintomas clássicos de refluxo tenham melhorado.
4) Não complacência.
5) Drogas como aspirina, agentes anti-inflamatórios não esteroidais e outras drogas conhecidas por causar lesão tópica direta.
6) Estados hipersecretórios.

○ **Qual é o único estudo mais informativo nos pacientes com DRGE refratária médica?**

pH-metria intragástrica e intraesofágica simultâneas de 24 horas enquanto em medicação antissecretória. Um estudo similar fora da medicação pode ser considerado se o diagnóstico de DRGE está em dúvida.

○ **Quais são algumas similaridades e diferenças na demografia entre pacientes com esôfago de Barrett de segmento longo (EBSL – LSBE) e esôfago de Barrett de segmento curto (EBSC – SSBE)?**

1) Em geral, a prevalência do EBSL é 3 a 5 vezes menor que o EBSC.
2) A idade média do diagnóstico é similar (55 a 65 anos), com uma forte propensão para os homens na EBSL (> 90%) e ligeiramente menor para o EBSC (70%).
3) Predominância de caucasianos é observada em ambos, embora mais evidentes no EBSL.
4) Tanto a ingestão de álcool quanto o fumo são mais prevalentes no EBSL que no EBSC.

○ **Quais são as similaridades e diferenças na fisiopatologia e na apresentação clínica entre os pacientes com esôfago de Barrett de segmento longo (EBSL) e esôfago de Barrett de segmento curto (EBSC)?**

1) Os sintomas de azia são similares, porém a duração da azia com mais de 5 anos parece ser uma característica distinguível do EBSL.
2) A fisiopatologia e o grau de refluxo ácido são diferentes. Pacientes com EBSL tipicamente possuem uma grande hérnia hiatal, pressão do esfíncter esofágico inferior muito baixa e amplitude esofágica distal diminuída quando comparados com pacientes de EBSC. Adicionalmente, pacientes com EBSL possuem uma combinação de refluxo em pé e supina e refluxo ácido esofágico mais proximal enquanto EBSC possuem predominantemente refluxo esofágico distal e em pé.

- **Quais são algumas das diferenças no risco de displasia entre os pacientes com esôfago de Barrett de segmento longo (EBSL) e esôfago de Barrett de segmento curto (EBSC)?**
  A prevalência da displasia é de 15 a 24% no EBSL ou 2 a 3 vezes maior que no EBSC. A prevalência de adenocarcinoma é de 15% no EBSL ou 7 a 15 vezes maior que na população de EBSC.

- **Qual é a eficácia da terapia antissecretória na cicatrização e na manutenção da remissão da esofagite baseada na severidade?**
  O índice de cicatrização está inversamente relacionado com a severidade da esofagite. Enquanto os antagonistas do receptor de H_2 podem cicatrizar graus mais leves de esofagite, os inibidores da bomba de próton são claramente superiores na cicatrização de graus mais elevados de esofagite. Nos pacientes com esofagite severa, o índice de cicatrização está diretamente relacionado com a dose do agente. O grau de supressão ácida necessário para manter a remissão com frequência é no mínimo aquele requerido para cicatrizar a esofagite aguda.

- **Que classe de drogas proporcionam o melhor índice de remissão em longo prazo na esofagite erosiva?**
  Inibidores da bomba de próton. De nota, a dose necessária de manutenção pode aumentar com o tempo de acordo com um estudo holandês de longo prazo.

- **Quais são as indicações para a cirurgia antirrefluxo?**
  1) Paciente com DRGE severa que não está disposto a aceitar terapia médica ao longo da vida.
  2) Pacientes com DRGE severa que não podem tolerar os inibidores da bomba de próton devido à alergia ou efeitos colaterais intoleráveis.
  3) Pacientes que possuem manifestações de DRGE que requerem terapia de longo prazo do inibidor da bomba de próton de alta dose.
  4) Pacientes que são jovens e requerem terapia crônica do inibidor da bomba de próton ou alta dose de antagonistas dos receptores de H_2 para controlar os sintomas e complicações da DRGE.

- **V/F: A intratabilidade médica permanece uma indicação principal para a cirurgia de antirrefluxo na era dos inibidores da bomba de próton.**
  Falso. Embora uma vez tenha sido a razão mais frequente para a cirurgia de antirrefluxo, ela não é atualmente uma indicação principal para a cirurgia. A intratabilidade verdadeira é incomum na era dos inibidores da bomba de próton e o médico deve reconsiderar o diagnóstico de DRGE naqueles que não respondem a estas drogas. A cirurgia antirrefluxo hoje é mais bem reservada para os pacientes que respondem bem à terapia médica.

Sangramento Gastrointestinal

James L. Achord, M.D., MACG, FACEP e Maurice A. Cerulli, M.D.

○ **Que aspectos clínicos principais ajudam a predizer quais pacientes se apresentam com sangramento gastrointestinal e podem ser manejados sem admissão ao hospital?**
Ausência de hipotensão, melena ou hematêmese e idade menor que 60 anos.

○ **Aproximadamente que porcentagem de pacientes com varizes esofágicas e nunca sangraram irá experimentar uma hemorragia varicosa em 1 a 2 anos após seu diagnóstico?**
Aproximadamente um terço.

○ **Que aspectos endoscópicos das varizes esofágicas predizem uma alta probabilidade de hemorragia?**
Tamanho grande e marcas de vergões vermelhos.

○ **Qual é o gradiente de pressão do bordo hepático abaixo do qual raramente ocorre o sangramento a partir das varizes esofágicas?**
12 mmHg.

○ **V/F: Uma malformação arteriovenosa (angiodisplasia) em um paciente que não possui evidência de perda de sangue gastrointestinal deve ser cauterizada para prevenir o sangramento.**
Falso. A vasta maioria das angiodisplasias descobertas na endoscopia são achados incidentais e não requerem tratamento.

○ **Se alguém considerar todos os diagnósticos encontrados em um grande número de pacientes que se apresentam com hemorragia gastrointestinal alta, que porcentagem possui alguma forma de doença péptica ácida?**
85%.

○ **O índice de mortalidade nacional a partir do sangramento gastrointestinal tem permanecido estável desde 1945 e é de aproximadamente:**
10%.

○ **V/F: A terapia de ferro oral produz um teste de sangue oculto fecal positivo.**
Falso. Ela pode, entretanto, causar erros de interpretação visuais.

○ **Qual é a quantidade média de perda de sangue/dia nas fezes de indivíduos saudáveis sem medicações como determinado pelo teste de marcadores cromatos de célula vermelha?**
0,5 a 1,5 mL/dia.

○ **Nos animais experimentais (e presumivelmente nos humanos), em que índice precisa o sangue ser perdido no lúmen do intestino antes que a arteriografia seja capaz de demonstrar um local de sangramento?**
0,5 a 1,5 mL/min. O índice correspondente para uma varredura de medicina nuclear de célula vermelha é de 0,1 a 0,4 mL/min.

○ **Aproximadamente qual porcentagem de pacientes com uma hemorragia gastrointestinal não terá fonte identificável a despeito da avaliação cuidadosa incluindo enteroscopia do intestino delgado?**
10%.

○ **V/F: A inibição intensa da secreção ácida diminui ou para o sangramento gastrointestinal superior agudo.**
Falso.

○ **V/F: A inibição intensa da secreção ácida previne o ressangramento precoce após doença de úlcera péptica.**
Verdadeiro.

○ **Que porcentagem de hemorragia aguda devida aos rompimentos de Mallory-Weiss param espontaneamente?**
80 a 90%.

○ **Considerando todas as causas de hemorragia gastrointestinal, exceto a varicosa, qual é o índice de ressangramento (com ou sem endoscopia)?**
20%.

○ **Qual é a vantagem, se alguma, da ligadura elástica das varizes esofagianas comparada com a escleroterapia?**
Poucas complicações com a ligadura elástica.

○ **Qual é o índice de eficácia aceito atualmente (ou interrupção de hemorragia) para a escleroterapia ou ligadura elástica de varizes esofágicas?**
85 a 90%.

○ **Qual é a eficácia terapêutica (amplitude) de um tubo de Sengstaken-Blakemore no controle do sangramento de varizes esofágicas?**
65 a 85%.

○ **Quais são as duas complicações principais do tubo de Sengstaken-Blakemore para o tamponamento do sangramento de varizes esofágicas?**
Pneumonia de aspiração e perfuração do esôfago pela insuflação errônea do balão gástrico no esôfago.

○ **Qual é a indicação primária para a infusão angiográfica de vasopressores ou embolização no tratamento do sangramento de doença de úlcera péptica?**
Falência da endoscopia terapêutica para o controle do sangramento ou ressangramento não controlado por uma segunda endoscopia terapêutica em um paciente que é de risco operatório ruim.

○ **V/F: É aceito como verdadeiro que a cura da infecção do *Helicobacter pylori* em um paciente com uma úlcera sangrante irá prevenir episódios de sangramento futuros.**
Verdadeiro – embora não em todos. O uso de drogas anti-inflamatórias não esteroidais pelo paciente e a localização da úlcera (*i. e.*, gástrica ou duodenal) podem desempenhar um papel naqueles casos de sangramento de úlcera recorrente.

○ **V/F: É o padrão de cuidado nacional repetir uma endoscopia feita de forma a provar a cicatrização de uma úlcera duodenal que sangrou.**
Falso.

○ **Dado um paciente com um terceiro episódio de sangramento a partir de doença de úlcera duodenal comprovada na segunda porção do duodeno, que diagnóstico precisa ser considerado?**

Síndrome de Zollinger-Ellison (gastrinoma).

○ **Qual é o único fator de risco mais comum para a formação de úlcera nos pacientes que utilizam regularmente drogas anti-inflamatórias não esteroidais?**

Idade maior que 65 a 70 anos.

○ **A hemorragia gastrointestinal superior é um problema documentado na doença de estresse verdadeiro e prolongado e após cirurgia extensa, especialmente neurocirurgia e procedimentos cardíacos. O que, se algo, pode ser feito para reduzir a frequência de tais episódios de sangramento?**

Supressão ácida intravenosa ou oral. O sucralfato também pode ser útil nesta situação.

○ **Um denominado "episódio de sangramento anunciado" no qual ocorre sangramento significante, que cessa espontaneamente, é característico de que situação pós-cirúrgica?**

Uma fístula aortoentérica.

○ **Em um paciente assintomático, previamente saudável, acima da idade de 40 anos, que se apresenta com o começo súbito de câimbra abdominal severa baixa, urgência para defecar, passagem de fezes claramente normais seguidas imediatamente pela passagem de sangue visível, qual deve ser seu diagnóstico de maior probabilidade?**

Colite isquêmica.

○ **Qual é o resultado eventual da colite isquêmica na vasta maioria dos pacientes?**

Cessação espontânea do sangramento, geralmente sem requerer transfusão de sangue e sem complicações. A perfuração aguda (dentro de 3 dias) e a formação de estreitamento tardio são incomuns.

○ **Em um paciente assintomático, previamente saudável acima da idade de 60 anos que se apresenta com a passagem súbita de sangue visível com pouco ou nenhum desconforto abdominal, qual deve ser o seu diagnóstico de mais alta probabilidade?**

Sangramento diverticular a partir do cólon.

○ **Qual é a causa mais comum de sangramento gastrointestinal superior nas pacientes de idade fértil?**

Doença de úlcera duodenal.

○ **Se um paciente com varizes esofágicas sangrantes continua a sangrar após duas tentativas de ligadura elástica ou escleroterapia, qual é a próxima manobra terapêutica recomendada?**

Desvio portossistêmico de emergência, geralmente por cirurgia ou por desvio portossistêmico intra-hepático transjugular (DPIT – TIPS), dependendo da causa de hipertensão portal, severidade da doença do fígado e disponibilidade. Um tubo de Sengstaken-Blakemore pode ser necessário neste ínterim.

○ **Em um paciente com sangramento gastrointestinal superior massivo que é encontrado com varizes gástricas isoladas, qual o diagnóstico de maior probabilidade?**

Trombose da veia esplênica.

○ **Em um paciente que está sangrando abundantemente a partir de varizes esofágicas a despeito de farmacoterapia e ligadura de varizes e está aguardando uma sala cirúrgica que se torne disponível para desvio portossistêmico, qual manobra terapêutica se disponibiliza para controlar a hemorragia?**
Tubo de Sengstaken-Blakemore para tamponamento.

○ **Qual é a complicação mais comum da endoscopia gastrointestinal superior em um paciente com hemorragia gastrointestinal superior ativa?**
Pneumonia de aspiração.

○ **Em um paciente acima dos 50 anos que se apresenta com hematoquezia intermitente sem anemia por deficiência de ferro, evacuações de coloração persistentemente normal e uma história clara de sangue no tecido de toalete, qual frequência aproximada de lesões significativas serão descobertas na colonoscopia comparadas com a sigmoidoscopia?**
Menos de 3%.

○ **Em um paciente com sangramento agudo, qual é o primeiro passo no manejo?**
Suporte de volume intravascular (*i. e.*, ressuscitação fluida). Uma vez hemodinamicamente estável, a avaliação adicional pode ser realizada seguramente.

○ **V/F: Melena pode ocorrer apenas como resultado de hemorragia gastrointestinal superior.**
Falso. Ela pode ocorrer também devida a uma lesão colônica com trânsito lento resultante de obstrução parcial.

○ **Um homem de 26 anos de idade apresenta-se com hematêmese, febre e intensa dor pleurítica no tórax esquerdo algumas horas após um episódio severo de vômito. Qual é o diagnóstico mais provável?**
Síndrome de Boerhaave.

○ **Um homem de 56 anos de idade com azia crônica por muitos anos apresenta-se com disfagia e anemia de deficiência de ferro. Qual é o diagnóstico mais provável?**
Adenocarcinoma esofágico emergindo dentro de epitélio de Barrett.

○ **V/F: A incidência de úlcera hemorrágica recorrente é marcadamente reduzida se o *Helicobacter pylori* for erradicado.**
Verdadeiro.

○ **V/F: Uma base de úlcera limpa possui uma incidência baixa de ressangramento e não requer terapia endoscópica.**
Verdadeiro. A incidência de ressangramento é menor que 5%.

○ **Quais são alguns preditores clínicos de ressangramento de úlcera?**
Choque (instabilidade hemodinâmica), anemia, hematêmese e lavagem sanguinolenta persistente.

○ **Que informação pode ser obtida a partir de um aspirado nasogástrico sanguinolento associado à hematoquezia?**
O paciente está sangrando rapidamente a partir do estômago ou duodeno e possui um risco aumentado de morbidade e mortalidade.

○ **V/F: Um aspirado nasogástrico negativo implica que um paciente não sangrou a partir do estômago ou do duodeno.**
Falso. É possível que uma úlcera gástrica ou duodenal possa não sangrar durante algum tempo e não que não haja mais sangue no estômago.

○ **V/F: Pacientes idosos possuem morbidade e mortalidade aumentada relacionada com úlcera hemorrágica.**
Verdadeiro. Isto é devido à presença de comorbidades.

○ **Que efeito as comorbidades têm sobre a sobrevida por uma úlcera hemorrágica e qual o risco de ressangramento após a terapia endoscópica?**
Comorbidades aumentam o risco de morte a partir da úlcera hemorrágica. Elas também aumentam o risco de ressangramento.

○ **Quais locais de úlcera estão em maior risco de ressangramento?**
Úlceras localizadas acima da pequena curvatura e posteriormente no bulbo duodenal estão em risco maior devido à sua proximidade com grandes artérias (gástrica esquerda, pancreático-duodenal).

○ **Qual é a variação no tamanho de um vaso visível?**
Um vaso visível varia no tamanho de 0,3 mm a 1,8 mm.

○ **Que tamanho de vaso pode ser coagulado pelo eletrocautério monopolar?**
O eletrocautério pode obliterar vasos de até 1 mm no diâmetro.

○ **Como está o fluxo sanguíneo relacionado com o tamanho da artéria?**
O fluxo sanguíneo está relacionado com a quarta potência do raio do vaso.

○ **Descreva como as artérias sangram na úlcera hemorrágica.**
Existe necrose fibrinoide da parede do vaso. O vaso sangra de ambos os locais e não contrai porque não está completamente separado.

○ **V/F: A terapia endoscópica deve ser utilizada sempre que um vaso visível não sangrante é encontrado.**
Verdadeiro. O alto risco de ressangramento nesta situação determina o tratamento endoscópico.

○ **Que técnica é necessária para a coagulação de vasos maiores que 1 mm?**
Coagulação coaptativa é necessária para os vasos maiores que 1 mm e pode ser utilizada para vasos de até 2 mm.

○ **Qual é a mortalidade relacionada com a hemorragia gastrointestinal superior?**
Cerca de 10%.

○ **Que causas específicas de sangramento gastrointestinal estão associadas à mortalidade aumentada?**
Varizes esofágicas e câncer gástrico.

○ **Qual o índice geral de ressangramento das úlceras?**
Cerca de 15 a 20%.

○ **Qual é o índice de ressangramento após o tratamento endoscópico de uma úlcera?**
Cerca de 10 a 30%.

○ **O que é uma lesão de Dieulafoy?**

Uma artéria de "calibre persistente" que se protrui a partir da mucosa com pouca ou nenhuma ulceração circunvizinha. Esta lesão é geralmente tratada com terapia de combinação utilizando injeção mais terapia térmica. Ligadura elástica endoscópica pode também ser efetiva.

○ **V/F: De acordo com um consenso estabelecido a partir do Instituto Nacional de Saúde, sonda térmica, eletrocautério bipolar, *laser* e terapia de injeção são quase iguais na capacidade para controlar a úlcera hemorrágica.**

Verdadeiro, em mãos experientes.

○ **V/F: O sangramento a partir do câncer gástrico é difícil de controlar.**

Verdadeiro. Em geral, o sangramento a partir de tumores de qualquer tipo é difícil de manejar não cirurgicamente.

○ **Uma mulher de 70 anos apresenta-se com hematêmese. Na endoscopia, listras lineares eritematosas são observadas no antro dando um aspecto de melancia. Qual é o diagnóstico mais provável e o tratamento de escolha?**

Ectasia vascular antral gástrica (EVAG – GAVE), que pode ser tratada por *laser* ou outra coagulação térmica.

○ **Um homem de 42 anos apresenta-se com melena. Ao exame, encontram-se manchas pigmentadas na mucosa bucal. Que síndrome ele pode ter?**

Síndrome de Peutz-Jeghers.

○ **Uma mulher de 47 anos apresenta-se com melena e é encontrada apresentando lúnula aumentada (unhas de Terry). Qual pode ser a causa de seu sangramento?**

Hemorragia varicosa devida à doença crônica do fígado.

○ **Que métodos estão disponíveis para a prevenção de uma primeira hemorragia varicosa esofágica?**

A terapia com betabloqueadores não seletivos e nitratos de longa atuação tem-se mostrado efetiva. A ligadura elástica profilática também se tem mostrado efetiva, porém, apenas em algumas pequenas séries, portanto, ela atualmente não é recomendada.

○ **Que achados endoscópicos indicam o risco aumentado de hemorragia varicosa?**

Tamanho ≥ 5 mm, sinais de cordão vermelho, manchas hematocísticas.

○ **Descreva por que as varizes sangram.**

À medida que as varizes se tornam maiores, a tensão da parede aumenta e a variz explode. O sinal de cordão vermelho é devido ao afinamento da parede do vaso.

○ **Quando um paciente se apresenta com melena e lesões telangiectásicas nos lábios, cavidade oral e leitos ungueais, que diagnóstico deve ser presumido?**

Síndrome de Osler-Weber-Rendu.

○ **Por que a angiodisplasia ocorre principalmente no cólon direito?**

A tensão aumentada da parede do cólon direito é devida ao diâmetro maior. As veias tornam-se parcialmente obstruídas e, ao longo dos anos, tornam-se dilatadas e tortuosas formando a angiodisplasia.

- **Quão comum é angiodisplasia?**
  Mais de 25% dos indivíduos assintomáticos acima da idade de 60 foram encontrados como tendo angiodisplasia.

- **V/F: A angiodisplasia pode-se apresentar como sangramento intestinal oculto.**
  Verdadeiro, em cerca de 5%.

- **Qual é o local mais comum de hemorragia diverticular?**
  A metade proximal do cólon contribui para a maior parte das hemorragias diverticulares documentadas angiograficamente.

- **V/F: Se um paciente possui uma das seis janelas de teste de sangue oculto fecal positiva, este é um achado significativo requerendo colonoscopia.**
  Verdadeiro.

- **V/F: A biopsia colônica pode diferenciar a colite isquêmica da colite por *Clostridium difficile*.**
  Falso.

- **Um homem de 31 anos de idade apresenta-se com distensão abdominal e hematêmese. A endoscopia superior revela sangue vindo além da segunda porção do duodeno. Qual é o diagnóstico mais provável?**
  Um vólvulo jejunal com obstrução parcial e necrose isquêmica.

- **Um homem de 51 anos de idade apresenta-se com febre, dor no quadrante superior direito e hematêmese. A endoscopia revela sangue na segunda parte do duodeno sem qualquer lesão observada. Qual é uma possível causa deste cenário?**
  Colecistite aguda com um aneurisma da artéria cística que sangrou no ducto biliar.

- **V/F: As varizes podem retornar após a erradicação.**
  Verdadeiro. Por 2 anos parece haver um retorno das varizes em 40% dos pacientes.

- **Qual é o papel da enteroscopia impulsionada na avaliação e no manejo do sangramento intestinal gastrointestinal oculto?**
  A enteroscopia pode ser útil após colonoscopia e endoscopia superior negativas. Se uma telangiectasia é encontrada, pode ser coagulada utilizando-se técnicas térmicas.

- **Uma mulher de 23 anos de idade apresenta-se com dor no quadrante inferior direito e hematoquezia. As endoscopias gastrointestinais superior e inferior são negativas. Poderia um rastreamento por medicina nuclear ser útil neste ponto?**
  A paciente pode estar sangrando a partir de um divertículo de Meckel que pode ser identificado por tal exame.

- **V/F: A hemorragia diverticular pode ser controlada por meios endoscópicos.**
  Verdadeiro. Se o local de sangramento puder ser identificado, a injeção ao redor do orifício do divertículo ou a colocação endoscópica de clipes pode ser útil.

- **Qual o tamanho de vasos visíveis que não devem ser tratados utilizando-se terapia térmica oferecida endoscopicamente?**
  De acordo com os modelos animais, os vasos maiores que 2 mm são mais difíceis para coagular pela coagulação coaptativa utilizando uma sonda aquecida ou bipolar. A terapia de combinação deve ser utilizada para vasos limítrofes. Vasos grandes, particularmente em locais perigosos (no alto do estômago, posteriormente no bulbo duodenal), devem ser encaminhados para a terapia cirúrgica urgente.

Dermatoses Gastrointestinais

Michelle O. DiBaise, P.A.-C, MPAS

○ **A hiperceratose perifolicular, também referida como frinoderma ("pele de sapo"), é vista em quais deficiências nutricionais?**
Vitamina A, ácido linoleico e vitaminas do complexo B.

○ **Quais são os três D da pelagra?**
Dermatite, diarreia e demência.

○ **Uma deficiência de quais dois nutrientes é responsável pela pelagra?**
Niacina (mais comumente) e triptofano.

○ **O que, além da ingestão nutricional diminuída de triptofano ou niacina, pode causar pelagra?**
Alterações no metabolismo do triptofano secundárias à doença carcinoide de Hartnup, utilização de isoniazida, 5-fluorouracil, 6-mercaptopurina ou sulfapiridina.

○ **O vitiligo tem sido associado a quais duas deficiências nutricionais?**
Vitamina B_{12} e ácido fólico.

○ **Que doença/deficiência nutricional leva à púrpura perifolicular?**
Deficiência de vitamina C/escorbuto. Outros achados incluem cicatrização deficiente de ferimento, cabelos encaracolados e sangramento gengival.

○ **A síndrome de Plummer-Vinson está associada a quais achados?**
Uma rede pós-cricoide, coiloníquia, estomatite angular, língua inflamada e deficiência de ferro.

○ **Que porcentagem de pacientes com síndrome de Plummer-Vinson estão em risco de desenvolver um carcinoma?**
Entre 5 e 10% irão desenvolver carcinoma no local da rede pós-cricoide. Pacientes com doença celíaca coexistente podem estar mesmo em um risco maior.

○ **Qual é o achado dermatológico clássico nos pacientes com hemocromatose?**
Pigmentação bronze da pele.

○ **Que condição recessiva autossômica leva à erupção eczematosa perioral, acral e genital, alopecia, glossite e diarreia?**
Acrodermatite enteropática.

○ **Qual é causa subjacente de acrodermatite enteropática?**
Deficiência de zinco.

○ **Que condições gastrointestinais podem levar à deficiência de zinco adquirida?**
Doença intestinal inflamatória crônica com diarreia e/ou má-absorção, esteatorreia, insuficiência pancreática, cirrose e condições induzidas cirurgicamente.

○ **Que porcentagem de porfiria cutânea tardia (PCT) os pacientes possuem associada a hepatite C crônica?**
71 a 91%.

○ **Que diagnósticos devem ser considerados quando existem achados de pele consistentes com PCT além de episódios agudos de dor abdominal, náusea, vômito, paralisia e convulsões?**
Porfiria variada (PV – VP) e coproporfiria hereditária (CPH – HCP).

○ **Que drogas podem precipitar um ataque de PV?**
Barbitúricos, dapsona e estrogênios.

○ **O que significa CREST?**
Calcinose da cútis, fenômeno de Raynaud, dismotilidade esofágica, esclerodactilia e telangiectasia.

○ **Pacientes com síndrome de Ehlers-Danlos (SED – EDS) estão em alto risco por quais problemas gastrointestinais?**
Pacientes com SED (DES) tipo IV estão em risco para ruptura do intestino grosso e/ou ruptura das artérias mesenquimais no abdome.

○ **Pápulas amareladas na flexura da pele e mucosa retal dando uma aparência de "galinha depenada", listras angioides oculares, hipertensão e hemorragia gastrointestinal são indicativas de qual transtorno?**
Pseudoxantoma elástico. Outros achados podem incluir hemorragia retiniana e descolamento, claudicação, angina peitoral, angina abdominal e sangramento do trato urinário.

○ **Que sintomas gastrointestinais são comumente vistos nos pacientes com cútis flácida?**
Hérnias (inguinal, umbilical e obturadora), divertículos dos tratos gastrointestinal e geniturinário e diarreia crônica.

○ **Que manifestações gastrointestinais são vistas nos pacientes com síndrome de Bloom?**
Este transtorno é mais frequentemente visto entre judeus ashkenazi. Aproximadamente 20% dos pacientes desenvolvem neoplasmas (50% antes dos 20 anos), mais comumente linfático, leucemia não linfática, linfossarcoma, linfoma e carcinoma da cavidade oral e sistema digestório. Os pacientes estão predispostos a múltiplas infecções dos tratos gastrointestinal e respiratório. Outros achados incluem sensibilidade ao sol, telangiectasia facial, estatura baixa e imunodeficiência.

○ **Que malignidades têm sido associadas à anemia de Fanconi?**
Leucemia não linfática e hepatoma.

○ **A disceratose congênita (síndrome de Zinsser-Engman-Cole) é uma doença ligada ao cromossoma-X com anormalidades multissistêmicas. Que achados gastrointestinais podem ser vistos?**
Leucoplasia da mucosa, hiperceratose lingual, estenose esofágica, carcinoma de célula escamosa da boca, ânus e esôfago, e adenocarcinoma do pâncreas e estômago.

○ **Qual é o diagnóstico diferencial das lesões bolhosas e/ou úlceras da mucosa oral?**
Pênfigo vulgar, pênfigo bolhoso, epidermólise bolhosa, dermatite herpetiforme, penfigoide cicatricial, queimadura térmica, dermatose IgA linear, herpes simples, lesão física, sífilis, coxsackievírus, herpes zoster, micoses profundas, úlceras aftosas, síndrome de Behçet, síndrome de Reiter e eritema multiforme.

○ **Que condições com manifestações dermatológicas estão associadas a sangramento gastrointestinal?**
Telangiectasia hemorrágica hereditária, síndrome de nevus de bolha emborrachada azul, síndrome de Ehlers-Danlos, pseudoxantoma elástico, sarcoma de Kaposi (vírus

herpes humano 8), vasculites (doença de Henoch-Schoenlein e poliarterite nodosa) e doença de Dego (papulose atrófica maligna).

○ **Que condições estão associadas a pólipos gastrointestinais e manifestações dermatológicas?**

A síndrome de Gardner apresenta-se com cistos de inclusão epidérmica múltipla, lipomas, osteomas da face. A síndrome de Peutz-Jeghers apresenta-se com sardas ao redor da boca e nos lábios. A síndrome de Cronkhite-Canada apresenta-se com alopecia em placas e alterações nas unhas. A neurofibromatose ou síndrome de Von Recklinghausen tipo I apresenta-se com sardas axilares e inguinais, pontos café com leite e neurofibromas. A doença de Cowden é um transtorno autossômico associado a tricomonas múltiplos (lembrando verrugas ao redor da boca, nariz e orelhas).

○ **Que sinais de pele podem ajudar no diagnóstico da pancreatite aguda?**

Sinal de Cullen (hematoma periumbilical) e/ou sinal de Grey Turner (hematoma no flanco).

○ **Que sinais cutâneos podem anunciar a malignidade gastrointestinal?**

1) Dermatomiosite nos adultos (controverso) – carcinomas gástrico e colônico.
2) Acantose *nigricans* – adenocarcinoma de estômago e intestino, porém está predominantemente associado a obesidade, medicações e endocrinopatias.
3) Nódulos de Irmã Mary Joseph (metástases umbilicais) – carcinoma do estômago, cólon e ovário.
4) Síndrome de Muir-Torre – transtorno autossômico-dominante apresentando-se com tumores sebáceos múltiplos está associado a câncer de cólon.
5) O sinal de Leser-Trélat (controverso) – início súbito de múltiplas ceratoses seborreicas pruríticas tem sido relatado ocorrendo com malignidade em estômago, mama, próstata, pulmão e cólon.
6) Acroceratose de Bazex – erupção psoriasiforme simétrica afetando mãos, pés, orelhas e nariz é vista predominantemente nos homens e está associada a tumores da faringe, esôfago, língua e pulmões.
7) Eritema *gyratum repens* – erupção elevada, eritematosa, concêntrica, que se move na pele e está ligada a um padrão de "madeira granulada", tem sido associada a tumores de mama, pulmão, bexiga, próstata, colo, estômago, esôfago e mieloma múltiplo.
8) Ataxia telangiectasia – telangiectasia oculocutânea, xerose, cabelo grisalho, pele atrófica ou esclerótica, impetigo recorrente com ataxia cerebelar progressiva e incidência aumentada de tumores em cavidade oral, mama, estômago e pâncreas.
9) Síndrome de Sweet (dermatose neutrofílica febril aguda) – apresenta-se como pápulas eritematosas e azuladas ou nódulos que coalescem para formar placas bem demarcadas, ligadas a um "alívio de um alcance da montanha". Vinte por cento dos casos estão associados a malignidade. Mais comumente vista com leucemia mielocítica aguda, também tem sido relatada ocorrendo com carcinoma gástrico e adenocarcinoma do reto.
10) Ictiose adquirida – pele excessivamente seca com inclusão em mosaicos ou escala em forma de tijolo predominantemente na extremidade inferior pode ser vista em muitos tumores subjacentes do intestino, porém mais comumente está associada a linfoma.

○ **De quais células emergem os tumores carcinoides?**

Enterocromafins ou células de Kulchitsky.

○ **Em quais locais os tumores carcinoides residem?**
Enquanto o apêndice é o local mais comum, o íleo, o segundo local mais comum, é mais provável de ser a origem da síndrome carcinoide clássica e é o local mais frequente de origem de metástases. Outros locais de tumores carcinoides são reto, duodeno, estômago, cólon, trato biliar e pâncreas.

○ **Que diferenças ocorrem na síndrome carcinoide dependendo de onde o tumor se origina com relação ao pré-intestino, ao médio intestino e ao pós-intestino?**
Os tumores pré-intestino (brônquios, estômago, pâncreas), além da serotonina, também produzem histamina levando a doença de úlcera péptica, reações de rubor evidentes e mais persistentes, lacrimação, sudorese, vômito e asma. Tumores do médio intestino (intestino delgado ao cólon médio) estão associados a um rubor azulado com eritema misto e palidez, hipotensão e broncoconstrição. Tumores pós-intestino (cólon descendente e reto) não estão associados a rubor ou outras manifestações da síndrome carcinoide.

○ **Que condições devem ser consideradas em um paciente com nódulo eritematoso doloroso, de extremidade inferior e doença do intestino inflamatória conhecida?**
1) Pioderma gangrenoso começa como um nódulo ou pústulas e então se desenvolve em uma úlcera com um bordo serpiginoso, de eritematoso a violáceo, e base necrótica natural, e pode não se resolver uma vez que a doença intestinal esteja sob controle.
2) Lesões de eritema nodoso são nódulos dolorosos, eritematosos predominantemente nas superfícies extensoras das extremidades inferiores e podem preceder o começo de doença intestinal inflamatória.

Ambos os transtornos são mais comuns nos pacientes com colite ulcerativa que com doença de Crohn. O pioderma gangrenoso também tem sido encontrado nos pacientes com hepatite crônica ativa, diverticulite, cirrose hepática primária, gastrite e úlceras duodenais, artrite reumatoide, mieloma e doenças vasculares do colágeno. O eritema nodoso também tem sido encontrado nos pacientes com sarcoidose, infecções bacterianas, virais, micobactérias e fúngicas, Behçet, utilização de contraceptivos orais e linfoma.

○ **Que haplótipos estão mais comumente associados à dermatite herpetiforme?**
HLA-B8, -DR3, -DQw2.

○ **Que condição gastrointestinal está associada à dermatite herpetiforme?**
Enteropatia sensitiva ao glúten.

○ **Que opções de tratamento estão disponíveis para a dermatite herpetiforme?**
Dapsona, sulfapiridina (nos pacientes intolerantes à dapsona) e uma dieta livre de glúten têm sido oferecidas como opções de tratamento. Uma dieta livre de glúten irá resolver as lesões intestinais da pele; entretanto, as lesões da pele respondem mais rapidamente à medicação. Pode levar de 5 meses a 1 ano para a dieta eliminar a necessidade de medicação na maior parte, porém nem todos os pacientes têm esta condição.

○ **Que diagnóstico deve ser considerado em um paciente com lesões circinadas peri-orofaciais, intertriginosas e perigenitais com vesículas, crostas e pigmentação pós-inflamatória em associação com glossite, perda de peso, diarreia e diabetes?**
Glucagonoma. Emergindo nas células ilhotas do pâncreas, o glucagonoma está associado a uma dermatite diferente referida como eritema migratório necrolítico (EMN – NME). Ele é histologicamente similar às lesões vistas na acrodermatite enteropática e

desde a erupção do EMN (NME) pode ser um sinal precoce nos tumores de crescimento lento, este diferencial deve ser mantido em mente.

○ **Que manifestações gastrointestinais podem ser vistas nos pacientes com urticária pigmentosa?**
Hipersecreção gástrica devida à histamina do plasma elevada levando a gastrite e doença de úlcera péptica, diarreia, dor abdominal, má-absorção em 30% e testes de fígado anormais, em particular a fosfatase alcalina.

○ **Que alterações da pele podem ser vistas nos pacientes com hepatite C?**
Vasculite leucocitoclástica, crioglobulinemia, prurido, porfiria cutânea tardia, eritema nodoso, urticária, eritema multiforme, poliarterite nodosa, líquen plano, icterícia e escoriações da coceira.

○ **Que alterações da pele podem ser vistas nos pacientes com cirrose biliar primária?**
Melanose, predominantemente nas áreas expostas, baqueteamento digital, aspectos associados a esclerodermia, líquen plano, icterícia, escoriações da coceira, xantomas nas mãos, pés e tronco, xantelasma e ocasionalmente xantomas tuberosos.

○ **Que alterações da pele podem ser vistas nos pacientes com doença de Wilson?**
Lúnula azulada ou coloração azulada da área da lúnula das unhas e anéis de Kayser-Fleischer da córnea.

Patologia Gastrointestinal

Cory A. Roberts, M.D.

○ **Onde no esôfago você mais provavelmente encontra mucosa gástrica heterotópica?**
A região cervical é a localização mais comum. Isto também é referido como mancha da enseada.

○ **Qual é a patologia da acalasia?**
É caracterizada, em parte, pela ausência quase completa do plexo mientérico no interior do esôfago.

○ **Que agente infeccioso e doença apresentam um cenário clínico e patológico quase idêntico à acalasia idiopática?**
Infecção com *Trypanosoma cruzi* causa a doença de Chagas que resulta em achados similares à acalasia.

○ **Em um paciente com acalasia, que tipo de tumor esofágico ocorre em um índice aumentado comparado com as populações-controle?**
Carcinoma de célula escamosa.

○ **Qual é o tipo mais comum de esofagite nos espécimes de biopsia e quais são os aspectos histológicos?**
Esofagite de refluxo é o tipo mais comum e está caracterizada pela hiperplasia epitelial, alongamento das papilas, hiperplasia basal, espongiose, ectasia vascular no interior das papilas e infiltração epitelial por neutrófilos e eosinófilos.

○ **Em uma biopsia do esôfago de Barrett, em qual pH deve-se utilizar um corante azul *alcian* para demonstrar a mucina específica vista nas células metaplásicas intestinais especializadas?**
O corante azul *alcian* deve ter um pH ácido de 2,5.

○ **Quão frequentemente você espera ver metaplasia epitelial colunar especializada em uma biopsia de esofagite de refluxo?**
Em cerca de 10% dos casos.

○ **Liste alguns fatores de risco para o desenvolvimento de carcinoma de célula escamosa do esôfago.**
Fumo, álcool, história de estreitamento por solução caústica, acalasia, radiação prévia, síndrome de Plummer-Vinson, divertículo e tilose.

○ **V/F: Na esclerose sistêmica progressiva (escleroderma), o esôfago está comumente envolvido.**
Verdadeiro. Cerca de 80% dos pacientes possuem alguma anormalidade esofágica.

○ **Qual é a idade, raça e gênero típico dos pacientes que desenvolvem carcinoma de célula escamosa do esôfago?**
Mais de 50 anos de idade, afro-americano e homem. É interessante que brancos possuem uma incidência mais elevada comparados aos negros de adenocarcinoma emergindo no esôfago de Barrett.

○ **Quais são os achados histológicos típicos no esôfago de um paciente com esclerose sistêmica progressiva?**
Atrofia de músculo liso, fibrose e espessamento hialino com estreitamento luminal das arteríolas pequenas.

○ **Qual é o tipo mais comum de heterotopia de tecido no estômago?**
O tecido pancreático é o tipo mais comum e está geralmente presente na submucosa do estômago distal, antro ou piloro.

○ **Que organismo está associado ao desenvolvimento de linfoma da mucosa gástrica associado ao tecido linfoide (MATL – MALT)?**
Helicobacter pylori.

○ **Que corante(s) você poderia utilizar para destacar *Helicobacter pylori* em uma secção de tecido na biopsia gástrica?**
Um número de corantes pode ser utilizado. Corantes baseados na prata trabalham muito bem, porém são mais caros. Corantes baratos e facilmente realizados comumente utilizados são Giemsa e Diff-Quik.

○ **Que três formas de gastropatia hipertrófica são caracterizadas pelo alargamento das pregas gástricas?**
Doença de Ménétrier, gastropatia hipersecretória-hipertrófica e hiperplasia da glândula gástrica na síndrome de Zollinger-Ellison.

○ **Descreva a aparência histológica usual da doença de Ménétrier.**
Atrofia glandular gástrica com hiperplasia pronunciada das células produzindo muco superficial sobrejacente.

○ **Quais são as características demográficas usuais e a apresentação clínica do paciente típico com doença de Ménétrier?**
É três vezes mais comum nos homens que nas mulheres; tipicamente varia na idade da quarta à sexta década de vida; e apresenta-se com perda de peso, dor abdominal e ocasionalmente edema periférico.

○ **Onde no estômago você teria maior probabilidade de encontrar um pólipo gástrico adenomatoso?**
O antro.

○ **V/F: Pólipos gástricos são frequentemente um componente da polipose adenomatosa familiar e síndrome de Gardener.**
Verdadeiro. Os pólipos gástricos de algum tipo (adenomatoso, glândula da base, ou hiperplásico/regenerativo) estão presentes em mais da metade dos pacientes. Mais comumente os pólipos são do tipo glândula da base.

○ **De acordo com Lauren, quais são as duas categorias gerais de carcinomas gástricos?**
Tipo intestinal (50%) e tipo difuso (33%) com combinações complementando o restante. A clássica linite plástica é o tipo característico mais comum de carcinoma gástrico difuso e está caracterizado por um carcinoma de célula de anel de sinete infiltrativo.

○ **Quais são os gastrinomas tipicamente encontrados nos pacientes com síndrome de Zollinger-Ellison?**
A maioria está no pâncreas ou no duodeno.

○ **Quais são os achados microscópicos típicos no antro em um paciente com doença de Ménétrier?**
Desculpe, esta é uma pergunta enganosa. O antro é tipicamente poupado e a transição para outras áreas envolvidas é abrupta.

○ **Descreva os aspectos histológicos típicos da denominada gastrite química.**
As fovéolas estão hiperplásicas com recortes luminais aumentados, as glândulas antrais estão atróficas, a lâmina própria está fibrótica com fibras de músculo liso dilatado e existe número aumentado de capilares superficiais congestos e algo ectáticos.

○ **Como a gastrite autoimune está associada à anemia perniciosa herdada?**
É autossômico-dominante com penetração incompleta. Possui uma alta incidência particularmente na pessoa descendente do norte da Europa.

○ **Que tumor do estômago é visto em um índice aumentado nos pacientes com gastrite autoimune?**
Carcinoide.

○ **Qual é o achado ultraestrutural característico nas células de tumor carcinoide?**
Grânulos neurossecretórios de núcleo denso.

○ **Qual é o local mais comum de origem do linfoma primário no trato gastrointestinal?**
O estômago em cerca de 50% dos casos.

○ **Qual é o local de origem mais comum dos tumores estromais gastrointestinais (TEGI – GIST)?**
O estômago contribui para cerca da metade de todos os casos.

○ **Um tumor de células fusiformes na parede do estômago é encontrado como sendo CD117 positivo via imunoistoquímica. Qual é o diagnóstico mais provável?**
Tumor estromal gastrointestinal (TEGI – GIST).

○ **Que estrutura, se ela persiste, é a origem do cordão de fibrose persistente (do umbigo para a parede do intestino), fístula enteroumbilical e divertículo de Meckel?**
O ducto vitelino ou onfalomesentérico.

○ **Qual é a histologia típica de um divertículo de Meckel?**
Esta é uma anomalia congênita que resulta da persistência do ducto vitelino proximal; é encontrado dentro de 90 cm da válvula ileocecal no bordo antimesentérico; e é geralmente revestido pela mucosa intestinal delgada. Entretanto, as mucosas gástrica, duodenal, colônica ou pancreática também podem ser encontradas.

○ **Qual é a "regra de dois" que se refere ao divertículo de Meckel?**
O divertículo de Meckel é encontrado a cerca de dois pés (60 cm) da válvula ileocecal, tem duas polegadas (5 cm) de extensão, causa sintomas em 2% dos casos e é encontrado em 2% da população.

○ **V/F: A doença de Hirschsprung é mais comum nos homens que nas mulheres.**
Verdadeiro. A doença de Hirschsprung é caracterizada por uma perda de ambos os plexos submucoso (Meissner) e mientérico (Auerbach) com resultante hiperplasia do tronco nervoso. A incidência de gênero varia – homens são quatro vezes mais prováveis de ter um segmento curto de cólon afetado enquanto pacientes com segmentos longos são

mais frequentemente mulheres. Além disso, 10% da doença de Hirschsprung são encontrados nos pacientes com trissomia do 21 (síndrome de Down).

○ **Qual é o achado histológico principal nos pacientes com enteropatia sensível ao glúten?**

Marcadamente vilosidades embotadas com um número aumentado de linfócitos intraepiteliais e células do plasma dentro da lâmina própria.

○ **Que anticorpos podem estar presentes nos pacientes com doença celíaca?**

Antigliadina, antiendomisial e antirreticulina. Pode haver também anticorpos para a transglutaminase do tecido.

○ **Que tipo de HLA é encontrado em 80% dos pacientes com doença celíaca?**

HLA B8.

○ **O que você esperaria ver histologicamente no intestino delgado de um paciente com deficiência de dissacaridase?**

Mucosa do intestino delgado normal.

○ **Onde você veria em uma biopsia do intestino delgado para o agente causador da doença de Whipple?**

Os organismos *Tropheryma whippelii* residem nos macrófagos que estão "recheados" com organismos no meio de uma lâmina própria expandida. Estes organismos podem ser confundidos com organismos micobacterianos. Um corante ácido rápido é útil para diferenciar entre os dois.

○ **Um homem de 67 anos de idade em hemodiálise crônica apresenta-se para a avaliação adicional de diarreia crônica. Uma biopsia do intestino delgado contém material eosinofílico opaco que cora positivamente com o corante vermelho Congo. Qual é o diagnóstico?**

Amiloidose gastrointestinal. Tioflavina T ou S devem também corar o amiloide.

○ **Que metodologia diagnóstica é necessária para diagnosticar doença de inclusão de microvilosidades em uma biopsia?**

Microscopia eletrônica. Esta condição autossômico-recessiva é caracterizada pela ausência de vilosidades de superfície e, ultraestruturalmente, inclusões microvilosas são encontradas no interior do citoplasma de enterócitos. Infelizmente, a morte antes da idade de 2 anos é comum, a menos que ocorra transplante do intestino delgado.

○ **Qual é o padrão de herança de abetalipoproteinemia?**

Autossômico-recessivo.

○ **Que condição do intestino grosso tipicamente ocorre nas crianças prematuras e pode estar associada com a cateterização da artéria umbilical resultando em distensão abdominal, perda dos sons intestinais, fezes com sangue e presença de pneumatose intestinal?**

Enterocolite necrosante neonatal.

○ **Se você suspeita que um paciente possua um adenocarcinoma do intestino delgado, onde você esperaria encontrá-lo mais comumente?**

O duodeno é o local mais comum de adenocarcinoma primário do intestino delgado.

○ **Que raça e doença específica você pode esperar encontrar em um paciente com um tumor endócrino do duodeno do tipo célula delta?**

Pacientes afro-americanos com doença de von Recklinghausen possuem uma incidência aumentada de tumores endócrinos do duodeno tipo célula delta. As células delta produzem somatostatina.

○ **Um tumor é ressecado do íleo e seu colega patologista lhe diz que aparentemente o tumor está bem circunscrito, nodular e possui uma superfície de corte distintamente amarela. Que tipo de tumor você suspeita que seja?**

Esta é a aparência clássica de um tumor carcinoide.

○ **Que condição autossômico-dominante é encontrada nas pessoas de descendência menonita no Canadá associada com diarreia e desidratação na criança pequena e pode ser mortal?**

Síndrome de Torkelson. Estes pacientes às vezes mostram evidência de imunodeficiência. Histologicamente, as alterações são não específicas e incluem achatamento das vilosidades, edema e inflamação aguda local.

○ **O que é acrodermatite enteropática?**

Esta é uma condição autossômico-recessiva que é encontrada nas crianças, geralmente responde à administração de sulfato de zinco e mostra inclusões fibrilares ultraestruturais em forma de vara no interior das células de Paneth.

○ **Que nematódio você poderia esperar encontrar como um achado acidental no apêndice ou, menos comumente, associado à apendicite aguda?**

Enterobius vermicularis. Este organismo é encontrado em cerca de 3% dos espécimes de apendicectomia nos Estados Unidos.

○ **Um paciente faz uma apendicectomia para apendicite aguda. Secções histológicas do apêndice mostram células gigantes multinucleadas que são denominadas células de Warthin-Finkeldey. Que doença viral você suspeitaria?**

As células de Warthin-Finkeldey ocorrem no estágio prodromal da infecção por sarampo no apêndice. O paciente irá provavelmente desenvolver uma erupção de sarampo típica no futuro próximo.

○ **O que é uma mucocele do apêndice?**

Este é um termo etiologicamente não específico que, infelizmente, engendra um grau elevado de confusão. É provavelmente melhor considerar simplesmente como um termo descritivo descrevendo um apêndice dilatado preenchido com mucina espessa. As causas incluem cistos de retenção, cistoadenomas mucinosos e cistoadenocarcinomas mucinosos.

○ **Um paciente possui um peritônio que está preenchido com material mucinoso. Histologicamente, as secções demonstram epitélio glandular de aparência benigna flutuando no meio de grandes acúmulos de mucina. Qual é seu diagnóstico?**

Pseudomixoma peritonei.

○ **Qual é a diferença entre divertículos adquiridos e congênitos?**

Divertículos adquiridos carecem de uma *muscularis propria* ou estão grandemente atenuados enquanto os divertículos congênitos, como o divertículo de Meckel, contêm todas as três camadas da parede intestinal.

○ **Qual é o termo dado para descrever a presença de numerosos cistos submucosos preenchidos com gás que produzem projeções polipoides na mucosa do intestino?**
Pneumatose intestinal. Nas crianças, está associada a enterocolite necrosante e nos adultos existe geralmente um transtorno gastrointestinal associado ou doença pulmonar obstrutiva crônica.

○ **O quão frequentemente o íleo está envolvido na doença de Crohn?**
Cerca de 3/4 dos pacientes terão envolvimento do íleo.

○ **Qual é o termo dado para descrever o tipo de colite que é caracterizado pelo espessamento da banda colágena subepitelial?**
Colite colagenosa.

○ **Qual é o termo dado para descrever a colite caracterizada pelos números aumentados de linfócitos intraepiteliais que é caracteristicamente visto nas mulheres de meia-idade com diarreia aquosa?**
Colite linfocítica ou microscópica.

○ **Qual é o número normal tolerável de linfócitos por 100 células epiteliais no epitélio da superfície do cólon?**
Cinco.

○ **Discuta alguns dos aspectos microscópicos que você esperaria ver na biopsia de uma síndrome de úlcera solitária retal (síndrome do prolapso da mucosa)?**
A despeito do nome "solitária", cerca de um a dez casos não são solitários, mas ao contrário são múltiplos. As criptas estão dilatadas com ramificações irregulares que podem conferir uma aparência viliforme. As células caliciformes são com frequência esvaziadas de mucina e a lâmina própria exibe fibrose e congestão vascular.

○ **A síndrome de Behçet no cólon é caracterizada por quais achados histológicos/endoscópicos?**
É caracterizada por úlceras ocorrendo em várias partes do intestino grosso com uma "vasculite linfocítica" associada das veias submucosas. Isto pode resultar em uma colite que pode mimetizar a doença de Crohn.

○ **Qual é o pólipo mais comum nas crianças?**
Pólipo de retenção ou juvenil; entretanto, novamente a despeito do nome "juvenil", mais de 30% dos casos são diagnosticados nos adultos. O local mais comum de ocorrência é no reto.

○ **V/F: Malformações arteriovenosas no intestino grosso são mais comumente encontradas no reto.**
Falso. A maioria está no ceco e no cólon ascendente.

○ **Quais são alguns dos aspectos histológicos básicos de um pólipo adenomatoso?**
Produção de mucina diminuída, pseudoestratificação nuclear e hipercromasia, debris nucleares basais e uma arquitetura tubular, vilosa ou tubovilosa.

○ **Nomeie três aspectos histológicos que ajudam a determinar a presença da denominada pseudoinvasão do pedículo em um pólipo adenomatoso em oposição a uma invasão maligna verdadeira?**
1) As glândulas estão circundadas por um estroma de lâmina própria frouxo e não por uma resposta tecidual desmoplásica.

2) Existem macrófagos carregados de hemossiderina.
3) As glândulas no pedículo são idênticas àquelas que estão localizadas mais superficialmente.

○ **De que forma a síndrome de Peutz-Jeghers é herdada?**
Autossômico-dominante. É caracterizada por pólipos hamartomatosos múltiplos do trato gastrointestinal e pigmentação anormal da mucosa e da pele.

○ **Qual é o potencial maligno dos pólipos gastrointestinais hamartomatosos vistos na síndrome de Peutz-Jeghers?**
Embora estes pacientes se deparem com o risco mais elevado para o desenvolvimento de um carcinoma, ele não está relacionado com os pólipos. Em vez disso, estes pacientes desafortunados incorrem no risco aumentado de malignidade em outros órgãos como mama ou pâncreas.

○ **Em qual cromossomo está localizado o gene para a polipose adenomatosa familiar?**
Cromossomo 5q21.

○ **Qual é o nome da síndrome caracterizada pela combinação de polipose adenomatosa do cólon e tumores associados do sistema nervoso central, tipicamente gliomas?**
Síndrome de Turcot.

○ **Onde está localizado o alelo denominado DCC (deletado no câncer do cólon)?**
No cromossomo 18q, onde ele codifica uma molécula na família de adesão celular molecular. A expressão desta proteína está ausente ou marcadamente reduzida em quase 75% dos cânceres do cólon.

○ **Em alguns pacientes com uma predisposição genética para o desenvolvimento de adenocarcinoma do cólon, existe uma anormalidade do DNA no cromossomo 2. Qual é a anormalidade?**
Instabilidade microssatélite.

○ **Em um paciente com um carcinoma do cólon de Astler-Coller estágio B2, o que você esperaria da sobrevida aproximada de 5 anos?**
Lembre do sistema de estadiamento de Astler-Coller:
Estágio A – limitado à mucosa.
Estágio B1 – extensão do tumor na própria muscular sem penetração ou nodos envolvidos.
Estágio B2 – tumor penetra através da própria muscular sem envolvimento dos linfonodos regionais.
Estágio C1 – penetração na própria muscular, porém não através com linfonodos positivos.
Estágio C2 – penetração pelo tumor através da própria muscular com linfonodos envolvidos associados.
Estágio D – disseminação metastática a distância.

Um tumor B2 está associado à sobrevida de 50% aproximadamente de 5 anos.

○ **Qual é o outro nome para a síndrome do câncer de colorretal sem polipose hereditário?**
Síndrome de Lynch.

○ **Onde no cólon ocorre a maior parte dos carcinomas na síndrome de Linch?**
Eles estão tipicamente situados no cólon direito.

○ **Qual é o nome da síndrome composta de carcinoma colorretal com tumores sebáceos múltiplos e ceratoacantomas?**
Síndrome de Muir-Torre.

○ **Quais são os componentes e a hereditariedade da síndrome de Cowden?**
É caracterizada pela presença de papilomas mucosos orais, *trichilemmomas* da face e hiperceratose acral. Aproximadamente 1/3 dos pacientes possui polipose intestinal. A hereditariedade é autossômico-dominante.

○ **O que é a síndrome de Cronkhite-Canada?**
Esta síndrome é caracterizada pela presença de numerosos pólipos gastrointestinais e anormalidades das unhas denominadas onicodistrofia.

Transtornos Infecciosos

John K. DiBaise, M.D., Eric B. Goosenberg, M.D., David S. Hodges, M.D., Elizabeth A. Lien, M.D., David Mc Fadden, M.D., A. Steven McIntosh, M.D., e Bola Olusola, M.D.

○ **Quais formas infecciosas de esofagite são mais comuns nos pacientes com SIDA (AIDS)?**

Candida albicans, vírus *Herpes simplex* e citomegalovírus.

○ **Quais são os fatores de risco mais comuns para a esofagite por *Candida albicans*?**

Imunossupressão mais comumente devida à SIDA, quimioterapia de câncer, ou supressão da flora orofaríngea normal pelo uso de antibiótico.

○ **Comparando a esofagite por *Candida albicans* nos pacientes com SIDA aos pacientes com câncer recebendo quimioterapia imunossupressiva, qual grupo é mais provável de ter infecção disseminada?**

Pacientes recebendo quimioterapia. A linfopenia isolada, vista nos pacientes com SIDA, limita a infecção de *Candida* às camadas superficiais do esôfago, enquanto a granulocitopenia induzida pela quimioterapia é de longe mais provável de permitir a disseminação da infecção.

○ **Quais condições médicas subjacentes aumentam o risco de desenvolvimento de esofagite por *Candida albicans*?**

Hipocloridria gástrica, diabetes *mellitus,* disfunção adrenal, alcoolismo e condições associadas a peristaltismo esofágico comprometido, como acalasia, câncer esofágico e escleroderma.

○ **Como um paciente que recebeu recentemente um curso de terapia antibiótica e possui agora esofagite por *Candida* deve ser tratado?**

Um agente oral não absorvível, como nistatina, é geralmente adequado.

○ **Como um paciente com SIDA com afta, disfagia e *Candida* deve ser tratado?**

Um agente sistemicamente absorvível antifúngico como fluconazol ou cetoconazol deve ser dado. Acloridria gástrica pode comprometer a absorção de cetoconazol, porém isto pode ser superado com a ingestão concorrente de uma bebida de cola contendo ácido fosfórico.

○ **Como um paciente de câncer com granulocitopenia e evidência clara de esofagite por *Candida* deve ser tratado?**

Anfotericina B intravenosa pode prevenir e tratar a infecção disseminada e também é efetiva para a aspergilose sistêmica. A flucitosina pode necessitar ser adicionada à anfotericina na doença com risco de vida. Fluconazol parenteral é adequado para o tratamento da candidíase, porém não cobre a aspergilose.

○ **V/F: Infecção fúngica exceto cândida (p. ex., *Aspergillus, Blastomyces, Cryptococcus* e *Histoplasma*) do esôfago ocorrem apenas nos indivíduos severamente imunocomprometidos.**

Verdadeiro.

○ **V/F: Biopsias de úlceras esofágicas rastreando infecção por *Herpes simplex* devem ser dirigidas ao centro da úlcera, uma vez que as margens elevadas são tipicamente compostas de células epiteliais normais.**

Falso. A estratégia oposta é verdadeira. O *Herpes simplex* preferencialmente infecta as células epiteliais, as quais estão presentes nas margens das úlceras.

○ **V/F: Na ausência de imunossupressão um indivíduo com lesões herpéticas nasolabiais e sintomas esofágicos associados deve realizar biopsias endoscópicas e culturas antes de um diagnóstico de esofagite por herpes ser feito.**

Falso. Nesta situação, um diagnóstico clínico de esofagite por herpes é provável o suficiente para ser tratado empiricamente.

○ **Como a esofagite por *Herpes simplex* deve ser tratada?**

Alta dose de aciclovir intravenoso ou oral por 7 a 10 dias é geralmente efetiva. O desenvolvimento de espécies resistentes de *Herpes simplex* pode necessitar a utilização de foscarnet intravenoso. O fanciclovir oral ou valaciclovir possuem excelente biodisponibilidade e podem substituir o aciclovir no futuro.

○ **V/F: Biopsias e espécimes de cultura das úlceras esofágicas, rastreando infecção por citomegalovírus (CMV), devem ser dirigidas ao centro da úlcera uma vez que os bordos elevados são tipicamente de células epiteliais normais.**

Verdadeiro.

○ **V/F: Um paciente com infecção por CMV conhecida que se apresenta com novos sintomas de disfagia e odinofagia deve ser tratado empiricamente para um diagnóstico de esofagite por CMV sem avaliação diagnóstica adicional.**

Falso. Náusea, vômito, febre, dor epigástrica, febre e perda de peso são geralmente os sintomas mais proeminentes que os sintomas clássicos de infecção esofágica. A endoscopia deve ser feita para excluir uma explicação separada para os sintomas esofágicos.

○ **V/F: Pacientes com reativação de infecção por herpes zoster na parede do tórax que também apresentam sintomas esofágicos devem ser suspeitados de possuir esofagite associada ao zoster.**

Verdadeiro. Úlceras esofágicas associadas ao zoster que lembram endoscopicamente aquelas da infecção por *Herpes simplex* devem ser relatadas nesta situação. Estas úlceras geralmente se resolvem com a resolução das erupções da pele.

○ **Qual é a fisiopatologia mais comum do envolvimento esofágico na tuberculose?**

Tuberculose esofágica é mais frequentemente o resultado da disseminação de um linfonodo mediastínico infectado. A infecção alcança o esôfago através de uma fístula ou devido à obstrução linfática. Esta infecção tem-se tornado muito mais comum como uma complicação da SIDA (AIDS).

○ **Que infecções virais estão associadas a úlceras gástricas?**

Citomegalovírus e *Herpes simplex* tipo I.

○ **Uma biopsia de uma úlcera gástrica revela granulomas. Qual é o diagnóstico diferencial?**

Infecção (tuberculose, histoplasmose), doença de Crohn, sarcoidose e reação de corpo estranho.

○ **A doença de Ménétrier está associada a qual infecção viral?**

A doença de Ménétrier na infância está geralmente associada a infecção de citomegalovírus gástrico.

○ **Um paciente agudamente doente encontra-se com inflamação gástrica purulenta na endoscopia. Qual é o diagnóstico?**

Gastrite flegmonosa. Esta tem sido associada a estreptococo alfa-hemolítico em cerca de 50% dos casos. Uma variante, a gastrite enfisematosa, resulta de infecção com organismos produtores de gás.

○ **Que parte do trato gastrointestinal está mais comumente envolvida na mucormicose?**

O estômago. A lesão típica é uma úlcera de sangramento profunda com bordos endurecidos negros.

○ **Uma mulher de 23 anos de idade desenvolve dor abdominal severa após comer *sushi*. A endoscopia superior revela um pequeno verme protraído da mucosa. Qual é o diagnóstico?**

Anisaquidose. É adquirida por comer *sushi* ou outro tipo de peixe cru.

○ **V/F: A histoplasmose do sistema gastrointestinal afeta principalmente o estômago.**

Falso. O cólon e o íleo são os locais mais comuns. O estômago raramente está envolvido.

○ **Qual alimento está geralmente implicado na síndrome de vômito causada pelo *Bacillus cereus*?**

Arroz frito.

○ **Produtos inapropriadamente enlatados podem conter que infecção potencialmente letal?**

Clostridium botulinum. Seus esporos são resistentes ao calor e sua neurotoxina pode bloquear a acetilcolina na junção neuromuscular, resultando na paralisia fatal do músculo respiratório.

○ **Que infecção potencialmente letal é geralmente transmitida por beber leite/produtos do leite não pasteurizados ou pobremente pasteurizados?**

Listeria monocytogenes. Populações em risco incluem mulheres grávidas e pessoas imunossuprimidas. A meningite pode ser uma ocorrência fatal com esta infecção.

○ **Qual é o agente etiológico primário para episódios de gastroenterite bacteriana de alimento ingerido nos Estados Unidos?**

Salmonela.

○ **Nomeie três síndromes clínicas associadas a anormalidades neurológicas (parestesia, ataxia, hipotensão, convulsões, paralisia de músculo) que ocorrem após a ingestão de peixe contendo toxina.**

Envenenamento por peixe baiacu (tetrodotoxina), envenenamento paralítico por marisco (saxitoxina) e envenenamento por ciguatera (ciguatoxina).

○ **Qual é o envenenamento por peixe mais comum nos Estados Unidos?**

Ciguatera. Comumente vista na Flórida, Havaí e no Caribe.

○ **Qual envenenamento por peixe contaminado pode provocar rubor, vertigem e sensação de queimação e é efetivamente tratado com anti-histamínicos?**
Escromboide. Substâncias semelhantes à histamina provocam os sintomas e os níveis de histamina podem ser examinados no peixe implicado. Atum, carapau e *skipjacks* estragados estão com frequência implicados. Se quaisquer destes peixes apresentarem odor desagradável ou olhos embaçados, devem ser evitados.

○ **Que tipo de *E. coli* pode causar colite hemorrágica e síndrome urêmica hemolítica e possui um índice de fatalidade elevado?**
E. coli 0157:H7, também denominada *E. coli* enteroemorrágica. Ela não invade as células epiteliais, porém produz no mínimo duas citotoxinas. Ela está geralmente associada ao consumo de carne bovina mal cozida ou leite cru.

○ **Quais são as diferenças entre as enterotoxinas produzidas pelo *Vibrio cholera* e *Clostridium perfringens*?**
A enterotoxina clostridial possui atividade máxima no íleo e atividade mínima no duodeno, justamente oposta à toxina da cólera.

○ **Qual é o veículo mais comum para a gastroenterite por *Clostridium perfringens*?**
Carne ou frango que é cozido, armazenado e então reaquecido. Esporos resistentes ao calor que sobrevivem ao processo de cozimento germinam no interior do alimento durante o período de resfriamento. No reaquecimento, a esporulação das células ocorre com subsequente produção de enterotoxina.

○ **Se um indivíduo viaja para um país subdesenvolvido e desenvolve febre e fezes sanguinolentas, qual é a infecção mais provável?**
Shigelose. Embora a *E. coli* enterotoxigênica contribua para a maior parte dos casos de diarreia do viajante ao redor do mundo, ela produz uma diarreia não sanguinolenta.

○ **V/F: Um agente causador é encontrado na maior parte dos pacientes com diarreia do viajante sofrendo de diarreia prolongada.**
Falso.

○ **Qual parasito protozoário recentemente descrito é responsável pela diarreia do viajante nos visitantes para um número de países subdesenvolvidos?**
Cyclospora cayetanensis.

○ **Quais infecções parasíticas são ameaças nos viajantes para S. Petersburgo, Rússia (formalmente Leningrado)?**
Giardia lamblia e *Cryptosporidium.*

○ **Qual é a abordagem para os pacientes com diarreia do viajante persistente nos quais um patógeno específico não pode ser identificado?**
1) Tratamento com um antibiótico direcionado para patógenos bacterianos comuns.
2) Curso empírico de terapia antiprotozoária se a abordagem acima não alivia os sintomas.
3) Avaliação endoscópica se o procedimento acima falha.

○ **Qual é a recomendação atual para o tratamento da diarreia do viajante?**
Para a diarreia leve a moderada (menos de quatro movimentos intestinais por dia sem sangue ou febre), tanto a loperamida ou o subsalicilato de bismuto podem ser utilizados

efetivamente. Para diarreias mais severas, uma droga antimicrobiana deve ser utilizada, geralmente uma fluoroquinolona ou sulfametoxazol-trimetoprima.

Agentes antimotilidade não devem ser utilizados quando fezes sanguinolentas ou febre alta estão presentes.

○ **Qual é o risco da utilização de antibióticos nos pacientes com gastroenterite não típica, não complicada por *Salmonella*?**

Ela aumenta a incidência e a duração do andamento intestinal do organismo.

○ **Com quais transtornos clínicos os antibióticos devem definitivamente ser utilizados quando a gastroenterite por *Salmonella* é diagnosticada?**
1) Transtornos linfoproliferativos.
2) Doença maligna.
3) Hospedeiros imunossuprimidos (SIDA, formas congênita ou adquirida).
4) Pacientes transplantados.
5) Anormalidades do sistema cardiovascular – válvulas cardíacas protéticas, enxertos vasculares, aneurismas, doença cardíaca valvular reumática ou congênita.
6) Corpos estranhos implantados no sistema esquelético.
7) Anemias hemolíticas.
8) Idades extremas de vida.
9) Sepse severa.

○ **Que condição predispõe para a septicemia por *Yersinia* enterocolítica?**

Estados de sobrecarga de ferro, como hemocromatose, cirrose e processos hemolíticos.

○ **Qual infecção intestinal pode mimetizar a apendicite aguda?**

Yersinia enterocolítica. Esta infecção é mais comum nas crianças. A dor abdominal frequentemente se localiza para o quadrante inferior direito com sinais peritoneais, mimetizando a apendicite aguda.

○ **Qual infecção está associada a frutos do mar ou alimentos crus ou mal armazenados contaminados com água do mar?**

Vibrião *parahemolyticus.*

○ **Qual é a causa da diarreia tropical?**

A evidência atual sugere que a diarreia tropical resulta de uma doença infecciosa do intestino delgado causada por diversos agentes agressores, todos os quais são tipos toxigênicos de bactérias coliformes, incluindo *Klebsiella pneumoniae, Enterobacter cloacae* e *E. coli*. Os viajantes que adquirem diarreia tropical persistem com contaminação bacteriana após o retorno para um clima temperado até que o tratamento antibiótico é dado.

○ **Qual é o tratamento da diarreia tropical?**

Tetraciclina ou sulfonamidas não absorvíveis por diversos meses. Adicionalmente, diariamente ácido fólico oral e semanalmente B_{12} parenteral deve ser dado quando a anemia megaloblástica está presente.

○ **Que sintomas podem preceder as queixas gastrointestinais na doença de Whipple?**

Artralgias e febre. Artralgias migratórias das grandes articulações podem preceder o início da diarreia por diversos anos.

○ **Qual é o procedimento diagnóstico de escolha para a doença de Whipple?**

Endoscopia superior com biopsias múltiplas do duodeno e jejuno proximal. As biopsias mostram infiltração da lâmina própria com macrófagos PAS positivos contendo bacilos negativos Gram-positivos, corante ácido-álcool.

○ **Na ausência de evidência histológica da doença de Whipple na biopsia do intestino delgado, que testagem adicional pode ser utilizada para detectar *Tropheryma whippelii*?**

Reação em cadeia da polimerase do tecido biopsiado.

○ **Por que a biopsia retal não deve ser utilizada para diagnosticar a doença de Whipple?**

Macrófagos PAS positivos lembrando aqueles vistos na doença de Whipple podem ser encontrados na lâmina própria retal de pessoas normais e nos pacientes com condições benignas tais como melanose *coli* e histiocitose colônica.

○ **Que condição lembra histologicamente a doença de Whipple?**

Infecção intestinal com *Mycobacterium avium intracellulare* nos pacientes com SIDA. As lesões histológicas nestas duas condições são similares; entretanto, *T. whippelii* não irá corar ácido-álcool.

○ **Qual é a sequela mais séria em um paciente tratado para a doença de Whipple?**

Sequelas neurológicas, incluindo demência irreversível, podem ocorrer diversos meses ou anos após o tratamento bem-sucedido. Isto sugere que, a menos que um antibiótico que rapidamente penetre a barreira cérebro-sangue seja utilizado, o sistema nervoso central pode proporcionar um ambiente seguro para os bacilos residuais de Whipple.

○ **Qual é o tratamento para a doença de Whipple?**

Sulfametoxazol-trimetoprima de dupla potência duas vezes diariamente por 1 ano. Este antibiótico prontamente cruza a barreira cérebro-sangue e deve efetivamente erradicar o envolvimento do sistema nervoso central. Para os pacientes intolerantes desta droga, uma cefalosporina de terceira geração tal como ceftriaxona pode ser utilizada.

○ **Qual é o tratamento de uma recaída do sistema nervoso central na doença de Whipple?**

Terapia inicial repetida com sulfametoxazol-trimetoprima de dupla potência. Se malsucedido, cloranfenicol, que também resulta em altas concentrações no sistema nervoso central, é dado em uma dose de 250 mg quatro vezes ao dia.

○ **Qual é a aparência da criptosporidia nos espécimes de biopsia de mucosa?**

Na microscopia ótica, os trofozoítos aparecem como corpos múltiplos pequenos basofílicos, redondos repousando no bordo em escova dos enterócitos.

○ **Após o tratamento bem-sucedido da criptosporidiose intestinal nos pacientes imunocomprometidos, o que causa a recorrência?**

Semeadura a partir do trato biliar, na qual a criptosporidia pode também residir.

○ **Como é detectada a *Isospora belli* nas fezes?**

Oocistos nas fezes aparecem em amarelo-brilhante fluorescente com corante auramina-rodamina e aparece rosa com esporocistos vermelho-púrpura em um corante ácido-álcool modificado.

○ **Qual área do trato intestinal está mais comumente envolvida na histoplasmose?**

Íleo terminal.

○ **V/F: A histoplasmose pode ocorrer em um hospedeiro imunocompetente.**

Verdadeiro. A histoplasmose é uma infecção muito comum no meio-oeste e no centro-sul dos Estados Unidos, onde 80% dos habitantes estão infectados. Entretanto, a doença gastrointestinal é vista apenas nos indivíduos imunocomprometidos.

○ **Quando a infecção com microsporidiose deve ser considerada?**

Quando nenhum outro patógeno é identificado em um paciente imunocomprometido com diarreia severa, má-absorção e perda de peso.

○ **Qual é a ferramenta diagnóstica mais específica para detectar microsporidia nos espécimes de biopsia intestinal?**

Microscopia eletrônica. Sob microscopia óptica, o organismo é difícil de identificar.

○ **Que tipo de cirurgia aumenta a suscetibilidade para a infecção com salmonela?**

Cirurgia gástrica resultando na acloridria.

○ **Por que pacientes com doença hepática subjacente devem ser avisados a cerca de comer frutos do mar crus, especialmente ostras cruas?**

A infecção por *Vibrio vulnificus* pode ser adquirida através do consumo direto de frutos do mar, geralmente ostras cruas. A septicemia subsequente possui um índice de mortalidade de 50%. Esta infecção pode ser letal nos pacientes com doença hepática subjacente.

○ **Quais complicações intestinais severas podem ocorrer na febre tifoide?**

Perfuração (3% dos casos) e hemorragia (20% na era pré-antibiótica). Estes eventos não estão relacionados com a severidade da doença e tendem a ocorrer no mesmo paciente, com sangramento servindo como um anunciador de uma possível perfuração.

○ **Quais agentes infecciosos causam a maior parte dos casos de gastroenterite bacteriana esporádica nos Estados Unidos?**

Campylobacter jejuni. Isto contribui para 4 a 11% de todos os casos de diarreia nos Estados Unidos.

○ **Os locais mais comuns para o envolvimento da tuberculose são:**

Íleo distal e ceco.

○ **Que parasita do intestino delgado, uma vez ingerido, tem parte de seu ciclo de vida nos pulmões?**

Ascaris lumbricoides. As larvas duodenais migram através do epitélio no sangue venoso portal e eventualmente alcançam os pulmões causando uma pneumonite. As larvas então migram até os bronquíolos para a faringe, são deglutidas e desenvolvem-se nos adultos no intestino delgado.

○ **Qual tênia pode causar deficiência da vitamina B_{12}?**

Diphyllobothrium latum. O verme ingere a vitamina B_{12} e assim compete com o hospedeiro para a vitamina B_{12} disponível.

○ **Que infestação parasítica pode resultar no sangramento varicoso?**
Shistosomíase. A fibrose granulomatosa ocorre ao redor dos ovos aprisionados nas vênulas portais pré-hepáticas com preservação relativa do parênquima hepático. Isto resulta na hipertensão portal pré-sinusoidal.

○ **Quais são os tipos de *E. coli* diarreicas?**
Enterotoxigênica (ETEC), enteropatogênica (EPEC), enteroinvasiva (EIEC), enteroemorrágica (EHEC), enteroagregativa (EAEC) e *E. coli* difusamente aderente.

○ **Que regiões do trato gastrointestinal elas tendem a envolver?**
Enterotoxigênica – intestino delgado.
Enteropatogênica – intestino delgado.
Enteroinvasiva – intestino grosso.
Êntero-hemorrágica – intestino grosso.
Enteroagregativa – desconhecida.

○ **Que síndromes clínicas estão associadas a *E. coli* enterotoxigênica (ETEC)?**
Diarreia nas crianças pequenas no mundo em desenvolvimento e diarreia do viajante.

○ **Como a *E. coli* enteropatogênica (EPEC) causa doença?**
Ela causa aderência e obliteração dos enterócitos.

○ **V/F: Fezes dos pacientes com *E. coli* enterotoxigênica são sanguinolentas.**
Falso. Elas são aquosas sem sangue ou pus.

○ **Qual é o local de infecção com *E. coli* enteroinvasiva?**
A mucosa colônica. A ulceração pode ocorrer como um resultado desta infecção.

○ **Que outro membro das enterobacteriáceas é semelhante à *E. coli* enteroinvasiva?**
Shigella. De fato, ela pode ser confundida com uma *Shigella.*

○ **Qual tipo de *E. coli* está associado à síndrome urêmica hemolítica?**
E. coli êntero-hemorrágica (*E. coli* 0157:H7).

○ **Quais são os componentes da síndrome urêmica hemolítica?**
A tríade clássica inclui: 1) falência renal aguda, 2) trombocitopenia e 3) anemia hemolítica microangiopática.

○ **Qual é a histopatologia clássica característica da *E. coli* êntero-hemorrágica (EHEC)?**
Hemorragia e edema na lâmina própria do cólon. No enema de bário, um padrão de impressão do polegar no cólon ascendente e transverso pode ser visto como um resultado do edema e hemorragia da mucosa.

○ **O que pode mostrar uma biopsia colônica de um paciente com *E. coli* êntero-hemorrágica (EHEC)?**
Biopsia de muitos pacientes tem mostrado necrose focal e infiltração de neutrófilos. Pseudomembranas também podem ser vistas.

○ **Qual é o principal fator de virulência da *E. coli* êntero-hemorrágica (EHEC)?**
Toxina *shiga*.

○ **Como é transmitida a *E. coli* 0157:H7?**
Ela é geralmente transmitida via carne contaminada, porém pode também ser transmitida através de suco contaminado, água e vegetais. A transmissão pessoa a pessoa também é possível. O principal reservatório é o gado.

○ **V/F: Existe uma sazonalidade associada à infecção de *E. coli* êntero-hemorrágica (EHEC).**

Verdadeiro. Nos países desenvolvidos do hemisfério Norte, ela é mais comum no verão.

○ **Qual é a dose infecciosa de *E. coli* 0157:H7?**

Cem a 200 organismos são suficientes para causar infecção.

○ **Por quanto tempo o organismo permanece nas fezes?**

Um estudo mostrou que 66% era cultura negativa após 7 dias, mesmo na ausência de terapia antibiótica.

○ **Quais são as frequências de várias síndromes para os casos diagnosticados de *E. coli* 0157:H7?**

10% diarreia não sanguinolenta; 90% colite hemorrágica.

○ **Que porcentagem de pacientes infectados com *E. coli* 0157:H7 desenvolve síndrome urêmica hemolítica (SUH – HUS)?**

Nos pacientes < 10 anos de idade, aproximadamente 10% desenvolvem SUH. Parece ser menos comum nos adultos.

○ **V/F: Todos os indivíduos com *E. coli* 0157:H7 devem ser tratados com antibióticos.**

Falso. Existe evidência que isto pode aumentar a incidência de SUH nas crianças. Agentes antidiarreicos também podem aumentar o risco de SUH.

○ **Como a infecção com *E. coli* 0157:H7 se apresenta?**

A queixa inicial é de diarreia não sanguinolenta e vômito em cerca da metade destes pacientes. Em alguns indivíduos, isto pode ser precedido de dor abdominal de cólica e febre. Após 1 a 2 dias, a diarreia torna-se sangrante e a dor abdominal pode aumentar. A diarreia sangrante leva cerca de 4 a 10 dias.

○ **Qual é o resultado clínico nos pacientes infectados com *E. coli* 0157:H7?**

A maior parte dos pacientes recupera-se sem sequelas aparentes. Naqueles < 10 anos de idade, aproximadamente 10% desenvolvem SUH. Três a 5% das crianças afetadas irá morrer e 12 a 30% experimentam insuficiência renal, hipertensão ou manifestações do sistema nervoso central.

○ **Como é detectada a *E. coli* 0157:H7 no laboratório clínico?**

O Centro para Controle e Prevenção de Doença recomenda que fezes diarreicas sanguinolentas e fezes de pacientes com SUH sejam rastreadas para *E. coli* 0157:H7 no sorbitol MacKonkey agar. Este organismo não fermenta o sorbitol e assim é incolor neste meio.

○ **Quais são as espécies e grupos de *Shigella*?**

S. dysenteriae (grupo A).
S. flexneri (grupo B).
S. boydii (grupo C).
S. sonnei (grupo D).

○ **Quais espécies de *Shigella* são mais comumente isoladas nos Estados Unidos?**

S. sonnei (60 a 80%).

○ **Como a *Shigella* produz doença?**
A *Shigella* virulenta invade a mucosa intestinal. Este é um fator de virulência primário. As espécies de *Shigella* também podem produzir uma exotoxina, a toxina *shiga*.

○ **V/F: As culturas de sangue são geralmente positivas com infecção por *Shigella*.**
Falso. O organismo raramente invade além da mucosa.

○ **Onde ocorre no trato gastrointestinal a infecção por *Shigella*?**
Dentro de 12 horas as bactérias transitoriamente multiplicam-se dentro do intestino delgado. Durante este tempo, febre e dor abdominal podem ocorrer. Após uns poucos dias, as bactérias são encontradas difusamente no cólon produzindo microabscessos que coalescem e ulcerações da mucosa. Quando as bactérias estão no estágio colônico, urgência, tenesmo e fezes mucoides sanguinolentas ocorrem.

○ **V/F: Existe uma sazonalidade para a infecção da *Shigella*.**
Verdadeiro. Ela é mais comum no verão.

○ **Qual é o curso clínico típico da infecção por *Shigella*?**
Inicialmente, ocorre febre e cólica abdominal e são seguidas por diarreia aquosa volumosa (enquanto as bactérias estão no intestino delgado). Mais tarde, existe uma diminuição na febre, porém aumento nas fezes de volume menor. Após uns poucos dias, fezes mucoides sanguinolentas podem ocorrer com urgência fecal e tenesmos (quando as bactérias estão no estágio do cólon).

○ **Com que frequência os pacientes com *Shigella* desenvolvem febre ou fezes sanguinolentas?**
Quase todos os pacientes com *Shigella* experimentam dor abdominal e diarreia. A febre ocorre em cerca de 50%, muco nas fezes em cerca de 50% e fezes francamente sanguinolentas em cerca de 40%.

○ **Quais são os achados de laboratório nos pacientes com *Shigella*?**
Às vezes a contagem de células brancas periféricas está elevada. A avaliação microscópica das fezes pode mostrar leucócitos polimorfonucleares. Na cultura fecal, uma vez que a *Shigella* não fermenta a lactose, aparecem colônias incolores no meio contendo lactose. Estudos sorológicos não são úteis no estabelecimento do diagnóstico, porém podem ser uma ferramenta epidemiológica para definir a extensão de uma epidemia.

○ **V/F: Pacientes com infecções por *Shigella* devem receber tratamento antibiótico.**
Verdadeiro. Todos os pacientes devem ser tratados de forma a encurtar a duração da doença e para diminuir a disseminação da infecção.

○ **Quais antibióticos são utilizados para tratar a *Shigella*?**
Sulfametoxazol-trimetoprima se adquirida nos Estados Unidos (160/180 duas vezes ao dia por 3 a 5 dias). Se adquirida fora dos Estados Unidos ou se resistente à sulfametoxalona-trimetoprima, uma fluoroquinolona pode ser utilizada.

○ **Por quanto tempo pacientes com *Shigella* não tratada excretam micro-organismos?**
Cerca de 1 a 4 semanas. O organismo é carreado no cólon. Carreadores de longo prazo são incomuns. Carreadores geralmente respondem ao tratamento antibiótico.

○ **Que fator do hospedeiro diminui a dose infecciosa nas infecções por *Salmonella*?**
Ausência de ácido gástrico. O ácido é a primeira linha de defesa nas infecções por *Salmonella*.

○ **Descreva a histologia da infecção não típica por *Salmonella*.**
Infiltração massiva de neutrófilos tanto na mucosa do intestino delgado quanto do grosso. Desgranulação dos neutrófilos contribui para a inflamação.

○ **Quem está em risco aumentado de infecções devido à *Salmonella*?**

Pacientes com SIDA, pacientes após transplante de órgão ou com doença linfoproliferativa ou doença granulomatosa crônica, aqueles com sobrecarga fagocítica (bartonelose, malária e esquistossomose), doença de célula falciforme e neonatos. Além disso, aqueles com diminuição do ácido do estômago, aqueles recebendo antibióticos e aqueles com doença intestinal inflamatória estão em risco aumentado.

○ **Descreva os aspectos clínicos da gastroenterite por *Salmonella*.**

Os sintomas (náusea, vômito e diarreia) começam dentro de 48 horas da ingestão de comida ou água contaminada. A diarreia varia no volume, porém a maior parte é sem sangue ou muco. Febre e cólica abdominal ocorrem em cerca de 90% dos casos. A febre resolve-se em 2 a 3 dias e a diarreia geralmente é autolimitada.

○ **O que é visto na avaliação de laboratório de um paciente com *Salmonella*?**

Leucócitos fecais são vistos na avaliação microscópica das fezes. Espécimes de *Salmonella* não são fermentadores da lactose; portanto, as colônias aparecem incolores no meio contendo lactose. Menos de 5% dos indivíduos imunocompetentes irão ter culturas de sangue positivas com infecções não tifoides de *Salmonella*.

○ **Por quanto tempo um paciente irá carrear a *Salmonella* após a resolução da gastroenterite por *Salmonella*?**

Corantes não tifoides podem ser carreados cerca de 4 ou 5 semanas. Menos de 10% ainda irão carrear o organismo por 10 a 12 semanas.

○ **Quais são as recomendações para o tratamento da gastroenterite por *Salmonella*?**

Pessoas saudáveis por outro lado com sintomas leves não devem ser tratadas com antibióticos porque os antibióticos podem levar a uma apresentação mais longa do micro-organismo. Aqueles com infecção severa o suficiente para serem hospitalizados ou com as condições subjacentes previamente mencionadas devem ser tratados com fluoroquinolonas ou sulfametoxazol/trimetoprina.

○ **Qual é o reservatório da *Campylobacter jejuni*?**

A *Campylobacter* é uma zoonose. Ela é mais comumente adquirida a partir de aves, porém também pode ser transmitida através do leite cru, outros produtos derivados e carne mal cozida.

○ **V/F: Existe uma sazonalidade para as infecções por *Campylobacter jejuni*.**

Verdadeiro. As infecções ocorrem em todo o ano, porém aumentam no verão e início do outono.

○ **Quais são os locais de lesão de tecido nas infecções por *Campylobacter*?**

Jejuno, íleo e cólon. A inspeção mostra enterite exsudativa e edematosa difusa sanguinolenta.

○ **O que é visto na avaliação de laboratório de um paciente com infecção por *Campylobacter jejuni*?**

A coloração de Gram das fezes mostra bactérias Gram-negativas (asa de gaivota). A sensibilidade do diagnóstico com corante Gram é de 50 a 75%. A cultura de fezes deve ser feita utilizando meio especial sob condições microaerofílicas. Culturas de sangue são positivas em menos de 1%.

○ **Quais são algumas das sequelas da infecção por *Campylobacter jejuni*?**
Tem havido relatos raros de aborto séptico, colecistite, pancreatite e cistite. Aqueles com deficiências de imunogolobulina podem desenvolver infecção recorrente. Uma artrite reativa pode ocorrer diversas semanas após a infecção nas pessoas com HLA-B27. A síndrome de Guillain-Barré é incomum. Daqueles com síndrome de Guillain-Barré, 10 a 40% ocorrem após infecção por *C. jejuni*.

○ **Descreva a patologia das lesões vistas com a infecção por *Entamoeba histolytica*.**
As lesões colônicas variam de espessamento não específico da mucosa até a clássica úlcera em forma de frasco. Vinte a 50% dos pacientes possuem úlceras clássicas estendendo-se através da mucosa e da mucosa muscular e na submucosa.

○ **Descreva a patologia extraintestinal da *Entamoeba histolytica*.**
Abscessos do fígado contendo debris proteináceos circundados por um bordo de trofozoítos. Amebíase pleuropulmonar pode ocorrer como uma complicação de abscessos do fígado por ameba. Também pode ocorre a ruptura intraperitoneal de abscessos do fígado. Raramente ocorre amebíase pericárdica, geniturinária e cerebral.

○ **Como a infecção com *E. histolytica* é tratada?**
Curso de dez dias de metronidazol seguido por um agente intraluminal, como fluorato de diloxamina ou paromomicina.

○ **Quais lesões patológicas são vistas com a infecção por *Cryptosporidium*?**
Nos pacientes imunocomprometidos, o *cryptosporidium* pode ser encontrado nas biopsias obtidas por todo o trato gastrointestinal, sistema hepatobiliar e trato respiratório. Nos indivíduos por outro lado saudáveis, ela está mais comumente confinada ao intestino. Atrofia vilosa, achatamento, fusão ou perda das vilosidades, hiperplasia da cripta e alongamento têm sido observados. Pode haver também infiltração da lâmina própria com linfócitos, neutrófilos, células do plasma e macrófagos.

○ **Como é diagnosticado no laboratório o *Cryptosporidium*?**
As fezes devem ser examinadas pelo corante ácido-álcool modificado. A biopsia intestinal também pode ser realizada.

○ **Como a infecção com o *Cryptosporidium* é prevenida?**
Filtração da água. O organismo é resistente à cloração.

○ **Que organismo está associado com a maior parte dos casos de colite pseudomembranosa associada a antibiótico?**
Clostridium difficile.

○ **Como o *C. difficile* é tratado?**
Um curso de 7 a 10 dias de metronidazol ou vancomicina oral. Para os casos de recaída suspeitada, após a reconfirmação do diagnóstico, retratamento com o curso padrão de metronidazol ou vancomicina é recomendado.

○ **Que organismo está mais comumente associado a colangite piogênica recorrente?**
Clonorchis sinensis.

○ **Nomeie quatro causas de abscessos múltiplos do fígado.**
Cálculos biliares, carcinoma obstrutivo do ducto biliar, colangite esclerosante primária e anomalias biliares congênitas como a doença de Caroli.

○ **Em qual lobo do fígado são mais comumente encontrados os abscessos?**
Direito.

○ **Como a ameba causa infecção focal de células do fígado?**
A ameba multiplica e bloqueia os nódulos portais intra-hepáticos.

○ **Na situação de um abscesso do fígado por ameba, um aumento súbito na bilirrubina sugere que duas entidades clínicas?**
Superinfecção ou ruptura de abscessos no peritônio.

○ **Em adição aos antibióticos intravenosos, qual terapia adjuvante é necessária para assegurar a erradicação da ameba?**
Um curso de 20 dias de um antibiótico intraluminal como iodoquinol. Este é dado de forma a erradicar a ameba persistente no intestino.

○ **A elevação desproporcional da fosfatase alcalina para a elevação da bilirrubina é indicativa de qual entidade clínica?**
Lesão ocupando o espaço do fígado.

○ **Um achado histológico de um abscesso do fígado mostrando grânulos de enxofre é sugestivo de que organismo?**
Actinomyces israeli.

○ **Quais são os hospedeiros intermediários na doença hidátide?**
Homem, carneiro e gado.

○ **Que parasita pode predispor para cálculos biliares intra-hepáticos?**
Ascaris lumbricoides.

○ **Qual é o hospedeiro intermediário para a *Fasciola hepatica*?**
O caracol *Lymnaeca trunculata*. Os pacientes são infectados comendo agrião infectado com formas ingeridas de trematódeos.

○ **Quando está indicado o tratamento cirúrgico para os pacientes com infestação do trato biliar pela *Clonorchis sinensis* (trematódeo hepático da China)?**
O tratamento cirúrgico é reservado para as complicações, tais como obstrução biliar, devido não apenas aos parasitos propriamente ditos, porém também para a formação secundária de cálculos e colangite aguda. Alguns pacientes apresentam-se com pancreatite, presumivelmente causada pela passagem das pedras ou dos vermes. Além da colecistectomia e limpeza dos ductos biliares das pedras e dos trematódeos a melhora da drenagem biliar pela coledocoduodenostomia ou esfincteroplastia transduodenal é acreditada reduzir o índice de obstrução biliar recorrente, que por outro lado excede 40%.

○ **Qual é um antibiótico que tem mostrado possuir alta concentração na bile e é útil no tratamento da colangite?**
Ciprofloxacina.

○ **Qual antibiótico pode levar ao desenvolvimento de lama biliar?**
A ceftriaxona precipita um sal de cálcio que possui uma aparência ultrassônica de sedimento biliar.

○ **Que fatores estão associados ao desenvolvimento de pedras de pigmento preto?**
Hemólise crônica, como pode ocorrer na esferocitose hereditária, na talassemia e na presença de válvulas cardíacas mecânicas; cirrose; nutrição parenteral total; e idade avançada.

○ **Que infecção bacteriana e deformidade anatômica desempenham um papel na formação das pedras de pigmentação marrom?**
Escherichia coli e divertículo duodenal justopapilar.

○ **Que enzima bacteriana é responsável pela hidrólise da bilirrubina conjugada e pode desempenhar um papel no desenvolvimento das pedras pigmentadas?**
Betaglucuronidase.

○ **Que bactéria pode causar colecistite aguda e também ser não patogênica em um estado de portador?**
Salmonella.

○ **Nomeie duas viroses que predispõem para a colecistite aguda em um hospedeiro imunocomprometido.**
Citomegalovírus e *cryptosporidium*.

○ **Quais são os três organismos mais comuns isolados a partir das culturas de sangue nos pacientes com colangite?**
Escherichia coli, *Klebsiella* e *Pseudomonas*. Anaeróbios são isolados em aproximadamente 15%.

○ **Qual é o mecanismo de obstrução biliar na tuberculose?**
A icterícia obstrutiva é uma complicação rara da tuberculose. A obstrução é causada pela infecção tuberculosa nos linfonodos na porta hepática ou na área retoduodenal que comprime o ducto de bile.

○ **Eosinofilia, fosfatase alcalina elevada e achados de colangiografia de filamentos preenchendo defeitos com extremidades rombas do ducto de bile sugerem que infecção?**
Clonorchis sinensis ou *Fasciola hepatica*.

○ **Qual das pedras do ducto primário possui o índice de cultura mais elevado de bactérias – preto, marrom ou colesterol?**
Marrom.

○ **Além da tríade de Charcot, que outras duas entidades clínicas definem a pêntade de Reynold?**
Hipotensão e estado mental alterado.

○ **Na colangite oriental, qual lado do sistema ductal hepático mais comumente desenvolve estreitamentos e pedras intra-hepáticas?**
O ducto hepático esquerdo, devido ao seu ângulo mais agudo na bifurcação.

○ **A angiomatose bacilar com peliose é causada por qual organismo?**
Bartonella henselae ou *Bartonella quintana*.

○ **Qual é o tratamento da angiomatose bacilar com peliose em um paciente com febre, dor abdominal e testes do fígado elevados?**
Terapia antibiótica com eritromicina ou doxiciclina.

○ **Que espécie de *microsporidia* é responsável por causar colangiopatia na SIDA?**
Enterocytozoon bieneusi.

○ **Quais são as infecções virais mais comuns do pâncreas?**
Caxumba, coxsáckie B, enterovírus, vírus Epstein-Barr, e citomegalovírus. Além disso, os vírus da hepatite A, B e C também têm sido relatados por infectar o pâncreas.

○ **Que infecções fúngicas podem envolver o pâncreas e/ou causar pancreatite?**
Aspergilose e Actinomicose.

○ **Quais infestações parasíticas podem envolver o pâncreas?**
Ascaris lumbricoides, Echinococcus granulosis, Giardia lamblia e *Plasmodium falciparum*.

○ **V/F: As bactérias mais comuns que causam infecções pancreáticas são os organismos entéricos Gram-negativos.**
Verdadeiro. *Escherichia coli,* enterobactéria e espécies enterocócicas ocorrem mais comumente; entretanto, *Staphylococcus aureus* também é frequentemente isolado.

○ **Um pastor visitante da América do Sul é transferido para o seu serviço com febre, perda de peso e diarreia. Uma varredura por TC do abdome revela um cisto grande calcificado com fenestrações no pâncreas e diversos cistos menores próximos. Qual é seu diagnóstico?**
Cistos hidáticos do pâncreas.

○ **Que organismo é responsável pela doença cística hidática?**
Echinococcus granulosus ou ocasionalmente *E. multilocularis,* um verme parasita que normalmente reside no intestino dos cães.

○ **Como é feito o diagnóstico da doença hidática?**
O diagnóstico é baseado na história de exposição a partir de áreas endêmicas e achados radiográficos característicos. Um teste sorológico negativo não exclui necessariamente o diagnóstico.

○ **Qual é o tratamento dos cistos hidáticos do pâncreas?**
Excisão cirúrgica, se tecnicamente possível, ou alta dose de mebendazol ou albendazol são fundamentais no tratamento.

○ **V/F: Os sinais e sintomas de infecção pancreática aguda diferem daqueles que ocorrem com pancreatite aguda.**
Falso. Dor epigástrica, febre, náusea e/ou vômito são sintomas frequentes. Os sinais incluem leucocitose e elevações na amilase e lipase séricas.

○ **Como o vírus da imunodeficiência humana afeta o pâncreas?**
Indiretamente através de infecções secundárias (espécies micobacterianas, fungos), processo infiltrativo (linfoma, sarcoma de Kaposi) ou drogas utilizadas no seu tratamento (2', 3' dideoxinosina).

Doença Intestinal Inflamatória

Renee L. Young, M.D.

○ **V/F: Ulcerações aftosas orais podem ser vistas nos pacientes com doença de Crohn ou colite ulcerativa.**

Verdadeiro. Aftas orais ocorrem em no mínimo 10% dos pacientes com retocolite ulcerativa ativa e tipicamente se resolve quando esta doença entra em remissão. Ulcerações aftosas ocorrem mais comumente na doença de Crohn.

○ **As pedras nos rins desenvolvem-se com frequência aumentada na doença de Crohn. Que tipos de pedras podem ser vistos?**

Pedras dos rins de oxalato são vistas em 5 a 10% dos pacientes com doença de Crohn. A esteatorreia promove excessiva absorção colônica de oxalato a qual leva ao desenvolvimento de pedras dos rins de oxalato. As pedras de urato são vistas menos frequentemente e estão com frequência associadas a presença de uma ileostomia e/ou desidratação.

○ **V/F: Os pacientes com doença de Crohn estão predispostos para a formação de cálculos biliares.**

Verdadeiro. Quinze a 30% dos pacientes com doença de Crohn do intestino delgado desenvolvem cálculos biliares. A disfunção do íleo ou a ressecção leva a alterações na concentração de sal de bile.

○ **Quais pacientes com doença de Crohn estão mais em risco para o desenvolvimento de amiloidose?**

Aqueles com complicações supurativas de longa data ou fistulosas.

○ **A amiloidose é uma complicação incomum da doença inflamatória intestinal, porém ameaçando a vida. Qual é a apresentação mais comum desta complicação rara?**

Síndrome nefrótica. O amiloide pode também estar difusamente depositado em intestino, baço, fígado, coração e tireoide.

○ **V/F: A colangite esclerosante primária está associada tanto a retocolite ulcerativa quanto a doença de Crohn.**

Verdadeiro. A colangite esclerosante primária é vista menos frequentemente na doença de Crohn. Com quaisquer das doenças ela pode ser complicada pelo desenvolvimento de colangiocarcinoma.

○ **Em qual trimestre da gravidez são mais frequentemente vistas as recaídas nas mulheres com doença de Crohn?**

Primeiro trimestre. Aproximadamente 75% das mulheres em remissão permanecem em remissão ao longo da gravidez, enquanto apenas 1/3 das mulheres com doença de Crohn ativa no momento da concepção irá alcançar a remissão durante a gravidez.

○ **V/F: A doença de Crohn quase sempre explode após o parto nas mulheres no puerpério.**

Falso. A atividade da doença no puerpério reflete a atividade da doença no parto.

○ **Com base nos achados radiológicos e endoscópicos, a maior parte dos pacientes com doença de Crohn pode ser subdividida em três grupos anatômicos. Nomeie estes grupos e a porcentagem aproximada de cada.**

Cólon isolado – 15 a 25%.

Intestino delgado e cólon – 40 a 55%.

Intestino delgado isolado – 30 a 40%.

○ **Que porcentagem de colite de Crohn envolve todo o cólon, excluindo a doença do intestino delgado?**

Vinte e cinco por cento. A doença de Crohn envolvendo o cólon isolado tem envolvimento mais frequente do cólon distal que aqueles pacientes com ileocolite. Apenas 1/4 dos pacientes com colite de Crohn exibe lesões da pele.

○ **V/F: Áreas de "salto" são características da doença de Crohn. Estas áreas parecem normais superficialmente, radiologicamente, endoscopicamente e histologicamente.**

Falso. Áreas de "salto" do intestino podem possuir histologia normal ou anormal.

○ **V/F: O envolvimento do reto em um paciente com colite exclui a doença de Crohn.**

Falso. Embora a preservação retal seja da doença de Crohn e ajude a distingui-la da retocolite ulcerativa, o reto pode estar envolvido.

○ **V/F: Os irmãos do paciente com doença de Crohn têm maior probabilidade de desenvolver Crohn.**

Verdadeiro. Eles têm cerca de 17 a 35 vezes mais probabilidade de desenvolver doença de Crohn que a população geral.

○ **V/F: A incidência da doença de Crohn está declinando.**

Falso. A maior parte dos estudos recentes através do mundo mostra uma incidência em elevação da doença de Crohn e um declínio da incidência de retocolite ulcerativa.

○ **V/F: A interrupção do fumo tem sido associada ao risco relativo aumentado para a ocorrência da doença de Crohn.**

Falso. O tabagismo está associado ao risco relativo aumentado para a ocorrência da doença de Crohn em um fator de 2 a 5.

○ **Granulomas são um aspecto patognomônico da doença de Crohn. Estes granulomas lembram mais aqueles vistos na tuberculose ou na sarcoidose?**

Sarcoidose. Os granulomas encontrados na doença sarcoide de Crohn carecem de caseação central.

○ **Descreva os aspectos endoscópicos mais precoces da inflamação na doença de Crohn.**

Hiperemia leve da mucosa e edema são os achados mais precoces seguidos pelas aftas ou ulcerações discretas nos casos mais avançados.

○ **Descreva como a superfície da mucosa adquire a aparência de "pedras de calçamento" frequentemente vista na doença de Crohn.**

Ulcerações serpiginosas longitudinais e transversas formam-se e a mucosa edematosa interveniente intumesce.

○ **A doença de Crohn consiste do envolvimento transmural do trato intestinal. A parede do intestino torna-se espessada e o lúmen estreito. Os cirurgiões descrevem "gordura insidiosa" na doença de Crohn. O que é "gordura insidiosa"?**

Na doença de Crohn o mesentério torna-se espessado, edematoso, hipervascular e gorduroso. Projeções digitiformes desta mucosa inflamada "arrastam-se" ao longo da superfície serosa do intestino e revestem o segmento envolvido do intestino.

○ **V/F: A sulfassalazina tem sido provado manter a remissão na doença de Crohn.**

Falso. A maior parte dos clínicos percebe um benefício, especialmente na colite de Crohn; entretanto, a sulfassalazina tem sido mostrada como uma droga mantenedora da remissão apenas na retocolite ulcerativa.

○ **A apresentação gastrointestinal da doença de Crohn em crianças e adolescentes é similar aos adultos. As crianças, entretanto, possuem queixas sistêmicas proeminentes que com frequência precedem suas queixas gastrointestinais por meses a anos. Nomeie algumas manifestações sistêmicas da doença de Crohn em crianças e adolescentes.**

Artralgias e artrites são vistas em aproximadamente 15%. Perda de peso, dificuldade de desenvolvimento e do crescimento, febre e anemia são manifestações da doença de Crohn nas crianças, particularmente quando o intestino delgado está envolvido.

○ **Raios X com bário do intestino delgado na doença de Crohn podem demonstrar separação das alças do intestino delgado preenchidas com bário. Por que isto ocorre?**

Edema da parede intestinal, especialmente as camadas profundas do intestino, produz esta separação.

○ **Quando diferenciando a tuberculose gastrointestinal da doença de Crohn, quais dos seguintes itens podem ser vistos em ambos: fístulas, granulomas e/ou raio-X de tórax normal?**

Todos podem ser vistos em ambas as condições. A fistulização ocorre menos frequentemente na tuberculose. Granulomas podem ser vistos nos linfonodos mesentéricos na tuberculose quando não existem granulomas do intestino. A doença de Crohn, entretanto, apenas produz granulomas dos linfonodos quando eles também estão presentes na parede intestinal.

○ **V/F: A 6-mercaptopurina e a azatioprina são eficazes no tratamento da doença de Crohn ativa e na manutenção da remissão; entretanto, a pancreatite aguda desenvolve-se em cerca de 3%. Pacientes que desenvolvem pancreatite enquanto em uso de uma destas drogas podem ser testados com outra droga.**

Falso. A pancreatite é reversível na retirada da droga, porém recorre após nova tentativa com 6-MP ou azatioprina. Pancreatite secundária para uma droga é uma contraindicação absoluta para qualquer droga.

○ **Como é denominado o fenômeno quando uma criança desenvolve doença intestinal inflamatória em uma idade mais precoce que seu/sua genitor(a)?**

Antecipação genética – uma criança desenvolve a doença em uma idade mais precoce que quando ocorreu com o(a) genitor(a) afetado(a).

○ **V/F: A colite ulcerativa é mais comum nos não fumantes que nos fumantes.**

Verdadeiro. O risco relativo de desenvolver colite ulcerativa em não fumantes comparado com fumantes é de 2,6. O risco é particularmente alto nos fumantes prévios e especialmente nos fumantes pesados prévios.

○ **V/F: Existe uma associação entre retocolite ulcerativa e transtornos autoimunes.**
Verdadeiro. Existe uma incidência aumentada de doença da tireoide, anemia perniciosa e diabetes.

○ **Que porcentagem de pacientes com retocolite ulcerativa são p-ANCA positivos?**
O anticorpo citoplasmático antineutrofílico perinuclear (p-anca) ocorre em 60 a 80% dos pacientes com colite ulcerativa e 20 a 30% dos pacientes com doença de Crohn. Este anticorpo é do tipo IgG e sua titulação não muda com a atividade da doença. Entretanto, as titulações têm sido relatadas a declinar após colectomia por mais de 10 anos ou após remissão de longo prazo da doença. O significado deste anticorpo permanece a ser definido. Anticorpo *anti-saccharomyces cereviseae* (AASC – ASCA), um anticorpo associado a doença de Crohn, está atualmente sob avaliação para especificidade e sensibilidade no diagnóstico da doença intestinal inflamatória.

○ **O que é mais comum nos pacientes com retocolite ulcerativa – pancolite ou colite distal?**
Colite distal. A doença está limitada ao retossigmoide em 40 a 50%, é pancolônica em 20% e está situada à esquerda em 30 a 40%.

○ **V/F: O reto está sempre envolvido na retocolite ulcerativa.**
Falso. Existem raras exceções quando, na doença aguda severa, o cólon proximal está mais severamente comprometido que o reto. Uma outra etiologia de aparente preservação retal ocorre nos pacientes sendo tratados com agentes tópicos.

○ **V/F: O encurtamento e o estreitamento do cólon nos pacientes com história de ataques recorrentes de retocolite ulcerativa é devido à fibrose.**
Falso. A fibrose é incomum na retocolite ulcerativa, ao contrário da doença de Crohn. A redução do cólon é um resultado de anormalidades na camada muscular.

○ **A inflamação está predominantemente confinada à mucosa na retocolite ulcerativa. Que área específica do epitélio é atacada pelos neutrófilos?**
As criptas, dando origem à criptite.

○ **V/F: Pseudopólipos poupam o reto.**
Verdadeiro. A razão para isto é desconhecida.

○ **V/F: A retocolite ulcerativa ativa com diarreia está quase sempre associada a sangue macroscópico.**
Verdadeiro. Se o sangue não está presente, o diagnóstico deve ser questionado.

○ **Por que os pacientes com proctite ou proctossigmoidite irão às vezes se queixar de constipação em vez de diarreia sanguínea?**
A motilidade colônica está alterada pela inflamação. Na proctite distal, existe lentidão do trânsito do cólon proximal e trânsito prolongado no intestino delgado. O trânsito distal permanece rápido.

○ **Uma mulher de 62 anos de idade apresenta-se com diarreia e, durante a sua avaliação, é realizada uma sigmoidoscopia flexível. A mucosa no sigmoide é granular e ligeiramente friável. As biopsias mostram uma banda de colágeno subepitelial espessa. Qual é o diagnóstico?**
A colite colagenosa geralmente revela uma mucosa de aparência normal no exame endoscópico; entretanto, ela pode causar mucosa friável e granular. Pode ser diferenci-

ada da retocolite ulcerativa e da colite infecciosa pela banda de colágeno subepitelial espessada. Uma camada de colágeno normal é de 3 a 6,9 mm de espessura. Na colite colagenosa, a camada é de 7 a 9,3 mm de espessura. O diagnóstico de colite colagenosa geralmente não é feito a menos que a camada de colágeno tenha no mínimo 10 mm de espessura. De registro, a doença pode ser desigual e mais proeminente no cólon que no reto.

○ **Uma mulher de 20 anos de idade apresenta-se com dor retal e pus vindo do seu reto. O exame proctoscópico revela mucosa retal granular e uma biopsia mostra uma infiltração intensa de neutrófilos e cocos Gram-positivos. Qual é o diagnóstico?**

Proctite gonocócica, incluída no diagnóstico diferencial da colite ulcerativa, raramente se apresenta com diarreia, porém ao contrário com dor retal. A biopsia confirma o diagnóstico.

○ **Um paciente com retocolite ulcerativa ativa e eritema nodoso foi hospitalizado e tratado com esteroides intravenosos. Todos os sintomas remitiram e o paciente teve alta com sulfassalazina e esteroides orais. O paciente retornou com eritema nodoso sobre suas extremidades inferiores, porém sem sintomas de colite ulcerativa. Qual é a etiologia do eritema nodoso?**

O eritema nodoso está geralmente associado a colite ativa e apresenta-se como nódulos múltiplos moles e inflamados geralmente sobre as pernas. Ocorre em 2 a 4% dos casos de colite ativa. O eritema nodoso também pode ocorrer como uma reação à sulfassalazina. A mesalamina é uma outra causa rara de eritema nodoso.

○ **Que haplótipo está mais frequentemente associado a colangite esclerosante primária?**

HLA-DR3 B8.

○ **Qual dos seguintes tipos de pacientes com doença intestinal inflamatória está mais frequentemente associado a colangite esclerosante primária: colite fulminante requerendo colectomia, proctite, pancolite leve?**

Pancolite leve. De fato, a doença intestinal inflamatória pode permanecer subdiagnosticada até após o diagnóstico de sua doença do fígado em alguns pacientes. A colectomia não é protetora contra o desenvolvimento futuro da colangite esclerosante primária.

○ **V/F: Pseudopólipos ou pólipos inflamatórios são uma condição pré-maligna.**

Falso.

○ **Que tipo de paciente com retocolite ulcerativa está em maior risco de desenvolver câncer colorretal?**

Pancolite com exacerbações frequentes > pancolite com exacerbações infrequentes > colite localizada à esquerda > proctocolite.

○ **Quando a inspeção colonoscópica para a displasia deve iniciar para os pacientes com doença intestinal inflamatória crônica?**

Nos pacientes com pancolite, após 8 anos de doença. Naqueles pacientes com doença confinada ao cólon esquerdo, a vigilância deve começar após cerca de 15 anos de doença. A vigilância repetida, se nenhuma displasia é encontrada, deve ser realizada a cada 1 a 3 anos.

○ **V/F: A incidência de pioderma gangrenoso é mais alta na retocolite ulcerativa comparada à doença de Crohn.**
Verdadeiro. A incidência, embora mais alta na retocolite ulcerativa, é de apenas 1 a 5%. Está mais frequentemente associada a doença extensiva de duração prolongada. De metade a 1/3 dos pacientes com pioderma possui doença intestinal inflamatória.

○ **V/F: A pericolangite é a complicação hepática mais comum da doença intestinal inflamatória.**
Verdadeiro, com uma prevalência tão alta como 50 a 80%. Estes pacientes geralmente se apresentam com elevações assintomáticas da fosfatase alcalina.

○ **V/F: O desenvolvimento de pedras de oxalato de cálcio na doença de Crohn ocorre mais frequentemente nos pacientes com ileostomias.**
Falso. A presença de uma ileostomia em um paciente de Crohn predispõe para o desenvolvimento de pedras de urato resultantes de volumes de urina diminuídos relacionados com débitos elevados de ostomia. As pedras de oxalato de cálcio requerem um cólon intacto. Com um íleo doente ou ausente, a má-absorção da gordura leva aos ácidos graxos não absorvidos no lúmen do intestino. O cálcio liga-se aos ácidos graxos em vez de aos oxalatos. O oxalato então se liga ao sódio (em vez de ao cálcio) e forma oxalato de sódio, que é absorvido no cólon.

○ **Os granulomas na doença de Crohn ocorrem mais comumente na mucosa ou na submucosa?**
Na submucosa. Isto explica porque os granulomas são encontrados mais comumente nos espécimes cirúrgicos que nos espécimes endoscópicos.

○ **V/F: A perfuração do cólon ocorre mais frequentemente durante o primeiro ataque agudo de retocolite ulcerativa.**
Verdadeiro. A perfuração livre pode ocorrer sem megacólon tóxico e ocorre mais frequentemente no cólon esquerdo.

○ **Um dermatologista encaminha para você um paciente com pioderma gangrenoso. O paciente não possui sintomas gastrointestinais. O que você deve fazer?**
Avaliar a presença de doença intestinal inflamatória. No mínimo, 1/3 dos pacientes com pioderma possui doença intestinal inflamatória.

○ **V/F: Infliximabe, um anticorpo para o fator de necrose de tumor quimérico em ratos e homens, está atualmente aprovado para o tratamento da retocolite ulcerativa não responsiva para outros agentes.**
Falso. A utilização do infliximabe está aprovada atualmente para o tratamento da doença de Crohn fistulizante ou doença de Crohn não responsiva para outros tratamentos.

○ **V/F: A sacroileíte é sintomática apenas quando os pacientes possuem doença intestinal inflamatória.**
Falso. Das manifestações extraintestinais da DII (IBD), a sacroileíte não é uma das que segue o curso da atividade da doença intestinal.

○ **V/F: Pacientes com retocolite ulcerativa e que são p-ANCA positivos frequentemente possuem um curso mais agressivo.**
Verdadeiro. Estes pacientes p-ANCA positivos podem ter uma doença mais resistente ao tratamento (produtos 5-ASA) e são mais prováveis de desenvolver inflamação crônica da bolsa após anastomose de bolsa ileal.

○ **Que efeito a sulfassalazina possui na fertilidade nos homens?**

A sulfassalazina reduz a contagem de esperma total e a motilidade do esperma. Estes efeitos são reversíveis com a descontinuidade da droga.

○ **V/F: Problemas de fertilidade ocorrem comumente nas mulheres com doença de Crohn.**

Verdadeiro. A fertilidade é normal na retocolite ulcerativa, porém comprometida na doença de Crohn. A explicação exata ainda é desconhecida, porém fatores contributivos incluem ovulação comprometida, obstrução do tubo de falópio, dispareunia e evitar a gravidez no aconselhamento médico. Todavia, muitas mulheres com doença intestinal inflamatória ficam grávidas sem dificuldade e dão à luz bebês saudáveis.

○ **Descreva a apresentação clínica da doença de Crohn gastroduodenal.**

Quase todos os casos de Crohn gastroduodenal se apresentam com sintomas de doença de úlcera péptica. A maior parte dos casos está associada ao envolvimento mais distal do intestino delgado.

○ **V/F: Todas as medicações da doença intestinal inflamatória devem ser interrompidas se uma mulher com a doença fica grávida ou deseja ficar grávida.**

Falso. Um surto de doença intestinal inflamatória durante a gravidez está associado a mortalidade infantil mais alta; assim, é desejável continuar as medicações. Pacientes com doença quiescente antes da gravidez tendem a possuir a doença bem controlada durante a gravidez. Muitas das drogas utilizadas para tratar a doença intestinal inflamatória não têm sido extensivamente estudadas na gravidez. As preparações 5-ASA são consideradas seguras para serem utilizadas durante a gravidez. Existem dados sobre azatioprina nas pacientes transplantadas renais na gravidez que sugerem ser esta droga segura na gravidez. Metotrexato, ciprofloxacina e metronidazol são contraindicados durante a gravidez. Aconselhamento extensivo deve ser colocado a cada paciente com relação aos riscos, benefícios e alternativas de medicação utilizada durante e após a gravidez.

○ **V/F: Olsalazina frequentemente causa diarreia aquosa.**

Verdadeiro. Dezesseis por cento dos pacientes com olsalazina desenvolvem diarreia aquosa. Titulação gradual da dose e a administração de olsalazina com as refeições podem reduzir a incidência de diarreia.

○ **Nos pacientes com retocolite ulcerativa requerendo colectomia, quais pacientes não devem ser considerados para a construção de bolsa ileoanal?**

Mulheres com gestações múltiplas, mulheres com partos difíceis, pacientes idosos e pacientes com tônus do esfíncter anal diminuído. A contraindicação mais importante para a anastomose de bolsa ileoanal é a função pobre do esfíncter anal. Os grupos de pacientes listados estão em risco para a disfunção do esfíncter anal.

○ **Pacientes com doença de Crohn que desenvolvem estreitamentos sintomáticos fibróticos curtos devem ser enviados para intervenção cirúrgica e plastia do estreitamento. Liste as contraindicações da plastia do estreitamento.**

Sepse, perfuração, fleimão, fístula (enteroentérica ou enterocutânea – na área da plastia do estreitamento), estreitamentos múltiplos em um segmento curto que podem ser mais bem considerados para uma ressecção única, ulceração grosseira e mucosa frágil no local, estreitamento e carcinoma colônico.

○ **Um homem de 41 anos de idade com uma história de 15 anos de retocolite ulcerativa pancolônica que está atualmente em remissão submete-se a colonoscopia de inspeção. Uma biopsia simples mostra displasia definitiva de alto grau (confirmada por um segundo patologista especialista). O que você recomendaria para o paciente?**
A colectomia deve ser realizada quando uma displasia de alto grau é encontrada seja na mucosa plana ou uma lesão de massa (DALM).

○ **Uma mulher de 30 anos de idade, com retocolite ulcerativa bem controlada, de longa duração submete-se à colonoscopia de inspeção. A colonoscopia é essencialmente normal, porém as biopsias revelam displasia de baixo grau (confirmada por um segundo patologista especialista). O que você deve recomendar para a paciente?**
Quando ocorre uma displasia de baixo grau na mucosa plana ou uma lesão de massa (DALM), o alto risco de progressão para displasia de alto grau ou câncer garante uma política de colectomia precoce. Alguns têm recomendado uma colonoscopia de inspeção mais rigorosa nesta situação, porém isto é controverso.

○ **V/F: Pólipos adenomatosos ocorrem nos pacientes com e sem doença intestinal inflamatória. O manejo dos adenomas nos pacientes com retocolite ulcerativa difere daquele nos pacientes sem a colite.**
Verdadeiro. O câncer associado à colite tipicamente emerge da mucosa plana ou de uma lesão associada à displasia ou massa (DALM). Um pólipo deve ser presumido para representar um DALM se ele ocorre na mucosa envolvida.
Pólipos pedunculados ou sésseis que ocorrem na mucosa não envolvida nos pacientes que não possuem pancolite devem ser manejados como eles seriam em um paciente sem colite. Se um adenoma séssil é encontrado no interior do intestino envolvido, uma colectomia pode ser a ação clínica mais prudente. Quando um adenoma pedunculado emerge no intestino envolvido, o intestino ao redor do pólipo deve ser biopsiado após realizar uma polipectomia. Se não existe evidência de displasia na mucosa circunvizinha ou qualquer outro ponto, a colectomia não é necessária.

○ **V/F: A utilização profilática da mesalamina ou metronidazol tem sido provada para prevenir a recorrência pós-operatória da doença de Crohn.**
Falso.

MÁ-DIGESTÃO E MÁ-ABSORÇÃO

Themistocles Dassopoulos, M.D., e Eli D. Ehrenpreis, M.D.

○ **Quais são os sinais e sintomas comuns dos transtornos de má-absorção?**

Os pacientes geralmente descrevem diarreia (tipicamente de grande volume) e perda de peso associada. Os sintomas associados incluem fadiga devido à anemia, inchaço e flatulência, contusões a partir da deficiência de vitamina K, erupções da pele, desgaste muscular e parestesias.

○ **Que aspectos clínicos sugerem uma causa funcional na diarreia crônica?**

A duração dos sintomas acima de 1 ano, tensão com a defecação, sem perda significativa de peso e ausência de diarreia noturna.

○ **Como é calculado o intervalo osmótico fecal e como é utilizado?**

É utilizada a seguinte fórmula: $290 - 2([Na^+] + [K^+])$. A osmolalidade normal das fezes no interior do intestino distal (estimada como 290 mOsm/kg) deve ser utilizada em vez de a osmolalidade fecal medida, porque, no espécime colhido, a fermentação bacteriana de carboidratos não absorvidos nos ácidos orgânicos ativos osmoticamente eleva a osmolalidade medida. Um intervalo osmótico > 125 mOsm/kg ocorre na diarreia osmótica pura enquanto um intervalo osmótico < 50 ocorre na diarreia secretória pura.

○ **Como é definida a esteatorreia?**

A esteatorreia é definida como um débito de gordura fecal diária > 7 gramas/dia (9% da ingestão de gordura da dieta). Uma gordura fecal > 14 gramas/dia é indicativa de digestão ou absorção de gordura marcadamente comprometida.

○ **Descreva um teste à beira do leito para uso/abuso de laxativo.**

Alcalinização de 3 mL de fezes flutuantes ou urina com uma gota de hidróxido de sódio concentrado (1 N) irá resultar em uma coloração rosa ou vermelha se a fenolftaleína está presente. Testes mais sofisticados de fezes e urina estão disponíveis para a detecção de outros laxativos. Análise de sulfato, fosfato e magnésio nas fezes detecta aquelas diarreias dissimuladas causadas por catárticos osmóticos.

○ **O que é cólera pancreática?**

Cólera pancreática é um tipo raro de diarreia secretória causada pela liberação de peptídeo intestinal vasoativo na circulação por um tumor neuroendócrino. Ela deve ser suspeitada na diarreia durando mais de 4 semanas com aspecto clínico de diarreia secretória, um volume sempre maior do que 1 litro/dia, hipocalemia marcada, hipocloridria e desidratação severa.

○ **Que testes sorológicos estão disponíveis para o diagnóstico de doença celíaca?**

O anticorpo IgA antiendomisial, detectado pela imunofluorescência indireta, é o teste sorológico mais sensível e específico para a doença celíaca. Anticorpos IgA e IgG antigliadina ELISA são baratos, porém menos sensíveis e específicos. O anticorpo IgG antigliadina deve ser checado nos pacientes com deficiência IgA conhecida ou suspeitada. A prevalência da deficiência de IgA é aumentada aproximadamente 10 vezes entre os pacientes com doença celíaca.

○ **Descreva a aparência endoscópica clássica do intestino delgado na doença celíaca.**
Indentações, nodularidade e/ou ausência de rugas do intestino delgado (pregas circulares).

○ **Nomeie cinco causas de diarreia crônica nas quais uma mucosa colônica endoscopicamente normal está presente.**
Colite microscópica (linfocítica e colagenosa), amiloidose, doença de Whipple, infecções granulomatosas e infecções helmínticas.

○ **Nomeie algumas doenças associadas a diarreia crônica que podem ser diagnosticadas pela biopsia do intestino delgado.**
Doença de Crohn, giardíase, doença celíaca, linfoma intestinal, gastroenterite eosinofílica, psilose hipogamaglobulinêmica, doença de Whipple, linfangiectasia, abetalipoproteinemia, amiloidose, mastocitose e várias infecções micobacterianas, fúngicas, protozoárias e parasíticas.

○ **Descreva algumas manifestações clínicas da psilose celíaca.**
Além dos sinais e sintomas comuns para todos os transtornos mal absorvíveis, as seguintes podem ser vistas nos pacientes com psilose celíaca: sangue oculto nas fezes, trombocitose (hipoesplenismo), lesões desmielinizantes do sistema nervoso central, convulsões e anormalidades da enzima do fígado.

○ **Qual é a relação entre doença celíaca e a dermatite herpetiforme (DH)?**
Mais do que 90% dos pacientes com DH e o padrão granular de deposição de IgA na junção dérmico-epidérmica, e no mínimo 10% dos pacientes com um padrão linear possuem doença celíaca coexistente. Muitos carecem de sintomas significativos da doença porque a lesão é com frequência leve e limitada ao intestino proximal. Contrariamente, menos de 10% dos pacientes com doença celíaca possuem DH.

○ **Nomeie algumas doenças associadas à doença celíaca.**
Dermatite herpetiforme, diabetes *mellitus* tipo I, síndrome de Down, deficiência seletiva de IgA, doença da tireoide autoimune e colite microscópica. Associações menos convincentes, porém possíveis, têm sido relatadas entre doença celíaca e artrite reumatoide juvenil, epilepsia com calcificação cerebral, cirrose biliar primária, colangite esclerosante primária e nefropatia IgA.

○ **Qual teste D-xilose é preferível, o teste sérico de 1 hora, ou o teste de urina de 5 horas?**
O teste sérico D-xilose é preferível. O teste de urina de 5 horas pode ser falsamente anormal nos pacientes com insuficiência renal, coleta de espécime de urina incompleta e uma variedade de outras condições.

○ **Qual é o autoantígeno reconhecido pelo anticorpo antiendomisial?**
O antígeno é a transglutaminase do tecido (TGT – TTG), uma enzima cálcio-dependente que catalisa ligações entre glutamina e resíduos de lisina nas proteínas do substrato. Acredita-se que o TGT (TTG) se ligue à gliadina tornando-a imunogênica.

○ **V/F: A lesão da mucosa vista na doença celíaca é específica para aquele transtorno.**
Falso. Lesões de mucosa idênticas ou muito similares (atrofia vilosa e infiltração da lâmina própria com células inflamatórias crônicas) podem ser vistas com outros transtornos inflamatórios incluindo psilose tropical, giardíase, linfoma difuso, enterite autoimune, doença de Crohn, crescimento exagerado bacteriano, gastroenterite viral e marcada hipersecreção ácida gástrica associada a gastrinoma. Entretanto, uma mucosa completamente plana é mais sugestiva de doença celíaca.

○ **Nomeie condições clínicas associadas ao crescimento exagerado bacteriano do intestino delgado.**
   1) Estagnação do intestino delgado devido ao desarranjo anatômico (gastrectomia de Billroth II, diverticulose duodenal ou jejunal, alça cega cirúrgica, obstrução).
   2) Transtornos motores (escleroderma, pseudo-obstrução intestinal, gastroenteropatia diabética).
   3) Fístulas intestinais ou válvula ileocecal ressecada.
   4) Outras condições como acloridria, estados de imunodeficiência e pancreatite crônica.

○ **Qual é a fisiopatologia sugerida da "diarreia diabética"?**
Uma vez que a maior parte dos pacientes com diarreia diabética também possuem neuropatia autonômica, esta condição foi classicamente considerada como devida à motilidade transtornada. Mais recentemente, a desnervação simpática com diminuição dos receptores enterócitos adrenérgicos α_2 tem sido descrita e acredita-se que isto resulta na diminuição da função de absorção intestinal. A esteatorreia e a má-absorção do sal de bile também podem ocorrer nestes pacientes. Outras causas de diarreia no paciente diabético incluem crescimento exagerado bacteriano, psilose celíaca, colite microscópica, disfunção pancreática e, raramente, tumores de células de ilhotas (glucagonoma, vipoma, somatostatinoma).

○ **Como se apresenta a gastroenterite eosinofílica?**
A gastroenterite eosinofílica pode envolver qualquer camada da parede do intestino, da mucosa até a serosa. As manifestações da gastroenterite eosinofílica incluem náusea, vômito, diarreia, perda de peso, deficiência de ferro, má-absorção, enteropatia de perda proteica, obstrução da saída pilórica ou intestinal e ascite eosinofílica.

○ **Uma mulher de 72 anos de idade apresenta-se com perda de memória e um nível limítrofe baixo de vitamina B_{12} (< 250 pg/mL) é encontrado. Como pode ser feito um diagnóstico definitivo de deficiência de vitamina B_{12}?**
Níveis séricos elevados de ácido metilmalônico e homocisteína estabelecem a presença da deficiência de vitamina B_{12} no nível do tecido.

○ **Quais são as causas mais comuns de diarreia crônica?**
Síndrome do intestino irritável, doença intestinal inflamatória, colite microscópica, má-absorção devida a doenças pancreáticas ou do intestino delgado, infecção entérica, medicações e estado pós-gastrectomia/vagotomia.

○ **Qual é a anormalidade de laboratório mais consistente que pode ocorrer no crescimento exagerado bacteriano no intestino delgado?**
A má-absorção da vitamina B_{12} é a anormalidade mais consistente e pode ser documentada com um teste de Schilling. A normalização do teste de Schilling após o tratamento com antibióticos (também denominado teste estágio IV de Schilling) confirma que o crescimento exagerado bacteriano é a fonte de má-absorção da vitamina B_{12}. Interessantemente, os níveis de folato sérico estão frequentemente elevados por causa da produção bacteriana de folato.

○ **Que testes estão disponíveis para o diagnóstico da síndrome de crescimento exagerado bacteriano do intestino delgado?**
O padrão-ouro para o diagnóstico do crescimento exagerado bacteriano é a cultura quantitativa do intestino delgado. Concentrações bacterianas formando unidades de colônia maiores que 10^5/mL indicam crescimento exagerado bacteriano. Diversos tes-

tes diferentes de respiração (C^{14} – D-xilose, glicose – H^2 e lactulose – H^2) também estão disponíveis; entretanto, existe controvérsia com relação a sensibilidade e especificidade destes testes. Um ensaio terapêutico de antibióticos também é utilizado com frequência como uma ferramenta "diagnóstica".

○ **Explique o mecanismo da formação de pedra de oxalato de cálcio na doença de Crohn.**

Esta condição é denominada hiperoxalúria entérica. A má-absorção do sal de bile devida à doença ileal ou ressecção pode resultar na má-absorção de gordura. Ácidos graxos intraluminais ligam-se a cátions de cálcio, os quais iriam por sua vez ligar-se ao oxalato intestinal. O oxalato livre penetra assim no cólon onde é absorvido e então excretado renalmente, causando pedras de oxalato de cálcio. A prevenção de pedras de oxalato de cálcio nos pacientes com doença de Crohn envolve a limitação de gordura e a ingestão de oxalato, assim como a suplementação de cálcio. Um paciente que foi submetido à colectomia não pode desenvolver hiperoxalúria entérica.

○ **Como a ressecção ileal leva à diarreia?**

1) A ressecção de menos de 100 cm leva ao desgaste do sal de bile. Os sais de bile são desconjugados no cólon onde provocam diarreia secretória. O desgaste de sal de bile é compensado pela síntese de sal de bile aumentada no fígado levando à absorção normal de gordura.
2) A ressecção de mais de 100 cm do íleo leva à depleção da concentração de sal de bile, esteatorreia e uma diarreia secretória relacionada com o efeito laxativo dos ácidos gordurosos hidroxilados.

○ **Que transtornos podem ser diagnosticados com base em uma biopsia endoscópica do intestino delgado?**

Doença de Whipple, imunodeficiência variável comum, abetalipoproteinemia e infecção complexa por *Mycobacterium avium* causam lesões características que envolvem difusamente a mucosa do intestino delgado. Lesões características, porém incompletas, também podem ser vistas com linfoma, linfangiectasia, enterite eosinofílica, mastocitose, amiloidose, doença de Crohn, psilose colagenosa, giardíase e criptosporidiose. Estas doenças podem, portanto, ser perdidas na biopsia endoscópica do intestino delgado.

○ **Nomeie algumas complicações específicas para a doença celíaca.**

Desenvolvimento de malignidade (linfoma do intestino delgado, linfoma extraintestinal, adenocarcinoma do intestino delgado, carcinoma esofágico de célula escamosa), doença refratária, psilose colagenosa e jejunoileíte ulcerativa.

○ **O que é psilose colagenosa?**

A psilose colagenosa é um transtorno raro que se apresenta com sintomas idênticos à doença celíaca. Entretanto, pequenas biopsias intestinais mostram excessiva deposição de colágeno na lâmina própria abaixo da camada epitelial. Pacientes com esta condição possuem um diagnóstico ruim, uma vez que não respondem à dieta livre de glúten.

○ **Que mecanismos podem ser responsáveis pela diarreia na doença de Crohn?**

Inflamação do intestino delgado, crescimento exagerado bacteriano no intestino delgado, ressecção cirúrgica, fístulas, diarreia colorética e esteatorreia.

○ **Quais são alguns componentes da prescrição e não prescrição de medicações que podem causar má-absorção em certos indivíduos?**

Glúten, lactose e polióis (sorbitol, manitol e xilitol).

○ **Um menino de 15 anos de idade apresenta-se com diarreia crônica. Você deduz uma história de infecções respiratórias recorrentes superiores. Qual é seu próximo teste?**
Um teste de sudorese para excluir fibrose cística.

○ **Quais são os locais de digestão de proteína?**
Lúmen do estômago e intestino delgado (pepsina, proteases pancreáticas), borda em escova do enterócito (peptidases) e citoplasma do enterócito (peptidases).

○ **Quais são os locais de digestão de carboidratos?**
Lúmen intestinal (amilase salivar e pancreática), bordo em escova do enterócito (sucrase, lactase, glicoamilase).

○ **Quais são as enzimas envolvidas na digestão da gordura?**
Lipases ácidas (lipase lingual, lipase gástrica) e as lipases pancreáticas. A lipase éster carboxil pancreática hidrolisa triglicerídios, colesterol, ésteres de vitaminas e outros substratos. A fosfolipase A2 pancreática hidrolisa fosfatidilcolina, fosfatidiletanolamina, fosfatidilserina e cardiolipina.

○ **Que medicações podem resultar na má-absorção de vitaminas e outros nutrientes?**
Antiácidos, óleo mineral, colestiramina, metotrexato, agentes quimioterapêuticos, fenitoína, orlistat, sulfassalazina e sucralfato.

○ **Nomeie algumas medicações que podem causar diarreia secretória.**
Laxativos, agentes colinérgicos, quinidina e quinina, colchicina, metoclopramida, misoprostol, olsalazina, teofilina e preparações tireóideas.

○ **Que infecções entéricas podem causar uma diarreia protraída?**
E. coli enteropatogênica, giárdia, ameba, criptosporídio, microsporídios e isospora. Aeromonas e *Yersinia enterocolitica* podem ambas se apresentar com uma síndrome de diarreia aquosa aguda ou crônica, ou colite. A infecção por *Clostridium difficile* frequentemente recai.

○ **Quais são os mecanismos causando diarreia na síndrome de Zollinger-Ellison (ZE)?**
Altos volumes de ácido hidroclorídrico secretado, má-digestão de gordura devida à inativação da lipase pancreática e precipitação de ácido de bile devida ao pH duodenal baixo. A diarreia ocorre em até 1/3 dos pacientes com a síndrome de ZE, pode preceder os outros sintomas e pode ser a manifestação clínica principal da doença.

○ **O que é a síndrome de Cronkhite-Canada?**
A síndrome de Cronkhite-Canada é uma síndrome de polipose não herdada, caracterizada por pólipos hamartomatosos encontrados em todo o trato gastrointestinal e por uma severa enteropatia de perda de proteína devida a uma lesão de mucosa difusa de etiologia obscura. Aspectos clínicos também incluem hiperpigmentação cutânea, alopecia e atrofia das unhas.

○ **Um homem de 44 anos de idade com diarreia crônica possui uma lacuna osmótica fecal < 50 e sódio fecal > 90. A diarreia cessa com o jejum. Qual é o diagnóstico?**
A lacuna osmótica fecal e a concentração de sódio são consistentes com uma diarreia secretória. Entretanto, a cessação da diarreia com o jejum argumenta contra a diarreia secretória. A ingestão de sulfato de sódio ou fosfato de sódio poderia causar uma diarreia osmótica que mimetiza uma diarreia secretória por causa do alto conteúdo de sódio.

○ **Como é realizado o teste de Schilling?**

Uma dose intramuscular de vitamina B_{12} não marcada (geralmente 1.000 micro gramas) é administrada de forma a saturar os locais de ligação do fígado. Vitamina B_{12} oral radiomarcada é então administrada e a radioatividade da urina é medida em 24 horas. O aparecimento de menos do que 10% de vitamina B_{12} radiomarcada na urina é considerado diagnóstico de má-absorção de vitamina B_{12}. Se a má-absorção da vitamina B_{12} é corrigida pela administração de fator intrínseco, isto estabelece deficiência do fator intrínseco (teste de Schilling Estágio II). Se a má-absorção da vitamina B_{12} é corrigida com enzimas pancreáticas (Estágio III) ou com antibióticos (Estágio IV), então o teste estabelece insuficiência pancreática ou crescimento exagerado bacteriano, respectivamente. Se o teste não é corrigido com quaisquer destas manobras, então a causa da má-absorção é doença ileal ou ressecção.

○ **Que testes são úteis para a determinação de perda de proteína entérica?**

A coleta de fezes de 24 horas para a determinação de liberação de crômio[51]-albumina e liberação de α_1-antitripsina.

○ **Que testes estão disponíveis para testar a função pancreática?**

Os testes de estimulação pancreática (teste de secretina, teste de colecistocinina e teste de refeição de Lundh) requerem intubação intestinal e coleta de secreções pancreáticas, e consomem tempo. Os denominados testes "sem tubo" incluem o teste de bentiromida, o teste *pancreolauryl* e o teste de Schilling de duplo marcador.

○ **Nomeie algumas causas da deficiência de lactase.**

Deficiência adquirida na vida adulta, doença ou ressecção do intestino delgado, e deficiência congênita recessiva autossômica.

○ **Descreva os aspectos clínicos e o defeito genético da abetalipoproteinemia.**

Abetalipoproteinemia é um transtorno recessivo autossômico raro do metabolismo da lipoproteína caracterizado por níveis extremamente baixos de colesterol sérico e triglicerídio e a ausência de lipoproteínas contendo apoB. As manifestações clínicas incluem má-absorção, sintomas neurológicos tais como disfunção espinocerebelar, retinopatia que causa comprometimento da visão noturna e da cor, e eritrócitos acantóticos. As mutações da proteína de transferência da triglicerídio microssômica têm sido mostradas causar a abetalipoproteinemia.

○ **Quais são os aspectos clínicos da obstrução linfática intestinal?**

Hipoalbuminemia, hipoglobulinemia, linfopenia, edema periférico, ascite, e mesmo anasarca. O diagnóstico diferencial de obstrução linfática intestinal inclui linfangiectasia intestinal congênita, doença cardíaca, doença de Whipple, doença de Crohn, tuberculose mesentérica, sarcoidose mesentérica, linfoma e fístula linfoentérica.

○ **Quais são as causas da deficiência de ferro ocorrendo após cirurgia gástrica?**

O ácido gástrico dissocia os sais de ferro do alimento e os dissolve. O estômago aclorídrico não pode liberar o ferro ligado ao alimento. Além disso, os pacientes que foram submetidos a antrectomia possuem digestão de carne defeituosa de forma que as hemeproteínas (mioglobulina, hemoglobina) não podem ser digeridas apropriadamente pelas proteases pancreáticas para liberar os complexos heme-ferro. Finalmente, a deficiência de ferro pode resultar da ingestão de alimento diminuída e perda de sangue a partir de gastrite.

○ **Nomeie algumas doenças sistêmicas associadas à má-absorção.**

Tireotoxicose, hipotireoidismo, doença de Addison, hipoparatireoidismo, diabetes *mellitus*, escleroderma e SIDA (AIDS).

○ **O que é o teste de respiração ácida ^{14}C-glicocólico?**

Este teste é utilizado no diagnóstico do crescimento exagerado bacteriano. O ácido ^{14}C-glicocólico submetido à hidrólise peptídica pela bactéria libera ^{14}C-glicina. A ^{14}C-glicina é então absorvida e metabolizada para ^{14}CO$_2$ que é então excretado no ar expirado. A excreção aumentada de ^{14}CO$_2$ ocorre com crescimento exagerado bacteriano, porém também pode ser vista com má-absorção do ácido de bile. A medida da radioatividade fecal ajuda a distinguir entre estas duas possibilidades.

○ **Como é tratada a psilose tropical?**

O tratamento inicial inclui correção dos fluidos, eletrólitos e nutrientes deficientes. A tetraciclina e o ácido fólico são dados como farmacoterapia. O efeito benéfico do tratamento com ácido fólico sugere que a deficiência de folato desempenha um papel na perpetuação da lesão intestinal da psilose tropical. É recomendado que o tratamento seja continuado por vários meses.

○ **Quais são os aspectos clínicos da doença de Whipple?**

Diarreia com esteatorreia, febre, artrite, linfadenopatia, pericardite, endocardite, miocardite, demência, depressão, coreoatetose e oftalmoplegia. Esta condição é causada por um bacilo Gram-positivo denominado *Tropheryma whippelii*. O tratamento geralmente consiste de trimetoprima-sulfametoxazol de dupla potência 2 vezes ao dia por 1 ano.

○ **Quais são as causas da presença de macrófagos PAS-positivos na lâmina própria vistos na biopsia intestinal?**

No passado, o achado de macrófagos PAS-positivos na lâmina própria foi diagnóstico da doença de Whipple. Mais recentemente, reconheceu-se que macrófagos PAS-positivos também são vistos com infecções micobacterianas atípicas. O corante ácido-álcool distingue entre os dois.

○ **Quais são as causas mais comuns da síndrome do intestino curto nas crianças?**

Intestino curto congênito (2/3) e enterocolite necrosante (1/3).

○ **Qual é a causa mais comum da síndrome do intestino curto nos adultos?**

Doença de Crohn requerendo ressecções intestinais múltiplas (60-80%). A próxima causa mais comum é a ressecção do intestino delgado secundária à trombose das artérias e veias mesentéricas.

○ **Qual é a fisiopatologia e os aspectos clínicos da acidose D-láctica?**

A acidose D-láctica é uma complicação rara da síndrome do intestino curto que ocorre como um resultado de exagero na alimentação de carboidrato e, possivelmente, na utilização de antibiótico. O carboidrato mal absorvido é metabolizado pelas bactérias colônicas para ácidos graxos de cadeia curta e lactato que, por sua vez, diminuem o pH do cólon. Um pH colônico baixo favorece o crescimento da flora entérica produzindo D-lactato. O D-lactato é absorvido, porém é mal metabolizado devido à falta, nos humanos, da desidrogenase ácida D-láctica. Pacientes apresentam-se com acidose com um nível de L-lactato normal, nistagmo, oftalmoplegia, ataxia, confusão e comportamento inapropriado. O mediador dos sintomas neurológicos é desconhecido. O tratamento consiste de administração de bicarbonato e jejum. A prevenção pode ser tentada com uma dieta baixa de carboidrato e, possivelmente, pró-bióticos.

○ **Que formulação de enzimas pancreáticas são utilizadas para o tratamento da dor da pancreatite crônica?**
Formulações de cobertura não entérica são potencialmente benéficas no tratamento da dor crônica em alguns pacientes com pancreatite crônica. As formulações de cobertura entérica são utilizadas para tratar a má-digestão pancreática. Para prevenir a esteatorreia a dose recomendada é de 30.000 UI de lipase com cada refeição.

○ **Quais são os mecanismos da má-absorção nos pacientes com escleroderma?**
Atrofia vilosa, disfunção do enterócito e deposição de colágeno submucoso. O crescimento exagerado bacteriano com frequência ocorre secundário a estase do intestino delgado, perda do complexo motor de migração e presença de divertículos do intestino delgado. A insuficiência pancreática também pode estar presente.

○ **Quais são os mecanismos da diarreia nos pacientes com enterite por radiação?**
Absorção alterada de fluidos e eletrólitos, má-absorção de sal de bile, crescimento exagerado bacteriano devido à estase, fístulas enteroentéricas e síndrome do intestino curto secundária à ressecção.

○ **Qual é a racionalidade para utilizar triglicerídios de cadeia média (TCM – MCT) como suplementos nutricionais nos pacientes com síndromes de má-absorção?**
A digestão e a absorção normal de gordura requerem um processo de múltiplos passos, incluindo emulsificação no estômago, liberação de ácidos graxos livres pelo ácido gástrico, quebra dos triglicerídios pelas lipases pancreáticas, formação de micelas com sais de bile no duodeno e absorção de enterócitos. Os TCM são rapidamente hidrolisados e absorvidos diretamente sem requererem lipase pancreática, sais de bile ou formação de micela.

○ **Que condições estão associadas a má-absorção da vitamina B_{12}?**
Anemia perniciosa, crescimento exagerado bacteriano, idade avançada (liberação incompleta de vitamina B_{12} ligada ao alimento), cirurgia gástrica (acloridria, fator intrínseco diminuído), terapia com inibidores das bomba de próton e antagonistas do receptor H_2 (liberação incompleta da vitamina B_{12} ligada ao alimento; rara), infecção por VIH (HIV) (doença ileal, acloridria), doença de Crohn (doença ileal ou ressecção) e outras doenças do intestino delgado, esclerose múltipla (idiopática) e pancreatite crônica (clivagem incompleta do complexo fator intrínseco da proteína R).

Miscelânea de Condições Inflamatórias do Intestino

John K. Marshall, M.D., FRCPC, David McFadden, M.D.,
Isaac Raijman, M.D., e Rajeev Vasudova, M.D.

○ **Qual a frequência da lesão esofágica induzida por comprimido?**
A prevalência é muito difícil de determinar; entretanto, acredita-se que a incidência seja de 3,9 por 100.000 da população por ano, baseando-se em um estudo sueco prospectivo.

○ **Que pacientes têm maior probabilidade de desenvolver lesão esofágica induzida por droga?**
A maior parte dos relatos revela uma predominância de pacientes idosos e femininos. Os idosos estão mais predispostos devido a uma maior prevalência de transtornos da motilidade e lesões obstrutivas do esôfago. Além disso, os idosos ingerem em geral mais drogas, produzem menos saliva e têm maior probabilidade de esquecer a instrução de dosagem apropriada e gastam mais tempo na posição recostada. A lesão induzida por droga é cerca de duas vezes mais comum nas mulheres devido à utilização de suplemento de potássio e alendronato.

○ **Quais são os fatores patogênicos principais contribuindo para o dano esofágico induzido pela droga?**
O conteúdo químico, a formulação da droga e a maneira na qual a droga é ingerida pelo paciente são os fatores principais. A maior parte dos pacientes com lesão esofágica induzida por droga não possuem dismotilidade esofágica ou anormalidade estrutural detectável.

○ **Quais são as localizações mais comuns no esôfago para a lesão esofágica induzida por droga?**
O nível do arco aórtico (mais prevalente nos pacientes idosos) e o esôfago distal.

○ **Quais são as manifestações clínicas mais comuns da lesão esofágica induzida por droga?**
Dor torácica retroesternal é a manifestação mais comum (61-72%) seguida pela odinofagia (50-74%) e disfagia (20-40%). Os sintomas podem-se desenvolver dentro de horas a dias após o início da medicação. Em quase todos os casos, o diagnóstico pode ser determinado com base na história.

○ **Que medicações estão comumente implicadas na lesão esofágica induzida por droga?**
A mais comum é a tetraciclina ou um de seus derivados. Outras medicações incluem drogas anti-inflamatórias não esteroidais, cloreto de potássio, sulfato de ferro, quinidina, corticosteroides, enzimas pancreáticas, cloxacilina, dicloxacilina, contraceptivos orais e alendronato.

○ **Qual é a melhor modalidade diagnóstica na lesão induzida por droga?**
Embora não necessária em cada paciente, a endoscopia é claramente a melhor modalidade diagnóstica com superioridade considerável na sensibilidade sobre o esofagograma com contraste de bário.

○ **V/F: Nas esofagites relacionadas com quimioterapia, o envolvimento esofágico correlaciona-se com o envolvimento da mucosa orofaríngea.**
Verdadeiro. É muito incomum haver dano esofágico na ausência de alterações orais.

○ **Como a dosagem da radiação se correlaciona com sintomas e sinais esofágicos?**
30 Gy – queimadura retroesternal e odinofagia.
40 Gy – eritema e edema de mucosa.
50 Gy – incidência e severidade aumentada de esofagite.
60-70 Gy – estreitamentos, perfurações e fístulas.

○ **Que outros fatores potencializam dano esofágico induzido por radiação?**
A forma de aplicação com um esquema de fracionamento acelerado pode resultar em maior lesão. A quimioterapia concomitante pode também potencializar a lesão por radiação e é particularmente comum com doxorrubicina.

○ **Quais são os efeitos tardios da radiação esofágica?**
Disfunção motora do esôfago, estreitamentos, fístulas e carcinomas de células escamosas podem aparecer de meses a anos após a radiação.

○ **Um homem de 35 anos com leucemia linfocítica aguda foi submetido a transplante de medula óssea 120 dias atrás e agora se apresenta com disfagia e dor retroesternal. A deglutição de bário revela um estreitamento esofágico médio. Qual é a etiologia mais provável?**
Enxerto crônico *versus* doença do hospedeiro é a etiologia mais provável e é manifestada por redes, anéis e estreitamentos dos esôfagos superior e médio. A apresentação clínica lembra aquela da esclerose sistêmica progressiva. Drogas imunossupressoras são comumente empregadas nesta situação e endoscopia com dilatação nos casos selecionados pode ser útil.

○ **V/F: Colites linfocítica e colagenosa são entidades clínicas distintas.**
Esta questão permanece sendo debatida. Embora elas difiram levemente nos critérios histológicos para o diagnóstico, evidência crescente sugere que a colite linfocítica e colagenosa são duas manifestações do mesmo transtorno, com apresentação, resposta ao tratamento e prognóstico similar.

○ **Como se apresenta tipicamente a colite linfocítica/colagenosa?**
Pacientes com colite linfocítica/colagenosa são tipicamente mulheres de meia-idade ou idosas com diarreia aquosa de grande volume. Uma história prévia de ingestão de droga anti-inflamatória não esteroide é comum e foi sugerida como um fator de risco em um estudo publicado de caso-controle.

○ **Qual é a sensibilidade da biopsia retal para a detecção de colite linfocítica/colagenosa?**
Apenas 27% dos casos de colite colagenosa são detectados na biopsia retal. Para excluir o diagnóstico, a colonoscopia total geralmente é requerida. Alterações histológicas são vistas no ceco em 82% dos pacientes e o cólon transverso em 83%.

○ **Que proporção de pacientes com doença celíaca possuem aspectos de colite linfocítica nas biopsias colônicas?**
20 a 30%.

○ **V/F: A colite linfocítica geralmente responde a uma dieta livre de glúten.**
Falso.

○ **Que tratamentos podem ser prescritos para a colite linfocítica/colagenosa?**

Os pacientes devem evitar substâncias secretoras tais como cafeína e lactose. As opções de tratamento médico incluem sulfassalazina e outros derivados da 5-aminossalicilato, colestiramina, subsalicilato de bismuto e corticosteroides sistêmicos. Agentes antidiarreicos tais como difenoxilato e loperamida são com frequência ineficazes. Casos refratários têm requerido desvios cirúrgicos do trânsito fecal.

○ **Quais das opções de tratamento acima são sustentadas por evidências a partir de ensaios clínicos controlados?**

Nenhuma.

○ **Caracterize a história natural da colite linfocítica/colagenosa.**

A linfocítica e a colagenosa geralmente entram em remissão espontaneamente em curto prazo, porém podem finalmente seguir um curso de recaída crônica. Entre 1/4 e 2/3 dos pacientes irão requerer medicação em longo prazo para a diarreia intermitente crônica.

○ **V/F: A colite linfocítica/colagenosa está associada ao risco aumentado de doença intestinal inflamatória.**

Falso.

○ **V/F: A colite linfocítica/colagenosa aumenta o risco de desenvolvimento de carcinoma colorretal.**

Falso.

○ **Após desvio proximal do trânsito fecal, o quanto é comum a colite por desvio?**

Aproximadamente um terço dos pacientes irá desenvolver colite por desvio no segmento excluído.

○ **V/F: A colite por desvio ocorre mais comumente após colectomia por doença intestinal inflamatória que por câncer.**

Verdadeiro. A colite por desvio desenvolve-se mais frequentemente entre os pacientes que foram submetidos à cirurgia para doença intestinal inflamatória (89%) que para o câncer (23%).

○ **Como a aparência endoscópica da colite por desvio difere daquela da proctite ulcerativa?**

A colite por desvio não pode ser diferenciada endoscopicamente da proctite ulcerativa. A endoscopia tipicamente revela uma mucosa retal eritematosa e friável com ulceração superficial.

○ **Que aspecto histológico é a marca da colite por desvio?**

Hiperplasia folicular linfoide com centros germinais é encontrada em quase todos os casos. Criptite e infiltração neutrófila desenvolvem-se em no mínimo 60% após 3 meses.

○ **O que causa a colite por desvio?**

A colite por desvio ocorre quando um segmento do intestino é excluído do trânsito fecal. A evidência atual implica deficiência de ácido graxo de cadeia curta luminal, como acetato, propionato e butirato. O butirato normalmente proporciona 70% da energia oxidativa para os colonócitos.

○ **Como é tratada a colite por desvio?**

O melhor tratamento para a colite por desvio é a restauração do trânsito fecal. Enemas de ácido graxo de cadeia curta induzem a remissão em muitos pacientes, porém não estão comercialmente disponíveis. Uma formulação sugerida contém 60 mmol/L de acetato, 30 mmol/L de propionato e 40 mmol/L de butirato. Enemas de hidrocortisona são ineficazes e existe pouca evidência para sustentar a utilização de preparações de aminossalicilato.

○ **Como se apresenta a proctossigmoidite de radiação aguda?**

A lesão aguda apresenta-se com diarreia e tenesmo durante o tratamento de radiação ou dentro de 6 semanas da exposição. A aparência endoscópica do reto é normal.

○ **Quais são as manifestações clínicas da proctite de radiação crônica?**

Os sintomas típicos da lesão crônica são sangramento retal, diarreia e tenesmo. Estreitamentos retais podem-se desenvolver assim como fístulas para vagina, bexiga ou útero.

○ **Descreva a aparência endoscópica típica da proctite de radiação crônica.**

Palidez da mucosa com friabilidade e telangiectasia.

○ **Quanto tempo após a exposição à radiação se desenvolve a proctite de radiação crônica?**

Na média, os sintomas desenvolvem-se após 1 ano, as fístulas após 18 meses e os estreitamentos após 3 anos.

○ **Que tratamentos são efetivos no controle da hemorragia da proctite de radiação?**

Ácido 5-aminossalicílico oral e enemas de corticosteroides não parecem controlar o sangramento ou o tenesmo. A instilação local de formalina a 4%, sucralfato e 5-ASA podem ser efetivas. Nd: YAG ou ablação por *laser* de argônio ou eletrocoagulação da mucosa retal são abordagens endoscópicas úteis. A terapia por oxigênio hiperbárico também pode ser benéfica atenuando a hipóxia do tecido da endarterite obliterativa. A protectomia pode ser considerada para casos refratários, porém a anastomose coloanal está predisposta a extravasamento.

○ **Em quais idades é mais alta a incidência de alergia à proteína do leite?**

O pico de incidência é em 6 semanas. Os sintomas podem incluir vômito, cólica, diarreia e sangramento retal a partir das úlceras colônicas. Uma vez que a alergia é geralmente mediada pelo IgE, eczema, urticária e edema angioneurótico também podem ser vistos.

○ **Como é feito o diagnóstico de alergia à proteína do leite?**

A resolução dos sintomas com a retirada do leite e a recorrência dentro de 48 horas de reintrodução fazem o diagnóstico. A reintrodução é com frequência omitida uma vez que pode resultar em anafilaxia. Se realizada, a reintrodução deve ser conduzida em um ambiente de hospital.

○ **Em que idade pode uma criança com alergia à proteína do leite voltar a ingerir leite de vaca?**

A alergia à proteína do leite geralmente se resolve entre 9 meses e 3 anos.

○ **Quais laxativos estão associados a *Melanosis coli*?**

Antraquinonas, incluindo cáscara sagrada, *aloe*, ruibarbo, *senna* e *frangula*.

○ **Com que frequência a melanose aparece e com que rapidez se resolve?**

A *Melanosis coli* pode-se desenvolver dentro de 4 meses do início do laxativo e geralmente se resolve dentro de aproximadamente 9 meses após eles serem descontinuados.

○ **Nomeie o pigmento que é depositado na mucosa na *Melanosis coli*.**

A identidade do pigmento é desconhecida. Tem sido encontrado para sustentar alguma similaridade bioquímica para a lipofuscina, melanina e o pigmento hepático da síndrome de Dubin-Johnson.

○ **Descreva a localização e a aparência endoscópica da síndrome da úlcera retal solitária (SURS – SRUS).**

A endoscopia revela uma lesão na parede retal anterior entre 6 e 10 cm a partir da margem anal. A lesão propriamente dita é variável e pode aparecer como uma úlcera única, um grupo de úlceras, uma lesão polipoide ou uma área de eritema.

○ **Quais são os achados histológicos típicos na SURS?**

A aparência na biopsia é descrita como uma obliteração fibromuscular da lâmina própria. Como sugere este termo, a lâmina própria é substituída por fibroblastos, músculo liso e colágeno com hipertrofia e desorganização da mucosa muscular.

○ **Descreva as hipóteses relacionadas com a patogênese da SURS.**

O autotoque digital tem sido sugerido como a causa da SURS e está documentado em até 50% dos pacientes. Uma hipótese alternativa sugere que a SURS (SRUS) resulta do prolapso e da isquemia da mucosa retal na situação de uma pressão alta para a eliminação fecal. A última pode resultar de relaxamento inadequado do puborretal durante a defecação.

○ **Como a SURS é tratada?**

Terapia conservadora inicial com laxativos de volume, recomendando evitar esforço e tranquilizando. A medicação anti-inflamatória tópica geralmente é ineficaz. Para os casos refratários, o procedimento cirúrgico de escolha é uma retopexia abdominal.

○ **Que complicações de drogas anti-inflamatórias não esteroidais (DAINEs – NSAIDs) têm sido descritas no cólon?**

Colite aguda, colite isquêmica, perfuração de divertículos colônicos e formação de estreitamento semelhante ao diafragma têm sido relatados após ingestão de DAINEs. As DAINEs também podem exacerbar ou disparar recaída da doença de Crohn e colite ulcerativa.

○ **Quais drogas antirreumáticas modificadoras de doença têm sido associadas à colite aguda?**

Sais de ouro podem induzir uma colite aguda caracterizada por ulceração e friabilidade da mucosa retossigmóidea. Os sintomas tipicamente se resolvem dentro de 2 semanas da suspensão da droga.

○ **Nomeie cinco classes de drogas que têm sido associadas à lesão isquêmica do cólon.**

Drogas anti-inflamatórias não esteroidais, contraceptivos orais, vasopressina, ergotamina, cocaína, dextroanfetamina, neurolépticos e digitálicos.

○ **O que é tiflite?**

A palavra grega *typhlos* refere-se a um saco cego. Tiflite é uma inflamação necrótica aguda do ceco. Também tem sido denominada enterocolite neutropênica, enterocolite necrosante e síndrome ileocecal.

○ **Em que situação clínica ocorre a tiflite?**

A tiflite classicamente afeta pacientes leucêmicos com neutropenia severa, porém tem sido descrita em um número de outros estados imunossupressivos.

○ **Como a tiflite se apresenta?**

Os sintomas típicos incluem febre, dor abdominal, distensão, vômito e diarreia sanguinolenta. Uma mucosite associada pode envolver a orofaringe. Filmes simples podem revelar uma impressão de polegar cecal ou pneumatose. A tomografia computadorizada e o ultrassom demonstram espessamento da parede intestinal.

○ **Como é tratada a tiflite?**

O manejo primário é médico, com hidratação, antibióticos de amplo espectro e descompressão nasogástrica. Casos refratários podem requerer uma hemicolectomia direita com fístula mucosa.

○ **Qual é o índice de mortalidade da tiflite aguda?**

40 a 50%.

○ **Que evento com frequência precede o desenvolvimento da colecistite aguda?**

Obstrução do ducto cístico com frequência precede o desenvolvimento da colecistite calculosa aguda.

○ **Que outros fatores estão associados à colecistite calculosa aguda?**

Bile supersaturada, lecitina diminuída e lisolecitina aumentada na vesícula biliar, produção aumentada de prostaglandinas (E2), secreção de fluido aumentada no interior da vesícula biliar e do fator de ativação plaquetária circulante. A isquemia pode desempenhar um papel significativo em alguns pacientes como um resultado do suprimento de sangue diminuído causado pela obstrução da artéria cística à medida que a vesícula biliar se alarga a partir de alterações inflamatórias. A aterosclerose subjacente da artéria cística também pode contribuir.

○ **V/F: O envolvimento bacteriano da vesícula biliar é o exemplo primário no desenvolvimento da colecistite calculosa aguda.**

Falso. A inflamação bacteriana é considerada um evento secundário e é encontrada em até 80% dos pacientes com colecistite calculosa submetidos à colecistectomia.

○ **Qual é a localização mais comum de uma perfuração da vesícula biliar?**

O fundo da vesícula biliar devido ao seu diâmetro maior e assim tensão maior.

○ **Que porcentagem de colecistectomias são perfuradas na colecistite calculosa aguda?**

Aproximadamente 20%. Existe cerca de 500.000 colecistectomias realizadas anualmente nos Estados Unidos.

○ **V/F: No idoso, os sintomas biliares geralmente precedem o desenvolvimento da colecistite aguda.**

Falso.

○ **V/F: Cálculos biliares são mais comuns nos diabéticos.**

Falso. Entretanto, os diabéticos possuem uma incidência mais elevada de complicações relacionadas comparados com a população não diabética.

○ **Que porcentagem de pacientes com colecistite calculosa aguda possuem coledocolitíase associada?**

Aproximadamente 10%.

○ **V/F: A icterícia ocorre comumente nos adultos com colecistite calculosa aguda.**

Falso. Aproximadamente 20% dos adultos com colecistite calculosa aguda desenvolvem icterícia. Esta aumenta para aproximadamente 50% nas crianças.

○ **Quão específicos são os dados de laboratório nos pacientes com colecistite calculosa aguda?**

Os dados de laboratório são inespecíficos e podem, de fato, ser normais. Lembre que nos pacientes com uma bilirrubina rapidamente elevada e sem evidência de obstrução biliar, a perfuração da vesícula biliar com absorção secundária aumentada da bilirrubina através da cavidade peritoneal deve ser considerada.

○ **V/F: Uma amilase elevada é sempre indicativa de pancreatite aguda na situação de colecistite calculosa aguda.**

Falso. A hiperamilasemia pode refletir uma vesícula biliar gangrenosa.

○ **Que porcentagem de cálculos biliares pode ser visualizada em um filme explorador do abdome?**

Apenas 10 a 20% dos pacientes irão possuir cálculos biliares radiolucentes.

○ **Qual é o teste diagnóstico de escolha para a colecistite calculosa aguda?**

O ultrassom permanece o teste de escolha para diagnosticar a colecistite calculosa aguda. Achados sugestivos incluem coleção perivesicular, parede da vesícula biliar espessada, pedras ou sedimentos e alargamento do órgão. O sinal de Murphy também é útil, porém pode estar ausente na presença de colecistite gangrenosa.

○ **V/F: A varredura hepatobiliar da vesícula biliar é útil no diagnóstico da colecistite acalculosa aguda.**

Verdadeiro. Um teste positivo ocorre quando não existe enchimento da vesícula biliar, geralmente dentro de 1 hora. Entretanto, em alguns pacientes normais pode levar até 4 horas para a vesícula biliar encher. Causas de falso-positivo incluem nutrição parenteral, jejum prolongado (> 24 horas) ou limitado (< 2 horas) e alcoolismo.

○ **Que porcentagem de pacientes com colecistite calculosa aguda desenvolve complicações?**

1) Empiema da vesícula biliar de 2 a 12%.
2) Perfuração de 3 a 15%.
3) Colecistite gangrenosa < 2%.
4) Sangramento ou hemoperitônio muito raro.
5) Colecistite enfisematosa (geralmente devida às espécies *Clostridium*) raramente ocorre. A incidência de vesícula biliar gangrenosa nestes pacientes é tão alta quanto 75%.
6) Metástases sépticas são raras.

○ **Que porcentagem de todos os casos de colecistite aguda é devida à doença acalculosa?**
A colecistite acalculosa aguda contribui para aproximadamente 6 a 17%.

○ **Que fatores estão envolvidos no desenvolvimento da colecistite acalculosa aguda?**
Obstrução do ducto cístico por sedimento, espessamento de bile com fluxo reduzido associado, obstrução mecânica do ducto cístico por outras doenças tais como tumores ou nódulos, motilidade da vesícula biliar diminuída, depleção do volume sistêmico, isquemia e possivelmente agentes infecciosos.

○ **V/F: Infecções podem causar colecistite acalculosa aguda.**
Verdadeiro. As infecções são particularmente importantes nos pacientes com SIDA (AIDS), onde o citomegalovírus e o *Cryptosporidium* desempenham um papel importante. A febre tifoide também está associada a colecistite acalculosa.

○ **Que doenças estão associadas ao desenvolvimento da colecistite acalculosa aguda?**
Doenças associadas a comprometimento vascular mesentérico (vasculite), sepse, uso prolongado de nutrição parenteral total, queimaduras severas e cirurgia intra-abdominal.

○ **Que grupo de pacientes está mais comumente associado à colecistite acalculosa aguda?**
Ao contrário da doença calculosa, a colecistite acalculosa é mais comum nos homens, especialmente no idoso.

○ **Qual é a complicação principal que pode ocorrer na colecistite acalculosa aguda?**
Pode ocorrer perfuração em até 60% destes pacientes.

○ **Qual é a mortalidade geral na colecistite acalculosa aguda?**
Aproximadamente 50%.

○ **Qual é o teste atual padrão-ouro para o diagnóstico da coledocolitíase?**
Colangiografia retrógrada endoscópica (CRE – ERC) permanece o padrão-ouro no diagnóstico da coledocolitíase. Em mãos experientes, a CRE é bem-sucedida em visualizar completamente a árvore biliar em quase 100% dos pacientes. As pedras também podem ser removidas utilizando esta técnica.

○ **Qual é o padrão colangiográfico mais comum da colangite esclerosante primária (CEP – PSC)?**
Embora possa afetar tanto os ductos intra e extra-hepático, a CEP mais comumente se apresenta como estreitamentos curtos múltiplos encontrados através do fígado com adornos e desbastes característicos e dilatações isoladas dos ductos intra-hepáticos.

○ **Que outras condições podem mimetizar a aparência colangiográfica da CEP?**
Cirrose e doença metastática do fígado podem dar uma aparência similar.

○ **V/F: *Stents* endobiliares são o tratamento de escolha não cirúrgico para a CEP relacionada com estreitamentos do ducto de bile.**
Falso. A menos que absolutamente necessário, menor é maior quando se prefere a terapia endoscópica na CEP.

- **V/F: O colangiocarcinoma é geralmente detectado facilmente em caso de CEP.**
  Falso.

- **Qual é a causa mais comum de colangite supurativa aguda?**
  Pedras intra-hepáticas ou extra-hepáticas são a causa de quase todos os casos. Pacientes com endoprótese biliar e/ou manipulação biliar prévia também estão em risco.

- **Qual é a tríade clínica clássica da colangite supurativa aguda?**
  A tríade de Charcot consiste de dor abdominal do quadrante superior direito, icterícia e febre. Hipotensão e choque séptico avançado (pêntade de Reynold) podem subsequentemente se seguir muito rapidamente.

- **Qual é o tratamento de escolha na colangite supurativa aguda?**
  Descompressão endoscópica juntamente com antibióticos sistêmicos.

- **Que doença do trato biliar está associada à síndrome da imunodeficiência adquirida (SIDA)?**
  A SIDA pode produzir um quadro semelhante à colangite esclerosante associado a dor abdominal superior e testes de função do fígado elevados, especialmente fosfatase alcalina. A colangite pode estar associada ao vírus da SIDA isolado ou a outras infecções, como CMV, *Cryptosporidium* ou *microsporidia*. Um organismo causador é encontrado em cerca de 60% dos casos.

- **Em que contagem de linfócito T a colangiografia da SIDA é mais provável de ocorrer?**
  Quando a contagem de célula T está abaixo de 200.

- **Qual é o diagnóstico mais provável em um paciente com SIDA que se queixa de dor abdominal severa e possui uma fosfatase alcalina elevada?**
  Estenose papilar. A SIDA pode produzir dor abdominal severa associada a fosfatase alcalina aumentada devido à estenose papilar. A dor pode melhorar dramaticamente após a esfincterectomia endoscópica.

- **V/F: A colangiopatia da SIDA afeta adversamente o resultado geral dos pacientes de SIDA.**
  Falso. A colangiopatia da SIDA não parece possuir qualquer influência na progressão da doença subjacente.

- **Que grupo de pacientes se encontra em maior risco de colangiopatias infecciosas e parasíticas?**
  Pacientes do sudeste asiático estão particularmente em risco para a doença do ducto de bile relacionada com parasita.

- **Quais são os parasitas mais comuns implicados na obstrução biliar?**
  Clonorchis sinensis e *Ascaris lumbricoides* são os parasitas mais frequentemente encontrados causando doença biliar. Mais frequente que o estreitamento é a presença de ondulação e defeitos de preenchimento do alongamento dos ductos de bile.

- **O que é colangite oriental?**
  A colangite oriental é caracterizada pelo desenvolvimento de pedras pigmentadas, estreitamentos biliares difusos e episódios crônicos, recorrentes de colangite. Isto é particularmente comum nas pessoas do sudeste da Ásia.

○ **O que é colangite autoimune?**
A expressão clínica da colangite autoimune é muito similar àquela da cirrose biliar primária exceto que não está associada a anticorpos antimitocondriais.

○ **Que tipo de lesão colangiográfica tem sido associada à infusão intra-arterial de 5-fluorodeoxiuridina?**
Um quadro tipo colangite esclerosante intra-hepática.

○ **Que outras condições estão associadas ao desenvolvimento de doença do ducto de bile causando formação de estreitamento?**
1) Trauma cirúrgico.
2) Estreitamentos arteriais anastomóticos.
3) Trombose da artéria hepática.

○ **Que doenças autoimunes podem ter envolvimento pancreático?**
Lúpus eritematoso sistêmico, artrite reumatoide, poliarterite nodosa e síndrome de Behçet.

○ **Que fatores etiológicos têm sido propostos na inflamação pancreática sistêmica relacionada com a autoimune?**
Causas presumidas incluem vasculite, uso de esteroide sistêmico e anticorpos circulantes para as células acinares.

○ **Qual é a doença hereditária mais comum envolvendo o pâncreas exócrino?**
Fibrose cística (FC), a qual afeta 1 em cada 2.000 nascidos vivos.

○ **Descreva o padrão herdado de FC.**
Autossômico-recessivo com uma frequência de gene de aproximadamente 5% entre os caucasianos.

○ **Quais são as manifestações pancreáticas da fibrose cística (FC)?**
Nos estágios iniciais, o pâncreas pode parecer normal ou pode haver uma deposição de concreções eosinofílicas no interior dos dúctulos. Envolvimento ductular maior pode levar a dilatação e rompimento acinar. Mais tarde, o pâncreas pode parecer indistinguível da pancreatite crônica à medida que o desenvolvimento cístico pode ocorrer e gordura e cicatriz substituam os lóbulos pancreáticos.

○ **Que porcentagem de pacientes com FC não possui clinicamente evidência de insuficiência exócrina pancreática?**
15%.

○ **Que porcentagem de pacientes com FC possui diabetes *mellitus*?**
Um por cento das crianças e 13% dos adultos.

○ **V/F: Os cálculos biliares são mais comuns na FC e podem levar a exacerbações inflamatórias agudas.**
Verdadeiro. Os cálculos biliares desenvolvem-se em 10 a 15% dos pacientes de FC.

○ **V/F: A colecistectomia laparoscópica deve ser considerada para pacientes de FC com cálculos biliares assintomáticos detectados durante a radiografia de rastreamento.**
Falso.

○ **Descreva a fisiopatologia da insuficiência endócrina pancreática que pode ocorrer na FC.**

Substituição de tecido pancreático com fibrose e gordura na doença severa leva ao rompimento das ilhotas normais por autodigestão e diminuição do número de ilhotas.

○ **V/F: O envolvimento pancreático microscópico é visto na maioria dos pacientes com sarcoidose.**

Falso. O envolvimento pancreático ocorre em apenas 1 a 6% de todos os indivíduos afetados e raramente é visto antes do diagnóstico ser feito a partir do trato aerodigestório superior.

○ **V/F: O envolvimento gastrointestinal microscópico é visto na maioria dos pacientes com sarcoidose.**

Verdadeiro. Os granulomas são vistos em quase 100% dos pacientes com sarcoidose conhecida, embora os sintomas sejam descritos em menos de 1%.

○ **Descreva brevemente a fisiopatologia da sarcoidose.**

Granulomatose não caseificante ocorre na sarcoidose. Linfonodos alargados podem causar sintomas relacionados com pressão e infiltração granulomatosa pode causar disfunção ou dismotilidade no trato gastrointestinal.

○ **V/F: O envolvimento do pâncreas na doença de Crohn não é visto na ausência de envolvimento duodenal.**

Falso.

○ **Quais são os mecanismos sugeridos do envolvimento da doença de Crohn do pâncreas?**

Existem quatro mecanismos sugeridos: envolvimento ampular, colelitíase secundária à doença ileal, lesão imunológica e terapia com droga.

○ **Descreva a manifestação usual, embora rara, da granulomatose de Wegener envolvendo o pâncreas.**

Massa pancreática.

○ **Qual é a tríade clássica da granulomatose de Wegener?**

Glomerulonefrite focal, vasculite e granulomas necrosantes.

○ **Classicamente, a granulomatose de Wegener afeta que parte do trato alimentar?**

O intestino. A vasculite associada pode levar a sangramento intestinal ou colônico, isquemia ou perfuração.

○ **Qual é a causa mais comum de pancreatite na infância?**

Trauma (abuso da criança precisa ser considerado). Em um estudo recente, 42% dos casos resultaram de acidentes de bicicleta. Drogas e infecções são outras duas grandes causas nas crianças.

○ **O que é a Síndrome de Shwachman?**

Um transtorno de insuficiência exócrina pancreática e anormalidades hematológicas com eletrólitos normais no suor. Este transtorno recessivo autossômico é a segunda causa mais comum de insuficiência pancreática nas crianças.

○ **Uma paciente se recuperando de uma pancreatite de cálculo biliar desenvolve múltiplos nódulos subcutâneos, eritematosos, dolorosos. Qual é o diagnóstico?**
Paniculite pancreática. Necrose da gordura subcutânea ocorre em 2 a 3% dos pacientes com pancreatite aguda ou câncer pancreático. As lesões podem lembrar eritema nodoso.

○ **Quais são os efeitos da doença renal em estágio final no pâncreas?**
Morfologicamente, anormalidades múltiplas (dilatação acinar, fibrose interlobar) podem ser vistas. Funcionalmente, uma tripsina elevada com débito normal de lipase e comprometimento da secreção de bicarbonato podem ser vistos. Clinicamente, a frequência da pancreatite aguda pode estar aumentada nestes pacientes, porém os mecanismos não estão claros.

○ **Quais são os efeitos pancreáticos da hemocromatose hereditária?**
Acumulação seletiva de excesso de ferro nas ilhotas de células beta resulta em uma perda dos grânulos endócrinos e subsequente intolerância à glicose ou diabetes franca.

○ **V/F: Diabéticos possuem um risco aumentado de insuficiência pancreática exócrina.**
Verdadeiro. Aproximadamente 30% dos diabéticos irão ter comprometimento da secreção pancreática. Acredita-se que seja devido aos efeitos inibitórios do excesso de glucagon e falta dos efeitos estimulatórios da insulina no pâncreas, neuropatia vagal e deficiência nutricional.

Transtornos da Motilidade

Nyingi Kemmer, M.D., Robin D. Rothstein, M.D., Edy E. Soffer, M.D.,
Roger D. Soloway, M.D., Gervais Tougas, M.D., e Richard A. Wright, M.D.

○ **Qual é a causa mais comum de disfagia sólida intermitente crônica em um adulto de qualquer forma saudável?**

Anel esofágico inferior (de Schatzki).

○ **Um homem de 46 anos de idade desenvolve disfagia para alimento sólido 2 meses após fundoplicatura laparoscópica de Nissen. Qual é a investigação inicial mais apropriada?**

Esofagografia de bário com teste de "marshmallow" de desafio é o melhor estudo inicial. A endoscopia e a manometria podem subsequentemente ser requeridas.

○ **Qual é a prevalência de dismotilidade esofágica na esclerose sistêmica (escleroderma)?**

Até 70% dos pacientes com escleroderma terão envolvimento do esôfago.

○ **Que duas anormalidades principais estão associadas à esclerose sistêmica?**

Tônus do esfíncter esofágico inferior diminuído e contração diminuída ou ausente da amplitude de onda na porção músculo liso (distal) do esôfago. O peristaltismo esofágico proximal permanece normal se apenas o músculo liso está envolvido.

○ **Uma mulher de 48 anos de idade com sintomas severos de refluxo está sendo considerada para a fundoplicatura laparoscópica. Ela é encontrada possuindo telangiectasia e fenômeno de Raynaud. Que investigação(ões) adicional(ais) poderia(m) ser absolutamente essencial(ais) antes da cirurgia?**

Manometria esofágica. Um diagnóstico de escleroderma poderia ser uma grande contraindicação para uma fundoplicatura 360ϒ.

○ **Qual é a anormalidade mais comum observada durante a manometria esofágica nos pacientes com dor no tórax não cardíaca?**

Embora a manometria esofágica seja geralmente normal nos pacientes com dor no tórax não cardíaca, contrações de alta amplitude (> 180 mmHg) de duração prolongada (> 6 segundos) e associadas a dor constituem a anormalidade manométrica mais comum observada nestes pacientes. Isto constitui o esôfago de quebra-nozes.

○ **Qual é a anormalidade da motilidade esofágica mais comum associada a doença de refluxo gastroesofágico?**

Uma frequência aumentada de relaxamento transitório do esfíncter esofágico inferior é a anormalidade primária observada na maior parte dos pacientes com refluxo. Pode ser tipicamente vista apenas durante estudos prolongados utilizando um cateter de manometria incorporando um sensor com manguito.

○ **Um paciente de 76 anos de idade com disfagia progressiva sólida e líquida é encontrado possuindo uma ausência de relaxamento esofágico inferior e peristaltismo esofágico na manometria em uma deformidade em bico de pássaro da junção gastroesofágica na deglutição de bário. Que condição deve ser considerada além de acalasia?**

Câncer da cárdia com pseudoacalasia. A acalasia induzida por carcinoma é responsável por 2-5% de todos os casos de acalasia. O câncer da cárdia gástrica é o mais comumente implicado.

○ **Quando está indicado um estudo do pH esofágico ambulatorial em um paciente com dor no tórax não cardíaca?**

Dados recentes sugerem que um estudo do pH esofágico ambulatorial está apenas indicado nos pacientes que não possuem resposta a uma tentativa de inibidores da bomba de próton. Naqueles não respondentes à inibição ácida, o estudo do pH deve ser feito enquanto o paciente está recebendo supressão ácida de forma a documentar a persistência de refluxo ácido e sua associação com os sintomas.

○ **Qual é o sintoma gastrointestinal superior mais comum no idoso?**

Disfagia está presente em 16% da população idosa vivendo na comunidade e disfunção da deglutição está presente em até 50% dos residentes vivendo em casas de apoio.

○ **Qual segmento do esôfago é comumente afetado na dermatomiosite ou polimiosite?**

A parede do terço proximal do esôfago é composta de músculo estriado enquanto os 2/3 distais consistem de músculo liso. O terço proximal pode ser afetado por qualquer condição afetando a função do músculo estriado.

○ **A propulsão esofágica de alimento deglutido envolve a atividade peristáltica coordenada no interior das camadas musculares circulares e longitudinais. Que estrutura precisa relaxar em sincronia com a onda peristáltica para permitir a passagem do bolo alimentar?**

O relaxamento do esfíncter esofágico inferior está coordenado com a atividade peristáltica no corpo esofágico através de uma via mediada por reflexo vagal.

○ **Quais são os cinco aspectos manométricos da acalasia?**

1) Ausência de relaxamento completo do EEI (esfíncter esofagiano inferior) com a deglutição.
2) Contrações simultâneas no interior do corpo esofágico (perda da atividade peristáltica).
3) Baixa amplitude de contrações esofágicas.
4) Tônus aumentado do EEI (presente em cerca de 60% dos casos).
5) Pressão intraesofágica de repouso maior que a pressão intragástrica.

○ **Uma mulher de 73 anos de idade com doença de Parkinson desenvolve disfagia para líquido com tosse frequente e engasgo. Qual é o teste inicial mais apropriado?**

Uma videoesofagografia é o melhor teste para a investigação inicial da disfagia orofaríngea.

○ **Uma mulher de 43 anos de idade com escleroderma e severo refluxo gastroesofágico experimenta uma piora recente da regurgitação. Qual é a causa mais provável?**

A piora da regurgitação está frequentemente associada ao desenvolvimento de gastroparesia nos pacientes com escleroderma.

○ **Um homem de 23 anos de idade apresenta-se com odinofagia de 3 meses de duração. Como você investigaria isto?**

A odinofagia tipicamente está associada a dano da mucosa. Uma endoscopia seria a melhor investigação inicial. DRGE (GERD), candidíase esofágica e ulceração viral são as causas mais comuns de odinofagia neste grupo de idade.

○ **Um homem diabético de 47 anos de idade desenvolve disfagia de alimento sólido sem odinofagia 1 mês após transplante renal. Ele não possui sinais de rejeição e tem sido** cooperativo com sua terapia imunossupressiva. **Qual a causa mais provável da disfagia?**

A candidíase esofágica é muito provável nesta situação e poderia ser tratada utilizando terapia antifúngica oral, como fluconazol.

○ **Uma mulher de 40 anos de idade queixa-se de sensação constante de um bloco em sua garganta. Qual é o diagnóstico provável?**

Ela descreve a sensação típica de bolo. É diferenciado da disfagia orofaríngea por estar presente continuamente ao invés de quando a paciente está deglutindo ou não. A etiologia desta condição é controversa. Refluxo gastrointestinal, esfíncter esofágico superior hipertensivo e ansiedade têm sido sugeridos como causas possíveis.

○ **Por que os pacientes com escleroderma desenvolvem disfagia?**

A disfagia geralmente ocorre como uma consequência da deficiência do peristaltismo; entretanto, pode também ser devida a um estreitamento resultante de refluxo severo que ocorre em muitos destes pacientes secundário à atonia do esfíncter esofágico inferior e deficiência da eliminação do ácido esofágico.

○ **Quais são os dois sinais radiológicos comuns vistos nos pacientes de escleroderma com envolvimento esofágico?**

Esôfago distal aperistáltico moderadamente dilatado e refluxo livre. Estreitamentos pépticos também podem ser vistos em até 30% dos pacientes.

○ **Qual é o aspecto manométrico patognomônico do espasmo esofágico difuso?**

Contrações esofágicas simultâneas ocorrendo após mais que 30% (controverso) de 5 mL de deglutição de bolo de água. Achados associados incluem contrações repetitivas ou prolongadas (> 6 segundos), frequentemente de alta amplitude (> 180 mmHg). Quanto mais anormalidades presentes, mais específico o diagnóstico.

○ **Qual é a opção terapêutica mais efetiva para a acalasia?**

Os melhores resultados (80-90% de sucesso) têm sido relatados após miotomia de Heller. Abordagens alternativas incluem dilatação pneumática (70-80% de sucesso) e injeção de toxina botulínica (40-60% de sucesso).

○ **Um homem de 50 anos de idade possui acalasia clássica. Ele está sendo considerado para dilatação pneumática ou miotomia laparoscópica de Heller. Ele preferiria não ser operado e gostaria de conhecer os riscos associados à dilatação pneumática. Descreva os riscos.**

Perfuração esofágica é a complicação principal associada à dilatação pneumática. Ocorre em 3-5% dos casos. Não existem fatores de risco absolutos associados a uma ocorrência aumentada de perfuração.

○ **Um paciente com doença de refluxo gastroesofágico severa está sendo considerado para fundoplicatura laparoscópica. Qual é o teste mais importante a ser realizado para excluir contraindicações gastrointestinais para o procedimento?**

Manometria esofágica para confirmar a boa atividade peristáltica esofágica e excluir escleroderma. Embora controverso, o peristaltismo esofágico fraco é considerado como sendo um preditor da disfagia pós-operatória.

○ **Que câncer está associado a acalasia idiopática?**

A incidência de câncer de célula escamosa do esôfago é de 0,15%. O risco de câncer esofágico na acalasia é 17 vezes maior que na população normal. Tipicamente ocorre naqueles com doença de longa duração tratada ineficazmente (*i. e.*, esôfago dilatado).

○ **Um homem de 59 anos de idade é encaminhado para manometria esofágica por causa de dor no tórax e disfagia para sólido. Ele é encontrado possuindo um tônus do esfíncter esofágico inferior em repouso elevado (45 mmHg), 90% de relaxamento com deglutição e atividade peristáltica normal. Qual é o diagnóstico?**

Esfíncter esofágico inferior hipertensivo é diagnosticado pelo achado de pressão elevada do esfíncter esofágico inferior com relaxamento e peristaltismo normais. O significado clínico deste achado não está claro.

○ **Um homem de 50 anos de idade é encaminhado da cardiologia para avaliação de dor no tórax não cardíaca. Ele apenas tem dor quando deglutindo pão torrado ou batatas cozidas. Ele não possui disfagia associada e apresentou recentemente um esofagograma de bário normal. Qual é o diagnóstico mais provável?**

Esôfago em quebra-nozes está caracterizado pelas contrações esofágicas hipertensivas (> 180 mmHg) de duração prolongada (> 6 segundos) com peristaltismo normal e relaxamento do esfíncter esofágico inferior.

○ **Um fumante idoso desenvolve disfagia progressiva para alimento sólido ao longo de 1 mês. Qual é sua investigação inicial?**

Endoscopia. A história é mais sugestiva de carcinoma esofágico que de um transtorno da motilidade. Alternativamente, um esofagograma de bário poderia ser feito, porém não iria proporcionar a oportunidade para a biopsia de tecido e dilatação.

○ **Uma mulher de 35 anos de idade queixa-se de azia severa que não respondeu à terapia inibitória de bomba de próton duas vezes ao dia. Que teste diagnóstico poderia ser mais útil neste ponto?**

pH-metria esofagogástrica ambulatorial enquanto a paciente continua a ingerir o inibidor da bomba de próton. Isto irá determinar se seus sintomas estão associados a refluxo ácido e se a droga tem sucesso suprimindo a secreção ácida e o refluxo.

○ **Um homem de 45 anos de idade com hipertensão portal e varizes esofágicas desenvolve disfagia após escleroterapia para uma variz sangrante. Qual é a causa mais provável da disfagia?**

A causa mais comum da disfagia nesta situação é o desenvolvimento de um estreitamento após a cicatrização da ulceração local que ocorre quase invariavelmente com a escleroterapia. Esta complicação quase nunca é vista após a ligadura elástica das varizes.

○ **Uma mulher de 68 anos de idade com câncer esofágico metastático desenvolve disfagia para sólido e perda de peso rápida. Ela não é anorética. O que você poderia recomendar para ajudá-la a manter a nutrição?**

Colocação de *stent* endoscópico deve ajudar a restaurar sua capacidade para comer alimento sólido. Alternativamente, a terapia de *laser* poderia ser considerada. A ressecção esofágica não é aconselhável à medida que o procedimento possui alta mortalidade e morbidade em um paciente com uma expectativa de vida muito curta. A quimioterapia e a radioterapia são improváveis de ter qualquer benefício nos casos avançados.

○ **Abaixo de que diâmetro de anel a disfagia se desenvolve nos pacientes com anéis de Schatzki?**

Como com qualquer estreitamento luminal, a disfagia regularmente ocorre com um diâmetro de anel menor que 13 mm. É menos comum com anéis entre 13 e 20 mm e quase nunca vista se o diâmetro excede 20 mm.

○ **Nos pacientes com um esfíncter esofágico inferior hipertensivo, o que é visto com frequência na deglutição de bário?**

Um anel muscular esofágico inferior no nível da parte cefálica do esfíncter esofágico inferior.

○ **Como são tratados o esfíncter esofágico inferior hipertensivo e seu anel muscular acompanhante?**

Dilatação esofágica com um dilatador tipo "vela" (17-20 mm) é efetiva temporariamente. Alternativamente, injeção de toxina botulínica tem sido relatada como efetiva em alguns pacientes.

○ **Um homem de 83 anos de idade é encaminhado por causa de regurgitação de alimento não digerido, pneumonia de aspiração recorrente e halitose crônica. Ele admite ter engasgo frequente enquanto come, ter uma sensação de dificuldade iniciando a deglutição e o alimento ficando preso em sua garganta? Uma deglutição de bário mostra um divertículo faringoesofágico grande. Qual é o diagnóstico?**

Divertículo de Zenker.

○ **Como é formado o divertículo de Zenker?**

Os divertículos de Zenker são divertículos de pulsão formados na região hipofaríngea por altas pressões intradeglutição resultando em esfíncter esofágico superior fracamente complacente.

○ **Qual é o efeito da hérnia de hiato no tônus do esfíncter esofágico inferior?**

Nenhum. O tônus do esfíncter esofágico inferior está relacionado com propriedades miogênicas e neurogênicas do esfíncter, não com sua localização relativa ao hiato diafragmático. Entretanto, a competência da barreira antirrefluxo no esfíncter esofágico inferior é, em parte, mantida pela contração do diafragma.

○ **Que localização de um acidente cerebrovascular (derrame) mais comumente resulta nas dificuldades de deglutição?**

Derrames do tronco cerebral estão comumente associados a disfagia orofaríngea aguda, que com frequência persiste. Isto é menos comum com derrames corticais.

○ **Qual é o mecanismo da disfagia na esclerose lateral amiotrófica (ELA – ALS)?**

A ELA é caracterizada pela degeneração do neurônio motor. A disfagia é comum nas fases tardias da doença. A língua é envolvida primeiro, seguida pela faringe e pela laringe. Aspiração é comum.

○ **Qual é a anormalidade manométrica principal vista nos pacientes de Parkinson com disfagia?**

Forças propulsivas faríngeas diminuídas estão quase sempre presentes. Relaxamento esofágico superior incompleto é visto em 21% dos pacientes de Parkinson disfágicos.

○ **Um homem de 47 anos de idade com ptose desenvolve disfagia progressiva e aspiração. Qual é o diagnóstico?**

Distrofia oculofaríngea, uma síndrome caracterizada por disfagia progressiva e ptose palpebral. Este tipo de distrofia muscular está ligado às anormalidades do cromossomo 14 e é mais comum, porém não limitada a pacientes de linhagem franco-canadense. A falência da motilidade faríngea leva à aspiração.

○ **Que sintomas além da disfagia e da regurgitação ocorrem comumente nos pacientes com acalasia?**

Dor no tórax e perda de peso são relatadas em até 50% dos pacientes.

○ **Qual é a frequência de complicações pulmonares na acalasia?**

Até 10% dos pacientes com acalasia irão apresentar complicações broncopulmonares, incluindo pneumonia de aspiração.

○ **Qual é o câncer mais comum associado a acalasia (pseudoacalasia) manometricamente determinada?**

Adenocarcinomas da junção gastroesofágica contribuem para mais de 50% dos casos de pseudoacalasia. Cânceres pancreático, de célula linfocitoide *(oat cell)*, pulmonar e hepático contribuem para a maior parte do restante.

○ **Que doença infecciosa pode mimetizar acalasia?**

A doença de Chagas pode produzir um quadro clínico idêntico à acalasia clássica. Geralmente outros órgãos tubulares também estão envolvidos na doença de Chagas. A presença de anticorpos para *Trypanosoma cruzi* é diagnóstica. O tratamento é idêntico.

○ **Que vias medeiam o controle do esvaziamento gástrico?**

A atividade motora gástrica é governada pelo controle neural extrínseco do sistema nervoso parassimpático, intrinsecamente pelo sistema nervoso entérico, e ao nível do músculo liso pela despolarização da membrana do músculo liso.

○ **Que transmissores neurais estão envolvidos no peristaltismo?**

Os neurotransmissores excitatórios são acetilcolina, serotonina e taquicininas enquanto os neurotransmissores inibitórios incluem óxido nítrico e peptídeo intestinal vasoativo.

○ **Quais são os componentes principais do sistema nervoso entérico?**

O sistema nervoso entérico consiste do plexo mientérico (de Auerbach), que repousa entre as camadas musculares circulares e longitudinais, e o plexo submucoso (de Meissner), que repousa entre a camada muscular circular e a mucosa.

○ **Quais são os dois componentes motores funcionais do estômago?**

O estômago consiste de dois segmentos funcionais discretos. O estômago proximal/fundo representa a porção de acomodação do estômago. É capaz de se expandir para permitir acumular grandes volumes de material sem causar um aumento resultante na pressão gástrica. Também se relaxa receptivamente com a deglutição. A segunda porção funcional do estômago consiste de corpo distal e antro. O estômago distal é responsável pela trituração e pelo esvaziamento dos conteúdos gástricos para o duodeno. Esta porção é governada pelo marca-passo gástrico que está localizado na curvatura maior do estômago no corpo médio. O marca-passo gera potenciais elétricos que varrem circunferencial e distalmente e correspondem às contrações peristálticas durante o estágio apropriado da digestão.

○ **O que são as células intersticiais de Cajal?**
Estas são células marca-passo não musculares especializadas que contribuem para o ritmo inerente do músculo liso do intestino.

○ **Que receptores estão presentes na região pré-pilórica?**
Receptores de tamanho e osmoles estão presentes na mucosa pré-pilórica. Receptores de tamanho não irão permitir que partículas maiores do que 1 mm passem através do piloro nas duas horas do período pós-prandial. Receptores de osmoles previnem a passagem de soluções hiperosmolares para o duodeno. Soluções hipertônicas precisam ser diluídas pelas secreções gástricas para isotonicidade antes que sejam permitidas passar para o duodeno.

○ **O que é trituração?**
Trituração é o processo de quebrar alimento sólido para um tamanho menor que 1 mm por uma ação de moedura antral. Grandes partículas são repetidamente propelidas e retropulsionadas no antro, quebrando-as para um tamanho compatível com a digestão e a absorção.

○ **Que mecanismos duodenais causam retroalimentação de inibição do esvaziamento gástrico?**
O ácido estimula a liberação da secretina a partir da mucosa duodenal, que causa uma diminuição do esvaziamento gástrico. Lipídios e aminoácidos causam a liberação de colecistocinina-pancreazimina a partir da mucosa duodenal, resultando também na inibição do esvaziamento gástrico.

○ **Qual é o efeito da vagotomia no fundo gástrico?**
Tanto as respostas do relaxamento receptivo a deglutição e acomodação são abolidas. Isto pode ser parcialmente responsável pelo esvaziamento acelerado que ocorre após a vagotomia (síndrome de esvaziar). Este também é o mecanismo proposto para o esvaziamento gástrico rápido que é visto às vezes nos pacientes com diabetes *mellitus*.

○ **Que anormalidades na função motora gástrica têm sido descritas nos pacientes com dispepsia não ulcerosa (funcional)?**
Complacência do fundo diminuída, disritmias gástricas, hipomotilidade antral e gastroparesia têm sido descritas. Os estudos têm relatado que entre 30% e 80% dos pacientes com dispepsia não ulcerosa possuem esvaziamento gástrico retardado para sólidos. Isto ocorre mais comumente nas mulheres de meia-idade com inchaço pós-prandial e vômito.

○ **Qual é o efeito da hiperglicemia no esvaziamento gástrico?**
A hiperglicemia retarda o esvaziamento gástrico nos indivíduos saudáveis e nos pacientes com diabetes. O mecanismo é multifatorial.

○ **Qual é o defeito gástrico mais comum nos pacientes com diabetes *mellitus*?**
Neuropatia autonômica com "autovagotomia" resulta a partir de diabetes *mellitus* de longa duração. O resultado clínico é geralmente um retardo no esvaziamento gástrico com potencial para a formação de massa do intestino; entretanto, ocasionalmente esvaziamento rápido, especialmente de líquidos, ocorre e resulta em uma síndrome de esvaziar.

○ **Que doenças do tecido conectivo estão associadas à gastroparesia?**
Esclerodermia e lúpus eritematoso sistêmico estão mais comumente implicados.

○ **V/F: Pacientes com bulimia ou anorexia nervosa e vômito crônico frequentemente possuem anormalidades do esvaziamento gástrico.**

Verdadeiro. Nos pacientes com anorexia nervosa ou bulimia, o comprometimento do esvaziamento gástrico de alimentos sólidos tem sido relatado, enquanto o esvaziamento de líquido geralmente é normal. Drogas pró-motilidade têm sido encontradas como sendo úteis no alívio dos sintomas gastroparéticos em alguns destes pacientes.

○ **Como pode ser medido o esvaziamento gástrico?**

Atualmente, a técnica mais comum é a cintigrafia utilizando alimentos com marcadores radionuclídeos. A ultrassonografia abdominal pode ser utilizada para medir o esvaziamento gástrico pela determinação de medidas seriadas do tamanho antral antes e após uma refeição líquida-padrão. Imagem de ressonância magnética é capaz de determinar os índices de esvaziamento gástrico e a distribuição regional de uma refeição no interior do estômago. Finalmente, testes respiratórios utilizando ácido octanoico ou espirulina, que não contêm radioatividade, estão sendo desenvolvidos para medir o esvaziamento gástrico.

○ **Qual é o papel da eletrogastrografia (EGG) na avaliação dos pacientes com sintomas semelhantes à dismotilidade?**

O papel exato da EGG permanece controverso. Embora certas disritmias tenham sido descritas nos pacientes com estes sintomas, ainda permanece não consistente a correlação entre os achados da EGG e os resultados do estudo de esvaziamento gástrico e resposta sintomática aos agentes pró-motilidade. A eletrogastrografia tem sido sugerida para ser complementar à testagem mais convencional do esvaziamento gástrico.

○ **Qual é o volume gástrico residual normal de jejum?**

Menos do que 100 mL.

○ **Qual é o achado mais comum no exame físico em um paciente com esvaziamento gástrico retardado?**

Enquanto a maior parte destes pacientes irá apresentar esvaziamento normal, um respingo de sacudida pode ocasionalmente ser apreciado.

○ **Que doenças infecciosas têm sido associadas ao esvaziamento gástrico retardado?**

Infecção agudas com agente Norwalk, um parvovírus, tem sido associada ao esvaziamento gástrico retardado. O *Trypanosoma cruzi* causa esvaziamento gástrico retardado pelo dano ao plexo mesentérico. Retardos temporários no esvaziamento gástrico também têm sido observados nos pacientes com varicela zoster, vírus Epstein-Barr, citomegalovírus e envenenamento por *Clostridium botulinum*. Embora o esvaziamento gástrico retardado tenha sido descrito nos pacientes com infecção de HIV, o mecanismo não está claro. Pacientes com infecção por *Helicobacter pylori* possuem esvaziamento gástrico normal.

○ **V/F: A gastroparesia ocorre comumente nos pacientes com doença de refluxo gastroesofágico.**

Verdadeiro. Alguns estudos têm relatado a presença de gastroparesia em até metade destes pacientes. O significado clínico deste retardo na maior parte dos pacientes permanece, entretanto, contestado. A gastroparesia não é mais prevalente nos pacientes com esôfago de Barrett do que nos pacientes com doença erosiva.

○ **Qual é o mecanismo de ação da cisaprida?**

A cisaprida é um agonista receptor de 5-HT$_4$ (serotonina) que facilita a liberação de acetilcolina a partir do plexo mesentérico. Também é um antagonista do receptor 5-HT$_3$, causando um efeito estimulatório direto no músculo liso.

○ **Qual é o mecanismo de ação da metoclopramida?**

A metoclopramida é um antagonista da dopamina de atuação central e periférica (receptor D$_2$) que realça a transmissão colinérgica mientérica.

○ **Qual é o mecanismo de ação da eritromicina?**

A eritromicina é um agonista receptor da motilina que resulta na estimulação do músculo liso gástrico diretamente e através de caminhos neurais mientéricos colinérgicos.

○ **Nomeie as anormalidades do marca-passo gástrico.**

A descarga normal (normogastria) a partir do marca-passo gástrico é de 3 ciclos por minuto (cpm). Diz-se existir bradigastria quando o índice de descarga é menor que 2 cpm. Taquigastria é definida como um índice de descarga maior que 4 cpm.

○ **Quais são os subtipos principais de dispepsia não ulcerosa (funcional)?**

Não específica, do tipo ulcerosa e do tipo dismotilidade. Existe considerável superposição entre estes grupos e os subtipos não se baseiam nas diferenças fisiopatológicas. Pacientes com dispepsia do tipo ulcerosa tipicamente experimentam dor aliviada por alimentos e antiácidos, que com frequência lhes interrompe o sono, porém não possui evidência de doença ulcerosa à radiografia ou endoscopia. A dispepsia do tipo dismotilidade consiste de náusea, vômito, inchaço, distensão, anorexia e dor que piora com a alimentação. A dispepsia não específica consiste de uma combinação dos sintomas da dispepsia do tipo ulcerosa e da dispepsia do tipo dismotilidade e, ocasionalmente, sintomas de DRGE (GERD).

○ **V/F: O *Helicobacter pylori* desempenha um papel central na fisiopatologia da dispepsia não ulcerosa.**

Falso. Embora haja controvérsia, a maior parte dos investigadores acredita que o *Helicobacter pylori* não desempenha algum papel na dispepsia não ulcerosa.

○ **Qual é a abordagem de tratamento apropriada para os pacientes com dispepsia não ulcerosa?**

Após uma avaliação apropriada para excluir outras causas potenciais, o tratamento deve ser dirigido ao(s) sintoma(s) dominante(s) do paciente. Por exemplo, um paciente com dispepsia do tipo ulcerosa deve receber um ensaio terapêutico com um agente de redução ácida; um paciente com dispepsia do tipo dismotilidade deve receber um ensaio de agentes pró-cinéticos; e um indivíduo com hiperalgesia visceral suspeitada pode ser tratado com uma dose baixa de antidepressivo tricíclico.

○ **O que é o complexo motor migratório (CMM – MMC)?**

O complexo motor migratório é um padrão cíclico de motilidade gastrointestinal que ocorre durante o período de jejum e consiste de três fases repetidas a cada 90 a 120 minutos. A fase I é um período de atividade motora ausente (descanso motor) durante de 40 a 70 minutos. A fase II dura de 20 a 30 minutos e caracteriza-se por atividade motora irregular. A fase III consiste de um período de 5 a 10 minutos de intensas contrações ocluindo o lúmen que começam no corpo do estômago e sequencialmente se propagam distalmente através do intestino delgado.

○ **V/F: O esôfago é o órgão gastrointestinal mais comumente envolvido no escleroderma.**
Verdadeiro.

○ **Que achado físico está geralmente presente em um paciente com escleroderma com envolvimento esofágico?**
Fenômeno de Raynaud.

○ **Que complicações podem ocorrer em um paciente de escleroderma com envolvimento do intestino delgado?**
Má-absorção, pseudo-obstrução, pneumatose cistoide intestinal, crescimento acentuado bacteriano e desnutrição.

○ **V/F: As anormalidades na motilidade do intestino delgado que podem ocorrer no escleroderma ocorrem secundariamente a um processo miopático.**
Falso. Anormalidades tanto miopáticas quanto neuropáticas são responsáveis. As mudanças neurológicas ocorrem tipicamente primeiro seguidas por alterações miopáticas.

○ **Octreotida subcutânea tem sido utilizada para manejar as complicações motoras do intestino delgado do escleroderma. Qual é a complicação comum em longo prazo desta terapia?**
O desenvolvimento de sedimento biliar e os cálculos biliares.

○ **Que anormalidade do desenvolvimento do trato gastrointestinal pode ocorrer nas crianças com síndromes familiares de pseudo-obstrução?**
Má rotação intestinal ou não rotação.

○ **Em geral, a cirurgia não é realizada nos pacientes com pseudo-obstrução intestinal idiopática crônica; entretanto, a cirurgia pode ser considerada em certas circunstâncias. Que procedimentos cirúrgicos são ocasionalmente realizados nestes pacientes?**
Colocação de tubos de gastrostomia e/ou jejunostomia de drenagem e transplante intestinal (mais comumente realizado nas crianças).

○ **Que complicação da dismotilidade do intestino está associada a risco aumentado de peritonite bacteriana espontânea nos pacientes com doença do fígado em estágio final?**
A dismotilidade do intestino delgado está associada a crescimento acentuado bacteriano que é postulado translocar através da parede do intestino e para os linfáticos e o fluido ascítico.

○ **Um homem de 36 anos de idade com síndrome do intestino curto como um resultado de lesão vascular durante uma colecistectomia se apresenta com diarreia persistente a despeito de várias manobras dietéticas e antidiarreicos. Que condição do intestino delgado é a provável responsável pela diarreia?**
Crescimento bacteriano acentuado do intestino delgado.

○ **O uso de inibidores da bomba de próton pode aumentar que complicação nos pacientes com pseudo-obstrução intestinal crônica?**
Crescimento bacteriano acentuado do intestino delgado. Embora a hipocloridria causada por agentes antissecretórios potentes geralmente não resulte no crescimento bacteriano acentuado clinicamente significativo (com tipos clinicamente significativos de bactérias) nos indivíduos por outro lado saudáveis, ela pode nos pacientes com pseudo-obstrução intestinal crônica.

○ **Liste algumas causas de obstrução mecânica que podem ocorrer nos pacientes com pseudo-obstrução intestinal crônica.**

Aderências de cirurgia prévia, bandas de Ladd ou bezoar do intestino relacionadas com hipomotilidade.

○ **Que condições endócrinas podem causar dismotilidade do intestino delgado?**

Diabetes *mellitus*, hipotireoidismo e hiper ou hipoparatireoidismo.

○ **Que anormalidades do desenvolvimento não gastrointestinal estão associadas à miopatia visceral familiar?**

Megacistos/megaureteres, oftalmoplegia, neuropatia periférica, surdez e midríase.

○ **Que anormalidades do desenvolvimento não gastrointestinal estão associadas à neuropatia visceral familiar?**

Ducto arterioso patente e malformações do sistema nervoso central.

○ **Que medicações estão associadas ao desenvolvimento de pseudo-obstrução intestinal crônica?**

Narcóticos, antidepressivos tricíclicos, fenotiazinas, bloqueadores ganglionicos, bloqueadores de canal de cálcio e medicações anti-Parkinson são algumas das medicações mais comuns associadas a esta condição.

○ **Que efeitos as baixas doses de octreotida possuem na motilidade do intestino delgado detectadas pela manometria intestinal?**

Estimula a fase III do complexo motor migratório. Entretanto, altas doses de octreotida na verdade inibem a motilidade gastrointestinal.

○ **Que aspectos sugestivos de obstrução mecânica podem ser vistos na manometria intestinal?**

Contrações simultâneas ou de propagação rápida e/ou de alta amplitude, contrações prolongadas ou gigantes.

○ **Se a manometria intestinal está indisponível, que outro teste manométrico poderia ser útil no diagnóstico de pseudo-obstrução? Que anormalidades este teste poderia mostrar?**

A manometria esofágica geralmente demonstra anormalidades da motilidade não específicas, como esfíncter esofágico inferior hipotensivo e/ou contrações esofágicas de baixa amplitude. Alternativamente, os pacientes podem ter achados consistentes com espasmo esofágico difuso ou acalasia.

○ **Que aspectos na manometria do intestino delgado sugerem causas miopáticas ou neuropáticas de pseudo-obstrução?**

Nas condições miopáticas, existe uma diminuição na amplitude das ondas de contração, tanto durante as fases de alimentação como de jejum. O componente da fase III do complexo migratório mientérico (CMM), embora geralmente presente, pode estar reduzido na amplitude. Condições neuropáticas tipicamente resultam na atividade desorganizada e incoordenada. A direção da propagação da atividade contrátil pode estar alterada ou a duração encurtada. Além disso, pode não haver conversão da fase de jejum para o padrão de alimento após a ingestão de uma refeição.

○ **Que aspectos da manometria do intestino delgado distinguem uma neuropatia intestinal extrínseca de uma intrínseca?**

O aspecto mais comum sugestivo de uma neuropatia extrínseca (autonômica) é uma ausência de conversão da fase de jejum para o padrão de alimento após a ingestão de refeição. Outra testagem que é sustentador da disfunção autonômica inclui testagem da função autonômica formal como resposta de polipeptídeo pancreático à hipoglicemia e testes para avaliar a sudorese e termorregulação e respostas hemodinâmicas a várias manobras. Anormalidades que ocorrem durante o jejum e à noite, particularmente envolvendo o componente da fase III do CMM, são sugestivas de disfunção intrínseca (sistema nervoso entérico).

○ **Por que é importante diferenciar a obstrução mecânica da pseudo-obstrução e como isto é mais bem realizado?**

O tratamento das duas condições é significativamente diferente. Estudos de contraste de bário, incluindo segmento do intestino delgado ou enteróclise, podem indicar um ponto de transição. O último é o mais sensível dos dois. Varreduras de tomografia computadorizada também podem ser úteis nesta situação.

○ **Que tumores e anticorpos associados ocorrem com neuropatias viscerais paraneoplásicas?**

O tumor mais comum causando neuropatia visceral paraneoplásica é o tumor de pequenas células do pulmão, que também pode estar associado a neuropatia sensorial generalizada. Histologicamente pode haver degeneração dos neurônios e infiltração de células plasmáticas no intestino, porém sem evidência de tumor. Anticorpos associados que podem ser detectados no soro são o anti-Hu ou ANAN (ANNA) (anticorpo nuclear antineuronal).

○ **Que testes são úteis para o diagnóstico do crescimento bacteriano acentuado e quais são seus resultados potenciais?**

A cultura de aspirado do intestino delgado colhido de forma estéril é o padrão-ouro no diagnóstico do crescimento bacteriano acentuado. Entretanto, tanto falsos-positivos (contaminação pela flora bucal) quanto falsos-negativos (dificuldades na cultura de anaeróbios) podem ocorrer. Alternativamente, um teste respiratório de 14C-xilose, o qual mede a produção de CO_2 expirado, pode ser utilizado. Entretanto, requer o uso de material radiorrotulado e não está amplamente disponível. O teste de respiração de hidrogênio para glicose ou lactulose também pode ser utilizado; entretanto, sua utilidade é limitada nos pacientes que não têm bactérias geradoras de hidrogênio (8-20%).

○ **Que achados são sugestivos de crescimento bacteriano acentuado do intestino delgado no teste de hidrogênio respirado?**

Um aumento significativo no hidrogênio respirado expirado durante as primeiras duas horas da ingestão do substrato. Às vezes, um alto hidrogênio respirado em jejum também pode ser encontrado.

○ **Que transtornos na motilidade do intestino delgado podem ser vistos na amiloidose?**

A dismotilidade parece correlacionar-se com o grau de deposição amiloide no intestino. As alças do intestino delgado podem estar dilatadas e o trânsito pode estar retardado. Estudos da motilidade do intestino delgado podem revelar achados consistentes de um transtorno miopático ou um neuropático.

○ **Que anormalidades da motilidade do intestino delgado têm sido descritas na síndrome do intestino irritável?**
A maior parte dos estudos não indica qualquer anormalidade específica. Entretanto, alguns pacientes possuem discretas contrações agrupadas no duodeno e no jejuno que estão associadas aos sintomas. Estudos recentes têm sugerido que estas ocorrem mais comumente que nos controles. Outras anormalidades motoras descritas nestes pacientes incluem ondas de alta pressão ileal e uma resposta motora pós-prandial comprometida.

○ **Qual é a utilidade de uma biopsia intestinal de espessura total em um paciente com pseudo-obstrução suspeitada?**
Para avaliar completamente o aparato neuromuscular do intestino, uma biopsia intestinal de espessura total com corantes especiais para músculo, nervos e tecido conectivo é necessária. Infelizmente, as oportunidades para obter tais espécimes de tecido raramente emergem.

○ **Qual é a fisiopatologia do íleo?**
A falta de atividade intestinal é a mais provável relacionada com a atividade inibitória simpática aumentada (desequilíbrio do sistema nervoso autonômico) e uma perda resultante da coordenação normal da atividade.

○ **Que segmentos do cólon estão geralmente envolvidos no vólvulo?**
O vólvulo sigmoide contribui para aproximadamente 70% de todos os casos de vólvulo colônico seguido pelo ceco.

○ **Quão úteis são os raios X abdominais fazendo o diagnóstico de vólvulo colônico?**
Os aspectos radiológicos clássicos do vólvulo sigmoide ou cecal são observados em aproximadamente 50% dos pacientes. Enemas solúveis na água e varreduras de tomografia computadorizada estão indicados quando o diagnóstico não é claro.

○ **Quão efetiva é a descompressão endoscópica no manejo do vólvulo colônico?**
Sigmoidoscopia flexível e colocação de tubo de descompressão retal para o vólvulo sigmoide são efetivos em 60 a 80% dos casos. No caso de vólvulo cecal, a descompressão não operatória geralmente não é bem-sucedida.

○ **Qual é o índice de recorrência do vólvulo colônico após a descompressão endoscópica?**
O vólvulo sigmoide recorre em aproximadamente 50%. Portanto, a correção cirúrgica é com frequência realizada subsequentemente em uma base eletiva. A correção cirúrgica primária do vólvulo cecal é o tratamento de escolha.

○ **V/F: A doença de Hirschsprung pode ocorrer nos adultos.**
Verdadeiro. A doença de Hirschsprung pode ser diagnosticada em adolescentes e adultos. O diagnóstico deve ser suspeitado nos pacientes que têm história de constipação datando do início da infância.

○ **V/F: A manometria anorretal pode excluir a doença de Hirschsprung.**
Verdadeiro. A presença de um reflexo inibitório retoanal (RIRA – RAIR) – reflexo do relaxamento do esfíncter anal com a distensão do reto – exclui a doença de Hirschsprung. Por outro lado, a ausência do RIRA não prova necessariamente o diagnóstico de Hirschsprung uma vez que, ocasionalmente, o RIRA está ausente nos pacientes com inervação normal do cólon.

○ **V/F: Uma biopsia do cólon de espessura total é sempre necessária para confirmar o diagnóstico da doença de Hirschsprung.**

Falso. A biopsia da mucosa colônica utilizando seja um fórceps grande ou a técnica de biopsia de sucção é o primeiro passo. Se obtida a partir do segmento apropriado do reto e estão presentes células ganglionares na submucosa, Hirschsprung está excluída. A ausência de células ganglionares utilizando estas técnicas, por outro lado, determina uma biopsia de espessura total.

○ **Quais são os fatores predisponentes para a pseudo-obstrução colônica aguda?**

Esta condição é tipicamente vista no idoso após trauma ou recuperação de cirurgia, particularmente cirurgia ortopédica, obstétrica ou abdominal. Também pode ocorrer na situação de qualquer doença médica grave.

○ **Qual é a terapia de droga mais efetiva para a pseudo-obstrução colônica aguda?**

Embora diversos ensaios clínicos na sua maior parte não controlados tenham sugerido que um número de medicações possa ser efetivo, o relato recente de um estudo randomizado e duplo-cego sugere um alto índice de sucesso utilizando a administração parenteral de neostigmina.

○ **Quando deve ser tentada uma descompressão colonoscópica no manejo da pseudo-obstrução colônica aguda?**

Em um paciente sem evidência de comprometimento intestinal, se as medidas iniciais como descompressão nasogástrica, descontinuidade de medicações narcóticas/anticolinérgicas, correção dos eletrólitos e hipoxemia e terapia farmacológica não são bem-sucedidos, a descompressão colonoscópica deve ser tentada. Recomendações-padrão sugerem a colonoscopia quando o diâmetro do ceco é maior que 11 ou 12 cm. Um tubo de descompressão colônica pode ser deixado no lugar.

○ **V/F: Existe uma diferença de gênero na síndrome do intestino irritável.**

Verdadeiro. A síndrome do intestino irritável é duas vezes mais comum nas mulheres.

○ **V/F: Existe uma associação entre a síndrome do intestino irritável e abuso físico e sexual.**

Verdadeiro. Uma história de abuso prévio tem sido relatada em até 40% destes pacientes. Estes pacientes tendem a ser vistos nos centros de referência terciários. Isto é bem maior que nos pacientes com transtornos orgânicos.

○ **V/F: A síndrome do intestino irritável está associada com outros sintomas gastrointestinais e condições não gastrointestinais.**

Verdadeiro. Sintomas gastrointestinais superiores como azia, náusea e vômito são relatados em até 50% dos pacientes com síndrome do intestino irritável. Sintomas urinários, dispareunia e fibromialgia também são mais comuns nos pacientes com síndrome do intestino irritável comparados com pacientes com doenças gastrointestinais orgânicas.

○ **V/F: A síndrome do intestino irritável está associada a anormalidade motora não identificável.**

Falso. Embora um número de alterações motoras tenha sido descrito nos pacientes com síndrome do intestino irritável, nenhuma anormalidade motora patognomônica tem sido definida até hoje.

○ **Quais laxativos estão associados a *Melanosis coli*?**

Laxativos antranoides como sena, cáscara e *aloe*.

○ **Onde a *Melanosis* é vista no intestino?**
A *Melanosis* pode ser vista ao longo do cólon; entretanto, o cólon proximal é geralmente mais afetado.

○ **Com que frequência a *Melanosis coli* aparece e com que rapidez se resolve após a utilização e a descontinuidade de laxativos antranoides, respectivamente?**
Ela pode ser vista dentro de meses do começo e irá geralmente desaparecer dentro de meses após a descontinuidade.

○ **Qual é a razão mais comum para a incontinência fecal em crianças e idosos institucionalizados?**
Retenção fecal resultando em sujar-se por transbordamento.

○ **Qual é a etiologia mais comum da constipação?**
Idiopática.

○ **Que subtipos estão incluídos na constipação idiopática?**
Trânsito lento, dissinergia do assoalho pélvico e funcional.

○ **O que é dissinergia do assoalho pélvico?**
Nesta condição também referida como anismo, disfunção do assoalho pélvico ou defecação obstruída, existe contração ao invés de relaxamento do esfíncter externo e do puborretal em resposta ao esforço.

○ **Como pode ser diagnosticada a dissinergia do assoalho pélvico?**
Diversos testes estão disponíveis. Quanto mais estes testes forem anormais, mais forte o diagnóstico de dissinergia do assoalho pélvico. O exame digital do canal anal pode mostrar contração do aparato do esfíncter ao invés de relaxamento quando o paciente é solicitado a esforço de eliminação. A manometria anorretal e a eletromiografia podem mostrar contração ao invés de relaxamento dos músculos. A proctografia de evacuação (defecografia) pode mostrar que o ângulo anorretal se estreita ao invés de se alargar durante a tentativa de defecação. Finalmente, um teste de expulsão de balão pode demonstrar dificuldade para expelir o balão a partir do reto.

○ **Qual é o tratamento mais apropriado para esta condição?**
Retreinamento do assoalho pélvico (*biofeedback*). Resultados bem-sucedidos após métodos de *biofeedback* têm sido relatados em 50 a 80% dos pacientes com dissinergia do assoalho pélvico.

○ **Que medicações podem causar ou agravar a constipação?**
Derivados de opiáceos, anticolinérgicos, antiácidos contendo cálcio ou alumínio, bloqueadores do canal de cálcio e clonidina são alguns.

○ **V/F: A cirurgia está indicada tanto se está presente uma retocele quanto uma evacuação difícil.**
Falso. Retoceles são comuns, mesmo nas mulheres não constipadas. Uma história de aplicação de pressão digital na parede posterior da vagina para ajudar a evacuação e um defecograma mostrando uma retocele grande com bário residual no fim da defecação sugere que o reparo cirúrgico pode ser útil.

○ **V/F: A cirurgia é com frequência útil no manejo da dissinergia do assoalho pélvico.**
Falso. Operações, como a divisão do esfíncter anal interno e puborretais, geralmente não são bem-sucedidas e podem resultar na incontinência fecal.

○ **Como é medido o trânsito colônico?**

Tanto a radiologia (marcadores radiopacos) como a cintigrafia pode ser utilizada. Na prática clínica, marcadores radiopacos são mais comumente utilizados.

○ **Quando deve ser utilizado um estudo do trânsito colônico?**

Nos pacientes com constipação intratável severa. Um trânsito colônico normal em tais pacientes está associado à alta prevalência de sofrimento psicológico quando comparados com pacientes com trânsitos lentos.

○ **V/F: O exercício é útil no tratamento da constipação.**

Falso. Embora a constipação esteja associada a inatividade, não existem dados convincentes para sugerir que, nos sujeitos ativos, os hábitos intestinais são afetados pelo exercício.

○ **Qual é a dose diária de fibra recomendada por dia?**

Entre 20 e 30 gramas.

○ **V/F: A fibra é efetiva nos pacientes com constipação severa.**

Falso. A fibra vem de fontes diferentes e seu efeito no trânsito colônico é variável. Todos os pacientes com constipação devem ter uma quantidade apropriada de fibra na sua dieta; entretanto, embora os pacientes com constipação leve possam melhorar com fibra adicional, aqueles com constipação significativa de trânsito lento tendem a não melhorar com fibra isolada.

○ **Quais são as complicações potenciais do óleo mineral?**

Pneumonia lipoide, se aspirado. Também pode causar infiltração anal e existe um risco potencial de má-absorção de vitaminas lipossolúveis.

○ **Como trabalham os laxativos estimulantes?**

Tanto os laxativos antranoides, como sena e *aloe*, e os difenilmetanos, como fenolftaleína e bisacodil, atuam aumentando a motilidade colônica e induzindo a secreção. Compostos de fenolftaleína têm sido retirados do mercado.

○ **Como trabalham os laxativos osmóticos?**

Laxativos osmóticos contêm íons pobremente absorvíveis como o magnésio.

○ **Quais são os efeitos colaterais potenciais dos laxativos osmóticos?**

Hipermagnesemia.

○ **V/F: Solução de glicolpolietileno é útil para a constipação crônica.**

Verdadeiro. O glicolpolietileno é uma solução de eletrólitos não absorvível. Embora normalmente dada para a limpeza do intestino antes da colonoscopia, quando tomada em quantidades pequenas (250 a 750 mL por dia), pode ser extremamente útil no tratamento da constipação crônica.

○ **Qual é a operação mais comum para os pacientes com constipação severa e trânsito colônico lento?**

Colectomia subtotal com anastomose ileorretal.

○ **V/F: Antes de considerar a cirurgia para a constipação de trânsito lento refratária, uma avaliação para excluir uma síndrome de dismotilidade do intestino mais difusa (obstrução pseudointestinal) deve ser realizada.**

Verdadeiro. Em particular, uma avaliação da motilidade gástrica e do intestino delgado, geralmente acompanhada pela manometria antroduodenal, deve ser considerada antes da cirurgia. Similarmente, testagem para avaliar a presença de dissinergia do assoalho pélvico deve ser realizada.

○ **Quais são os três componentes do esfíncter de Oddi?**

Os três componentes são o esfíncter colédoco, o esfíncter pancreático e o esfíncter da ampola, que circundam o ducto de bile comum, o ducto de Wirsung e o canal comum, respectivamente.

○ **Qual é o papel do esfíncter de Oddi?**

Ele regula o fluxo de secreções pancreáticas e biliares para o duodeno pela sua pressão basal e evita o refluxo de material do duodeno para o ducto por suas contrações fásicas.

○ **Qual é a pressão basal média no esfíncter de Oddi (EO – SO)?**

A pressão basal média do OE é menor que 35 mmHg.

○ **Quais são os aspectos das contrações fásicas normais do esfíncter de Oddi?**

As contrações fásicas consistem de três componentes: amplitude, duração e frequência. A amplitude é menor que 220 mmHg com uma duração menor que 8 segundos e uma frequência menor que 10 por minuto.

○ **Que drogas relaxam o esfíncter de Oddi?**

Anticolinérgicos, nitratos, bloqueadores do canal de cálcio e glucagon.

○ **Qual é o padrão-ouro para o diagnóstico da disfunção do esfíncter de Oddi?**

Manometria do esfíncter de Oddi.

○ **Que achados manométricos são típicos nos pacientes com disfunção do esfíncter de Oddi?**

Critérios manométricos incluem: 1) pressão elevada do esfíncter basal, 2) frequência aumentada das contrações fásicas, 3) proporção aumentada das contrações fásicas propagadas na direção retrógrada, e 4) resposta do esfíncter paradoxal à injeção de CCQ-OP (CCK-OP) (colecistocinina-octapeptídeo). Na prática clínica, uma pressão de esfíncter basal > 40 mmHg é o parâmetro único mais útil no qual se faz o diagnóstico.

○ **Que tipo de cateter é utilizado na manometria biliar?**

Um cateter de lúmen triplo gotejado a água. A utilização de um lúmen para a aspiração pode reduzir o risco de pancreatite relacionada com o procedimento.

○ **V/F: O glucagon afeta a manometria do esfíncter de Oddi.**

Verdadeiro. O glucagon causa relaxamento do esfíncter e assim um período de espera de 8 a 10 minutos é requerido antes de medir a pressão do esfíncter basal se o glucagon foi utilizado para ajudar na canulação.

○ **V/F: Os benzodiazepínicos afetam a manometria do esfíncter de Oddi.**

Falso. Os benzodiazepínicos não afetam o esfíncter e podem ser utilizados como um sedativo para pacientes submetidos à manometria do esfíncter de Oddi.

○ **Quais são as indicações para a manometria do esfíncter de Oddi?**
Pacientes com pancreatite idiopática e pacientes com dor pancreaticobiliar inexplicada com ou sem enzimas anormais do fígado ou pancreáticas.

○ **V/F: A colangiopancreatografia retrógrada endoscópica (CPRE – ERCP) é requerida na avaliação da disfunção do esfíncter de Oddi (DEO – SOD).**
Verdadeiro. A CPRE é requerida de forma a excluir outras causas de obstrução biliar como pedras retidas e lesões anatômicas.

○ **Quais são os quatro critérios clínicos para o diagnóstico de DEO (SOD) tipo I?**
1) Dor do tipo biliar típica, 2) aminotransferase aspartato elevada ou fosfatase alcalina > duas vezes o normal e medida em mais de duas ocasiões, 3) drenagem retardada do contraste acima de 45 minutos no momento da CPRE, e 4) ducto de bile comum dilatado mais que 12 mm. O terceiro critério é raramente utilizado na prática clínica de rotina.

○ **O que é a DEO tipo II?**
Pacientes com dor do tipo biliar típica e um ou dois critérios mencionados previamente.

○ **O que é a DEO tipo III?**
Pacientes com dor do tipo biliar típica e sem outras anormalidades.

○ **V/F: A manometria do esfíncter de Oddi está sempre indicada na DEO tipo I.**
Falso. Não é essencial antes da esfincterotomia endoscópica uma vez que estes pacientes se beneficiam da esfincterotomia independente dos achados na manometria.

○ **V/F: A manometria do esfíncter de Oddi está sempre indicada na DEO tipo II ou III.**
Verdadeiro. A manometria do esfíncter de Oddi é mandatória nestes pacientes para confirmar a presença de DEO e para predizer o subgrupo que irá beneficiar-se da esfincterotomia. Aqueles com pressões basais elevadas mais predicadamente experimentam melhora da dor após a esfincterotomia.

○ **Como a DEO causa dor?**
É postulado que, ao impedir o fluxo das secreções pancreáticas e biliares, exista um aumento resultante na pressão ductal (hipertensão ductal) causando dor.

○ **Qual é a frequência estimada da DEO nos pacientes com dor do tipo biliar após a colecistectomia?**
9 a 11%.

○ **Qual é o melhor preditor de alívio da dor nos pacientes com DEO após esfincterotomia?**
Pressão do esfíncter basal elevada (> 40 mmHg).

○ **Quais são as indicações para a ablação cirúrgica do esfíncter de Oddi?**
1) Estenoses recorrentes após esfincterotomias endoscópicas repetidas, 2) quando um endoscopista terapêutico experiente não está disponível e 3) quando a esfincterotomia endoscópica não é tecnicamente possível.

○ **Quais agentes farmacológicos têm sido utilizados no tratamento da DEO?**
Nitratos e nifedipina. Também houve interesse recente no uso de injeções de toxina botulínica no esfíncter de Oddi.

○ **O que é o teste de Nardi?**
Um resultado positivo ocorre quando a injeção de morfina, 10 mg subcutaneamente, ou neotisgmina, 1 mg subcutaneamente, causa dor do tipo biliar típica com um aumento associado de quatro vezes nas aminotransferases, fosfatase alcalina, amilase ou lipase. Um teste positivo pode ocorrer nos pacientes com DEO; entretanto, pode também ocorrer nos pacientes com coledocolitíase. Este teste não é sensível nem específico. A morfina causa contração do esfíncter de Oddi enquanto a neostigmina aumenta o fluxo pancreático das secreções.

○ **O que é um teste positivo de estimulação de secretina?**
Um resultado positivo ocorre quando a administração de secretina leva à dilatação do ducto de bile comum e do ducto pancreático principal, conforme detectado pelo ultrassom. Isto pode ocorrer quando o esfíncter de Oddi está disfuncional causando obstrução. A secretina normalmente resulta no relaxamento do esfíncter de Oddi.

○ **O que é um teste de cintigrafia hepatobiliar positivo?**
Este teste avalia o fluxo da bile através do trato biliar e para o duodeno. Um teste positivo é definido como um tempo de chegada duodenal maior que 20 minutos e um tempo do hilo para o duodeno maior que 10 minutos.

○ **V/F: A vesícula biliar esvazia-se durante o jejum.**
Verdadeiro. Durante o jejum, 25% do conteúdo da vesícula biliar esvaziam-se aproximadamente a cada 120 minutos. Isto coincide com o complexo motor de migração visto no intestino.

○ **O que acontece com a vesícula biliar no estado de alimentação?**
A alimentação inicia uma contração da vesícula biliar através tanto de influências neurais (reflexos cefálico e gastroduodenal local) quanto hormonais (colecistocinina). Isto resulta no esvaziamento acima de 75% dos conteúdos da vesícula biliar.

○ **Quais são as fases de esvaziamento da vesícula biliar?**
O esvaziamento da vesícula biliar após a alimentação consiste de três fases: 1) fase cefálica – estimulada pela simulação da alimentação; 2) fase gástrica – estimulada pela distensão do estômago e pelo reflexo gastroduodenal; e 3) fase intestinal – estimulada pelos hormônios. O volume de contrações ocorre durante as fases gástrica e intestinal.

○ **V/F: Gordura, proteína e carboidrato levam à contração da vesícula biliar.**
Verdadeiro. A composição do alimento determina a liberação de colecistocinina e, daí, a contração da vesícula biliar. A proteína e a gordura resultam na contração da vesícula biliar via liberação de colecistocinina embora os carboidratos também causem contração da vesícula biliar, porém via mecanismo desconhecido.

○ **Como a motilina afeta a vesícula biliar?**
A motilina induz a contração de vesícula biliar indiretamente via nervos colinérgicos.

○ **V/F: Pacientes com cálculos biliares possuem esvaziamento da vesícula biliar reduzido.**
Verdadeiro. Este comprometimento resulta da depressão da contratilidade da vesícula biliar e não dos cálculos biliares propriamente ditos.

○ **Que testes estão disponíveis para a medida do esvaziamento da vesícula biliar?**
Colecintigrafia, que mede a distribuição dos radioisótopos e o débito no intestino ao longo do tempo, e ultrassonografia, que mede as mudanças de volume com o passar do

tempo. O padrão-ouro para a medida do esvaziamento da vesícula biliar é a colecisto-cinina-colecintigrafia.

○ **Por que a colecistocinina é utilizada?**
A colecistocinina é o estímulo mais potente de esvaziamento da vesícula biliar e, além disso, causa relaxamento do esfíncter de Oddi através de reflexos inibitórios.

○ **Que agente radiofarmacêutico é comumente utilizado na colecintigrafia?**
Ácido hepatoiminodiacético (AHID – HIDA).

○ **Que drogas causam o comprometimento do esvaziamento da vesícula biliar?**
As drogas que mais comumente causam o comprometimento do esvaziamento da vesícula biliar são os agentes narcóticos e anticolinérgicos.

○ **O que é discinesia da vesícula biliar?**
A discinesia da vesícula biliar refere-se à função anormal da vesícula biliar que pode estar hipocinética (deprimida) ou hipercinética (excessiva).

○ **O que é fração de ejeção da vesícula biliar?**
A medida quantitativa do esvaziamento da vesícula biliar. A fração de ejeção normal da vesícula biliar está acima de 35%.

○ **V/F: Uma fração de ejeção diminuída da vesícula biliar é um achado característico nos pacientes com colecistite acalculosa crônica.**
Embora controversa, a demonstração de uma fração baixa de ejeção da vesícula biliar é o indicador mais confiável de colecistite crônica e é o melhor prognosticador de uma boa resposta para a colecistectomia.

Nutrição, Obesidade e Transtornos da Alimentação

Deborah Cohen, MMSc, RD, CNSD, Douglas A. Drossman, M.D., e Tamar Ringel-Kulka, M.D.

○ **V/F: A anorexia nervosa e a bulimia são mais bem compreendidas como doenças psiquiátricas com manifestações psicológicas secundárias.**

Falso. A anorexia e a bulimia são transtornos multifatoriais que resultam de influência biológica, psicológica e social.

○ **Qual é a incidência e a prevalência da anorexia nervosa nos Estados Unidos? Ela tem-se modificado ao longo dos anos?**

Os índices de incidência para mulheres de 16 aos 25 anos de idade variam de 30 a 156 por 100.000. A incidência aumentou de duas a quatro vezes na última década. A prevalência acredita-se ser de 0,5 a 1%.

○ **O quanto é comum a anorexia nervosa nos adolescentes femininos e adultos jovens?**

A anorexia nervosa classifica-se como a terceira doença mais comum após a obesidade e a asma.

○ **Qual é a razão homem/mulher na anorexia nervosa?**

A incidência nos homens é de 1/10 a 1/50 das mulheres.

○ **Como as pessoas com transtorno da alimentação percebem seu tamanho corporal?**

Em um estudo recente, 50 a 67% das adolescentes percebem-se como muito gordas embora apenas 15% estejam, de fato, acima do peso. Além disso, 50% das adolescentes e 15% dos adolescentes foram encontrados engajados em comportamento de dieta. Quarenta por cento deles não estão satisfeitos com a sua imagem corporal. Quadris, cintura e coxas são os locais mais comuns de insatisfação.

○ **V/F: O risco aumentado de anorexia nervosa é igual nos países desenvolvidos e em desenvolvimento.**

Falso. Fatores de risco comuns para o desenvolvimento da anorexia nervosa incluem: ser de uma cultura ocidental ou de um país desenvolvido, idade de 15 a 25 anos, sexo feminino, engajamento na dieta, esportes e atividades associadas a aparência, presença de doença física que resulta em perda de peso inicial, baixa autoestima, personalidade obsessiva, transtorno da alimentação nos parentes de primeiro grau e ser um gêmeo monozigoto.

○ **V/F: Pacientes anoréticos irão envolver-se em vômito autoinduzido ou ingerir purgativos.**

Verdadeiro. Na anorexia nervosa do tipo bulímico, a perda de peso é obtida destas formas em cerca de 50% das vezes em vez de restrição e exercício.

○ **V/F: Pacientes anoréticos não sentem fome.**

Falso. Pacientes anoréticos sentem fome; entretanto, na sua busca pela magreza, eles lutam contra a sensação de fome para alcançar um grau não realístico de perda de peso.

○ **Que medidas fisiológicas estão diminuídas nos pacientes anoréticos?**

Temperatura central, pressão sanguínea, frequência do pulso e índice de esvaziamento gástrico.

○ **V/F: A taxa de sedimentação de eritrócito está aumentada na anorexia nervosa.**

Falso. A taxa de sedimentação geralmente está diminuída na anorexia nervosa.

○ **Qual é a anormalidade endócrina mais comum na anorexia nervosa?**

Amenorreia é a anormalidade endócrina mais comum nas pacientes anoréticas. A origem da amenorreia é devida à disfunção hipotalâmico-pituitária. Os níveis séricos de estradiol, hormônio folículo-estimulante e hormônio luteinizante estão abaixo dos controles normais.

○ **V/F: A amenorreia pode preceder a perda de peso.**

Verdadeiro. Em cerca de 1/3 das pacientes a amenorreia precede a perda de peso. O estresse parece ser a causa da amenorreia psicogênica prévia ao início da perda de peso.

○ **V/F: A amenorreia sempre se resolve após alcançar o peso corporal ideal.**

Falso.

○ **Qual é o limite inferior de peso abaixo do qual a hospitalização é recomendada?**

A hospitalização é recomendada para as pacientes com perda de 25 a 30% do peso corporal ideal ao longo de alguns meses. Outras indicações consideradas incluem transtornos hemodinâmicos, anormalidades eletrocardiográficas, desidratação, anormalidades eletrolíticas e falência para ganhar peso com manejo ambulatorial intensivo.

○ **V/F: A causa mais comum de morte na anorexia nervosa é a arritmia cardíaca.**

Falso. A causa mais comum de morte na anorexia nervosa é o suicídio seguido pela arritmia cardíaca.

○ **V/F: Anormalidades eletrocardiográficas são comuns na anorexia nervosa.**

Falso. Embora várias anormalidades eletrocardiográficas tenham sido descritas na anorexia nervosa, a maior parte das pacientes que não estão cronicamente vomitando ou abusando de laxativos irá apresentar um eletrocardiograma normal. O prolongamento do intervalo QTc é o preditor principal para o risco de morte súbita.

○ **V/F: O objetivo primário da intervenção nutricional na anorexia nervosa é lentamente fazer o paciente alcançar o peso corporal fora dos limites do risco médico.**

Verdadeiro.

○ **V/F: O caroteno pode ser um teste bioquímico diagnóstico útil na anorexia nervosa.**

Verdadeiro. Níveis elevados de caroteno podem ser vistos na anorexia nervosa enquanto baixos níveis de caroteno são vistos nas pacientes com fome. A carotenemia na anorexia nervosa causa uma descoloração amarelada da pele.

○ **Qual é a morbidade comum a longo prazo associada a anorexia nervosa?**

Osteoporose é a morbidade mais comum e é devida à hipoestrogenemia juntamente com deficiências nutricionais.

○ **V/F: A constipação é uma das complicações gastrointestinais agudas nas pacientes com bulimia.**
Falso. A constipação é uma complicação crônica da anorexia nervosa. Lacerações de Mallory-Weiss e síndrome de Boerhaave são potenciais complicações agudas intestinais da bulimia.

○ **Qual é a complicação metabólica mais comum nas pacientes bulímicas?**
Alcalose hipoclorêmica, hipocalêmica e metabólica.

○ **Quais são os sinais comuns/típicos que podem ser reconhecidos no exame físico nas pacientes bulímicas?**
Sinal de Russell (escoriação no dorso das mãos ou dedos), perda da dentina na superfície lingual e oclusal dos dentes e hipertrofia da glândula parótida.

○ **V/F: A incidência e a prevalência da bulimia são mais baixas do que na anorexia nervosa.**
Falso. A incidência e a prevalência da bulimia são mais altas do que na anorexia nervosa. A incidência é estimada em 2 a 5% nas mulheres em idade de escola secundária e universidade enquanto a prevalência é estimada em 1 a 3%.

○ **V/F: Ao contrário das pacientes anoréticas, pacientes bulímicas possuem tamanho corporal normal.**
Verdadeiro. As pacientes bulímicas possuem tamanho corporal normal, menos distorção da imagem corporal, maior consciência de que seus comportamentos compulsivos secretos são aberrantes e maior aceitação do tratamento comparadas às pacientes anoréticas.

○ **V/F: A saciedade interrompe episódios de vômito nas pacientes bulímicas.**
Falso. O ciclo satisfação-limpeza é uma compulsão alimentar associada a falência para alcançar ou responder à saciedade normal. Os episódios ocorrem secretamente, são planejados e são terminados com uma sensação de culpa ou desconforto físico.

○ **Qual é a causa principal de morte na bulimia nervosa?**
Arritmia cardíaca.

○ **V/F: Mais da metade das pacientes de anorexia nervosa ou bulimia não irá melhorar após o tratamento.**
Falso. A recuperação total irá ocorrer em 50% das pacientes. Das restantes, cerca de 30% terão uma recuperação parcial e 20% não experimentarão nenhuma melhora.

○ **Que proporção de adultos nos Estados Unidos é obesa?**
Aproximadamente 33%.

○ **V/F: Cinquenta por cento das pessoas que perdem peso em um programa bem desenvolvido de dieta e exercício irão manter seu peso alcançado.**
Falso. Noventa a 95% das pessoas que perdem peso o readquirem subsequentemente dentro de 5 anos.

○ **Que medida é comumente utilizada para definir obesidade?**
Índice de massa corporal: peso em quilograma dividido pelo quadrado da altura em metros.

○ **Quais são as definições de sobrepeso e obesidade?**
As definições da Organização Mundial de Saúde de sobrepeso e obesidade são: sobrepeso – índice de massa corporal (IMC – BMI) > 25; obesidade – IMC > 30; obesidade moderada – IMC acima de 30-34,9; obesidade severa – IMC 35-39,9; e obesidade muito severa – IMC > 40.

○ **Que riscos de saúde estão associados a obesidade?**
Derrame, doença cardíaca isquêmica e diabetes *mellitus* ocorrem com risco de três a quatro vezes da população geral nos pacientes com um IMC > 28.

○ **V/F: A distribuição de gordura no corpo é importante com relação a mortalidade e morbidade.**
Verdadeiro. Um risco mais elevado de morbidade e mortalidade está associado mais com a distribuição central que uma distribuição periférica de gordura corporal.

○ **Qual é o papel da leptina na patogênese da obesidade?**
O papel da leptina nos humanos ainda é desconhecido. Acredita-se ser um indicador de estoques suficientes de gordura para o crescimento e a fertilidade. A redução nas concentrações de plasma da leptina pode causar hiperfagia, baixo débito de energia e infertilidade.

○ **V/F: O objetivo quando tratando a obesidade é alcançar o peso corporal normal.**
Falso. O objetivo é a redução dos riscos de saúde. Mesmo uma perda de peso modesta pode aliviar os sintomas de comorbidades relacionados à obesidade.

○ **V/F: A dieta de redução calórica e de gordura é o tratamento mais bem-sucedido para a obesidade.**
Falso. Uma combinação de ingestão calórica e de gordura reduzida, atividade regular e reforço da modificação comportamental é a abordagem mais bem-sucedida.

○ **Qual é o papel da colecistocinina (CCC – CCK) no mecanismo de saciedade?**
Embora a CCC seja secretada tanto pelo duodeno quanto pelo cérebro, ela não pode cruzar a barreira de sangue do cérebro. O local primário presumido de ação da CCC é periférico. A CCC tem sido mostrada para induzir a saciedade e reduzir a ingestão de comida em ratos.

○ **V/F: A farmacoterapia é recomendada para todos os pacientes com obesidade.**
Falso. O tratamento com droga pode ser útil em combinação com a dieta e o exercício. É recomendado para pessoas com IMC > 30 e sem comorbidades ou IMC > 27 com comorbidade.

○ **Qual neuropeptídio desempenha um papel principal no controle central do apetite?**
Neuropeptídio Y – um potente estimulante do apetite.

○ **V/F: A gastroplastia é o procedimento cirúrgico mais comum recomendado no tratamento da obesidade.**
Verdadeiro. A gastroplastia, com ou sem *bypass*, é o procedimento cirúrgico mais comum utilizado nos pacientes severamente obesos.

○ **V/F: O *bypass* jejunoileal para a obesidade mórbida raramente é realizado por causa da alta incidência de complicações sérias intestinais e do fígado.**
Verdadeiro. Além disso, uma artropatia característica pode complicar o curso pós-operatório.

○ **Indivíduos com acloridria podem precisar de injeções regulares de qual vitamina?**
Vitamina B_{12}.

○ **Um paciente que toma megadoses de qual vitamina está em risco para desenvolver sobrecarga de ferro?**
Vitamina C.

○ **Que deficiência de vitamina é indicada pelo teste de Schilling?**
Vitamina B_{12}.

○ **A anemia macrocítica pode resultar de deficiências em qual das duas vitaminas B?**
Folato e Vitamina B_{12}.

○ **Que fatores biliares podem contribuir para a má-absorção de cálcio?**
Fluxo de bile diminuído e excreção de sal de bile diminuída.

○ **Que terapia nutricional é prescrita para a doença óssea metabólica devida à má-absorção de cálcio?**
25-hidroxivitamina D3 e dieta de gordura baixa.

○ **Por que um paciente com ressecção ileal desenvolve deficiência de vitamina D?**
Rompimento do ciclo êntero-hepático de ácidos de bile leva à sua deficiência relativa.

○ **Qual é a duração da meia-vida da albumina? E da pré-albumina?**
Vinte e um dias (albumina) *versus* 3 dias (pré-albumina).

○ **Que condições, além da má nutrição, podem resultar na hipoalbuminemia?**
Doença renal, doença do fígado, hidratação, quimioterapia, situação pós-operatória e perda de sangue.

○ **V/F: Todos os pacientes recebendo ventilação mecânica requerem uma fórmula enteral pulmonar especializada.**
Falso.

○ **Quais são as características macronutrientes que tornam uma fórmula enteral pulmonar única?**
Gordura alta e carboidrato baixo.

○ **Qual é um nível aceitável de resíduo gástrico para um paciente recebendo alimento por tubo enteral gástrico?**
Duas vezes o índice corrente ou 100 a 150 mL.

○ **Liste os fatores que podem contribuir para a aspiração em um paciente alimentado por sonda.**
Sonda de alimentação no estômago, deitar em supino durante a infusão da fórmula, motilidade gástrica retardada, reflexo de tosse deprimido e uma fórmula de gordura alta.

○ **Que transtornos eletrolíticos clássicos ocorrem com a síndrome de realimentação?**
Níveis séricos baixos de magnésio, potássio e fósforo.

○ **O quanto de gordura é necessário na dieta para prevenir a deficiência de ácido graxo essencial?**
Três a 4% das calorias totais.

○ **Quanta gordura é requerida na dieta de forma a ter absorção adequada das vitaminas solúveis em gordura?**
10%.

○ **Quais são as implicações clínicas de proporcionar dextrose parenteral excessiva?**
Exacerbação da hiperglicemia, esteatose hepática e testes do fígado elevados.

○ **Quantos dias após o início da nutrição parenteral total irá ocorrer tipicamente um aumento nos testes do fígado?**
Dez a 12 dias.

○ **Um paciente não está recebendo nenhum tipo de alimento pela boca e está em nutrição parenteral total por 3 semanas após uma ressecção cirúrgica para a doença de Crohn. Um tubo J foi colocado durante a cirurgia na antecipação do suporte de nutrição parenteral em longo prazo e agora o paciente está pronto para iniciar a alimentação enteral. Que tipo de fórmula você poderia utilizar e por quê?**
Nesta situação, uma fórmula semielementar geralmente é mais bem tolerada por causa da atrofia da mucosa do intestino que se desenvolveu durante o período prolongado quando nada foi dado pela boca.

○ **No paciente anterior, por que é importante aumentar lentamente a alimentação pela sonda?**
De forma a permitir o tempo adequado para a regeneração da mucosa.

○ **Em que ponto você poderia descontinuar a nutrição parenteral total?**
Quando o paciente está tolerando aproximadamente 50% do objetivo da alimentação pela sonda.

○ **Por que é inapropriado a alimentação em *bolus* no intestino delgado?**
O intestino delgado é muito sensível ao volume/distensão.

○ **Que fatores nutricionais, além da alimentação enteral propriamente dita, contribuem para a diarreia nos pacientes criticamente doentes?**
Edema da parede intestinal secundário a níveis séricos de albumina severamente baixos e atrofia da mucosa do intestino resultando de períodos prolongados não recebendo nada pela boca ou má nutrição crônica.

○ **Qual vitamina é produzida no intestino em uma base diária?**
Vitamina K.

○ **Óleo triglicerídio de cadeia média (TCM – MCT) é dado para os pacientes com má-absorção severa de gordura como um suplemento calórico. Quais são os efeitos colaterais gastrointestinais de um excesso de óleo de TCM na dieta?**
Gases em excesso, massa intestinal, diarreia e extravasamento anal.

○ **Quanto tempo leva para a evidência bioquímica de uma deficiência de ácido graxo essencial em uma dieta livre de gordura seja enteral ou parenteral?**
Três semanas.

○ **Que dois órgãos são locais de armazenamento para a Vitamina A?**
Tecido adiposo e fígado.

○ **O que pode resultar de megadoses de vitamina D?**
Deposição de cálcio no tecido mole.

○ **V/F: Resíduos devem ser checados em um paciente recebendo alimentação nasoduodenal.**
Falso.

○ **Que características nutricionais específicas de uma fórmula enteral renal a tornam clinicamente útil em um paciente com doença renal em estágio terminal?**
Proteína/nitrogênio baixos; baixas quantidades de eletrólitos como potássio, magnésio e fósforo; e densidade calórica para proporcionar mais calorias em menor volume.

○ **V/F: É preferível alimentar integralmente, em vez de parenteralmente, um paciente com pancreatite aguda.**
Verdadeiro – desde que a sonda de alimentação seja colocada no jejuno.

○ **Que parâmetros laboratoriais nutricionais precisam ser monitorados estreitamente em um paciente com pancreatite que está recebendo nutrição parenteral total e lipídios?**
Níveis de triglicerídios séricos e glicose do sangue.

○ **Por que a quantidade total de cálcio e fósforo é limitada em uma solução de nutrição parenteral?**
Um excesso no produto total de cálcio/fosfato irá causar formação de precipitado na solução.

○ **V/F: Um paciente tem tolerado alimentação por sonda durante 3 semanas e subitamente desenvolve um débito de fezes de 950 cm^3 por dia. A alimentação por sonda é a causa mais provável do aumento súbito no débito de fezes.**
Falso. Nesta situação, especialmente se a tolerância tem sido boa, uma investigação para outras causas da diarreia deve ser iniciada. Causas potenciais incluem infecções do intestino, particularmente *Clostridium difficile*, e a utilização de medicações dadas através da sonda de alimentação que contém sorbitol.

○ **No momento, que alterações você faria no regime de alimentação no paciente anterior sem comprometer o seu estado nutricional?**
Diminuir o índice, modificar para uma fórmula semielementar ou tentar uma fórmula contendo fibra.

○ **Que tipos de indivíduos estão em risco para desenvolver uma síndrome de realimentação?**
Pacientes desnutridos com perda de peso recente involuntariamente.

○ **Liste as vantagens da alimentação enteral contínua no jejuno comparada com o estômago.**
Potencialmente menor risco de aspiração e útil para os pacientes com má motricidade gástrica.

○ **Quais são as restrições da fórmula de alimentos jejunais?**
Gordura baixa (< 35%), fibra baixa, sem densidade nutriente (1,5 a 2 calorias/mL) e isotônica. Fórmulas de gordura alta, fibra alta, podem entupir as sondas de pequeno calibre utilizadas para alimentos e, além disso, fórmulas hipertônicas geralmente não são bem toleradas quando dadas diretamente no jejuno.

○ **Quais são as complicações potenciais de uma jejunostomia cirúrgica?**
Infecção, obstrução, torção, deslocamento, extravasamento, necrose intestinal e os riscos gerais da cirurgia e anestesia.

○ **V/F: Sempre que possível, todas as medicações administradas através de uma sonda de alimentação devem ser dadas como soluções ou elixires.**
Verdadeiro. Medicações comprimidas têm o potencial para entupir a sonda de alimentação.

○ **Um paciente possui uma bilirrubina total de 17,8 mg/dL e está recebendo nutrição parenteral total. Que dois elementos-traço devem ser removidos da solução para evitar a toxicidade?**
Cobre e manganês. Ambos são excretados via trato biliar. Os elementos-traço-padrão devem ser descontinuados e zinco e cromo adicionados de volta separadamente.

○ **Quantas calorias existem em um *container* de 500 cm^3 de 20% de lipídios? Quanta proteína está na vasilha?**
Mil calorias. Não há proteína.

○ **V/F: Uma emulsão lipídica de 20% pode ser dada através de uma linha intravenosa periférica.**
Verdadeiro. Todos os lipídios intravenosos são isotônicos.

Doenças Gastrointestinais Pediátricas

Jon A. Vanderhoof, M.D.

○ **Crianças alimentadas com leite humano e alimentadas com fórmula possuem padrões diferentes de colonização da flora do intestino. As fezes de crianças alimentadas no peito têm uma predominância de que gêneros de bactéria?**

Bifidobactéria.

○ **Qual é o coeficiente de absorção de gordura em um indivíduo normal?**

Em um indivíduo normal, 93% da gordura é absorvida. Em crianças recém-nascidas, o número cai para um nível de 90% e até menos nas crianças prematuras. Todavia, sua densidade calórica (9 kcal/g) torna-o uma fonte excelente de calorias, mesmo nas crianças prematuras.

○ **Que respostas ausentes a quais hormônios intestinais ocorrem na enteropatia sensível ao glúten antes do tratamento?**

Colecistocinina, secretina e peptídio trófico de insulina glicose-dependente.

○ **Na avaliação médica da anorexia nervosa estudos laboratoriais para avaliação de gravidez, doença intestinal inflamatória, doença da tireoide, transtornos do sistema nervoso central, abuso de droga e transtornos metabólicos são feitos rotineiramente. Que estudo sérico adicional pode ser útil neste cenário?**

Caroteno sérico.

○ **Que transtorno deve ser suspeitado em um paciente com uma história de ingestão cáustica que desenvolve um início tardio ou piora de disfagia?**

Carcinoma do esôfago.

○ **Que porcentagem de crianças em idade escolar possui dor abdominal crônica em uma extensão que interfere com a atividade diária normal?**

10%.

○ **Qual é a ferramenta diagnóstica mais útil para identificar a causa de dor abdominal recorrente crônica da infância?**

História cuidadosa e exame físico.

○ **Diarreia crônica, não específica ou diarreia da criança, a causa mais comum de diarreia crônica neste grupo de idade, é mais bem tratada utilizando que manobras dietéticas?**

Dieta de gordura alta e carboidrato baixo.

○ **A constipação nas crianças em idade escolar tem recentemente sido identificada como possível consequência de intolerância a que componente dietético?**

Proteína do leite de vaca.

○ **Qual é a causa mais comum de abdome agudo no grupo de idade infantil?**

Intussuscepção.

○ **Qual é a causa mais comum de sangramento intestinal baixo, sem dor nas crianças em idade escolar?**

Pólipos colônicos.

○ **A dificuldade na infância para desenvolver é uma condição séria que requer identificação precoce e tratamento. O que é responsável para quase todas as mortalidades nesta condição?**

Crianças abusadas ou seriamente negligenciadas.

○ **Qual é o tumor maligno mais comum do trato gastrointestinal nas crianças e apresenta-se mais frequentemente no íleo distal?**

Linfoma.

○ **Qual é a droga de escolha se a sedação é necessária para a manometria do esôfago?**

Hidrato de cloral, 50 mg/kg. Ele não afeta a pressão do esfíncter esofágico inferior ou a amplitude das contrações.

○ **Qual é o tipo mais comum de fístula traqueoesofágica?**

Atresia esofágica proximal com uma fístula entre a traqueia e o esôfago distal contribui para 85% dos casos.

○ **Qual é o valor principal de uma radiografia gastrointestinal superior em uma criança com êmese frequente?**

Radiografia gastrointestinal superior de contraste de bário exclui lesões anatômicas, obstrução da saída gástrica e anomalias do intestino delgado proximal. Não diagnostica ou exclui refluxo gastroesofágico.

○ **Qual é causa mais comum de hipertensão portal idiopática em uma criança sem doença do fígado?**

Trombose da veia portal. A história adicional pode revelar que um cateter umbilical venoso foi colocado durante o período de recém-nascido.

○ **V/F: Crianças recém-nascidas são aclorídricas.**

Falso. Crianças recém-nascidas possuem altos níveis séricos de gastrina e a produção normal de ácido gástrico estimulada foi demonstrada nos primeiros poucos dias de vida.

○ **Quanto tempo uma criança não precisa receber nada pela boca após uma piloromiotomia para estenose pilórica?**

Elas podem comer tão logo acordem.

○ **Qual é a causa mais comum de gastrite erosiva associada a infiltrados eosinofílicos na biopsia em uma criança de 6 semanas de idade?**

Alergia à proteína do leite de vaca. A eosinofilia, mais comum no intestino delgado, e biopsias retais podem ser vistas também nas biopsias esofágica e gástrica.

○ **Uma criança numa instituição com síndrome de Down apresenta-se com dor abdominal e é encontrada possuindo uma anemia por deficiência de ferro. Qual é a causa mais provável?**

A criança necessita uma endoscopia gastrointestinal superior à medida que as crianças com síndrome de Down possuem uma alta incidência de doença celíaca. Também deve ser mantido em mente que as crianças em instituições também possuem uma alta incidência de doença por *Helicobacter pylori* sintomática.

○ **Por que a alergia ao leite de vaca é tão comum nas crianças?**

O intestino das crianças é mais permeável para macromoléculas no primeiro mês de vida permitindo grande exposição a antígeno. Uma vez que o leite de vaca é o único antígeno utilizado em crianças com menos de 1 mês de idade, a alergia a esta proteína é mais comum que outras alergias a proteínas dietéticas.

○ **Quando a má rotação do intestino deve ser reparada cirurgicamente?**

Apenas se sintomática; entretanto, com frequência, é difícil determinar se os sintomas, como dor abdominal, estão diretamente relacionados com má rotação.

○ **Como você diferencia entre gastrosquise e onfalocele?**

Uma onfalocele envolve o umbigo e a gastrosquise não. Uma onfalocele também está coberta pela membrana peritoneal, que pode ou não pode estar aparente, porém uma gastrosquise não está coberta por esta membrana.

○ **Qual é causa comum de deficiência de lactase nas crianças com menos de 6 meses de idade?**

Infecção ou enteropatia devido à intolerância à proteína do leite de vaca. A intolerância à lactose primária adquirida não ocorre até após a idade de 5 anos.

○ **A proliferação bacteriana no crescimento bacteriano acentuado do intestino delgado está diminuída por um aumento em qual macronutriente e concorrente diminuição de qual nutriente?**

Aumentada na gordura e diminuída no carboidrato.

○ **Quantas crianças com doença celíaca se apresentam com diarreia crônica e dificuldade para desenvolver?**

Isto é desconhecido. Entretanto, à medida que a criança cresce, os sintomas clássicos tornam-se menos aparentes e pode-se apresentar meramente com dor abdominal e estatura baixa.

○ **Qual é a reação imunológica mais comum relacionada com alimento não mediada por IgE?**

Proteína do leite. Embora ocorram alergias ao alimento mediadas por IgE, elas são manifestadas por sintomas gastrointestinais, com frequência, sintomas respiratórios e/ou reações da pele ocorrendo dentro de 2 horas após a ingestão de alimento.

○ **Qual é a terapia de droga mais segura e eficaz para a gastroenterite eosinofílica em uma criança que não responde completamente às restrições dietéticas?**

Sódio cromolina oral. Embora a terapia de prednisona seja altamente eficaz, a terapia em longo prazo está, com frequência, associada a numerosos efeitos colaterais.

○ **Qual é a definição de síndrome do intestino curto?**
A presença de má-absorção e má nutrição após a ressecção muito grande do intestino delgado. Não se baseia na extensão do intestino remanescente.

○ **Qual é a complicação mais comum e frequentemente não reconhecida em uma criança com síndrome do intestino curto?**
Crescimento bacteriano acentuado crônico do intestino delgado.

○ **Que tipos de triglicerídios possuem o efeito mais potente na melhora da adaptação intestinal após a ressecção?**
Triglicerídios de cadeia longa.

○ **O que seria caracteristicamente encontrado na endoscopia alta em uma criança que se apresenta com linfócitos nas fezes, linfopenia, hipoalbuminemia e hiperlipidemia?**
Manchas brancas leitosas espalhadas com uma aparência semelhante a floco de neve. Estas representam linfáticos marcadamente dilatados na lâmina própria e/ou na submucosa (linfangiectasia).

○ **Fezes gelatinosas tipo groselha em uma criança com irritabilidade severa e uma massa abdominal palpável em forma de salsicha é a descrição clássica de que transtorno?**
Intussuscepção. Esta apresentação clássica é vista apenas em cerca de 15%. Mais comumente, êmeses e dor abdominal com várias formas de sangramento retal são vistas.

○ **Qual é a consideração mais provável em um paciente pediátrico carregando uma tentativa diagnóstica de pseudo-obstrução que nunca demonstra níveis íleos fluidos ou de ar?**
Síndrome de Munchausen por procuração.

○ **Crianças apresentando dor abdominal significativa podem merecer uma avaliação microscópica das fezes para quais agentes infecciosos em particular?**
Infecções parasíticas podem-se apresentar isoladamente com dor abdominal na ausência de outros sintomas gastrointestinais.

○ **Qual é a anomalia mais comum de um ducto onfalomesentérico remanescente?**
Divertículo de Meckel.

○ **Quais são os tumores mais comuns do trato gastrointestinal inferior nas crianças?**
Pólipos benignos incluindo o pólipo juvenil, pólipo hamartomatoso, pólipo fibroide inflamatório e pólipo linfoide. Adenomas malignos do cólon geralmente são vistos em conjunção com síndromes de polipose familiar.

○ **Qual é causa mais comum de dor abdominal nas crianças que se apresentam na Sala de Emergência?**
Gastroenterite. O erro mais comum é diagnosticar gastroenterite em uma criança que na verdade possui uma apendicite retrocecal.

○ **Qual é o único fator mais importante que reduz a morbidade e a mortalidade da doença de Hirschsprung nas crianças?**
Enterocolite é uma causa principal da mortalidade nas crianças com doença de Hirschsprung. Portanto, o reconhecimento da doença de Hirschsprung antes da enterocolite se desenvolver é importante.

○ **Qual é a causa mais provável de diarreia aguda nas crianças em idade escolar que se apresentam com fezes aquosas, vômito e febre de baixo grau que se resolve espontaneamente dentro de 24 horas?**
Vírus de Norwalk.

○ **A continuidade de alimentação oral nos pacientes com enterite infecciosa aguda é feita primariamente para evitar que complicação?**
Perda de peso.

○ **Um menino de 6 anos de idade tratado com amoxicilina – ácido clavulânico para otite média desenvolve diarreia por *Clostridium difficile* requerendo tratamento com metronidazol. Após o tratamento bem-sucedido, ele experimenta uma recorrência de *C. dificile* 3 semanas mais tarde. Qual seria o curso de ação mais benéfico para prevenir a recorrência novamente?**
Retratar com metronidazol e iniciar e manter um pró-biótico tal como lactobacilo GG por 2 a 3 meses.

○ **Qual vitamina solúvel em gordura é menos bem absorvida nos pacientes com doença do fígado colestática?**
Vitamina E.

Doença Péptica Ulcerosa

Joseph Cullen, M.D., e Michael S. Fedotin, M.D.

○ **Doença péptica envolvendo o duodeno ocorre em que porcentagem de pacientes com mastocitose?**
30 a 50%.

○ **Quais testes não invasivos estão disponíveis para o diagnóstico de *Helicobacter pylori*?**
Testes de C^{13} e uréia C^{14} na respiração, *kits* de testes rápidos do sangue total, sorologia para anticorpo IgG e teste de antígeno fecal.

○ **Em que parte do pâncreas são geralmente encontrados os gastrinomas?**
Noventa por cento são descobertos na cabeça do pâncreas.

○ **Qual é a localização mais frequente da lesão de Dieulafoy?**
Estômago proximal na pequena curvatura.

○ **Quais são algumas causas de testes falsos-negativos para a *Helicobacter pylori*?**
Entre as causas mais comuns está o uso de inibidores da bomba de próton e antibióticos.

○ **Quais são as causas de doença ulcerosa recorrente após a cirurgia gástrica?**
Vagotomia incompleta, antro remanescente, síndrome de Zollinger-Ellison e droga anti-inflamatória não esteroide.

○ **Qual é a complicação mais comum de doença péptica ulcerosa?**
Sangramento gastrointestinal que ocorre em 10 a 20%.

○ **Que sinal endoscópico é mais útil na predição do ressangramento de uma úlcera?**
A presença de um vaso visível na base da úlcera.

○ **Qual é o mecanismo de formação de úlcera gástrica associado a drogas anti-inflamatórias não esteroidais?**
Produção diminuída de ciclooxigenase (COX) com uma diminuição resultante na produção de prostaglandinas E1 e E2.

○ **Que tipos de drogas anti-inflamatórias não esteroidais são mais seguras e produzem a menor incidência de úlceras?**
Aquelas que inibem seletivamente a isoforma COX-2.

○ **Qual é a idade de pico de incidência da úlcera duodenal?**
Cinquenta. Ao longo dos anos a idade tem diminuído nos homens, porém permanece a mesma nas mulheres.

○ **Quais são as complicações de uma úlcera duodenal?**
Sangramento, perfuração, obstrução do esvaziamento gástrico e penetração para o pâncreas.

○ **Que efeito ocorre nos níveis de gastrina com infecção por *Helicobacter pylori*?**
Uma elevação na gastrina sérica basal e estimulada.

○ **O que é a hiperplasia de célula de gastrina antral e como ela pode ser diferenciada de um gastrinoma?**
Da mesma forma que o gastrinoma, ela está associada a hipergastrinemia e o desenvolvimento de úlceras duodenais. Entretanto, pode ser diferenciada de um gastrinoma com base em um teste negativo de secretina.

○ **Que efeitos na mucosa os sais de bismuto têm no estomago?**
As ações imputadas aos sais de bismuto são muitas. O bismuto forma um complexo bismuto-glicoproteína e cria uma barreira protetora sobre as úlceras. Ele também estimula a prostaglandina E2 e secreções de bicarbonato. Evidência recente também sugere um papel do bismuto na diminuição da produção dos radicais livres no estômago. O bismuto não possui efeito na produção do ácido gástrico.

○ **Como os sais de bismuto afetam a *Helicobater pylori*?**
Eles causam destacamento da *H. pylori* da mucosa o que leva à lise bacteriana pelos conteúdos luminais gástricos.

○ **Quais são os efeitos adversos do misoprostol?**
Diarreia (relacionada com a dose), aumento das contrações dos músculos lisos uterinos e aborto subsequente.

○ **Qual é o índice de reinfecção do tratamento da *Helicobacter pylori* após a erradicação?**
Menos de 1% ao ano.

○ **Que fator é mais importante na determinação da erradicação bem-sucedida da *Helicobacter pylori*?**
Concordância com o tratamento. Em um índice de concordância de 60% o índice de erradicação tem sido relatado como de 96% utilizando um inibidor da bomba de próton e dois antibióticos por duas semanas.

○ **Que papel a acidez gástrica desempenha nas infecções do estômago?**
Ela inibe o crescimento bacteriano e diminui o potencial para a infecção.

○ **Onde no intestino delgado você esperaria encontrar úlceras que ocorrem secundárias à síndrome de Zollinger-Ellison?**
Setenta e cinco por cento ocorrem na primeira porção do duodeno, 15% no duodeno distal e 1% no jejuno.

○ **Por que o tratamento de monoterapia é ineficaz para a *Helicobacter pylori*?**
A resistência desenvolve-se muito rapidamente.

○ **Em que doenças a *Helicobacter pylori* tem sido implicada como uma possível etiologia?**
Gastrite crônica, doença péptica ulcerosa, dispepsia não ulcerosa, câncer gástrico e linfoma MALT de baixo grau.

○ **V/F: A presença da *Helicobacter pylori* no corpo do estômago está associada a um pH gástrico mais baixo e uma incidência mais alta de doença de refluxo gastroesofágico.**
Falso. A gastrite difusa com *Helicobacter pylori* nesta localização está associada ao aumento no pH gástrico e pode servir como mecanismo protetor contra o refluxo. Nesta situação, a erradicação da *H. pylori* pode resultar em pH gástrico diminuído e aumento nos sintomas de refluxo gastroesofágico nos indivíduos suscetíveis.

○ **Qual é a via mais provável de infecção da *Helicobater pylori*?**
A via de contaminação fecal-oral parece ser a mais provável. No Peru, onde o índice de infecção é o mais elevado do mundo, o DNA consistente com *H. pylori* tem sido encontrado no suprimento de água.

○ **Que efeito a bile possui na *Helicobacter pylori*?**
A *Helicobacter pylori* é inibida pela bile.

○ **Que porcentagem de *Helicobacter pylori* isolada expressada no CagA altamente imunogênico?**
No mínimo 60%. A presença de CagA está associada a cepas mais virulentas de *H. pylori*.

○ **Qual é a diferença entre o marcador carbono-13 e o carbono-14 utilizados nos testes respiratórios de ureia?**
O carbono-13 não envolve um isótopo radioativo, porém necessita de um espectrômetro de massa. O teste com carbono-14 expõe o paciente à radiação, porém pode ser mais prontamente analisado.

○ **Qual é o melhor método não invasivo para avaliar a efetividade da terapia para a *Helicobacter pylori*?**
Atualmente, o teste de ureia na respiração é o melhor teste não invasivo. Estudos estão atualmente em curso avaliando o uso de teste de antígeno fecal para esta indicação.

○ **Como a amoxicilina destrói a *Helicobacter pylori*?**
A amoxicilina liga-se a proteínas específicas no interior das paredes da célula bacteriana e rompe o ciclo da célula no momento da divisão da célula.

○ **Como a claritromicina e a tetraciclina destroem a *Helicobacter pylori*?**
A claritromicina e a tetraciclina inibem a síntese de proteína bacteriana penetrando a célula bacteriana e ligando-se a receptores nas subunidades ribossômicas. Isto inibe a síntese de proteína RNA-dependente.

○ **Como o metronidazol elimina a *Helicobacter pylori*?**
O metronidazol gera produtos intracelulares que danificam o DNA. O metronidazol é insensível ao pH.

○ **V/F: As úlceras duodenais são mais prováveis que as úlceras gástricas para ressangrar após o tratamento endoscópico.**
Falso. As úlceras gástricas são três vezes mais prováveis de ressangrar.

○ **Em quais localizações do estômago e do duodeno as úlceras são mais prováveis de sangrar?**
As úlceras localizadas no alto da pequena curvatura do estômago ou na parede inferior posterior do bulbo duodenal são mais prováveis de sangrar.

○ **Quais são os efeitos colaterais do metronidazol?**
O metronidazol pode interagir com o álcool, causando uma reação semelhante ao dissulfiram. Também pode causar uma neuropatia periférica e leucopenia.

○ **Qual é o risco geral, ao longo da vida, de desenvolver-se uma úlcera péptica?**
10%. A mortalidade relacionada com o sangramento gastrointestinal também é de cerca de 10%.

○ **Que efeito o tabagismo tem na úlcera péptica?**
O tabagismo duplica o risco de doença péptica ulcerosa.

○ **Que efeito a infecção por *Helicobacter pylori* possui na interleucina-8 no epitélio gástrico?**
A infecção por *Helicobacter pylori* estimula a produção da interleucina-8.

○ **Quais são as três fases de secreção gástrica?**
1) A fase cefálica resulta da resposta à visão, odor e paladar da comida e está mediada pelo nervo vago.
2) A fase gástrica resulta de estimulação mecânica e distensão.
3) A fase intestinal é iniciada pela penetração do alimento no intestino.

○ **Quais são as duas funções motoras distintas do estômago?**
O estômago proximal funciona primariamente para a acomodação em resposta ao material ingerido (reservatório/função de armazenamento) e então o transfere para o estômago distal; o estômago distal funciona para triturar e esvaziar o material no duodeno de uma forma controlada. Ambas as funções são vagalmente mediadas.

○ **V/F: A incidência de úlcera duodenal declinou ao longo dos últimos 30 anos.**
Verdadeiro. Este declínio é apenas parcialmente explicado pela introdução de agentes antissecretórios potentes conforme sua disponibilidade antecipada. Pode ser parcialmente explicada por uma diminuição no tabagismo ou possivelmente por um uso aumentado do antibiótico.

○ **Quais são os fatores principais que rompem a resistência da mucosa gástrica no desenvolvimento da úlcera?**
Drogas anti-inflamatórias não esteroidais, *Helicobacter pylori*, tabagismo e um desequilíbrio entre o bicarbonato da mucosa gástrica e a secreção ácida.

○ **Quais são algumas doenças médicas subjacentes que parecem ser importantes no desenvolvimento das úlceras?**
Cirrose e doença pulmonar obstrutiva crônica.

○ **Que porcentagem da população mundial está colonizada com a *Helicobacter pylori*?**
Aproximadamente 50%.

○ **O uso crônico de drogas anti-inflamatórias não esteroidais (DAINES – NSAID) está associado a ulceração da mucosa em que porcentagem de pacientes?**
20%. Existe um aumento estimado de 40 vezes nas úlceras gástricas e um aumento de 8 vezes nas úlceras duodenais nos usuários diários de DAINE.

○ **Qual é o mecanismo responsável pela lesão crônica da mucosa induzida por DAINES?**
Inibição de, predominantemente, ciclooxigenase-1, resultando na síntese de prostaglandinas na mucosa diminuída e comprometimento da defesa da mucosa.

○ **Que modalidade diagnóstica é mais exata no diagnóstico de ulceração do estômago e do duodeno?**
A endoscopia é mais exata acima de 95% e também permite biopsia e determinação do risco de sangramento. Ela também permite o tratamento de úlceras com estigma de sangramento.

○ **Atualmente, quais são as principais indicações para a análise gástrica?**
1) Pacientes que possuem síndrome de Zollinger-Ellison suspeitada.
2) Pacientes que possuem ulceração recorrente após uma operação prévia de úlcera.

○ **Que classe de agentes farmacológicos é mais eficaz no tratamento das úlceras gástricas associadas a DAINEs?**
Os inibidores da bomba de próton são mais efetivos que os antagonistas dos receptores de H_2 ou análogos de prostaglandinas. Embora o mecanismo da ulceração associada a DAINEs ser uma alteração na defesa da mucosa, a marcada inibição ácida proporcionada pelos inibidores da bomba de próton permite a cicatrização destas úlceras.

○ **Os compostos de bismutos realçam a defesa da mucosa por quais mecanismos?**
1) Os cristais de bismuto ligam-se preferencialmente a crateras ulcerosas, criando uma barreira protetora; 2) o bismuto realça a produção da mucosa de prostaglandina E_2 e a secreção de bicarbonato; e 3) os compostos de bismuto possuem ação antibacteriana direta contra a *H. pylori*.

○ **Quais são as indicações para o tratamento operatório da úlcera duodenal?**
Perfuração, obstrução e sangramento. Tradicionalmente, a intratabilidade foi incluída, porém com a diminuição da incidência de ulceração péptica, o desenvolvimento de medicações potentes antissecretórias e um aumento na informação com relação ao papel da *H. pylori* e de DAINEs, a intratabilidade raramente ocorre.

○ **As radiografias do tórax demonstram pneumoperitônio em que porcentagem de pacientes com úlcera duodenal perfurada?**
75%. Em uma minoria de pacientes, o omento ou o fígado tamponam a perfuração.

○ **Qual é a causa principal de morte a partir da doença péptica ulcerosa?**
Hemorragia, mesmo embora a vasta maioria dos pacientes que possui hemorragia aguda a partir das úlceras duodenais parem o sangramento espontaneamente.

○ **Um homem de 62 anos de idade que está no quinto dia pós-operatório de antrectomia, vagotomia e gastrojejunostomia de Billroth II para uma obstrução de úlcera duodenal desenvolve agudamente dor abdominal severa e febre. Qual é o diagnóstico?**
Pacientes que apresentam extravasamento de um coto duodenal têm uma exacerbação aguda da dor abdominal, tipicamente no quinto a sétimo dia pós-operatório. Quando o extravasamento é significativo, resultam sintomas de um abdome agudo.

○ **Qual é o índice de mortalidade para uma explosão de coto duodenal após uma antrectomia e gastrojejunostomia para a doença péptica ulcerosa?**
50%.

○ **V/F: Úceras recorrentes são mais comuns após uma operação para úlcera duodenal "intratável" do que após uma operação para úlcera gástrica.**
Verdadeiro.

○ **Que porcentagem de paciente pós-gastrectomia está livre da *H. pylori*?**
Até 90%.

○ **Qual é o primeiro sintoma de úlcera recorrente pós-operatória?**
Geralmente não existem sintomas e o sangramento gastrointestinal alto é frequentemente o primeiro sinal de úlcera recorrente pós-operatória, ocorrendo em 40 a 60% dos pacientes.

○ **V/F: A perfuração é uma apresentação comum da úlcera recorrente em um paciente pós-gastrectomia.**

Falso.

○ **Onde a úlcera recorrente pós-operatória ocorre?**

As úlceras recorrentes quase sempre ocorrem dentro de 1 a 2 cm da anastomose gastrointestinal.

○ **Um paciente pós-gastrectomia apresenta-se com ulceração recorrente. Os níveis de gastrina sérica estão elevados. Quais são algumas das causas possíveis?**

Gastrinoma, antro remanescente, hiperplasia de célula G ou administração de medicações antissecretórias.

○ **Quais são os achados endoscópicos característicos da ulceração por estresse?**

As lesões de ulceração por estresse são geralmente superficiais ao invés de profundas, múltiplas ao invés de solitárias, gástricas ao invés de duodenais, fúndicas ao invés de antrais, e geralmente sangram e não perfuram.

○ **Uma mulher de 57 anos de idade que recentemente foi submetida a uma antrectomia, vagotomia e gastrojejunostomia para doença péptica ulcerosa queixa-se de dor abdominal em cólica, diaforese, tontura e palpitações 25 minutos após uma refeição. Qual é o diagnóstico?**

A paciente possui a síndrome de esvaziamento precoce, a qual ocorre em resposta à ingestão de uma dieta hiperosmolar rica em carboidrato.

○ **Quais são os mecanismos que levam à síndrome do esvaziamento?**

Perda da função de reservatório gástrico e esvaziamento rápido dos carboidratos hiperosmolares no intestino delgado.

○ **Que hormônios entéricos são liberados e contribuem para os sintomas vasomotores do esvaziamento precoce?**

Serotonina, peptídeo inibitório gástrico, peptídeo intestinal vasoativo e neurotensina.

○ **Após uma ressecção gástrica Billroth II, qual é a incidência da síndrome de esvaziamento?**

A incidência da síndrome de esvaziamento pode exceder a 50% porque a operação ultrapassa tanto o controle pilórico quanto os mecanismos inibidores duodenais.

○ **V/F: O acetato octreotida, um análogo da somatostatina de longa atuação, é efetivo na melhora dos sintomas de esvaziamento precoce nos pacientes não responsivos a outra terapia médica.**

Verdadeiro. A octreotida melhora os sintomas em 90% dos pacientes com esvaziamento.

○ **Que tipo de vagotomia é responsável pela incidência mais alta de diarreia pós-vagotomia: troncular, seletiva ou proximal?**

A vagotomia troncular tem a incidência mais elevada (20%), seguida pela vagotomia seletiva (5%) e a vagotomia gástrica proximal (altamente seletiva) (4%).

○ **Que porcentagem de paciente pós-gastrectomia exibe gastrite histológica?**

Acima de 60% exibem gastrite histológica; entretanto, a vasta maioria permanece assintomática.

○ **A incidência mais elevada de gastrite alcalina ocorre após qual operação para doença péptica ulcerosa?**
Gastrojejunostomia Billroth II possui a incidência mais elevada, seguida pela gastrojejunostomia de alça, gastroduodenostomia Billroth I e a piloroplastia.

○ **Quais transtornos médicos aumentam o risco de atonia gástrica após a cirurgia de úlcera?**
Obstrução pré-operatória da saída gástrica, diabetes *mellitus*, hipotireoidismo e transtornos neurológicos aumentam o risco de atonia gástrica.

○ **Que porcentagem de pacientes que possuem a combinação de vagotomia, antrectomia e gastrojejunostomia Roux em Y desenvolve repleção epigástrica, dor abdominal, náusea e vômito – a denominada síndrome de estase de Roux?**
Até 50% dos pacientes que possuem gastrojejunostomia Roux em Y desenvolvem a síndrome de estase de Roux.

○ **Um homem de 76 anos de idade que passou por uma operação gástrica desconhecida para doença péptica ulcerosa no passado remoto apresenta-se com repleção epigástrica, náusea e vômito. As radiografias com bário gastrointestinal superior demonstram uma massa no remanescente gástrico. Qual é o diagnóstico mais provável?**
Um bezoar no intestino é o diagnóstico mais provável; entretanto a endoscopia é necessária para distinguir bezoar do intestino de um neoplasma.

○ **Que porcentagem de carcinomas gástricos totais se desenvolve nos pacientes que tiveram uma gastrectomia?**
1%.

○ **Que porcentagem de pacientes possuem perda óssea anormal após ressecção gástrica?**
25%.

○ **Quais são alguns dos efeitos colaterais da metoclopramida para o tratamento da atonia gástrica crônica?**
Reações distônicas e discinesia.

○ **V/F: A maioria dos pacientes que requer tratamento para perfuração ou sangramento devido à úlcera duodenal não possui uma história antecedente de dor ulcerosa?**
Falso. Apenas cerca de 20% dos pacientes que requerem tratamento para sangramento ou perfuração não possuem uma história de dor ulcerosa.

○ **Em qual área ocorre a maioria das úlceras duodenais?**
Cerca de 95% das úlceras duodenais ocorrem no bulbo duodenal e 5% são pós-bulbares.

○ **Que fator não prediz a morte na úlcera duodenal perfurada: choque pré-operatório, perfuração por mais de 24 horas, doença médica concomitante ou idade?**
Idade. O choque pré-operatório, a perfuração por mais de 24 horas e a doença médica concomitante são três fatores que predizem a morte nos pacientes com úlcera duodenal perfurada.

○ **Que achados endoscópicos são indicações para o tratamento hemostático endoscópico?**
Um vaso ativamente sangrante visível, gotejamento de uma base ulcerosa e um vaso visível não sangrante ou coágulo sentinela na base ulcerosa são indicações para o tratamento hemostático endoscópico.

○ **V/F: Uma segunda hospitalização para úlcera hemorrágica é uma indicação para a operação no tratamento de sangramento de úlcera duodenal.**
Verdadeiro, dependendo do tratamento e das recomendações de prevenção realizadas previamente.

○ **Qual artéria é primariamente responsável pelo sangramento de úlceras duodenais?**
Artéria gastroduodenal. Durante a operação para o sangramento da úlcera duodenal, a artéria gastroduodenal é ligada proximal e distalmente. Adicionalmente, o ramo pancreático transverso, que penetra posteriormente, também é ligado.

○ **Qual é o fator primário responsável pelos sintomas de esvaziamento tardio?**
Após o carboidrato hiperosmolar ser absorvido, a hiperinsulinemia causando hipoglicemia é o fator primário responsável pelos sintomas.

Lesão GI Isquêmica e Radiação e Anormalidades Vasculares do Intestino

Yvonne Renée Lee, M.D., FACP

○ **Que componente da exposição de radiação determina a sobrevivência da célula?**
A dose. Doses maiores que 4.000 rads (4.000 centigray) geralmente causam alguma forma de lesão dependendo da região irradiada.

○ **Que fatores da radiação determinam o dano da célula?**
Índice da dose, tipo de radiação, divisão do índice de exposição, tamanho do campo e transferência de energia linear.

○ **Durante qual período do ciclo da célula ela corre maior risco de dano por radiação?**
Mitose.

○ **Que tipo de célula intestinal é afetado durante a lesão por radiação aguda?**
Célula cripta.

○ **Que tipo de dano celular ocorre com a toxicidade por radiação crônica?**
Degeneração das células endoteliais, obliteração da vascularização e fibrose do tecido conectivo.

○ **Qual a duração da modificação celular no reto?**
Quatro a 6 dias.

○ **O que se desenvolve como um resultado da lesão endotelial e vascular crônica por radiação?**
Endarterite obliterativa e endoflebite.

○ **Quando ocorre a recanalização das células expostas?**
Durante os períodos subagudo e crônico.

○ **Quais são as localizações mais comuns da colite induzida por radiação?**
Sigmoide e reto.

○ **Que tipo de antagonista receptor pode controlar a êmese induzida por radiação?**
Antagonista do receptor $5-HT_3$. Endotoxinas e radicais livres a partir da lesão por radiação estimulam estes receptores.

○ **Qual é a manifestação tardia mais comum de lesão induzida por radiação do intestino delgado?**
Obstrução parcial do intestino delgado.

○ **Que substâncias podem levar a má-absorção e diarreia induzidas por radiação?**
Lactose, sais de bile, gordura e vitamina B_{12}.

○ **Qual é a localização mais comum para as úlceras retais induzidas por radiação?**
Parede anterior. Aproximadamente 6 a 8 cm da margem anal.

○ **Que achados radiográficos de bário são vistos na lesão por radiação crônica ou tardia?**
Edema da mucosa, separação das alças intestinais e floculações resultantes de secreções excessivas.

○ **Quais são as células mais radiossensíveis do intestino delgado?**
Criptas de Langerhans.

○ **Que fatores são responsáveis pelo dano agudo por radiação?**
Índice e duração da radiação aplicada.

○ **Que fatores são responsáveis pelo dano crônico por radiação?**
A dose total e o volume do tecido irradiado.

○ **Qual é a complicação mais comum da colite isquêmica crônica não gangrenosa?**
Formação de estreitamento.

○ **Que porcentagem de casos de colite isquêmica são gangrenosos?**
15 a 20%.

○ **Que segmento do cólon é mais afetado por hipotensão?**
O cólon direito.

○ **Em qual localização arterial os êmbolos se alojam para provocar um evento embólico "maior"?**
Proximal à artéria ileocólica.

○ **Que porcentagem de pacientes possui isquemia colônica localizada à direita?**
10%. O envolvimento do lado direito do cólon parece aumentar o risco de um resultado desfavorável.

○ **Até que porcentagem de fluxo sanguíneo diminuído é tolerada pelo intestino por 24 horas ou menos?**
Até 75%.

○ **Qual é a patogênese da lesão isquêmica intestinal inicial?**
Lesão por reperfusão e liberação de endotoxinas.

○ **Qual é a causa mais comum de isquemia mesentérica aguda?**
Êmbolos da artéria mesentérica superior.

○ **Quais são as causas comuns de isquemia mesentérica venosa aguda?**
Trombose da veia mesentérica e isquemia segmentar local. Estes processos são tipicamente relacionados com um estado de hipercoagubilidade subjacente.

○ **Qual o percentual de pacientes com isquemia mesentérica não obstrutiva apresenta hematoquezia indolor?**
25%

○ **Qual o percentual de pacientes com isquemia mesentérica aguda que desenvolve uma acidose metabólica?**
50%

○ **Qual o melhor teste para diagnosticar isquemia mesentérica?**
Angiografia mesentérica seletiva. Como observação, na maioria dos casos de isquemia mesentérica, a angiografia não é necessária.

○ **Qual o local mais comum de trombose da artéria mesentérica superior?**
Na origem da artéria.

○ **Qual o teste de escolha para diagnosticar uma trombose da veia mesentérica?**
Tomografia computadorizada abdominal com contraste venoso.

○ **Qual vasculite está associada com aneurismas que podem ser identificados na angiografia mesentérica.**
Poliarterite nodosa.

○ **Qual é a triade observada na Púrpura de Henoch-Schönlein?**
Dor abdominal, artrite e púrpura palpável.

○ **Qual percentual de pacientes com malformações arteriovenosas que apresentam ectasias vasculares do intestino delgado concomitantes?**
10%.

○ **Qual é a causa mais provável da formação de uma malformação arteriovenosa?**
Obstrução intermitente, de baixo grau das veias submucosas.

○ **Quais são as anormalidades angiográficas no diagnóstico das malformações arteriovenosas?**
Um tubo vascular e um enchimento venoso precoce durante a fase arterial e uma veia dilatada com esvaziamento lento durante a fase venosa.

○ **Qual é o local mais comum de sangramento das ectasias vasculares do cólon.**
Cólon direito. Aproximadamente 80% das ectasias vasculares de cólon que sangram estão localizadas no lado direito.

○ **Em que idade os pacientes com Telangiectasia Hemorrágica Hereditária (Osler-Weber-Rendu) geralmente apresentam sangramento gastrointestinal?**
Quarta década de vida.

○ **Que condições estão associadas com ectasia vascular gástrica antral ("Estômago em melancia")?**
Acloridria, gastrite atrófica e cirrose. Quase todos esses pacientes desenvolvem anemia ferropriva.

○ **Qual a localização clássica da lesão de Dieulafoy?**
6 cm distal da junção gastroesofagiana ao longo da pequena curvatura.

○ **Qual é a segunda causa mais comum de lesão vascular do cólon?**
Hemangioma.

○ **Quais as doenças associadas com nevo vascular cutâneo e sangramento intestinal?**
Síndrome Blue Rubber Bleb Nevus e Síndrome de Klippel-Trenaunay-Weber.

○ **Qual o melhor método de estudo para identificar uma fístula aortoentérica?**
Tomografia computadorizada abdominal com contraste oral e venoso.

Síndrome do Intestino Curto e suas Complicações

Saeed Zamani, M.D., e Anthony J. DiMarino, Jr., M.D.

○ **V/F: O comprimento do intestino delgado é diferente nos homens e nas mulheres.**

Verdadeiro. O comprimento do intestino delgado é aproximadamente 630 cm nos homens e aproximadamente 590 cm nas mulheres. O comprimento do cólon é de cerca de 150 cm em ambos os sexos.

○ **Onde está o limite entre o jejuno e o íleo?**

Em geral, os 2/5 proximais do intestino delgado (cerca de 240 cm) é denominado jejuno e os 3/5 distais (cerca de 360 cm) íleo.

○ **Quais são os fatores principais responsáveis pelo desenvolvimento da síndrome do intestino curto?**

Extensão da ressecção, o local do intestino ressecado, a presença de uma válvula ileocecal, a condição do intestino residual e o grau de adaptação intestinal.

○ **A ressecção de qual parte do intestino delgado possui apenas um efeito limitado na absorção?**

Jejuno. O íleo possui a maior capacidade de adaptação e é capaz de compensar e assumir quase toda a função absortiva do jejuno.

○ **Qual causa leva à síndrome do intestino curto nos adultos?**

Doença de Crohn. Dois grandes estudos relataram a doença de Crohn como a causa da síndrome do intestino curto em 58 a 77% dos pacientes.

○ **Pacientes com síndrome do intestino curto terão a nutrição comprometida se o comprimento remanescente é menor que:**

Aproximadamente 200 cm (6,5 pés). Este comprimento pode ser utilizado como uma diretriz anatômica para a definição de intestino curto.

○ **Quais são as outras causas principais da síndrome do intestino curto?**

Infarto mesentérico, enterite de radiação e vólvulo.

○ **Qual causa leva à síndrome do intestino curto em pediatria?**

Anormalidades congênitas como atresia intestinal, gastrosquise, má rotação com vólvulo do intestino médio e aganglionose.

○ **Qual é a diferença no formato das vilosidades nas partes diferentes do intestino?**

As vilosidades são mais altas e as criptas mais profundas no jejuno que no íleo. A atividade das enzimas das microvilosidades e a capacidade absortiva de nutriente por unidade de comprimento do intestino são várias vezes maiores na porção proximal que no intestino delgado distal.

○ **A digestão e a absorção da maior parte dos nutrientes nos humanos normais ocorre nos:**

Primeiros 100 centímetros do jejuno. Portanto, pacientes com síndrome do intestino curto em geral podem manter o equilíbrio nutricional com alimentação oral se mais de 100 cm do jejuno é deixado intacto. Contrariamente, a maior parte dos pacientes com um comprimento jejunal menor que 100 cm irá requerer nutrição parenteral de longo prazo.

○ **Qual é o local de absorção dos macronutrientes (gordura, proteína, carboidrato) e micronutrientes (cálcio, magnésio, ferro)?**

Jejuno proximal. Ácidos de bile e vitamina B_{12} são absorvidos apenas no íleo. Os eletrólitos e a água são absorvidos tanto no intestino delgado quanto no intestino grosso.

○ **Qual é a eficiência absortiva de fluidos recebidos pelo intestino delgado?**

O intestino delgado proximal recebe cerca de 9 litros por dia de água e eletrólitos de alimentos e secreções. Cerca de 8 litros destes são absorvidos no intestino delgado.

○ **Qual é o comprimento mínimo requerido do jejuno para manter um equilíbrio positivo de água e eletrólitos?**

Cem centímetros de jejuno intacto.

○ **Qual deve ser o conteúdo apropriado de sódio e glicose nas soluções orais para alcançar a absorção líquida de sódio e água no jejuno?**

Uma mistura de 120 mmole de cloreto de sódio e 50 mmoles de glicose.

○ **Qual é o efeito de uma dieta baixa de gordura na absorção de cálcio e magnésio nos pacientes com síndrome do intestino curto?**

Dieta baixa de gordura melhora a absorção do cálcio e do magnésio.

○ **Que comprimento do íleo deve ser ressecado para causar má-absorção moderada de ácido de bile?**

Menos de 100 cm. Ressecção mais extensiva causa má-absorção severa de ácido de bile e de gordura resultando em uma diminuição do volume de ácido biliar e eventualmente causando esteatorreia.

○ **Que grau de ressecção ileal irá causar deficiência de vitamina B_{12}?**

Mais de 60 cm.

○ **Ácidos graxos hidroxilados não absorvidos nos pacientes com extensiva ressecção ileal podem causar mais diarreia pela:**

Estimulação de eletrólitos colônicos e secreção de água.

○ **Quais são os hormônios regulatórios principais no trato gastrointestinal proximal?**

Gastrina, colecistocinina, secretina, motilina e peptídeo inibitório de gastrina.

○ **Qual é o efeito da ressecção extensa do intestino delgado no nível de gastrina no soro?**

Hipergastrinemia. Isto pode levar à hipersecreção ácida gástrica.

- **Por que alguns pacientes com síndrome do intestino curto possuem esvaziamento gástrico rápido de líquidos e tempo de trânsito intestinal rápido?**
  Falta de enteroglucagon e secreção de polipeptídeo YY pelo íleo ressecado (freio ileal).

- **Como é o esvaziamento gástrico de sólidos nos pacientes com síndrome do intestino curto?**
  O mesmo dos controles normais.

- **Que parte do intestino delgado possui a mais elevada capacidade adaptativa?**
  O íleo.

- **Qual é o sintoma clínico mais proeminente nos pacientes com síndrome do intestino curto?**
  Diarreia, esteatorreia ou ambos.

- **V/F: O comprimento estimado do intestino curto a partir de uma radiografia do intestino delgado se correlaciona com o comprimento medido na cirurgia.**
  Verdadeiro.

- **Que tipo de solução deve ser iniciada pós-operatoriamente nos pacientes com jejunostomia de débito elevado?**
  Soluções isotônicas glicose-salinas. Soluções de sódio baixas podem resultar na secreção de água e sódio no jejuno.

- **Um paciente com doença intestinal isquêmica foi submetido à ressecção intestinal e o comprimento total do jejuno agora é de 180 cm com um cólon intacto. Que tipo de dieta pode ser iniciada para este paciente?**
  Dieta polimérica líquida.

- **Qual é o tratamento da diarreia em um paciente com ressecção ileal limitada (menos de 100 cm de ressecção)?**
  Colestiramina para ligar os sais de bile não absorvidos.

- **Qual é o tratamento da diarreia em um paciente com ressecção ileal extensa (mais de 100 cm de ressecção)?**
  Dieta baixa em gordura e carboidrato elevado.

- **Qual é o efeito da ressecção da válvula ileocecal na absorção dos nutrientes?**
  A perda da válvula ileocecal promove crescimento bacteriano acentuado intestinal levando à má-digestão.

- **V/F: Um paciente com comprimento jejunal de 150 cm pode tolerar uma ingestão oral.**
  Verdadeiro. Pacientes com um comprimento jejunal menor que 200 cm, porém maior que 100 cm, em continuidade com o cólon podem geralmente ser manejados pela ingestão oral isolada.

- **Qual é o determinante mais crítico de má-absorção severa em um paciente com ressecção extensa do intestino delgado e colectomia?**
  Comprimento do jejuno remanescente. Pacientes com comprimento jejunal menor que 100 cm não podem manter a absorção adequada de nutrientes. Estes pacientes irão geralmente requerer nutrição parenteral a longo prazo.

○ **Qual é a sua recomendação para um paciente com ressecção extensiva do intestino delgado cuja perda estomal exceda a ingestão líquida?**
Uso de antagonistas receptores de H_2, inibidores da bomba de próton ou análogos da somatostatina.

○ **Quais são as principais perdas de eletrólitos nos pacientes com jejunostomia e colectomia?**
Sódio, potássio, cálcio, magnésio, ferro, zinco e chumbo.

○ **Por que os pacientes com síndrome do intestino curto estão predispostos a desenvolver cálculos biliares de colesterol?**
Secreção da bile hepática diminuída, supersaturação de bile com colesterol, hipomotilidade da vesícula biliar e formação de sedimento na vesícula biliar.

○ **Qual é a prevalência de cálculos renais de oxalato nos pacientes com síndrome do intestino curto e colectomia?**
Nenhuma. Um cólon intacto é requerido para a absorção de oxalato.

○ **Como você trata a hiperoxalúria nos pacientes com síndrome do intestino curto e cólon preservado?**
Restringir produtos alimentares contendo oxalato como chá, chocolate, bebidas à base de cola, certas frutas e vegetais. Se a hiperoxalúria persiste, então o citrato de cálcio oral deve ser tentado.

○ **Um paciente com síndrome do intestino curto e um cólon preservado apresenta-se com episódios de confusão, ataxia e comportamento inapropriado. Qual é o diagnóstico mais provável?**
Acidose D-láctica é uma complicação rara da síndrome do intestino curto observada apenas nos pacientes com um cólon intacto. Os episódios de acidose são geralmente precipitados por uma ingestão oral aumentada de carboidrato refinado. Os carboidratos mal absorvidos são metabolizados pela bactéria colônica para ácidos graxos de cadeia curta e lactato.

○ **Como você maneja um paciente com acidose D-láctica?**
O tratamento consiste de correção da acidose pelo bicarbonato de sódio e interrupção da ingestão oral de carboidrato. O benefício potencial dos antibióticos orais é debatido.

○ **Qual é a razão para a hipersecreção gástrica após ressecção jejunal extensa?**
Colecistocinina, peptídeo intestinal vasoativo, peptídeo inibitório da gastrina e serotonina secretada pelo jejuno inibem a secreção gástrica.

○ **Qual é a capacidade adaptativa do cólon para prevenir a perda de fluido nos pacientes com ressecção ileal extensa?**
Muito ruim.

○ **Qual é o mecanismo da diarreia secretória em um paciente com uma ressecção ileal?**
Ácidos biliares não absorvidos são derramados para o cólon e desconjugados pela bactéria colônica. Os ácidos de bile desconjugados estimulam diretamente o cólon para secretar fluido e eletrólitos.

○ **Qual é a causa de diarreia em um paciente com mais de 100 cm de ressecção ileal?**
Esteatorreia secundária à má-absorção de gordura a qual ocorre como um resultado da deficiência do ácido de bile.

○ **Por que os pacientes possuem tempo de trânsito rápido após uma ressecção ileal?**

Perda do fenômeno de freio ileal controlado pelo polipeptídeo YY.

○ **Em um paciente com uma ressecção ileal, a preservação do cólon melhora a absorção de fluido e eletrólitos, porém tem consequências como:**

Diarreia secretória induzida pelos ácidos de bile, cálculos renais de oxalato de cálcio e acidose D-láctica.

○ **Quais são as respostas adaptativas para uma ressecção maior do intestino delgado?**

Dilatação luminal, espessamento e alongamento do trato gastrointestinal e hiperplasia do eixo criptoviloso levando ao aumento da área de superfície.

○ **Quanto tempo leva para uma resposta adaptativa máxima do intestino delgado nos humanos após uma ressecção maior do intestino delgado?**

Um ano.

○ **Quais são os mecanismos principais pelos quais os nutrientes enterais estimulam a adaptação intestinal?**

Contato direto das células epiteliais, estimulação da secreção de hormônio gastrointestinal trófico e estimulação de secreções pancreáticas e biliares.

○ **Quais hormônios possuem um efeito trófico no intestino delgado?**

Gastrina, secretina, colecistocinina, fator de crescimento epidérmico, corticosteroides, enteroglucagon, prostaglandinas e fator de liberação do hormônio do crescimento.

○ **Quanto tempo após a ressecção do intestino delgado ocorre a hipersecreção gástrica?**

Vinte e quatro horas.

○ **Que efeito a síndrome do intestino curto possui na atividade da lipase?**

A lipase diminui devido à hipersecreção ácida.

○ **Qual é o melhor suplemento de magnésio nos pacientes com síndrome do intestino curto?**

O gluconato de magnésio é menos provável de causar uma diarreia osmótica que outros compostos contendo magnésio.

○ **Quais são as principais deficiências de vitamina em um paciente com ressecção jejunal extensiva?**

As vitaminas solúveis em gordura A, D, E e K.

○ **Qual é a ingestão calórica ideal em um paciente com síndrome do intestino curto?**

A ingestão calórica deve ser aumentada lenta e progressivamente até alcançar um alvo de 32 kcal/kg/dia.

○ **Que porcentagem de pacientes com síndrome do intestino curto requer nutrição parenteral total no período pós-operatório imediato?**

100%.

○ **Quando você pode iniciar uma solução equilibrada oral contendo carboidratos e eletrólitos?**
Uma vez que o débito fecal é menor do que 2 litros por dia.

○ **Qual é o valor nutricional de uma dieta totalmente líquida nos pacientes com síndrome do intestino curto?**
Sem utilidade devido ao valor nutricional inadequado. Além disso, elas são hiperosmolares e podem provocar diarreia osmótica.

○ **Qual é o valor de uma dieta plenamente líquida nos pacientes com síndrome do intestino curto?**
Uma dieta plenamente líquida é pobremente tolerada porque contém lactose. A maior parte dos pacientes com síndrome do intestino curto é intolerante à lactose.

○ **Qual é a indicação principal para transplante do intestino delgado em um paciente com síndrome do intestino curto severa?**
Síndrome do intestino curto severa complicada pela doença progressiva do fígado. Outras indicações incluem perda de acesso vascular, episódios recorrentes de sepses do cateter venoso central e impacto severo na qualidade de vida. O transplante do intestino delgado é atualmente uma alternativa tecnicamente possível, porém não praticada para o tratamento conservador dos pacientes com síndrome do intestino curto severa.

○ **Quais são as opções terapêuticas potenciais para promover o crescimento da mucosa nos pacientes com síndrome do intestino curto?**
Hormônio de crescimento e glutamina.

TUMORES

Gowri Balachandar, M.D., Randall E. Brand, M.D., John K. DiBaise, M.D.,
Eric B. Goosenberg, M.D., David S. Hodges, M.D., Terrence Jackson M.D.,
A. Steven McIntosh, M.D., Bola Olusola, M.D., e Hemant K. Roy, M.D.

○ **Quais são os fatores de risco para o carcinoma de célula escamosa do esôfago?**

Uso de bebida pesada, fumo ou mastigação de tabaco, câncer preexistente de cabeça e pescoço, história de estreitamentos esofágicos induzidos por solução desinfetante, acalasia, síndrome de Plummer-Vinson e tilose. O tabaco e o álcool aumentam o risco de uma forma dependente da dose. O uso de ambos está associado à incidência muito mais elevada que com qualquer outra substância isolada. Por razões desconhecidas, nem o fumo nem o álcool estão associados ao câncer esofágico fora dos Estados Unidos.

○ **Que fatores demográficos estão associados ao câncer esofágico nos americanos?**

Os homens são afetados com mais frequência que as mulheres (razão 3:1), afro-americanos com mais frequência que os caucasianos (razão 4:1) e indivíduos de condição socioeconômica mais baixa possuem uma incidência maior.

○ **V/F: A incidência e a mortalidade relacionadas com o câncer esofágico são mais elevadas nas regiões da China, Irã e África.**

Verdadeiro. Os fatores de riscos ambientais são presumidos, porém não demonstram ser responsáveis.

○ **V/F: Pessoas com tilose possuem aproximadamente uma probabilidade de 50% para desenvolver câncer esofágico.**

Falso. Esta condição rara apresenta-se com hiperceratose da pele das palmas e solas e papilomas do esôfago que progridem para câncer de célula escamosa em virtualmente 100% dos casos.

○ **V/F: A localização mais comum do carcinoma de célula escamosa é o esôfago distal.**

Falso. Os carcinomas de célula escamosa estão com mais frequência localizados no esôfago médio. Adenocarcinomas estão com mais frequência localizados no esôfago distal e estão frequentemente associados ao esôfago de Barrett.

○ **Como a acalasia influencia a idade de início do câncer esofágico?**

Ocorre de 10 a 20 anos anteriormente (idade média de 52 anos) que nos pacientes sem acalasia. A malignidade esofágica é o carcinoma de célula escamosa em mais de 90% dos pacientes com acalasia e tipicamente ocorre cerca de 20 anos após o diagnóstico de acalasia ter sido feito. O risco de carcinoma de célula escamosa na acalasia é de cerca de 10 a 30 vezes maior que na população geral.

○ **Quando o câncer esofágico de célula escamosa é diagnosticado devido aos sintomas relacionados, o que pode ser predito a cerca de seu estágio?**

Metástases distantes estarão presentes em 25 a 30% dos casos, linfonodos periesofágicos serão afetados em até 2/3 dos casos e serão limitados à mucosa em apenas 2% dos casos.

○ **Quais são as causas mais comuns de hematêmese nos pacientes com câncer esofágico?**

Ulceração do tumor ou fistulização aortoesofágica.

○ **V/F: A incidência de carcinoma de célula escamosa do esôfago tem caído dramaticamente ao longo das últimas décadas, de forma que o carcinoma de célula escamosa e o adenocarcinoma são agora igualmente comuns nos Estados Unidos.**

Falso. Embora seja verdade que estes dois cânceres do esôfago tenham agora uma frequência praticamente igual, a incidência de carcinoma de célula escamosa tem permanecido estável enquanto a do adenocarcinoma tem aumentado marcadamente.

○ **O que pode ser feito para distinguir massas esofágicas benignas do câncer esofágico?**

Biopsias endoscópicas e citologia de escova são as técnicas mais comumente utilizadas para a confirmação do câncer. Corantes vitais aplicados endoscopicamente como azul de toluidina e ultrassom endoscópico com ou sem aspiração de agulha fina também são úteis. A citologia com balão é utilizada como uma estratégia de rastreamento no Oriente, onde o câncer esofágico de célula escamosa é muito comum.

○ **Quais são os papéis do ultrassom endoscópico (USE – EUS) no câncer esofágico?**

A endossonografia radial pode determinar a profundidade de invasão do câncer na parede esofágica (estágio T no sistema TNM), a presença ou ausência de linfonodos malignos periesofágicos (estágio N) e avaliar para adenopatia celíaca (parte do estágio M). Instrumentos de varredura linear mais recentes podem ser utilizados para realizarem aspirados com agulha fina de lesões submucosas e adenopatia. O papel do USE para avaliar a evidência de malignidade no esôfago de Barrett é controverso. Não parece ser uma técnica efetiva na avaliação do esôfago após a terapia de radiação, entretanto, porque a fibrose pode ser difícil de distinguir de um câncer residual ou recorrente.

○ **Quais são os equivalentes histológicos das cinco camadas esofágicas encontradas pela ultrassonografia endoscópica?**

Camada 1 (branca, hiperecoica) – mucosa superficial.
Camada 2 (escura, hipoecoica) – mucosa profunda.
Camada 3 (branca, hiperecoica) – submucosa.
Camada 4 (escura, hipoecoica) – *muscularis* propria.
Camada 5 (branca, hiperecoica) – adventícia e gordura periesofágica.

○ **Qual é o provável estágio T do ultrassom dos cânceres esofágicos estenóticos?**

Estes tumores geralmente são localmente avançados – seja T3 (invadindo a adventícia e a gordura periesofágica) ou T4 (invadindo os órgãos adjacentes).

○ **O que deve ser feito no diagnóstico inicial e estadiamento do câncer esofágico?**

A avaliação inicial deve incluir um esofagograma de bário, endoscopia com biopsias e possivelmente escovações citológicas, ultrassom endoscópico, raios X de tórax e rastreamento por TC (CT) do tórax e abdome superior para incluir o fígado e as adrenais. A laparoscopia e a toracotomia ou toracoscopia podem ter um papel nos casos selecionados. A broncoscopia também deve ser feita nos tumores que ocorrem no terço proximal ou médio do esôfago.

○ **Como os carcinomas de célula escamosa e adenocarcinoma do esôfago diferem em termos de sua história natural?**

O carcinoma de célula escamosa é mais provável de se disseminar no momento do diagnóstico. O adenocarcinoma tende a progredir pela extensão local. Da mesma forma, a cirurgia possui um papel muito mais limitado no carcinoma de célula escamosa que no adenocarcinoma.

○ **Qual forma de paliativo endoscópica, *laser* ou BICAP, poderia ser mais útil no manejo de um câncer esofágico friável, exofítico e parcialmente obstrutivo envolvendo 2/3 do lúmen?**
Terapia a *laser* endoscópica. Pode ser dirigida ao tumor, em oposição à sonda BICAP para o tumor a qual é apenas útil nos tumores circunferenciais.

○ **Qual forma de paliativo endoscópica poderia ser mais útil no manejo de um estreitamente intenso devido a um leiomiossarcoma do terço médio do esôfago?**
A colocação de um *stent* é o único modo de tratamento que é útil nas estenoses extrínsecas devido a tumores submucosos ou extrínsecos (como o câncer de pulmão). A dilatação é geralmente inefetiva, proporcionando tipicamente apenas alívio transitório dos sintomas. Dispositivos térmicos não têm um papel.

○ **Qual forma de paliativo endoscópica poderia ser mais útil no manejo de um carcinoma esofágico causando severa disfagia antes do início da quimioterapia e da radiação neoadjuvantes?**
Dilatação com balões dilatadores de Savary ou hidrostáticos com frequência proporciona efeito paliativo antes e durante a terapia. O *laser* ou sondas BICAP para o tumor podem ser úteis se existe um volume significativo de tumor exofítico causando estenose luminal.

○ **Como devem ser manejadas as fístulas traqueoesofágicas no câncer do esôfago?**
Stents plásticos com balonetes ou novos *stents* cobertos de celofane ou de metal autoexpansivo são provavelmente a melhor intervenção nesta situação. Doses baixas de radiação podem ser efetivas, embora doses maiores possam resultar em alargamento de uma fístula.

○ **Quais são as complicações mais comuns da terapia de radiação para o esôfago?**
Esofagite (precoce) e estreitamentos esofágicos (tardios).

○ **Que opções de tratamento endoscópico potencialmente curativo estão disponíveis para o estágio inicial, porém não o tardio do câncer esofágico?**
Ressecção endoscópica da mucosa e terapia fotodinâmica.

○ **Quais tumores esofágicos são mais facilmente influenciáveis para a terapia a *laser* endoscópica?**
Os tumores devem estar em um segmento reto (ao contrário da junção esofagogástrica), devem ser exofíticos e devem estar localizados no mínimo a poucos centímetros distais do músculo cricofaríngeo.

○ **Que suporte nutricional deve ser proporcionado para um paciente com um câncer esofágico ressecável?**
Nos pacientes que não podem comer, uma sonda de jejunostomia de alimentação é preferível a um tubo de gastrostomia porque não irá afetar o segmento do intestino que precisa ser mobilizado (p. ex., alcance gástrico) após esofagectomia.

○ **V/F: Fora dos três subtipos comuns do esôfago de Barrett (cardíaco, fúndico e metaplasia intestinal especializada), apenas o tipo intestinal especializado está associado a um risco aumentado de adenocarcinoma.**
Verdadeiro. Este tipo de mucosa metaplásica se caracteriza histologicamente pela presença de células em cálice.

○ **V/F: O esôfago de Barrett de segmento curto não está associado ao risco aumentado de adenocarcinoma.**
Falso. O esôfago de Barrett de segmento curto tem atualmente mostrado ser um fator de risco para o adenocarcinoma; embora não seja claro como o risco relativo se compara com o esôfago de Barrett de segmento longo.

○ **Qual é a abordagem inicial apropriada para um paciente que possui esôfago de Barrett e displasia de baixo grau?**
As biopsias devem ser revisadas por um segundo patologista especialista e então, se o achado de displasia de baixo grau é confirmado, a endoscopia com múltiplas biopsias deve ser repetida dentro de 6 meses.

○ **Qual é uma abordagem apropriada para um paciente que possui esôfago de Barrett e displasia de alto grau?**
A confirmação do diagnóstico por um segundo patologista especialista é o primeiro passo. Por causa da forte possibilidade de o adenocarcinoma já estar presente nos pacientes cujas biopsias mostram apenas displasia de alto grau, muitos especialistas advogam que pacientes que são candidatos cirúrgicos devem ser submetidos a esofagectomia. Pacientes que não podem tolerar a cirurgia devem ser rastreados endoscopicamente a cada 3 meses ou ter ablação com terapia fotodinâmica, *laser*, BICAP ou terapia coagulante com plasma com argônio. A limitação potencial da terapia ablativa é que a mucosa não neoplásica possa estar restaurada sobre a neoplasia da submucosa.

○ **Qual é a probabilidade que biopsias endoscópicas mostrando esôfago de Barrett e displasia de alto grau, porém sem câncer, contenham câncer em um espécime de esofagectomia?**
Até 40%.

○ **O que deve ser oferecido a um paciente com esôfago de Barrett não displásico para reduzir a probabilidade de desenvolvimento de câncer?**
Apenas vigilância endoscópica periódica, a cada 2 a 3 anos, pode ser oferecida. Atualmente, não há prova de que qualquer terapia antirrefluxo possa eliminar o esôfago de Barrett ou o risco de adenocarcinoma.

○ **Qual é a aparência no USE (EUS) (ecogenicidade, camada ou camadas) de varizes esofágicas?**
Lesão anecoica da submucosa (terceira camada ultrassônica).

○ **Qual é a aparência no USE (ecogenicidade, camada ou camadas) de um lipoma esofágico?**
Lesão hiperecoica da submucosa (terceira camada).

○ **Qual é a aparência no USE (ecogenicidade, camada ou camadas) de um leiomioma ou leiomiossarcoma esofágico?**
Lesão hipoecoica da própria muscular (quarta camada).

○ **Que tumores são mais prováveis de metastizar para o esôfago?**
Melanoma e câncer de mama. As metástases contribuem para menos de 1% dos tumores esofágicos.

○ **V/F: Os tumores do músculo liso do esôfago que podem causar disfagia e sangramento são virtualmente sempre malignos (leiomiossarcomas).**
Falso. Estes sintomas, assim como a dor no tórax, são indicadores de um tumor grande, porém não necessariamente de malignidade. Leiomiomas grandes podem ser difíceis de distinguir dos sarcomas.

○ **Qual é o tipo mais comum de tumor maligno do estômago?**
O adenocarcinoma compreende 90% de todos os tumores. Tipos de tumor menos comuns incluem linfoma, tumor estromal, carcinoide, adenoescamoso e metástases.

○ **V/F: A *Helicobacter pylori* desempenha um papel na etiologia do câncer gástrico.**
Verdadeiro. A *H. pylori* resulta em gastrite crônica, a qual, presumivelmente, pode proceder para metaplasia, displasia e câncer. Tem sido classificada como um carcinógeno de classe A pela Organização Mundial de Saúde.

○ **Que porcentagem de pacientes com câncer gástrico precoce são sintomáticos?**
Menos de 10%; entretanto, cerca de 90% dos pacientes com doença avançada são sintomáticos.

○ **O que é um tumor de Krukenberg?**
Câncer gástrico metastático para o ovário.

○ **Quais são os dois locais mais comuns de metástases de câncer gástrico?**
O fígado e os pulmões constituem cerca de 40% dos totais de casos.

○ **Qual é a modalidade diagnóstica mais sensível e específica para o adenocarcinoma gástrico?**
Endoscopia alta com biopsia é 96% sensitiva e 99% específica.

○ **V/F: Úlceras gástricas requerem seguimento endoscópico para documentar a cicatrização.**
Verdadeiro. Entretanto, tem sido sugerido que biopsias extensivas da úlcera retiradas no momento da endoscopia inicial podem obviar a necessidade para o seguimento endoscópico, se as biopsias forem negativas/não suspeitas para malignidade.

○ **Um homem de 64 anos de idade com câncer gástrico apresenta-se com lesão aveludada, pigmentada na axila. Qual é o diagnóstico?**
Acantose *nigricans* é considerada uma manifestação paraneoplásica.

○ **V/F: O rastreamento da população ocidental geral para o câncer gástrico é recomendado.**
Falso. O rastreamento é feito no Japão com bons resultados, porém não é recomendado nas áreas de baixo risco, como os Estados Unidos, exceto nos pacientes com condições de alto risco como anemia perniciosa, pólipos adenomatosos e gastrite atrófica crônica.

○ **Qual é a melhor modalidade para avaliar a extensão de doença local no câncer gástrico?**
Ultrassom endoscópico. Este pode ser combinado com um rastreamento por TC para permitir o estadiamento completo.

○ **Qual é o melhor fator prognóstico no câncer gástrico?**
O estágio TNM (tumor, linfonodo, metástase) no momento do diagnóstico.

○ **Que tratamento tem o melhor potencial curativo para o adenocarcinoma gástrico?**
Ressecção cirúrgica. Infelizmente, 2/3 dos pacientes ocidentais apresentam-se com doença avançada e não são candidatos cirúrgicos para a cura.

○ **Qual é o tipo mais comum de malignidade gástrica após o adenocarcinoma?**
Linfoma primário gástrico.

○ **Qual é o local extranodal mais comum para a ocorrência de linfoma?**
Trato gastrointestinal. Cerca de 50% envolvem o estômago.

○ **Quais são os dois tipos mais comuns de linfoma gástrico?**
Linfoma de célula B grande difuso e linfoma de mucosa de célula B de baixo grau associado a tecido linfoide (MATL – MALT).

○ **V/F: Pacientes com síndrome de deficiência imune adquirida (SIDA – AIDS) têm um risco reduzido de linfoma gástrico.**
Falso. Pacientes com SIDA têm um risco cinco vezes aumentado de linfoma gastrointestinal.

○ **V/F: *Helicobacter pylori* está associada com linfoma gástrico.**
Verdadeiro. Noventa por cento dos linfomas MATL (MALT) de baixo grau são positivos para a *H. pylori*. Adicionalmente, a remissão do tumor tem sido documentada após erradicação da *H. pylori* em um número de casos.

○ **Onde está localizada a maioria dos tumores gastrointestinais?**
Cinquenta por cento estão no estômago. Tumores do músculo liso são agora preferivelmente denominados de tumores estromais.

○ **O que é a tríade de Carney?**
Tumor estromal gástrico, paraganglioma extra-adenal e condroma pulmonar.

○ **Qual é o melhor indicador de malignidade em um espécime de tumor estromal gástrico?**
O índice mitótico. Dez ou mais mitoses por dez campos de alta potência sugerem malignidade.

○ **Quais pacientes possuem uma incidência mais elevada de carcinoide gástrico?**
Pacientes com hipergastrinemia como ocorre na anemia perniciosa, gastrite atrófica com acloridria e síndrome de Zollinger-Ellison.

○ **V/F: Todos os pacientes com síndrome de Zollinger-Ellison possuem um risco aumentado de desenvolver carcinoides gástricos.**
Falso. Apenas os 20% associados com neoplasia endócrina múltipla (NEM – MEN) tipo 1.

○ **Uma mulher de 73 anos de idade com uma história de melanoma submeteu-se a endoscopia superior e um nódulo amarronzado-escuro está presente no estômago. Qual é o diagnóstico?**
Melanoma metastático envolvendo o estômago.

○ **Qual é a localização mais comum para um pólipo gástrico?**
O antro. Estes são tumores submucosos benignos. O ultrassom endoscópico é muito útil para a diferenciação de outros tumores.

○ **Qual é o tipo mais comum de pólipo gástrico?**
Os pólipos hiperplásicos representam cerca de 75% dos pólipos gástricos.

○ **V/F: Existe uma associação entre pólipos da glândula fúndica e polipose adenomatosa familiar (PAF-FAP).**
Verdadeiro. Um terço dos pólipos da glândula fúndica são encontrados nos pacientes com PAF.

○ **Que condições estão associadas a pólipos hiperplásicos do estômago?**
Gastrite atrófica, anemia megaloblástica e intestinalização da mucosa gástrica.

○ **Quais são os neoplasmas gástricos benignos mais comuns?**
Os leiomiomas representam 90% dos neoplasmas gástricos benignos.

○ **V/F: O tratamento operatório de um pólipo gástrico está indicado para uma lesão séssil de 3 cm no diâmetro.**
Verdadeiro. O tratamento operatório está indicado para lesões sésseis acima de 2 cm de diâmetro, quando o tecido removido endoscopicamente suscita uma questão de malignidade, ou quando o tratamento definitivo não pode ser completado endoscopicamente.

○ **Que fração de pólipos hiperplásicos coexiste em um estômago que é o local de um carcinoma invasivo simultâneo?**
Em aproximadamente 1/3 dos casos, os pólipos hiperplásicos coexistem em um estômago que é o local de um carcinoma invasivo simultâneo.

○ **Qual é o diagnóstico mais provável de um nódulo antral de 2 cm com uma cavidade central?**
Resto pancreático. Este constitui cerca de 1% dos pólipos gástricos.

○ **Qual é o único pólipo gástrico benigno com significativo potencial maligno?**
Pólipo adenomatoso.

○ **Que teste endoscópico é mais útil diagnosticando tumores do intestino delgado?**
Endoscopia intraoperatória do intestino delgado. Seu rendimento é muito mais elevado do que seja a enteroscopia de pressão ou a enteroscopia de sonda.

○ **Que estudos radiológicos são úteis no diagnóstico de tumores do intestino delgado?**
Complemento de contraste de bário do intestino delgado e enteróclise. A produção de enteróclise é maior que o complemento do intestino delgado; 90% *versus* 65%, respectivamente.

○ **Qual é o tratamento mais apropriado dos adenomas do intestino delgado que não podem ser ressecados endoscopicamente?**
Laparotomia com ressecção segmentar. Da mesma forma que no cólon, os adenomas do intestino delgado são considerados pré-malignos.

○ **Que malignidade não gastrointestinal possui o índice mais elevado de metástases para o intestino delgado?**
Melanoma.

○ **Quais tumores benignos do intestino delgado possuem a propensão mais elevada para a alteração maligna?**
Adenomas vilosos. Eles são com frequência sésseis, localizados na segunda porção do duodeno e 40 a 45% experimentam degeneração maligna no momento do diagnóstico.

○ **Onde estão localizados com mais frequência os lipomas do intestino delgado?**
Íleo.

○ **Qual é a causa mais comum de intussuscepção nos adultos?**
Tumores benignos do intestino delgado. Os lipomas são a causa principal.

TUMORES

○ **Que porcentagem de malignidades do trato intestinal emergem do intestino delgado?**
2%.

○ **Qual é a causa principal de morte por câncer nos pacientes que são submetidos à proctocolectomia para a polipose adenomatosa familiar?**
Adenocarcinoma do intestino delgado proximal.

○ **Quando os pacientes com tumores carcinoides do intestino delgado desenvolvem a síndrome carcinoide?**
Tipicamente apenas quando está presente metástase hepática. Mesmo com lesões hepáticas, 30 a 50% dos pacientes com tumores carcinoides não desenvolvem a síndrome carcinoide.

○ **Qual tumor benigno do intestino delgado possui a predileção mais elevada para sangramento gastrointestinal severo?**
Leiomioma. À medida que estes tumores crescem, podem experimentar necrose e sangramento que são algumas vezes severos.

○ **Qual é o fator mais importante que influencia se um tumor carcinoide é metastático?**
O tamanho da lesão primária. A metástase é encontrada em apenas 6% dos tumores menores que 1 cm no diâmetro. Contrariamente, tumores acima de 2 cm possuem metástases acima de 80% dos casos.

○ **Quais são os sintomas mais comuns da síndrome carcinoide?**
Vermelhidão, diarreia e dor abdominal. Asma, pelagra e lesões valvulares cardíacas são incomuns.

○ **Quando os níveis de 5-HIAA (ácido hidroxiindolacético) se elevam nos tumores carcinoides?**
O 5-HIAA é eliminado pelo fígado após a passagem do tumor primário. Assim, ele não está elevado até que as metástases hepáticas sejam extensas.

○ **Que teste de laboratório pode ser utilizado para diagnosticar a síndrome carcinoide?**
Nível urinário de 5-HIAA. Níveis maiores que 20 mg nas 24 horas são diagnósticos.

○ **Que alimentos contendo serotonina devem ser evitados quando coletando a urina de 24 horas para o 5-HIAA?**
Nozes, bananas, noz-pecã, nozes brancas, abacaxis e tomates.

○ **Qual é a apresentação clínica mais comum dos tumores benignos do intestino delgado?**
Embora a maior parte permaneça assintomática, a obstrução mecânica do intestino delgado, geralmente relacionada com intussuscepção, é a apresentação clínica mais comum.

○ **V/F: A síndrome de Peutz-Jeghers afeta o intestino delgado.**
Verdadeiro. Pacientes com esta síndrome desenvolvem pólipos hamartomatosos por todo o intestino. Estes pólipos são especialmente comuns no jejuno. A degeneração maligna pode ocorrer, porém é rara.

○ **Que tipo de célula está presente na maioria dos linfomas gastrointestinais primários?**
Célula B.

○ **Quais são os critérios para o diagnóstico de um linfoma gastrointestinal primário?**
 1) Ausência de linfadenopatia periférica palpável na apresentação inicial.
 2) Ausência de linfadenopatia mediastínica na radiografia do tórax.
 3) Uma lâmina de sangue periférica normal.
 4) Na laparotomia, envolvimento apenas do intestino e linfadenopatia regional.
 5) Ausência de envolvimento de fígado e baço exceto pela disseminação direta a partir de foco contíguo.

○ **Que órgãos estão mais frequentemente envolvidos pelas metástases dos tumores carcinoides do intestino delgado?**
 Fígado, osso (especialmente ossos das órbitas e o próprio olho), mama feminina e ovário.

○ **Como os tumores carcinoides do intestino delgado levam à isquemia intestinal?**
 A disseminação da doença para os linfonodos mesentéricos e celíacos produz encarceramento da artéria mesentérica causando isquemia e eventualmente infarto do intestino delgado. Esta é uma causa surpreendentemente frequente de morte com carcinoides do intestino delgado.

○ **Qual é a apresentação clínica mais comum dos carcinoides do intestino delgado?**
 Dor abdominal intermitente simulando obstrução do intestino. O sangramento gastrointestinal é incomum uma vez que estas lesões raramente ulceram. A apresentação com a síndrome carcinoide é muito menos comum que a obstrução.

○ **Qual malignidade do intestino delgado possui o índice mais baixo de crescimento e metástase?**
 Carcinoide. O tempo médio do surgimento dos sintomas até a morte a partir das metástases é de 9 anos.

○ **Que aspecto radiográfico ou endoscópico é comum de leiomiomas/sarcomas?**
 A ulceração central da lesão pode ser óbvia assim como umbilicação na radiografia de bário e na endoscopia.

○ **O que deve ser suspeitado em um paciente com doença celíaca de longa duração que desenvolve uma recaída de sintomas a despeito da concordância com uma dieta livre de glúten?**
 Linfoma intestinal, que ocorre em 7 a 12% dos pacientes com doença celíaca de longa duração. As células deste linfoma secundário são de origem de célula T.

○ **V/F: O rastreamento endoscópico do trato gastrointestinal superior está indicado nos indivíduos com polipose adenomatosa familiar.**
 Verdadeiro. Cerca de 5% destes pacientes desenvolvem adenocarcinoma gastrointestinal superior invasivo e mais de 90% destes tumores estão no duodeno ou na ampola de Vater. Uma endoscopia alta deve ser realizada prévia a uma colectomia profilática, novamente na idade de 30 anos e a cada 5 anos após esta data.

○ **Que condições clínicas estão associadas ao risco aumentado de tumores do intestino delgado?**
 1) Doença de Crohn do intestino delgado (adenocarcinoma).
 2) Polipose adenomatosa familiar (adenoma e adenocarcinoma, particularmente periampular).
 3) Doença celíaca (linfoma e adenocarcinoma).

4) SIDA (linfoma não Hodgkin e sarcoma de Kaposi).
5) Neurofibromatose (leiomioma e adenocarcinoma).
6) Conduto ileal ou ileocistoplastia (adenocarcinoma).
7) Ileostomia após colectomia (adenocarcinoma na junção ileocutânea).
8) Doença do intestino delgado imunoproliferativa (linfoma não Hodgkin).
9) Hiperplasia linfoide nodular (linfoma não Hodgkin).

○ **Qual é a aparência angiográfica do adenocarcinoma do intestino delgado?**

Massa hipovascular com artérias que estão ocluídas ou encarceradas. Contrariamente, leiomiomas, leiomiossarcomas e carcinoides tendem a ser hipervasculares.

○ **Quais são os aspectos radiológicos dos carcinoides do intestino delgado?**

Estreitamento e encurvamento do intestino delgado com intestino proximal dilatado são vistos no complemento do intestino delgado e enteróclise. Isto ocorre como um resultado de intensa resposta fibroblástica ou desmoplásica no mesentério adjacente.

○ **Que rastreamentos de medicina nuclear podem ser utilizados para diagnosticar tumor carcinoide?**

Rastreamento com marcador I^{123} Tyr3-octreotida (TOCT, um análogo da somatostatina) ou marcador I^{123} metaiodobenzilguanidina. Estes rastreamentos tiram vantagem do grande número de receptores de somatostatina expressados pela maior parte dos tumores carcinoides.

○ **Qual é o significado do desenvolvimento da síndrome carcinoide em oposição a possuir tumores carcinoides assintomáticos?**

Pacientes com a síndrome carcinoide já possuem metástases disseminadas. O envolvimento do fígado é geralmente difuso e menos de 10% dos pacientes com a síndrome carcinoide possuem metástases hepáticas ressecáveis.

○ **Que terapia médica está disponível para o tratamento de sintomas da síndrome carcinoide?**

Octreotida, um análogo sintético da somatostatina, injetada subcutaneamente em doses de 50 a 250 g BID (2 vezes ao dia) e TID (3 vezes ao dia). Os sintomas melhoram em mais de 90% dos pacientes; entretanto, a progressão da doença não é alterada.

○ **Que linfoma do intestino delgado é visto exclusivamente nos países subdesenvolvidos?**

Doença imunoproliferativa do intestino delgado (DIPID – IPSID), também conhecida como doença da cadeia alfa e linfoma mediterrâneo. A colonização microbiana do intestino delgado é o maior significado etiológico na DIPID.

○ **V/F: Após a remoção completa de adenoma tubular do intestino delgado, a investigação endoscópica em longo prazo deve ser realizada.**

Verdadeiro.

○ **Qual é a melhor terapia para os pacientes com adenomas vilosos do intestino delgado?**

A ressecção cirúrgica está geralmente indicada para o tratamento de adenomas vilosos do intestino delgado. O tamanho e a natureza séssil da maior parte dos adenomas vilosos torna a ressecção completa por métodos endoscópicos quase impossível. Índices elevados de transformação cancerosa também tornam a cirurgia a opção preferida.

○ **Que sintomas são mais comumente produzidos pelos adenomas vilosos duodenais?**

A maior parte dos adenomas vilosos duodenais sintomáticos são de 3 cm ou mais no diâmetro. As apresentações clínicas usuais incluem obstrução parcial da saída gástrica, pancreatite, sangramento e icterícia obstrutiva.

○ **Qual é o tumor maligno mais comum do intestino delgado?**

Adenocarcinoma. Seguido em ordem decrescente pelo carcinoide, linfoma e leiomiossarcoma.

○ **Que tumor maligno do intestino delgado permanece com frequência assintomático?**

Carcinoide.

○ **Qual é o tumor benigno mais comum do intestino delgado?**

Adenoma. Seguido em ordem decrescente pelo leiomioma, hamartoma da glândula de Brunner e lipoma.

○ **Carcinomas malignos são mais comumente encontrados em qual porção do intestino delgado?**

Íleo. Embora 70% de todos os carcinoides sejam encontrados no apêndice, metástases de carcinoides do apêndice são tão raras que geralmente são consideradas benignas.

○ **A perda de peso é geralmente mais severa em que tipo de tumor maligno do intestino delgado?**

Linfoma.

○ **Qual é a apresentação mais comum dos tumores periampulares malignos?**

Icterícia vista em até 80% dos casos.

○ **Um achado físico visto em 40% dos tumores malignos do intestino delgado e raramente visto com tumores benignos pequenos é:**

Massa abdominal palpável.

○ **Que parte do trato gastroduodenal é o local mais comum para um linfoma gastrointestinal primário?**

O estômago é o local em 70% ou mais dos casos. Os casos remanescentes estão igualmente divididos entre o intestino delgado e o grosso.

○ **V/F: Um paciente cujos pais possuem polipose adenomatosa familiar (PAF – FAP) tem uma sigmoidoscopia flexível normal na idade de 12 anos. Ele é improvável de desenvolver PAF.**

Falso. Cinquenta por cento dos pacientes com PAF irão desenvolver polipose na idade de 15 anos. Em geral, o rastreamento é realizado pela sigmoidoscopia flexível começando após a puberdade. Para o diagnóstico precoce, a testagem de gene está disponível se o caso-índice é positivo. A idade superior para o rastreamento não está clara dado que a maior parte dos pacientes irá desenvolver PAF de máxima explosão pelos seus 30 anos. De nota, a descoberta das síndromes de PAF atenuadas, que podem apresentar-se tardiamente na vida, tem complicado isto.

○ **Quais são as opções de rastreamentos recomendadas para um paciente com uma história familiar de polipose adenomatosa familiar (PAF)? Com câncer hereditário de cólon não poliposo (CHCNP – HNPCC)?**

PAF: receber aconselhamento genético e considerar testagem genética. Um resultado de teste negativo exclui PAF apenas se um membro afetado da família possui uma mutação identificada. Genes carreadores ou casos indeterminados devem ser oferecidos à sigmoidoscopia flexível a cada 12 meses começando na puberdade e, se a polipose é identificada, oferecer colectomia.

CHCNP: receber aconselhamento genético e considerar testagem genética. Eles devem ser submetidos a exame colonoscópico a cada 1 a 2 anos iniciando entre as idades de 20 e 30 e anualmente após os 40 anos.

○ **O que é recomendado para o intervalo de vigilância nos pacientes com um pólipo adenomatoso?**

De acordo com diretrizes recentes, pacientes com pólipos adenomatosos grandes ou múltiplos devem ter a colonoscopia repetida 3 anos após o exame inicial. Se este exame é normal ou mostra apenas um pequeno adenoma tubular, a colonoscopia de seguimento pode ser realizada em 5 anos. Em circunstâncias especiais (p. ex., pólipos com câncer invasivo, adenomas sésseis grandes ou adenomas numerosos), a colonoscopia de seguimento pode ser feita mais cedo.

○ **V/F: Uma mulher de 28 anos de idade sem uma história familiar significativa é encontrada possuindo centenas de pólipos colônicos. Baseado nisto, ela recebe o diagnóstico de polipose adenomatosa familiar e é submetida à colectomia. A testagem genética é negativa. O filho de 2 anos da paciente também é testado para a mutação do gene polipose adenomatosa *coli* (PAC – APC) e é negativo. Nenhuma vigilância posterior é necessária para a criança.**

Falso. Aproximadamente 20% dos pacientes com mutação do gene PAC não irão possuir uma história familiar de PAF. O exame IVSP que está comercialmente disponível possui uma sensibilidade de apenas 80% para as mutações do gene PAC. Portanto, um teste negativo não é interpretável se ninguém mais na família é conhecido como sendo positivo para mutações de gene por este exame.

○ **V/F: Pólipos gástricos nos pacientes com PAF ocorrem no estômago proximal.**

Verdadeiro. A polipose gástrica tipicamente ocorre na metade dos pacientes com PAF. Eles geralmente consistem de pólipos da glândula fúndica e são mais comuns no estômago proximal. Raramente, pólipos adenomatosos podem ser encontrados no antro (5%).

○ **V/F: O câncer gástrico é a próxima causa mais comum de mortalidade nos pacientes com PAF após colectomia.**

Falso. A próxima causa mais comum de mortalidade é de carcinomas duodenais periampulares (risco ao longo da vida de 4%). O rastreamento periódico com um endoscópio de ampla visualização é provavelmente custo-efetivo.

○ **V/F: Retinoblastomas são comuns nos pacientes com PAF.**

Falso. Hipertrofia congênita do epitélio da retina pode ocorrer.

○ **Qual é a anormalidade histológica mais precoce que ocorre durante a carcinogênese do cólon?**

Focos de criptas aberrantes (FCA – ACF). FCA são lesões clonais presentes na mucosa macroscopicamente normal. Elas são com frequência vistas pelo exame, sob magnificação, de cólons corados com azul de metileno. Estudos recentes têm mostrado que estes podem ser detectáveis pela utilização de uma colonoscopia com magnificação. Estas lesões tipicamente demonstram mutações K-*ras* com FCA displásicas possuindo mutações PAC.

○ **V/F: Pólipos juvenis não possuem potencial maligno.**

Falso. Pólipos juvenis são hamartomas caracterizados por glândulas distendidas preenchidas de muco. Elas tipicamente ocorrem nas crianças e geralmente degradam-se ou regridem, porém ocasionalmente podem ser encontradas nos adultos. Quando únicas, elas não possuem potencial maligno; entretanto, quando parte da síndrome de polipose juvenil familiar, elas estão associadas a pólipos adenomatosos juvenis mistos e possuem potencial maligno.

○ **Qual é a herança da polipose juvenil?**

A genética é desconhecida. Dados recentes sugerem que as mutações podem ocorrer nas células estromais levando a um defeito "jardineiro paisagista". O gene que tem sido implicado é o PTEN (homólogo de fosfatase e tensina) na parte deletada do cromossomo 10q.

○ **Um homem de 27 anos de idade com pigmentação mucocutânea apresenta-se com dor abdominal. Que malignidades estão associadas a esta síndrome?**

Pólipos de Peutz-Jeghers são hamartomas que, não incomumente, causam intussuscepção. Estes pacientes estão em risco mais elevado para carcinomas do cólon, duodeno, jejuno e íleo. Tumores do cordão sexual ovariano e cânceres testiculares também têm sido descritos. Cânceres de mama e pancreático tem sabidamente ocorrido em uma idade mais jovem. Aproximadamente metade dos pacientes com esta síndrome irá desenvolver câncer. O gene, recentemente descoberto (STK 11), é uma quinase serina-treonina.

○ **Um homem de 50 anos de idade apresenta-se com polipose gastrointestinal difusa, alterações distróficas nas unhas, alopecia, hiperpigmentação cutânea, diarreia, perda de peso, dor abdominal e complicações de má nutrição. Seus filhos precisam ser rastreados?**

Não. A síndrome de Cronkite-Canada é uma síndrome adquirida, não familiar. Os pólipos são do tipo juvenil, porém podem ter epitélio adenomatoso. Carcinomas são muito raros. A síndrome de má-absorção é progressiva e anuncia um prognóstico ruim.

○ **Qual é a melhor estimativa para o risco de câncer colorretal em pólipos adenomatosos tubulares de 1 a 2 cm – 3%, 10% ou 25%?**

10%. Com adenomas < 1 cm, o risco é de cerca de 1,3%, enquanto o risco para aqueles maiores que 2 cm é de 46%. Estes índices são mais elevados nos adenomas vilosos comparados aos tubulares. Com relação à displasia de alto grau, pode ser encontrada em 1,1% dos pólipos com < 0,5 cm, 4,6% dos pólipos entre 0,5 e 0,9 cm e 20,6% daqueles > 1,0 cm.

○ **V/F: A mutação mais precoce na carcinogênese do cólon é K-*ras*.**

Falso. No modelo genético de câncer de cólon de estágio múltiplo, o gene supressor do tumor polipose adenomatosa *coli* (PAC) está mudado em > 80% na mucosa histologicamente normal seguido pelo K-*ras* no estágio de adenoma pequeno, deletado no câncer de cólon (DCC) no estágio de adenoma grande e p53 no estágio de malignidade. Com frequência, se o PAC não está mudado, seu efetor corrente abaixo – β-catenina – está alterado.

○ **V/F: Instabilidade microssatélite é vista apenas nos pacientes com câncer hereditário de cólon não poliposo (CHCNP – HNPCC).**
Falso. Instabilidade microssatélite é vista em 15% de todos os cânceres colorretais. Menos de 20% terão mutações na célula germinativa nas enzimas de reparo mal combinadas.

○ **V/F: Tumores com instabilidade microssatélite possuem um prognóstico pior que cânceres-padrão do cólon.**
Falso. Embora tumores com instabilidade microssatélite sejam tipicamente menos diferenciados e mucinosos, eles tendem a possuir um prognóstico significativamente melhor que os tumores-padrão. Estes tumores, sejam esporádicos ou parte de CHCNP, tendem a ser achatados, lateralizados à direita e possuírem infiltração linfocítica. As recomendações gerais para o rastreamento de instabilidade microssatélite no câncer de cólon (critérios de Bethesda) incluem pacientes jovens, tumores mucinosos lateralizados à direita e história familiar de câncer de cólon.

○ **Que tumores estão comumente associados a CHCNP?**
Endometrial, ovariano, gástrico, pancreático e da pélvis renal.

○ **Que marcador genético possui implicações prognósticas para o câncer de cólon Dukes B2?**
Estado deletado no câncer de cólon (DCC). A quimioterapia adjuvante não tem mostrado possuir uma vantagem de sobrevida para o câncer de cólon Dukes B2; entretanto, evidência recente sugere que se o gene supressor deste tumor está mudado, os tumores B2 "comportam-se" mais como um tumor C1. Quimioterapia adjuvante tem mostrado proporcionar uma vantagem de sobrevida para os tumores Dukes C.

○ **V/F: Drogas anti-inflamatórias não esteroidais (DAINEs – NSAIDs) são úteis na prevenção da formação de pólipos na PAF, porém não no câncer esporádico do cólon.**
Falso. Estudos epidemiológicos e experimentais têm demonstrado que respostas a DAINEs em ambas destas condições são caracterizadas pela subida da regulação da ciclooxigenase-2 precoce na carcinogênese.

○ **Que tipo de pólipos gastrointestinais estão associados à síndrome de nervo de célula basal?**
Pólipos hamartomatosos gástricos múltiplos.

○ **V/F: O câncer de cólon é comum na síndrome de Cowden.**
Falso. A marca da síndrome de Cowden é o triquilemoma facial. É caracterizado por hamartomas múltiplos orais e dermatológicos, doença da mama (ambas fibrocísticas e câncer), doença da tireoide (bócio não tóxico e câncer) e pólipos hamartomatosos do estômago, intestino delgado e cólon. Os pólipos colorretais possuem desorganização e proliferação da mucosa muscular com epitélio colônico normal sobrejacente. Estes raramente causam sintomas ou degeneração no câncer de cólon.

○ **Quais são as manifestações extracolônicas principais da síndrome de Gardner?**
A síndrome de Gardner é uma variante de PAF com uma mutação na célula germe no gene PAC. É caracterizada por doença óssea, especialmente osteomas dos ossos longos, crânio e mandíbula. Anormalidades dentais incluindo dentes supranumerários, dentes impactados e cistos mandibulares têm sido vistas. A hipertrofia congênita do epitélio pigmentado retinal (HCEPR – CHRPE) é comumente vista. Tumores de tecido mole incluindo fibromas, lipomas e cistos epidermoides podem ser vistos. Malignidades extracolônicas são similares à PAF clássica (periampular e gástrica); entretanto, o carcinoma papilar da tireoide e adrenais e tumores do fígado e árvore biliar também têm sido relatados.

○ **V/F: O câncer ósseo é a segunda causa de morte nos pacientes com síndrome de Gardner.**

Falso. Os tumores desmoides têm sido relatados em 8 a 13% dos pacientes e são apenas a segunda causa de morte para o câncer metastático do cólon. Esta fibromatose mesentérica difusa é com frequência uma reação à laparotomia, porém pode aparecer espontaneamente. O crescimento progressivo de fibroblastos mesentéricos pode causar obstrução gastrointestinal, comprometimento vascular e obstrução ureteral. Embora responsivo à terapia de radiação, esta é com frequência impraticada por causa das preocupações durante a lesão mesentérica. Drogas anti-inflamatórias não esteroidais e anti-estrogênicas podem ter algum efeito.

○ **V/F: A polipose duodenal é rara na polipose adenomatosa familiar.**

Falso. Sessenta a 90% dos pacientes possuem polipose duodenal e 50 a 85% possuem alterações adenomatosas da papila de Vater. Quatro a 12% destes pacientes desenvolvem malignidades duodenais/periampulares.

○ **V/F: A síndrome de Turcot está associada a CHCNP e PAF.**

Verdadeiro, parcialmente. Os tumores do cérebro que ocorrem na PAF com a síndrome de Turcot são geralmente meduloblastomas enquanto os gliomas são geralmente encontrados com a variante CHCNP.

○ **V/F: A neurofibromatose predispõe para o câncer do cólon.**

Falso. Os neurofibromas podem ser vistos por todo o intestino. Tumores malignos podem ser vistos, com frequência, a partir da degeneração de neurofibromas; entretanto, os adenocarcinomas colorretais são raros.

○ **V/F: Metástases do fígado a partir do câncer colorretal são mais bem tratadas com 5-FU intra-arterial ou floxuridina (FUDR).**

Falso. Esta terapia permanece investigativa e está complicada pelo desenvolvimento de um quadro semelhante a colangite esclerosante. Se não existe evidência de doença extra-hepática e o(s) tumor(es) envolve(m) um lobo do fígado ou são focais e cirurgicamente acessíveis em ambos os lobos, a ressecção cirúrgica deve ser contemplada. Após a cirurgia bem-sucedida, o índice de sobrevida de 5 anos é de 20 a 34%. Infelizmente, apenas 5 a 6% dos pacientes são considerados candidatos cirúrgicos. Dados recentes sugerem que a quimioterapia intra-arterial em combinação com cirurgia é superior à cirurgia isolada.

○ **V/F: A quimioterapia adjuvante não tem sido mostrada como possuindo um benefício de sobrevida para o câncer retal Dukes B2.**

Falso. O câncer retal Dukes B2 deve ser tratado com quimioterapia pré-operatória ou pós-operatória acompanhada pela terapia de radiação de forma a realçar a terapia local. Esta difere *per se* para o câncer de cólon.

○ **V/F: O uso do nível de antígeno carcinoembriônico (ACE – CEA), rastreamento por TC abdominal e raios X de tórax em adição à colonoscopia como métodos de vigilância após a ressecção curativa para o câncer de cólon têm sido mostrados para melhorar a sobrevida.**

Falso. Nenhum rastreamento de TC de rotina nem raios X de tórax têm sido mostrados para melhorar a sobrevida. Obter níveis de ACE anualmente pode desempenhar um papel, embora seu custo-efetividade tenha sido controverso.

○ **V/F: Pacientes com uma história familiar de pólipos adenomatosos estão em risco mais elevado para o câncer colorretal.**
Verdadeiro. Se diagnosticado antes da idade de 55 anos, existe um risco marcadamente aumentado de câncer colorretal.

○ **V/F: A maior parte dos pacientes com um teste de sangue oculto fecal (TSOF – FOBT) terá um câncer de cólon ou pólipo.**
Falso. Embora a sensibilidade do TSOF é de aproximadamente 80% o valor preditivo positivo é apenas cerca de 10 a 20%.

○ **V/F: O risco de câncer de cólon nos pacientes com doença intestinal inflamatória pode ser afetado por certas manifestações extraintestinais.**
Verdadeiro. Embora os fatores de risco predominantes incluam a quantidade de intestino envolvido e a duração da doença, a coexistência de colangite esclerosante também é um fator de risco significativo.

○ **Que transtorno endócrino carreia um risco mais elevado de neoplasia colônica?**
Acromegalia. Embora os estudos sejam retrospectivos, a estimativa de prevalência de pólipos adenomatosos e câncer de cólon variam de 6,3 a 25% e 14 a 35%, respectivamente. O risco pode ser mais elevado nos pacientes mais jovens, aqueles com uma história familiar de câncer de cólon e aqueles com múltiplos caracteres da pele (*acrochordons*). Embora o mecanismo não seja claro, não é simplesmente um crescimento relacionado ao hormônio uma vez que o risco de neoplasia pode ser maior nos acromegálicos curados que naqueles com doença ativa.

○ **Que organismos responsáveis por bacteremia estão associados com a presença de neoplasia colorretal?**
Bacteremia por *Streptococcus bovis* tem sido associada com a presença de adenomas colorretais e carcinomas. Bacteremia por *Clostridium septicum* também tem sido associada a neoplasia colônica. Finalmente, a endocardite associada a *Streptococcus agalactiae* tem sido relatada em diversos pacientes com adenomas vilosos retais contendo pequenos focos de carcinoma.

○ **V/F: Pacientes com câncer de mama possuem um risco aumentado de câncer de cólon.**
Falso. Não existe evidência nos estudos de caso-controle que possua uma história de câncer de mama como um fator de risco para o câncer de cólon. Entretanto, pacientes com câncer de mama familiar associado a mutações no BRCA 1 ou 2 possuem uma incidência aumentada de 3 a 6 vezes de câncer de cólon.

○ **Quais são os mecanismos potenciais no neoplasma colônico induzido por diarreia?**
Uma síndrome de diarreia de grande volume tem sido observada com adenomas vilosos grandes no reto e no cólon retossigmoide e está associada a desidratação e anormalidades eletrolíticas, especialmente hipocalemia. Os mecanismos não são claros. Alguns dados sugerem que as prostaglandinas estão envolvidas.

○ **Quanto os pólipos adenomatosos são comuns na população geral?**
Estudos clínicos indicam que os pólipos adenomatosos ocorrem em 25% dos pacientes de 50 anos de idade e aumentam com a idade. No final dos anos de 1970, 50% das pessoas tinham pólipos. Estudos de autópsia sugerem um índice mesmo mais elevado com aproximadamente 60% dos homens e 40% das mulheres possuindo pólipos adenomatosos na idade de 50 anos. Eles são encontrados mais comumente nos homens que nas mulheres. Embora dados sobre pólipos grandes (> 1 cm) sejam limitados, uma série de autópsias sugeriu que 4,6% da população na idade de 54 anos e 15,6% na idade de 75 anos possuíam pólipos grandes.

○ **V/F: O risco de câncer de cólon é mais baixo nos pacientes com doença de Crohn comparado àqueles com colite ulcerativa.**

Falso. A colite de Crohn possui o mesmo risco da colite ulcerativa quando relacionada em extensão, duração e idade do começo da doença. O risco cumulativo para desenvolvimento de câncer colorretal com pancolite é de 30% após os 35 anos. A colonoscopia de vigilância a cada 1 a 2 anos é recomendada após 8 anos naqueles com pancolite e após 15 anos naqueles com colite lateralizada à esquerda.

○ **Um homem de 63 anos de idade possuía um pólipo pedunculado de 2 cm, o qual contém um foco de malignidade, removido do cólon sigmoide. Que vigilância é recomendada?**

Se o carcinoma invasivo é encontrado e existem aspectos prognósticos ruins (p. ex., malignidade incompletamente excisada, menos de 2 mm de margem a partir da polipectomia, um tumor relativamente indiferenciado ou invasão ou linfática ou venosa), então a hemicolectomia está recomendada. Pólipos sésseis também são considerados como tendo um prognóstico pior. Se não existem aspectos de prognóstico ruim, como neste paciente, poderia ser razoável considerar que a polipectomia é a terapia definitiva. A colonoscopia é com frequência recomendada dentro de 3 meses da polipectomia e então 1 ano mais tarde para assegurar que não existe tecido maligno residual.

○ **Uma menina de 10 anos de idade apresenta-se com hematoquezia e é encontrada possuindo dois pólipos colônicos juvenis. Sua história familiar não é digna de nota. Qual é o seguimento recomendado?**

Esta paciente não alcança os critérios para polipose juvenil que incluem a presença de dez ou mais pólipos juvenis, pólipos juvenis por todo o trato gastrointestinal ou pólipos juvenis em um paciente com uma história familiar de polipose. Estes pólipos colônicos hamartomatosos não neoplásicos são extremamente comuns ocorrendo em 1 a 2% de todas as crianças, geralmente entre as idades de 4 e 14 anos. Um pólipo solitário é visto em 70% dos pacientes, porém 30% terão 2 ou 3. Se uma síndrome de polipose não é identificada, nenhuma outra avaliação é necessária.

○ **Um paciente de 28 anos de idade com síndrome de Gardner é observado possuindo hiperplasia linfoide nodular do íleo terminal. Que terapia é necessária?**

A hiperplasia linfoide nodular é um transtorno linfoproliferativo raro associado a uma variedade de transtornos incluindo o de Gardner. Também está presente em 20% dos pacientes com imunodeficiência variável comum e raramente está associada a linfoma intestinal. De nota, também tem sido vista por outro lado nas crianças saudáveis. Estes nódulos linfoides hiperplásicos são com frequência encontrados no intestino delgado, porém podem ser vistos no estômago e no cólon. Estes nódulos variam no tamanho de 3 a 6 mm. Nenhuma terapia é requerida para a hiperplasia linfoide nodular.

○ **Que agentes estão aprovados pela AAD (FDA) para prevenir a neoplasia do cólon?**

Embora drogas anti-inflamatórias não esteroidais como uma classe protejam contra o câncer de cólon, apenas a celecoxiba foi recentemente aprovada para esta indicação nos pacientes com polipose adenomatosa familiar.

○ **Que agentes têm sido mostrados para inibir o câncer de cólon?**

Estudos epidemiológicos nos humanos têm demonstrado que as DAINEs, estrógenos, cálcio e folato inibem o câncer de cólon. O efeito da fibra dietética é controverso. Estudos animais sugerem que o ácido ursodeoxicólico, glicolpolietileno, análogos da vitamina D e óleo de peixe também podem ser protetores.

○ **V/F: Pacientes com câncer colorretal que são submetidos à ressecção cirúrgica requerem colonoscopia de seguimento em 1 ano.**
Falso. O intervalo de vigilância recomendado nesta situação, se a colonoscopia pré-operatória foi completa e, por outro lado, for normal, é de 3 anos após a ressecção e, persistindo normal, a cada 5 anos em diante.

○ **Quais são as recomendações de rastreamento para um paciente com um irmão de 53 anos de idade que acabou de ter removido um pólipo adenomatoso?**
De acordo com as diretrizes atuais, a qualquer pessoa com um parente de primeiro grau com câncer de cólon ou pólipo adenomatoso devem ser oferecidas as mesmas opções de rastreamento como os pacientes de risco médio, exceto iniciando aos 40 anos de idade. A diretriz estabelece que se o paciente teve câncer colorretal antes dos 55 ou pólipo adenomatoso antes da idade de 60, esforços especiais devem ser feitos para assegurar que o rastreamento seja feito.

○ **Quais são as recomendações de rastreamento para pacientes em um risco médio de câncer de cólon?**
Começando aos 50, colonoscopia a cada dez anos, enema de bário de duplo contraste a cada 5 anos, testagem de sangue oculto nas fezes anual, sigmoidoscopia flexível a cada 5 anos ou uma combinação de testagem de sangue oculto nas fezes e sigmoidoscopia flexível.

○ **V/F: A falta de exercício e a obesidade estão associadas a neoplasia colônica.**
Verdadeiro. Estudos epidemiológicos têm demonstrado que estes são fatores de risco independentes para o câncer de cólon.

○ **Qual é o câncer mais comum envolvendo a árvore hepatobiliar?**
Carcinoma da vesícula biliar. Carcinoma da vesícula biliar é o quinto câncer mais comum do trato gastrointestinal e é responsável por 2 a 4% de todas as malignidades gastrointestinais. É mais frequente na sexta e sétima décadas e é mais comum nas mulheres e americanos nativos.

○ **Quais são os dois fatores de risco para o desenvolvimento de carcinoma da vesícula biliar?**
Cálculos biliares maiores que 2,5 cm e vesículas biliares calcificadas ou "de porcelana".

○ **Quais são as rotas mais comuns de metástases de carcinoma da vesícula biliar?**
Disseminação linfática e invasão direta.

○ **Que tamanho de adenomas benignos da vesícula biliar estão em risco aumentado para carcinoma da vesícula biliar?**
Adenomas maiores que 15 mm têm sido observados possuindo focos de malignidade.

○ **Nomeie dois marcadores não específicos do trato gastrointestinal que podem estar elevados no colangiocarcinoma.**
CA 19-9 e antígeno carcinoembiônico (ACE – CEA). A alfafetoproteína está elevada em < 5% dos casos de colangiocarcinoma.

○ **Nomeie três entidades clínicas associadas a tumores do ducto de bile extra-hepático.**
1) Cistos coledocais ou doença do fígado policística; 2) colangite esclerosante primária; e 3) infecção crônica com *Clonorchis sinensis, Ascaris lumbricoides, Giardia lamblia* e *Opisthorcis viverrini*.

○ **Que agente de contraste pode predispor ao colangiocarcinoma?**
Thorotrast.

○ **Qual é o segundo tumor mais comum do trato biliar?**

Carcinoma ampular seguido do carcinoma da vesícula biliar como o segundo tumor mais comum do trato biliar. Ocorre mais frequentemente entre homens que mulheres que estão com 50 a 70 anos de idade.

○ **Qual é o procedimento operatório mais comum para o tratamento dos carcinomas do ducto de bile?**

Pancreatoduodenectomia (procedimento de Whipple). A mortalidade operatória é menor que 5% nos centros especializados.

○ **Nomeie dois achados do exame físico de carcinoma ampular além de icterícia, prurido e fezes acólicas.**

Hepatomegalia e vesícula biliar de Courvoisier. Estes achados são encontrados em 25 a 40% dos pacientes com carcinoma ampular. A sobrevida de 5 anos do carcinoma ampular é de 20 a 40%.

○ **Icterícia e sangramento gastrointestinal alternados são sugestivos de qual tumor biliar?**

Carcinomas ampulares ulcerantes.

○ **O câncer da vesícula biliar está associado a quais das duas variantes anatômicas do trato biliar?**

Cisto coledociano e união do ducto pancreaticobiliar anômalo.

○ **Que subtipo histológico de carcinoma ampular possui o melhor prognóstico?**

Papilar > fúngico > ulcerativo.

○ **Nomeie dois carcinógenos associados ao desenvolvimento de carcinoma da vesícula biliar.**

Dimetilnitrosamina e produtos do petróleo.

○ **Que mutações *missense* têm sido associadas com carcinoma da vesícula biliar?**

p53 demonstra expressão anormal em 90 a 95% dos carcinomas de vesícula biliar.

○ **Liste três fatores de risco para o desenvolvimento de carcinoma ampular.**

Adenoma ampular, polipose adenomatosa familiar e síndrome de Gardner.

○ **Que receptor de hormônio pode ser encontrado nos colangiocarcinomas?**

Somatostatina.

○ **Qual lado da árvore biliar intra-hepática, o sistema direito ou esquerdo, é preferencialmente drenado pela presença de apenas um *stent* na situação de um tumor do ducto de bile intra-hepático proximal?**

O sistema ductal hepático esquerdo pode ser drenado com um *stent* único. O ducto hepático direito bifurca-se extensivamente proximal à confluência com o ducto hepático esquerdo.

○ **Qual mutação de gene está associada a 20% dos pacientes com carcinoma do ducto de bile?**

c-K-*ras* no códon 12. O gene K-*ras* normalmente regula o sinal de transdução de crescimento intracelular.

○ **A vasta maioria dos tumores malignos primários do pâncreas é de que tipo histológico?**

Adenocarcinomas ductais e suas variantes constituem aproximadamente 90% dos tumores malignos primários do pâncreas. Cerca de 5% dos tumores pancreáticos é de origem da célula ilhota. Os tipos mais raros de cânceres pancreáticos primários incluem o carcinoma de célula escamosa, carcinoma de célula gigante, carcinossarcoma, cistoadenocarcinoma, carcinoma de célula acinar, sarcoma, histiocitoma fibroso maligno, linfoma e pancreaticoblastoma.

○ **Adenocarcinomas são derivados de que parte do pâncreas?**

Epitélio ductal pancreático.

○ **V/F: Desde 1970 a incidência de câncer pancreático tem aumentado tanto em homens como em mulheres.**

Falso. Os índices de incidência têm declinado um pouco entre os homens e aumentado ligeiramente entre as mulheres. A razão homem para mulher foi estimada como sendo aproximadamente 1:1,06 em 1998.

○ **V/F: Na pancreatite hereditária, pacientes com um padrão paterno de herança estão em risco mais elevado de desenvolver câncer pancreático.**

Verdadeiro. Na idade de 70 anos, estes pacientes possuem um risco estimado de 40% de desenvolver câncer pancreático. Para os pacientes com um padrão paterno de herança, o risco aproxima-se de 75%.

○ **Diabetes *mellitus* ou comprometimento de tolerância à glicose ocorre em que porcentagem de pacientes com câncer pancreático?**

Sessenta a 80% dos pacientes com câncer pancreático possuem diabetes *mellitus* ou comprometimento da tolerância à glicose com a maioria dos pacientes encontrada como sendo diabética dentro de 2 anos do diagnóstico de câncer pancreático.

○ **Qual é o fator de risco ambiental mais consistente predispondo para o câncer pancreático?**

Fumar cigarro é o único fator de risco consistentemente encontrado nos estudos epidemiológicos para predispor ao câncer pancreático.

○ **Que hormônio é percebido como sendo responsável para a ocorrência de diabetes nos pacientes com câncer pancreático?**

A superprodução de amilina (polipeptídeo amiloide da ilhota) tem sido relatada nos pacientes com câncer pancreático.

○ **Por que o CA 19-9 possui apenas uma sensibilidade máxima de 95% para o diagnóstico de câncer pancreático?**

O antígeno carboidrato, CA 19-9, não é expressado em 5% dos indivíduos que são negativos para o antígeno Lewis[a] sialylated.

○ **Qual é o sintoma presente mais comum nos pacientes com câncer pancreático?**

A dor é observada em 80% dos pacientes.

○ **Qual é a apresentação mais comum nos pacientes com carcinoma pancreático ressecável?**

Icterícia indolor é vista em cerca de 50% dos pacientes com uma lesão ressecável.

○ **Qual é a alteração genética mais comum detectada nos carcinomas pancreáticos?**

Uma mutação K-*ras* é detectada em 95% dos casos.

○ **Aproximadamente que porcentagem de casos de carcinoma pancreático está relacionada com fatores hereditários?**

Uma predisposição genética para o adenocarcinoma de pâncreas pode contribuir para até 10% dos casos.

○ **V/F: O risco de câncer pancreático é aumentado nos parentes da síndrome de melanoma de verruga múltipla atípica familiar (SMVMF – FAMMM).**

Falso. Apenas naqueles parentes com uma mutação da linha de origem p16; entretanto, nem todos destes parentes de origem p16 mudados estão em risco aumentado.

○ **Que outros transtornos podem levar à elevação nos níveis de CA 19-9 no soro?**

Mais comumente, aqueles transtornos que causam obstrução do trato biliar, como colangite, colangiocarcinoma, carcinoma da vesícula biliar e doenças benignas do trato biliar. Adicionalmente, elevações podem ser vistas nas pancreatites aguda e crônica e doença crônica do fígado.

○ **V/F: Uma mutação no códon 15 de K-ras é a anormalidade de gene mais comumente identificada no câncer pancreático.**

Falso. Mutações de K-ras ocorrem quase uniformemente no códon 12 no câncer pancreático.

○ **Que técnicas de imagem podem ser utilizadas para auxiliar na obtenção de tecido para fazer o diagnóstico de câncer pancreático?**

Aspiração com agulha fina pode ser realizada sob ultrassom endoscópico, TC ou ultrassom abdominal guiado. Além disso, escovações podem ser obtidas durante a colangiopancreatografia retrógrada endoscópica.

○ **Que modalidade de imagem é geralmente considerada como o melhor estudo inicial quando avaliando pacientes se apresentando com sintomas que sugerem doença pancreática?**

Rastreamento por TC é recomendada uma vez que pode detectar tumores no pâncreas, o estágio para ressecabilidade e avaliar para metástases do fígado.

○ **Que estudo de imagem é mais exato na detecção de pequenos neoplasmas pancreáticos (< 2 cm)?**

Ultrassom endoscópico tem sido encontrado em diversos estudos como sendo o estudo de imagem mais exato disponível para a detecção de carcinomas pequenos.

○ **Que porcentagem de pacientes com adenocarcinoma do pâncreas são não ressecáveis no momento do diagnóstico?**

Devido à natureza insidiosa da doença mais de 80% dos pacientes são não ressecáveis no momento do diagnóstico.

○ **Que critérios de rastreamento por TC helicoidal são utilizados para definir a não ressecabilidade no câncer pancreático?**

    1) Presença de doença extrapancreática.
    2) Confluência da veia mesentérica superior – portal obstruída.
    3) Evidência de extensão do tumor direta para o eixo celíaco e artéria mesentérica superior.

○ **Qual é o índice de mortalidade peroperatória da pancreatoduodenectomia (procedimento de Whipple) quando realizada nos centros especializados?**

Os índices de mortalidade peroperatória atuais são menores que 5% nos centros especializados.

○ **Quantos sobreviventes em longo prazo de câncer pancreático morrem de doença recorrente ou metastática?**

Diferente da maior parte dos outros tipos de câncer, a sobrevida de 5 anos com esta doença não assegura que o paciente tenha sido curado da doença. Um estudo recente de sobrevida de longo prazo (> 5 anos) relatou que quase a metade destes pacientes morre de doença recorrente ou metastática.

○ **Qual é o método preferível paliativo não operatório de descompressão biliar?**

Por razões de menos morbidade, é preferível colocar um *stent* por CPRE que percutaneamente através de uma abordagem trans-hepática.

○ **V/F: O *stent* colocado pré-operatório do ducto de bile para aliviar a icterícia diminui a morbidade e a mortalidade peroperatória.**

Falso. Estudos recentes não sustentam colocar um *stent* pré-operatoriamente no ducto de bile exceto nos casos de colangite aguda e, possivelmente, quando os níveis de bilirrubina estão marcadamente elevados.

○ **O que é o sinal de ducto duplo?**

Este sinal é causado por uma massa na cabeça do pâncreas causando dilatação tanto do ducto de bile comum quanto do pancreático. Quando este sinal está presente, o paciente deve ser assumido como possuindo câncer pancreático até prova em contrário.

○ **Qual é a terapia adjuvante padrão recomendada para os pacientes após ressecção potencialmente curativa de um adenocarcinoma pancreático?**

A terapia de quimiorradiação é recomendada após uma ressecção curativa baseada nos resultados de um estudo controlado randomizado principal conduzido pelo grupo de estudo de tumor gastrointestinal.

○ **Qual é a vantagem da terapia de quimiorradiação pré-operatória comparada com a terapia de quimiorradiação pós-operatória nos pacientes ressecáveis?**

Um estudo recente não demonstrou alteração na vantagem de sobrevida; entretanto, 24% dos pacientes foram incapazes de receber tratamento pós-operatório como um resultado de recuperação retardada após a cirurgia. Portanto, a terapia pré-operatória (neo-adjuvante) parece preferível.

○ **Que opções estão disponíveis para o tratamento da obstrução da saída gástrica causada por um adenocarcinoma pancreático?**

Uma gastrojejunostomia cirúrgica tem sido o tratamento tradicional para uma obstrução da saída; entretanto, o uso de *stents* metálicos expansíveis também oferece um método endoscópico como paliativo desta complicação.

○ **Que características patológicas predizem em sobrevida em longo prazo após a ressecção cirúrgica para o câncer pancreático?**

Margens de ressecção negativas, estado nodal negativo e tamanho do tumor < 3 cm são fortes preditores de sobrevida no longo prazo.

○ **Quais são alguns fatores epidemiológicos e etiológicos que estão associados ao risco aumentado para o desenvolvimento de câncer pancreático?**
Fumar cigarro, consumir álcool, dieta rica em gordura animal, pancreatite crônica idiopática, pancreatite crônica alcoólica, diabetes *mellitus* e cálculos biliares.

○ **Quais são alguns nomes que descrevem a entidade "cistadenoma seroso"?**
Adenoma microcístico, cistadenoma seroso benigno e adenoma seroso rico em glicogênio.

○ **V/F: Um cistadenoma seroso ocorre mais comumente nas mulheres que nos homens.**
Verdadeiro.

○ **V/F: Um cistadenoma seroso é mais comumente diagnosticado nos pacientes antes da idade de 40 anos.**
Falso. Estes neoplasmas são mais comumente detectados na sexta década de vida do paciente.

○ **Quais são os sintomas presentes mais comuns de um cistadenoma seroso?**
Dor abdominal (50%), massa abdominal assintomática (33%) e perda de peso (20%).

○ **Qual é a aparência ultrassonográfica típica de um cistadenoma seroso?**
Aparece como uma estrutura cística ecolucente complexa com septos. Os cistos individuais são geralmente pequenos.

○ **Qual é o padrão de calcificação clássico de um cistadenoma seroso visto nos filmes simples abdominais?**
Um padrão "raio de sol".

○ **Como um cistadenoma seroso geralmente aparece no rastreamento por TC?**
Uma massa cística multiloculada variando no tamanho de 4 a 6 cm. Uma calcificação estelar central pode estar presente. O neoplasma pode ocorrer em qualquer lugar no interior do pâncreas.

○ **V/F: Os cistadenomas serosos são geralmente benignos.**
Verdadeiro.

○ **V/F: Neoplasmas císticos mucinosos são mais comuns nas mulheres e ocorrem ao redor da idade de 50 anos.**
Verdadeiro.

○ **Qual é a aparência usual de um neoplasma cístico mucinoso na ultrassonografia ou no rastreamento por TC?**
Uma massa cística loculada geralmente localizada no corpo ou na cauda do pâncreas. Lesões malignas tendem a ser grandes (8 a 11 cm) e com frequência possuem calcificações na margem identificadas na varredura por TC.

○ **Qual é o tratamento de escolha para um neoplasma mucinoso?**
Ressecção cirúrgica é o tratamento de escolha devido às dificuldades em diferenciar uma lesão benigna *versus* maligna pela biopsia da parede do cisto ou pela aspiração com agulha fina dos conteúdos do cisto.

○ **Quais são as características clássicas de um tumor mucinoso papilar intraductal do pâncreas conforme visto durante a colangiopancreatografia retrógrada endoscópica?**

Um ducto pancreático principal dilatado e irregular com defeitos de preenchimento e extrusão de mucina através da papila principal.

○ **Que tumor neuroendócrino está associado a síndrome de diarreia de grande volume, acloridria e hipocalemia?**

VIPoma. Esta síndrome, causada pela superprodução de peptídeo intestinal vasoativo, é caracterizada pelo acrônimo DAHA (WDHA) (diarreia aquosa, hipocalemia e acloridria).

○ **Que tumor neuroendócrino está associado a dermatite, intolerância à glicose, perda de peso e anemia?**

Glucagonoma. Até 90% dos casos irão apresentar-se com lesões de pele características e intolerância à glicose.

○ **Qual é a erupção de pele característica que pode ser vista nos pacientes com Glucagonoma?**

Eritema migratório necrolítico. Esta erupção pode crescer e diminuir e ocorre em 64 a 90% dos casos.

○ **Deficiências de aminoácidos são uma ocorrência comum em qual tumor neuroendócrino pancreático?**

Glucagonoma. A severidade da deficiência está correlacionada com a intensidade da doença.

○ **Um homem branco de 55 anos de idade com uma história de diabetes e esteatorreia submeteu-se a uma colecistectomia de emergência para colecistite aguda. Intraoperatoriamente, ele é encontrado possuindo um pequeno tumor na cabeça do pâncreas. O paciente mais provavelmente possui qual tumor neuroendócrino?**

Somatostatinoma. O diabetes ocorre em 95%, doença de cálculo biliar em 94% e esteatorreia é encontrada em 83% dos casos de somatostatinomas pancreáticos.

○ **A maioria dos gastrinomas é encontrada em qual área anatômica?**

O triângulo do gastrinoma, que se estende superiormente da confluência do ducto cístico e DBC, inferiormente pela junção da segunda e terceira porções do duodeno, e medialmente pela junção do colo e do corpo do pâncreas.

○ **Gastrinomas estão classicamente associados a qual síndrome?**

Neoplasia endócrina múltipla (NEM – MEN) tipo 1 é relatada em aproximadamente 25% dos pacientes com gastrinoma.

○ **Descreva a tríade de Whipple.**

A tríade de Whipple consiste de sintomas hipoglicêmicos, níveis de glicose do sangue menores que 50 mL/dL e alívio do sintoma após a ingestão de glicose. Pode ser vista nos pacientes com insulinoma.

○ **Além de um rastreamento por TC do abdome, qual é o melhor estudo de imagem para avaliar o gastrinoma metastático?**

Um rastreamento de octreotida (cintigrafia do receptor de somatostatina). Na maior parte das séries, auxilia na localização dos gastrinomas em mais de 90% das vezes.

○ **Onde é o local extrapancreático mais comum para um gastrinoma?**

A parede duodenal.

○ **Qual é o tumor neuoendócrino com o índice mais baixo de metástases?**
Insulinoma, com um índice de < 10%.

○ **V/F: Tanto o ultrassom endoscópico quanto a cintigrafia do receptor de somatostatina são úteis na localização de insulinomas e gastrinomas.**
Falso. Embora ambas as modalidades sejam úteis na avaliação de gastrinomas, apenas 10% de insulinomas são detectados com um rastreamento de octreotida.

○ **Que tipo de linfoma pode afetar o pâncreas?**
Linfoma não Hodgkin contribui para 1 a 2% de todos os neoplasmas pancreáticos. Cerca de 1% de linfomas não Hodgkin parecem emergir do pâncreas. Na autópsia, cerca de 1/3 de todos os pacientes com linfoma não Hodgkin terá algum envolvimento microscópico do pâncreas.

○ **Qual é a apresentação típica do linfoma pancreático?**
Perda de peso e icterícia. Alguns pacientes também podem possuir suores noturnos.

○ **V/F: A ressecção cirúrgica é geralmente requerida nos casos de linfoma pancreático.**
Falso. A quimioterapia isolada resulta em um índice acima de 50% de remissão. A cirurgia pode ocasionalmente ser realizada para o diagnóstico do tecido ou para a ressecção de tumores pequenos, localizados.

HEPATOLOGIA

Falência Aguda do Fígado e Transplante de Fígado

Timothy McCashland, M.D.

○ **Quais são os sinais diagnósticos característicos de falência aguda do fígado?**
Encefalopatia e coagulopatia. Quando o índice de normalização internacional (INI – INR) é maior que 1,5 e a encefalopatia está presente dentro de 8 semanas do início da doença, o diagnóstico é seguro.

○ **Os critérios para resultado ruim nos casos de falência aguda do fígado induzida por acetaminofeno incluem:**
Tempo de protrombina maior que 50 segundos, pH < 7,3 e encefalopatia de grau 4.

○ **Uma mulher de 43 anos de idade com doença de Wilson apresenta-se com encefalopatia de grau 3 e icterícia. Os membros da família descobriram que ela não tem ingerido sua penicilamina ao longo das últimas semanas. Que tratamento sua condição clínica atual requer?**
Transplante de fígado. Reiniciar a penicilamina tem mostrado pouca eficácia nesta situação.

○ **Uma mulher de 25 anos de idade no seu terceiro trimestre de gestação apresenta-se com icterícia, confusão e dor no quadrante lateral direito. A avaliação do laboratório revela marcante anemia, severa trombocitopenia e exames hepáticos elevados. Qual poderia ser o tratamento mais apropriado?**
Parto rápido do bebê com suporte apropriado do fator de coagulação. A síndrome HEEPB – HELLP (hemólise, enzimas do fígado elevadas e plaquetas baixas) está associada a falência aguda do fígado, geralmente no terceiro semestre da gestação, e é uma emergência médica.

○ **Quando um paciente com falência aguda do fígado deve ser transferido para um centro de transplante?**
Qualquer paciente com encefalopatia de grau 2 ou mais.

○ **Quais são as causas mais comuns de falência aguda do fígado nos Estados Unidos?**
Toxicidade por acetaminofeno, indeterminada, outras medicações e hepatite viral aguda (tipos A e B).

○ **Qual é a causa mais comum de morte na falência aguda do fígado enquanto aguardando um transplante de fígado?**
Edema cerebral. O edema cerebral é relatado em 80% daqueles que morrem de falência aguda do fígado.

○ **V/F: A sobrevida após o transplante de fígado para a falência aguda do fígado é comparável ao transplante para a doença do fígado em estágio terminal.**
Falso. A sobrevida após o transplante para a falência aguda do fígado varia de 46 a 89% (média de 66%). A sobrevida baixa está relacionada com a presença de falência múltipla de órgãos no momento do transplante.

○ **O exame neurológico de um paciente com falência aguda do fígado começa a deteriorar. O que você deve fazer?**
O manejo sequencial do edema cerebral inclui elevação da cabeceira do leito de 10 a 20 graus, hiperventilação, manitol e coma pentobarbital. Monitorar a pressão intracraniana pode ser muito útil nesta situação.

○ **V/F: A sobrevida dos pacientes com falência aguda do fígado está relacionada com o seu grau de encefalopatia no momento do transplante.**
Verdadeiro. Grau 1: 90%, grau 2: 71% e graus 3 ou 4: 48%.

○ **Variáveis prognósticas ruins na falência aguda do fígado não induzida por acetaminofeno incluem:**
Um índice de normalização internacional (INQ) > 3,5, idade < 10 ou > 40, causa indeterminada, induzida por droga, duração da icterícia > 7 dias e bilirrubina > 30 mg/dL.

○ **V/F: Um homem de 40 anos de idade com falência aguda do fígado de etiologia desconhecida (indeterminada) está febril e possui uma contagem de leucócito elevada. Ele deve ser imediatamente listado para transplante de fígado.**
Falso. Contraindicações para o transplante de fígado incluem infecção ativa e edema cerebral severo. A infecção no momento do transplante contribui para a morte em cerca de 11% dos pacientes. Até 36% dos pacientes com falência aguda do fígado têm sido relatados para desenvolver bacteremia. A pressão de perfusão cerebral de < 40 mmHg por mais de 1 hora torna a recuperação neurológica improvável.

○ **Quais são as infecções mais comuns na falência aguda do fígado?**
Pneumonia (50%) seguida pela bacteremia (26%) e infecção do trato urinário (22%).

○ **Uma mulher de 35 anos de idade com falência aguda do fígado induzida por acetaminofeno está persistentemente febril a despeito de tomar antibióticos de amplo espectro. Que organismos infecciosos você deve suspeitar?**
Infecções fúngicas são comuns na falência aguda do fígado (13 a 32%). *Candida albicans* é o organismo fúngico mais comumente identificado.

○ **Qual é a causa da falência renal associada a falência aguda do fígado?**
A falência renal desenvolve-se em 43 a 80% dos casos, dependendo da etiologia da falência do fígado. O acetaminofeno pode causar lesão direta aos túbulos distais do rim; entretanto, a maior parte dos casos resulta de um fluxo de sangue renal diminuído como uma consequência da vasoconstrição. Isto é similar ao que ocorre na síndrome hepatorrenal.

○ **O uso de que substâncias/medicações, quando tomadas cronicamente, resulta em um risco mais elevado de falência aguda do fígado com o uso concomitante de acetaminofeno?**
Qualquer medicação que induza o sistema citocromo P450 no fígado pode realçar a falência aguda do fígado com o acetaminofeno. As medicações mais comuns nesta situação são álcool, fenitoína e antidepressivos.

○ **Um homem de 20 anos de idade, fisiculturista, apresenta-se com icterícia, confusão e equimoses. Qual é a causa mais provável de falência aguda do fígado nesta situação?**
Esteroides anabólicos, quando utilizados em altas doses, podem resultar em falência aguda do fígado.

○ **Uma família de pessoas que acampam que voltou recentemente de uma viagem ao campo apresenta-se ao seu médico com diarreia e confusão. Testes hepáticos e a creatinina sérica estão elevados. Qual é seu diagnóstico, tratamento e prognóstico?**
Envenenamento por amanita faloide apresenta-se com diarreia, alterações neurológicas e sinais de falência hepatorrenal. As crianças abaixo da idade de 10 anos possuem um índice mais elevado de fatalidade com um índice de morte geral de 20%. O manejo inicial com penicilina de alta dose tem mostrado algum benefício.

○ **Uma mulher de 45 anos de idade apresenta-se ao seu consultório 4 dias após colecistectomia laparoscópica com náusea, vômitos, febre e mialgias difusas. A avaliação revela as aminotransferases como estando quatro vezes mais elevadas que o normal. De que diagnóstico você suspeita?**
Lesão hepática idiossincrática devida a drogas anestésicas é relatada em até 1 em 9.000 casos. O intervalo usual a partir da cirurgia até a apresentação é de 3 a 5 dias, porém pode ocorrer até 15 dias. O halotano é considerado o exemplo clássico de lesão do fígado induzida por anestésico.

○ **Qual é o único fator mais importante limitando o transplante de fígado nos Estados Unidos?**
A disponibilidade de doadores cadáveres. Aproximadamente 4.000 transplantes de fígado são realizados a cada ano; entretanto, até 10.000 candidatos potenciais são identificados a cada ano. Cerca de até 30% dos pacientes morrem esperando por um transplante de fígado.

○ **Candidatos para o transplante de fígado são pareados aos doadores cadáveres por quais variáveis?**
Peso (limite de tamanho do fígado) e tipo de sangue.

○ **Como um centro de transplante prioriza quem recebe um transplante?**
A Rede Unida para Doação de Órgão (RUDO – UNOS) determina a urgência médica para o transplante. A prioridade mais alta é para a falência do fígado fulminante e não função primária de um enxerto seguido de pacientes hospitalizados na unidade de cuidado intensivo, outros pacientes hospitalizados e, finalmente, pacientes requerendo cuidado médico contínuo em casa.

○ **Quais são as contraindicações para o transplante de fígado?**
Soropositividade para o VIH (HIV), malignidade extra-hepática, hemangiossarcoma, sepse, alcoolismo ativo e doença cardiorrespiratória avançada.

○ **Para os pacientes com doença do fígado alcoólica, qual é o período usual de abstinência antes da consideração do transplante de fígado?**
A maior parte dos programas requer um período de abstinência de no mínimo 6 meses com sistemas de suporte adequados e concordância com o cuidado médico.

○ **V/F: A peritonite bacteriana espontânea é uma contraindicação para o transplante de fígado.**
Falso. O tratamento antibiótico por 2 a 5 dias está associado à alta cura bacteriológica.

○ **V/F: A síndrome hepatorrenal é uma contraindicação para o transplante de fígado.**
Falso. A síndrome hepatorrenal é revertida pelo transplante de fígado.

○ **Que duas doenças possuem um índice de modelo prognóstico para ajudar na decisão de listar para o transplante de fígado?**
Cirrose biliar primária e colangite esclerosante primária possuem uma história natural que permite um modelo para predizer o momento ideal para o transplante. O índice prognóstico do modelo Mayo incorpora muitas variáveis e proporciona um escore de risco que prediz a sobrevida de 1 a 5 anos com e sem transplante.

○ **V/F: Os tempos de espera para o transplante são iguais por todos os Estados Unidos.**
Falso. Existe uma grande variabilidade dos tempos de espera devida à disponibilidade de doadores. Pacientes com tipo de sangue O possuem os mais elevados tempos de espera.

○ **Quais são as medicações mais comuns utilizadas para a imunossupressão após o transplante de fígado?**
Ciclosporina, tacrolimus (FK 506), azatioprina e prednisona.

○ **Qual é o mecanismo de ação da ciclosporina e tacrolimus (FK 506)?**
Ambas inibem as vias de sinal de célula T precocemente e a produção e a liberação da interleucina-2.

○ **Quais são os efeitos colaterais mais comuns da ciclosporina?**
Hipertensão, toxicidade renal, diabetes *mellitus*, hirsutismo e gengivite.

○ **Que medicações podem aumentar os níveis séricos da ciclosporina?**
Diltiazem, nicardipina, verapamil, eritromicina, claritromicina e cetoconazol.

○ **Que medicações podem aumentar os níveis séricos de tacrolimus (FK 506)?**
Bromocriptina, cimetidina, ciprofloxacina, diltiazem, eritromicina e metoclopramida.

○ **Que doenças para as quais o transplante é realizado podem recorrer após o transplante de fígado?**
Hepatite C é a doença recorrente mais comum. Hepatite B pode recorrer se não tratada adequadamente pós-transplante. Também tem sido sugerido que doenças autoimunes, como cirrose biliar primária e colangite esclerosante primária, podem recorrer após o transplante.

○ **Atualmente, que doença do fígado é mais comumente transplantada?**
Hepatite C crônica seguida pela doença alcoólica do fígado, doença colestática do fígado, doença criptogênica do fígado, doença metabólica do fígado e malignidade.

○ **Como a hepatite B recorrente é prevenida após o transplante de fígado?**
A sobrevida excelente do paciente de enxerto agora é possível com a globulina imune para hepatite B de longo prazo (GIHB – HBIG) e profilaxia com lamivudina. O objetivo é manter o nível de anti-HBs maior que 500 UI (IU)/L.

○ **V/F: A sobrevida após o transplante de fígado na hepatite C crônica é ruim.**
Falso. A sobrevida de 1 a 5 anos após o transplante é geralmente boa e comparável a outras doenças (sobrevida de 5 anos de 70%). A cirrose biliar primária possui a sobrevida mais elevada com uma sobrevida de 5 anos > 90%.

○ **V/F: Um homem de 50 anos de idade com hepatite C crônica apresenta-se com piora da ascite. O ultrassom revela uma lesão única de 3 cm no lobo direito do fígado. O nível de alfafetoproteína está consideravelmente elevado. Este paciente ainda é um candidato para o transplante de fígado.**

Verdadeiro. As seguintes variáveis têm sido encontradas para correlacionar com o prognóstico ruim: tumor único de tamanho maior que 5 cm, lesões múltiplas (> 3), invasão vascular e formato não circunscrito. Todavia, a sobrevida permanece ruim com um tempo relatado de 2 anos em 9%. Em contraste, hepatomas incidentais encontrados no momento do transplante não parecem estar associados ao pior prognóstico.

○ **V/F: A sobrevida é pior após transplante de fígado nos pacientes com hemocromatose.**

Verdadeiro. A sobrevida para os pacientes com hemocromatose após o transplante é desapontadoramente baixa (50% 1 ano, 43% 5 anos) comparada a outras doenças do fígado. As razões mais prováveis incluem carcinoma hepatocelular não suspeitado, infecção e doença cardíaca coexistente.

○ **Quais são os dois métodos de anastomose biliar utilizados no transplante de fígado e quando eles são utilizados?**

Coledococoledocostomia (CDC) e coledocojejunostomia Y de Roux. A coledocojejunostomia Y de Roux é comumente empregada quando o receptor possui doença do trato biliar (p. ex., colangite esclerosante primária) e nos retransplantados.

○ **Uma mulher de 45 anos de idade apresenta-se com febre, falta de ar e testes de fígado elevados 20 dias após o transplante de fígado. Ela teve rejeição resistente a esteroide 1 semana antes e está sendo tratada com medicação antilinfocítica. Qual é o diagnóstico mais provável?**

Pneumonia por citomegalovírus (CMV) e hepatite são comuns após imunossupressão agressiva e geralmente ocorrem dentro do primeiro mês do transplante. Aqueles em risco mais elevado são pacientes que são CMV negativo e recebem um fígado de um doador CMV positivo. A maior parte dos centros faz agora profilaxia contra a infecção com aciclovir.

○ **Quais são as complicações biliares mais comuns após transplante de fígado?**

Estreitamentos biliares e extravasamentos são as complicações biliares mais comuns. Oitenta por cento desenvolvem-se dentro de 6 meses. Estreitamentos biliares na anastomose podem ser dilatados ou colocados *stents* e raramente requerem revisão cirúrgica. Extravasamentos biliares são manejados com tubos nasobiliares, *stents* ou esfincterotomia.

○ **Que vacinas não são seguras após transplante de fígado?**

Vacinas vivas ou atenuadas devem ser evitadas (caxumba, catapora, rubéola, pólio oral, BCG). As vacinas de hepatite A, B e pneumocócicas, se não dadas antes do transplante, devem ser dadas.

○ **V/F: A gravidez é possível nas pacientes após transplante de fígado e as receptoras transplantadas grávidas devem continuar suas medicações de imunossupressão.**

Verdadeiro. Entretanto, a gravidez após transplante de fígado é complicada por um índice alto de prematuridade e baixo peso ao nascer. Agentes imunossupressivos devem ser continuados por toda a gravidez.

○ **Quais são os neoplasmas mais comuns que ocorrem nos receptores de transplantes de fígado?**
Linfomas (57%) seguidos por câncer de pele (15%) e carcinomas de cólon são os três neoplasmas principais em um estudo recente de 329 pacientes sobrevivendo mais de 5 anos.

○ **Quais são as causas mais prováveis de hiperlipidemia após transplante de fígado?**
Longo uso de esteroides, uso frequente de *bolus* de esteroides para rejeição, hiperlipidemia pré-transplante e possivelmente o uso de ciclosporina *versus* tacrolimus. Quase 40% dos pacientes desenvolvem hiperlipidemia e necessitam alguma forma de tratamento.

○ **Um homem de 50 anos de idade apresenta-se com um primeiro pododáctilo doloroso e vermelho edemaciado 3 anos após receber um transplante de fígado. Qual é o seu diagnóstico e tratamento?**
Gota é comum após o transplante devido à excreção diminuída de ácido úrico causada pelas medicações imunossupressivas. O tratamento não deve empregar medicações anti-inflamatórias não esteroidais devido ao potencial para precipitar a falência renal. O manejo inicial com colchicina geralmente alivia o ataque agudo.

Doença Alcoólica do Fígado e Esteato-Hepatite não Alcoólica

Frank A. Anania, M.D. FACP

○ **Quais são os fatores de risco primários para a doença alcoólica do fígado?**
A quantidade e a duração do consumo de álcool. Nem o padrão de beber nem o tipo de bebida são fatores de risco.

○ **O que são anos-onça calculados e qual é seu significado?**
Anos-onça são utilizadas para a quantidade de tempo de vida de consumo de álcool. Gramas de álcool = volume (mL) × concentração (% de álcool) × 0,00798. Onças de fluido de álcool = gramas de álcool/29,6. Um drinque misturado é equivalente no conteúdo de álcool (14 g de álcool ou 0,5 onça de álcool) a um copo de vinho ou uma caneca de cerveja.

○ **Que porcentagem de alcoólicos possuem positividade de anticorpo para o vírus da hepatite C (VHC – HCV)?**
Quarenta por cento dos pacientes com doença alcoólica do fígado possuem anticorpos para o VHC.

○ **Que doenças estão associadas a esteato-hepatite não alcoólica?**
Hipertrigliceridemia, diabetes *mellitus*, obesidade, hipotireoidismo, hipertireoidismo, nutrição parenteral total, *bypass* jejunoileal e falta de alimentação.

○ **Que medicação comumente prescrita pode resultar no quadro histológico de esteato-hepatite não alcoólica?**
Amiodarona.

○ **V/F: A cirrose causada pela doença alcoólica do fígado pode ocorrer na ausência de necroinflamação, *i. e.*, hepatite alcoólica.**
Verdadeiro.

○ **Qual é a hipótese atual para o desenvolvimento de cirrose alcoólica na ausência de inflamação?**
Produtos finais do aldeído, acetaldeído, malondialdeído e outros produtos da peroxidação lipídica.

○ **V/F: Pacientes com hepatite alcoólica podem possuir ascite e evidência de hipertensão portal.**
Verdadeiro. Icterícia e estigmas de doença crônica do fígado podem ocorrer nos pacientes com hepatite alcoólica aguda.

○ **V/F: Doença alcoólica do fígado é a única doença do fígado que coloca os pacientes em risco para a toxicidade do acetaminofeno.**
Verdadeiro. A doença alcoólica do fígado permite aumentos em BPQIs ou radicais livres uma vez que os estoques de glutationa são depletados e ocorre a indução de citocromo P450 2E1. Isto não tem sido demonstrado em outras doenças do fígado. Tão pouco quanto 3 ou 4 gramas de acetaminofeno podem causar lesão aguda do fígado e serem ocasionalmente fatais nesta situação.

○ **Além da abstinência, qual é a terapia mais importante para os pacientes com hepatite alcoólica?**

Boa nutrição.

○ **Os corticosteroides têm sido mostrados beneficiar os pacientes com hepatite alcoólica aguda?**

Sim. Um número de ensaios clínicos e metanálises têm mostrado benefício em um grupo selecionado de pacientes com hepatite alcoólica.

○ **Quais pacientes devem ser colocados com corticoides para a hepatite alcoólica aguda?**

Pacientes com uma função discriminante > 32 mostrou mortalidade melhorada tanto em 1 quanto em 6 meses após o tratamento de corticosteroide comparado com os controles placebo-combinados. Lembrar que a função discriminante é calculada como segue: 4,6 × (controle TP (PT)) + bilirrubina sérica (mg/dL).

○ **V/F: Todos os pacientes com uma função discriminante > 32 devem receber corticosteroide.**

Falso. Pacientes com sangramento gastrointestinal, falência renal ou infecção concomitante não devem ser tratados com corticosteroides.

○ **Que dose e que tipo de corticosteroide deve ser usado?**

Quarenta mg de prednisolona diariamente oralmente por 4 semanas. Metilprednisolona também pode ser utilizada em uma dose de 32 mg por dia. A prednisona deve ser utilizada no lugar da prednisolona.

○ **Até quando um paciente com cirrose alcoólica no estágio final deve ser considerado para o transplante de fígado ficando abstinente de álcool?**

Embora um pouco controverso, a abstinência por no mínimo 6 meses geralmente é requerida.

○ **V/F: Os resultados a curto prazo e longo prazo do transplante feitos nos pacientes com doença alcoólica do fígado em estágio final são idênticos ao resultado nos pacientes transplantados para a doença do fígado não alcoólica.**

Verdadeiro.

○ **V/F: Geralmente, a recidiva após o transplante de fígado para a doença alcoólica do fígado é > 50%.**

Falso. De fato, a recidiva ocorre incomumente pós-transplante do fígado para a doença alcoólica do fígado no estágio final. Tanto mais distante um paciente está abstinente de álcool antes do transplante, menor a probabilidade de ele retornar ao consumo de álcool após o transplante.

○ **Pode o acetaminofeno ser dado para pacientes com doença alcoólica do fígado ou podem ser dados salicilatos ou drogas anti-inflamatórias não esteroidais (DAINEs – NSAIDs)?**

O acetaminofeno permanece a droga de escolha para a dor nestes pacientes; entretanto, não mais que 2 gramas/dia devem ser consumidas. A aspirina e as DAINEs devem ser evitadas por diversas razões: risco aumentado de sangramento gastrointestinal e exacerbação da insuficiência renal nos pacientes com diuréticos.

○ **Que outras classes gerais de drogas devem ser evitadas nos pacientes com doença do fígado em estágio final?**

O grupo mais importante de drogas a evitar é o aminoglicosídeo à medida que eles podem precipitar a falência renal.

○ **Como reconhecer a diferença da síndrome de abstinência de álcool e o *delirium tremens*?**

O *delirium tremens* é uma condição de estágio final que representa uma séria ameaça à vida relacionada com a síndrome de abstinência de álcool e deve ser tratada como uma emergência médica. O sintoma definindo o delírio é ilusões, agitação, desorientação, pensamento desorganizado e vívidas alucinações visuais, auditivas e táteis. A hiperatividade autonômica também está presente.

○ **Como o *delirium tremens* é tratado?**

Benzodiazepínicos são as drogas de escolha para o tratamento desta condição. Diazepam e clordiazepóxido são as drogas preferidas baseadas na sua farmacocinética. A monitoração cuidadosa reduz a probabilidade de complicações durante o tratamento. Doses pesadas são dadas a cada 4 a 6 horas dependendo da severidade dos sintomas de abstinência.

○ **Quais são os fatores de risco associados ao *delirium tremens*?**

Sexo masculino, idade > 30, história de bebida de 5 a 15 anos, convulsões de abstinência, história prévia de *delirium tremens* e outras doenças comórbidas como pancreatite, infecções, trauma ou gastrite.

○ **Qual é a enzima microssomal oxidante do etanol mais importante relacionada com a patogênese tanto da doença alcoólica do fígado como esteato-hepatite não alcoólica?**

Citocromo P450 2E1.

○ **Qual é a principal célula produzindo colágeno no fígado?**

Célula estrelada.

○ **V/F: Dados epidemiológicos sugerem que as mulheres são mais sensíveis que os homens à lesão do fígado induzida pelo álcool.**

Verdadeiro. O(s) mecanismo(s) responsável(is) permanece(m) não claro(s). Em parte, a atividade da desidrogenase gástrica do álcool parece ser mais baixa nas mulheres que nos homens. Isto pode resultar em menos detoxificação gástrica do etanol e uma fração maior alcançando o fígado.

○ **V/F: A prevalência de anticorpo para a hepatite C (VCH – HCV) aumenta com a severidade da doença alcoólica do fígado subjacente.**

Verdadeiro. Enquanto existe uma prevalência de 20% de anticorpo para o VCH nos pacientes com hepatite alcoólica e 40% nos pacientes com cirrose, é encontrado em apenas 2% dos pacientes alcoólicos com biopsias normais do fígado.

○ **Nos alcoólicos crônicos, quais características epidemiológicas têm sido identificadas como fatores de risco independentes para o carcinoma hepatocelular?**

Cirrose, idade maior que 50, sexo masculino, positividade para o antígeno de superfície da hepatite B e positividade anti-VCH.

○ **V/F: Em conjunto, ensaios de suporte de nutrição parenteral e enteral indicam que a ingestão restrita de nutrientes está associada ao prognóstico ruim nos pacientes hospitalizados com doença alcoólica do fígado.**

Verdadeiro. Alimente os alcoólicos hospitalizados, especialmente aqueles com hepatite alcoólica aguda.

○ **Qual é o perfil típico de um paciente de esteato-hepatite não alcoólica (EHNA)?**

Mulher de meia-idade com obesidade, diabetes *mellitus* não insulino-dependente, com ou sem hiperlipidemia.

○ **Que dois mecanismos fisiopatológicos estão hipoteticamente como sendo responsáveis pelo desenvolvimento de EHNA?**

1) Fator α de necrose de tumor e interleucina 6 e 8 podem ser induzidas pela endotoxina bacteriana.

○ **Quais são os níveis de disparo do consumo diário de álcool nos homens e mulheres que podem levar à doença do fígado significativa?**

Vinte gramas de etanol por dia nas mulheres e 80 gramas de etanol por dia nos homens.

○ **V/F: Atualmente as modalidades de imagem disponíveis são relativamente insensíveis e não específicas para a EHNA.**

Verdadeiro. A biopsia do fígado permanece o padrão-ouro para confirmar uma suspeita clínica de EHNA.

○ **V/F: A EHNA é histologicamente indistinguível da doença do fígado induzida pelo álcool.**

Verdadeiro. A EHNA é, portanto, um diagnóstico de exclusão.

○ **Que três variáveis independentemente aumentam o risco de progressão de esteatose hepática relacionada com álcool para cirrose?**

Consumo continuado de álcool, severidade da lesão histológica inicial e sexo feminino.

○ **O que pode ser recomendado para os pacientes com EHNA?**

O tratamento consiste em modificar os fatores que estão comumente associados a EHNA – perda de peso, redução dos lipídios séricos e glicose e cessação das medicações responsáveis. A terapia médica, como ursodeoxicolato, permanece não provada.

○ **O que pode ser recomendado para pacientes com EHNA com relação ao prognóstico com esteatose? Esteato-hepatite? Fibrose?**

A esteatose com frequência segue um curso indolente. A probabilidade de desenvolver complicações clinicamente significativas de doença do fígado é aumentada nos pacientes com esteato-hepatite ou fibrose.

○ **Defina fígado gorduroso focal ou preservação gordurosa.**
Uma diferença importante entre EHNA e a lesão nomeada acima é que a EHNA é difusa. O fígado gorduroso focal é incidentalmente encontrado como um resultado de técnicas de imagens abdominais melhoradas. Este não é um diagnóstico patológico, não necessita tratamento e com frequência regride.

○ **Qual é o estímulo mais potente para a fibrose alcoólica do fígado?**
Transformação do fator de crescimento beta.

Condições Autoimunes e Sobrepostas

Howard J. Worman, M.D.

○ **Anticorpos antimitocondriais de indivíduos com cirrose biliar primária reconhecem primariamente qual família de proteínas?**

As subunidades E2 dos complexos desidrogenase oxoácidos – mais frequentemente, desidrogenase piruvato.

○ **A colangite esclerosante primária está associada a qual doença?**

Colite ulcerativa em 50 a 75%.

○ **V/F: Anticorpos citoplásmicos antineutrófilos citoplásmicos (ACANc – cANCA) estão com frequência presentes nos indivíduos com colangite esclerosante primária.**

Falso. ACAN (ANCA) perinuclear atípico (ACANp – pANCA) tem sido relatado em 30 a 80% dos indivíduos com colangite esclerosante primária. ACANc são anticorpos contra a proteinase 3 e estão presentes, mais comumente, nos indivíduos com granulomatose de Wegener.

○ **Que drogas têm sido mostradas para prolongar o tempo para a morte ou transplante de fígado na cirrose biliar primária?**

Ácido ursodeoxicólico.

○ **Que drogas formam o padrão-ouro no tratamento da hepatite autoimune?**

Prednisona e azatioprina.

○ **Que tipo de anticorpos estão presentes nos indivíduos com hepatite autoimune do tipo 2?**

Anticorpos para o antígeno 1 microssomo fígado/rim (anti-MFR1 – anti-LKM1). O antígeno tem sido identificado como citocromo P450 2D6.

○ **V/F: Anticorpos antinucleares quase nunca estão presentes nos indivíduos com cirrose biliar primária.**

Falso. Cerca de 50% dos indivíduos com cirrose biliar primária possuem anticorpos antinucleares. Os antígenos nucleares mais comumente reconhecidos são a glicoproteína do poro da membrana nuclear gp210 e a proteína "ponto nuclear" Sp100.

○ **V/F: A hepatite autoimune, a colangite esclerosante primária e a cirrose biliar são mais comuns nas mulheres que nos homens.**

Falso. Cerca de 70% dos casos de hepatite autoimune ocorrem nas mulheres e 90% dos casos de cirrose biliar primária ocorrem nas mulheres, porém cerca de 60 a 70% dos casos de colangite esclerosante primária ocorrem nos homens.

○ **Quais são os achados colangiográficos típicos na colangite esclerosante primária?**

Estreitamentos multifocais difusos do trato biliar e áreas múltiplas de ectasia, resultando em um padrão "colar de contas".

○ **Que doenças ósseas ocorrem frequentemente nos pacientes com cirrose biliar primária?**

Osteoporose e osteomalacia.

○ **V/F: Pruridos na cirrose biliar primária geralmente pioram com o grau de dano do fígado.**

Falso. Não existe correlação entre o dano do fígado e o prurido na cirrose biliar primária.

○ **V/F: Infiltrados de célula do plasma são mais comuns nas biopsias do fígado de pacientes com hepatite viral crônica que na hepatite autoimune.**

Falso.

○ **V/F: A biopsia hepática é geralmente diagnóstica na cirrose biliar primária.**

Falso. A lesão do ducto de bile florida, que é essencialmente diagnóstica para a cirrose biliar primária, é apenas vista em uma minoria de casos. Geralmente, a biopsia do fígado é "consistente com" um diagnóstico de cirrose biliar primária.

○ **V/F: A biopsia do fígado geralmente é diagnóstica na cirrose biliar primária.**

Falso. A lesão florida do ducto de bile, que é essencialmente diagnóstica para a cirrose biliar primária, é vista apenas na minoria dos casos. Geralmente, a biopsia do fígado é "consistente" com um diagnóstico de cirrose biliar primária.

○ **A proliferação ductal é vista em qual estágio histológico da cirrose biliar primária?**

Estágio 2. O estágio 1 é a lesão do ducto de bile florida, enquanto o estágio 3 demonstra fibrose e o estágio 4 exibe a cirrose.

○ **Na hepatite autoimune clássica, ou tipo 1, que fração está elevada na eletroforese de proteína sérica?**

A concentração de gamaglobulina está elevada na maior parte dos casos.

○ **Que condição autoimune está mais comumente associada a hepatite autoimune tipo 1?**

Tireoidite autoimune. Cerca de 15 a 20% dos pacientes com hepatite autoimune tipo 1 possuem uma doença autoimune concomitante e cerca de 60% deles possuem tireoidite.

○ **V/F: Diversos estudos têm demonstrado uma associação entre os haplótipos HLA e uma suscetibilidade para a hepatite autoimune.**

Verdadeiro. Diversos estudos têm mostrado uma associação de hepatite autoimune com HLA A1, B8 e DR3.

○ **V/F: O ácido ursodeoxicólico tem sido mostrado para melhorar a sobrevida e a progressão lenta para a cirrose na colangite esclerosante primária.**

Falso. Nenhum estudo demonstrou que qualquer medicação é de benefício na alteração do curso desta condição.

○ **Anticorpos citoplásmicos antineutrofílicos atípicos estão mais frequentemente presentes em que duas doenças do fígado?**
Colangite esclerosante primária e hepatite autoimune.

○ **A concentração de qual tipo de imunoglobulina está elevada no soro na maior parte dos casos de cirrose biliar primária?**
IgM.

○ **V/F: A "síndrome sobreposta" é uma entidade claramente definida com achados diagnósticos específicos na biopsia do fígado.**
Falso. A "síndrome sobreposta" é um termo pobremente definido, com frequência utilizado para os casos que possuem aspectos clínicos, de laboratório, imunológicos e histológicos de duas doenças do fígado autoimunes diferentes, geralmente cirrose biliar primária e hepatite autoimune.

○ **Que droga tem sido associada ao desenvolvimento de hepatite autoimune nos indivíduos com hepatite C crônica?**
Interferon-alfa.

○ **Que malignidade ocorre em 10 a 15% dos sujeitos com colangite esclerosante primária de longa duração?**
Colangiocarcinoma.

○ **A síndrome de Sjögren está mais comumente associada a qual doença do fígado?**
Cirrose biliar primária. Tem sido relatada como ocorrendo em 25 a 75% destes pacientes.

○ **V/F: Concentrações elevadas de colesterol sérico na hepatite autoimune são causadas pela síntese de uma lipoproteína anormal conhecida como lipoproteína X.**
Falso. Concentrações elevadas de colesterol sérico não estão associadas a hepatite autoimune. A lipoproteína X é sintetizada em associação com concentrações elevadas de colesterol no soro na obstrução do ducto de bile de longa duração. Isto é comumente visto nos indivíduos com cirrose biliar primária.

○ **Anticorpos antimitocondriais são detectáveis nos soros de qual porcentagem de casos de cirrose biliar primária?**
Aproximadamente 90%.

○ **V/F: A cirrose biliar primária é hereditária em uma forma relacionada com o X.**
Falso. A cirrose biliar primária não é hereditária em uma forma mendeliana.

○ **V/F: Existe uma chance de 25% de os parentes de um paciente-índice com colangite esclerosante primária ter a mesma doença.**
Falso. A colangite esclerosante primária não é hereditária de uma forma mendeliana. Embora possa tender a ocorrer nas famílias, ainda é extremamente improvável que um membro da família de um caso-índice irá desenvolver a doença.

○ **Remissões espontâneas ocorrem em aproximadamente qual porcentagem de indivíduos com cirrose biliar primária?**
Zero por cento. Não existem casos cuidadosamente documentados de remissão espontânea.

○ **Uma mulher de 40 anos de idade apresenta-se com prurido. O teste de sangue revela uma atividade de fosfatase alcalina sérica elevada. Anticorpos antimitocondriais estão presentes no soro em uma titulagem de 1:640. Qual dos seguintes testes poderia provavelmente proporcionar a informação mais útil para fazer um diagnóstico preciso:**

ultrassom do fígado, colangiografia retrógrada endoscópica (CRE – ERCP), biopsia do fígado ou tomografia computadorizada (TC – CT) do fígado?

Biopsia do fígado. Baseada na apresentação clínica e nos resultados dos testes de laboratório, esta paciente muito provavelmente possui cirrose biliar hepática. Estudos de imagem, como ultrassom e TC, poderiam mais provavelmente ser normais a menos que uma cirrose avançada esteja presente. A CRE não detecta alterações específicas na cirrose biliar primária. Uma biopsia do fígado com achados consistentes poderia confirmar o diagnóstico.

○ **Um homem de 50 anos de idade com uma história de colite ulcerativa apresenta-se com icterícia. A testagem de laboratório de rotina demonstra uma concentração de bilirrubina sérica elevada e atividade de fosfatase alcalina sérica elevada. Um exame de ultrassom do fígado, vesícula biliar e ductos de bile é normal. O que você poderia esperar encontrar na CRE?**

A colangite esclerosante primária poderia ser alta no diagnóstico diferencial. Na colangiografia, você poderia esperar encontrar estreitamentos multifocais, difusos do trato biliar e áreas múltiplas de ectasia resultando em um padrão "colar de contas".

○ **V/F: A hepatite autoimune geralmente se desenvolve nos indivíduos com lúpus eritematoso sistêmico.**

Falso. Não existe associação entre hepatite autoimune, a despeito do antigo nome "hepatite lupoide", e lúpus eritematoso sistêmico.

○ **V/F: Pacientes com cirrose como um resultado de cirrose biliar primária são geralmente candidatos ruins para o transplante de fígado ortotópico.**

Falso. Uma vez que estes pacientes são geralmente mulheres de jovens para a meia-idade sem outra doença orgânica principal, a maior parte dos centros de transplante considera os pacientes com cirrose biliar primária como sendo candidatos excelentes para o transplante de fígado.

○ **Qual é o teste mais importante no qual se diagnostica a colangite esclerosante primária?**

Colangiografia retrógrada endoscópica (CRE). Estreitamentos multifocais, difusos do trato biliar e áreas múltiplas de ectasia, resultando em um padrão "decorado" são mais tipicamente vistos e virtualmente diagnósticos. A biopsia do fígado raramente é diagnóstica, porém pode ter aspectos consistentes. Uma lesão em "pele de cebola" ao redor dos ductos de bile na biopsia é altamente sugestiva do diagnóstico. A biopsia do fígado é útil para estabelecer se a cirrose ou a fibrose têm-se desenvolvido. O sistema de estadiamento histológico é similar à cirrose biliar primária.

○ **Infecções da árvore biliar com que organismos podem causar uma condição similar à colangite esclerosante primária nos indivíduos com síndrome de imunodeficiência adquirida?**

Cryptosporidium e citomegalovírus.

○ **O que é "colangite autoimune"?**

A colangite autoimune tem sido considerada por alguns como uma síndrome "sobreposta" entre a cirrose biliar primária e a hepatite autoimune. Há dano do ducto de bile ou perda na biopsia do fígado com frequência juntamente com inflamação hepatocelular. Estes pacientes não possuem anticorpos antimitocondriais detectáveis contra as subunidades E2 da desidrogenase oxoácida.

○ **Que drogas têm sido mostradas como efetivas no tratamento do prurido em indivíduos com cirrose biliar primária?**
Ácido ursodeoxicólico, resinas de ligação de colesterol como uma colestiramina e colestipol, antagonistas opioides como naloxona e naltrexona, e rifampicina. Agentes imunossupressivos como esteroides, ciclosporina A e metotrexato também podem atenuar o prurido, porém não são geralmente utilizados para este propósito.

○ **Aproximadamente qual porcentagem de indivíduos com hepatite autoimune tratados com corticosteroides desenvolve cirrose dentro de 10 anos?**
Em um grande estudo da clínica Mayo, 40% dos pacientes com hepatite autoimune tratados com corticosteroides desenvolvem cirrose dentro de 10 anos.

○ **Como são os anticorpos antimitocondriais, anticorpos antinucleares e anticorpos antimúsculos lisos mais comumente detectados na rotina clínica do laboratório?**
Pela microscopia imunofluorescente indireta.

○ **V/F: Em cerca de 60% dos casos de hepatite autoimune, acredita-se que a infecção por vírus da hepatite C como sendo um fator despertador.**
Falso.

○ **A colangite bacteriana recorrente é uma complicação comum em qual das seguintes doenças do fígado: cirrose biliar primária, colangite esclerosante primária, doença de Wilson ou hepatite autoimune?**
Colangite esclerosante primária.

○ **V/F: Estudos epidemiológicos têm mostrado uma forte associação entre cirrose biliar primária e doença da artéria coronária.**
Falso. Embora as concentrações de colesterol sérico estejam elevadas em muitos indivíduos com cirrose biliar primária, uma associação com doença da artéria coronária não tem sido demonstrada.

○ **Em qual doença do fígado você talvez peça um teste de Schirmer?**
Cirrose biliar primária. Um teste de Schirmer é utilizado para detectar xeroftalmia a qual é um componente da síndrome de Sjögren.

○ **V/F: A hepatite autoimune é a doença do fígado mais comum das mulheres grávidas.**
Falso. A hepatite viral é a doença do fígado mais comum das mulheres grávidas.

○ **O termo "colangite não supurativa" descreve melhor a lesão histopatológica em qual doença do fígado?**
Cirrose biliar primária. O termo significa inflamação dos ductos de bile sem pus.

○ **V/F: Anticorpos antinucleares são altamente específicos para o diagnóstico de hepatite autoimune.**
Falso. Anticorpos antinucleares estão presentes nos indivíduos com muitas condições diferentes e mesmo em alguns indivíduos saudáveis, em baixas titulagens.

○ **V/F: O rato Gunn é um modelo animal para a cirrose biliar primária.**
Falso. O rato Gunn é um modelo animal para a Síndrome de Crigler-Najjar, Tipo I.

Cirrose e suas Complicações

Bhupinderjit S. Anand, M.D.

○ **Qual é a definição de cirrose da Organização Mundial de Saúde?**

Cirrose é um processo difuso no qual a arquitetura do fígado é substituída por nódulos anormais (pseudonódulos, nos quais falta o arranjo lobular de um fígado normal) e que estão separados por bandas de tecido fibroso.

○ **Quais são as complicações comuns da cirrose?**

Coleção de fluido (edema e ascite), hipertensão portal (sangramento varicoso), peritonite bacteriana espontânea, encefalopatia hepática, falência renal (síndrome hepatorrenal) e carcinoma hepatocelular.

○ **Qual é a pressão portal normal e qual é a definição de hipertensão portal?**

A pressão portal normal é 15 a 10 mmHg e pressões > 12 mmHg constituem hipertensão portal. Uma vez que é difícil medir diretamente a pressão portal, um método indireto é medir o gradiente de pressão da veia hepática, que é a diferença entre a pressão da veia hepática acunhada e a pressão da veia hepática livre.

○ **Em que pressão as varizes do esôfago se formam e quando elas sangram?**

Um gradiente de pressão da veia hepática (GPVH – HVPG) > 12 mmHg é requerido para a formação de varizes esofágicas. Similarmente, o sangramento varicoso ocorre apenas quando o GPVH (HVPG) é > 12 mmHg; entretanto, não existe um nível absoluto de sangramento e sobrevida pior.

○ **O quão frequentemente as varizes do esôfago ocorrem nos pacientes com cirrose?**

Aproximadamente 80% dos pacientes com cirrose alcoólica desenvolvem varizes esofágicas dentro de 10 anos do diagnóstico. O risco é um pouco menor na cirrose devido à infecção por vírus da hepatite C.

○ **Quais são as alterações de sangramento em um paciente com varizes esofágicas?**

Aproximadamente 30% dos cirróticos com varizes grandes experimentam sangramento varicoso, geralmente dentro do primeiro ano do diagnóstico.

○ **O quão comum são os episódios recorrentes de sangramento varicoso?**

Se deixados não tratados, os pacientes que tenham experimentado um episódio de sangramento possuem uma chance de 70% de sangramento recorrente dentro de 6 meses.

○ **Qual é o índice de mortalidade do sangramento varicoso agudo?**

A hemorragia varicosa é uma emergência médica séria. Cada episódio de sangramento está associado com 30 a 50% de risco de morte.

○ **Quais são os preditores de risco aumentado de sangramento varicoso?**

Fatores associados ao risco aumentado de sangramento incluem: varizes grandes, presença de sinais endoscópicos, como pontos vermelho-cerejas e vergão vermelho sobre as varizes, e doença do fígado avançada.

○ **Qual é o tratamento de escolha para o sangramento varicoso agudo?**

Técnicas endoscópicas – escleroterapia endoscópica ou ligadura elástica endoscópica das varizes juntamente com a utilização de drogas vasoativas que reduzem a pressão portal. A droga utilizada mais comumente é a somatostatina ou seu análogo sintético, octreotida.

○ **V/F: Não existe diferença nos resultados obtidos entre a escleroterapia endoscópica (ETE – EST) e a ligadura elástica endoscópica das varizes (LVE – EVL).**

Falso. A ETE (injeção de agente esclerosante nas varizes) e a LVE (colocação de uma banda de borracha nas varizes) são desenvolvidas para obliterar as varizes. Ambas são igualmente efetivas: entretanto, a LVE está associada a menos complicações, índices mais baixos de ressangramento e requer poucas sessões para alcançar a obliteração varicosa.

○ **Quais drogas são efetivas na redução da pressão portal?**

As drogas de redução da pressão portal estão divididas em duas categorias: 1) vasoconstritoras (somatostatina, betabloqueadores, vasopressina) causam vasoconstrição esplâncnica e reduzem o fluxo de sangue portal; e, 2) vasodilatadores (nitratos, prazosina) diminuem a resistência vascular dos vasos portais intra-hepáticos.

○ **Qual é o tratamento para os pacientes com sangramento varicoso agudo que caem na terapia endoscópica/médica?**

Cerca de 15% dos pacientes continuam a sangrar a despeito de todas as medidas médicas. A próxima linha de tratamento é o desvio portossistêmico intra-hepático transjugular (DPIT – TIPS) ou um desvio cirúrgico.

○ **Quais são as complicações do procedimento DPIT?**

As duas complicações mais importantes são o desenvolvimento de encefalopatia hepática e o fechamento do desvio, que pode resultar no ressangramento varicoso recorrente.

○ **Quais pacientes devem ser encaminhados para a cirurgia de desvio?**

Pacientes com cirrose bem compensada (crianças classe A). Um procedimento popular é o desvio esplenorrenal distal (veia esplênica para a veia renal) uma vez que está associada a um risco menor de encefalopatia hepática comparada com um desvio portocava.

○ **O que é gastropatia hipertensiva portal?**

Isto se refere ao desenvolvimento de congestão vascular da mucosa gástrica nos pacientes com hipertensão portal. Menos frequentemente, outras partes do trato gastrointestinal podem estar envolvidas (p. ex., colopatia hipertensiva portal). A gastropatia hipertensiva portal pode resultar na perda de sangue crônica e anemia.

○ **Qual é o tratamento da gastropatia hipertensiva portal?**

O tratamento de escolha é a utilização de agentes vasoativos como os betabloqueadores não seletivos.

○ **V/F: Varizes podem-se formar em outras áreas do trato gastrointestinal além do esôfago.**

Verdadeiro. As varizes podem-se desenvolver em qualquer lugar do trato gastrointestinal. Após o esôfago, o próximo local mais comum é o estômago. O sangramento de varizes extraesofágicas é difícil de controlar pelos meios endoscópicos. O tratamento inicial é com betabloqueadores. Se não for bem-sucedido, os pacientes são considerados para desvio portossistêmico intra-hepático transjugular, desvio cirúrgico ou transplante.

○ **Como nós podemos prevenir a ocorrência do primeiro episódio de hemorragia varicosa?**

Indivíduos com varizes grandes estão em risco aumentado de sangramento. Tais pacientes devem ser tratados com betabloqueadores não seletivos (p. ex., propranolol, nadolol), que reduzem o rico de sangramento varicoso em aproximadamente 40%. O nitrato de longa atuação, o mononitrato de isossorbida, também tem sido mostrado como sendo efetivo. As técnicas endoscópicas para obliterar as varizes não têm convincentemente sido mostradas como efetivas na prevenção primária do sangramento varicoso.

○ **Quais são as opções de tratamento para os pacientes com episódios recorrentes de sangramento varicoso?**

Ligação varicosa endoscópica (ou escleroterapia) até que as varizes estejam completamente obliteradas ou a utilização de betabloqueadores não seletivos. Se o sangramento recorre a despeito destas medidas, um desvio cirúrgico, desvio portossistêmico intra-hepático transjugular (DPIT) ou transplante devem ser considerados.

○ **Quais são as características das ascites nos pacientes cirróticos?**

O fluido ascítico possui um baixo conteúdo de albumina (com frequência < 1 grama%) e o soro para o gradiente de albumina do fluido ascítico (SGAA – SAAG) é ≥ 1,1. Um SGAA ≥ 1,1 é característico de hipertensão portal, porém também pode ser visto com falência cardíaca congestiva e mixedema. Em contraste, um SGAA < 1,1 pode ser visto na peritonite tuberculosa, carcinomatose, ascites pancreáticas e síndrome nefrótica.

○ **Descreva o tratamento das ascites cirróticas.**

O passo mais importante é alcançar o equilíbrio de sódio negativo (*i. e.* > 88 mmol [2 g]/dia, o desconto diário usual de Na^+). Além da restrição ao sódio, os diuréticos espironolactona e furosemida são muito úteis. As doses máximas são 400 mg e 160 mg, respectivamente.

○ **O que é ascite refratária a diurético? Ascite resistente a diurético?**

Ascite refratária a diurético refere-se à ascite persistente a despeito da restrição de sódio e terapia diurética máxima. Ascite resistente a diurético refere-se ao desenvolvimento de complicações induzidas pelo diurético as quais previnem a utilização de terapia diurética efetiva.

○ **Quais são as opções de tratamento para as ascites refratária a diurético e resistente a diurético?**

A abordagem segura e mais comumente utilizada é a paracentese de grande volume periódica. Uma técnica menos segura é a colocação de um desvio venoso-peritônio (DVP – PVS) (p. ex., desvio de Denver) que drena o fluido ascítico na veia cava superior. O DVP está associado a complicações como infecção, coagulação intravascular disseminada, falência cardíaca congestiva e trombose do desvio. Os desvios portossistêmicos intra-hepáticos transjugulares e desvios cirúrgicos também são opções.

○ **O que é peritonite bacteriana espontânea (PBE – SBP)?**

Pacientes com cirrose estão propensos a desenvolver peritonite sem uma causa precipitante, como perfuração do intestino ou inflamação, por isso o termo "espontâneo". O diagnóstico é feito pelo achado de uma contagem neutrófila de fluido ascítico ≥ 250/mm^3. Uma cultura de fluido ascítico positiva é obtida em 90% dos pacientes e mostra uma bactéria única (geralmente *Escherichia coli*), diferente da peritonite cirúrgica a qual é polimicrobiana.

○ **Qual é o tratamento de escolha para a peritonite bacteriana espontânea?**

A droga de escolha é a cefotaxima 2 g intravenosamente a cada 8 horas por 5 dias.

○ **Por que os aminoglicosídeos não são utilizados na peritonite bacteriana espontânea?**

Os aminoglicosídeos são contraindicados nos pacientes cirróticos com ascite porque carreiam um alto risco de nefrotoxicidade.

○ **Qual é o risco de recorrência da peritonite bacteriana espontânea?**

Pacientes que tenham experimentado um episódio de peritonite bacteriana espontânea possuem uma probabilidade de 70% de um segundo episódio dentro de 1 ano.

○ **Podem os episódios recorrentes de peritonite bacteriana espontânea serem prevenidos?**

A administração a longo prazo de norfloxacina (400 mg diariamente), um antibiótico absorvido pobremente reduz o risco de PBE a 20% dos 70% comparados ao placebo. A trimetoprima-sulfametoxazol também tem sido mostrada como sendo efetiva. Aqueles com níveis muito baixos de ascite por albumina parecem beneficiar-se mais. Entretanto, existem preocupações com relação à emergência de organismos resistente à droga com tal terapia no longo prazo.

○ **Qual é a definição de síndrome hepatorrenal?**

Falência renal progressiva nos pacientes com doença do fígado avançada e hipertensão portal na ausência de uma causa específica de falência renal. Tipicamente, os pacientes possuem oligúria (volume de urina < 500 mL/24 horas) e sódio urinário baixo (< 10 mEq/L).

○ **Qual é a patogênese da síndrome hepatorrenal?**

O mecanismo patogênico é a redução no fluxo de sangue renal. Estruturalmente, os rins estão normais e mostram recuperação completa se a doença do fígado é revertida ou após transplante do fígado.

○ **V/F: Existem tipos diferentes de síndrome hepatorrenal.**
Verdadeiro. O tipo I é um processo agudo com um aumento rápido da ureia e creatinina ao longo de 1 a 14 dias; é visto na falência hepática fulminante e hepatite alcoólica severa. O tipo II está associado a uma falência renal mais gradual ao longo de diversas semanas a meses.

○ **Qual é o prognóstico da síndrome hepatorrenal?**
O prognóstico é extremamente ruim. A sobrevida média para o tipo I é de menos de 2 semanas. A sobrevida é maior para os pacientes com o tipo II, porém o prognóstico geral é ruim.

○ **O que é encefalopatia hepática?**
Aparência de sintomas neuropsiquiátricos (confusão mental, mudança de personalidade, distúrbio do sono, estado de inconsciência ou coma) ou sinais (asterixe, hiper-reflexia, rigidez muscular, extensão plantar, postura descerebrada) nos pacientes com disfunção do fígado na ausência de uma etiologia específica.

○ **O que é encefalopatia hepática subclínica?**
Desempenho subnormal nos testes psicométricos na presença de exame neurológico normal. O teste mais comumente realizado é o teste de ensaio de Reitan no qual o tempo tomado por um paciente para conectar números é registrado. A encefalopatia hepática subclínica é vista em aproximadamente 70% dos pacientes com cirrose, porém seu significado não está claro.

○ **Que testes de laboratório são específicos para a encefalopatia hepática?**
Encefalopatia hepática é um diagnóstico clínico e não está baseado em qualquer teste de laboratório. Os níveis de amônia no sangue não são diagnósticos de encefalopatia hepática.

○ **Qual é o tratamento da encefalopatia hepática?**
O primeiro passo é tratar qualquer fator precipitante (infecção, distúrbio fluido/eletrolítico, *overdose* de droga, falência renal, constipação, dieta elevada de proteína). O tratamento específico consiste de uma dieta baixa de proteína e laxativos; a lactulose, em uma dose que resulta em 2 a 3 movimentos intestinais por dia, é o agente tradicional de escolha.

○ **V/F: Doenças da árvore biliar podem resultar em doença do fígado em estágio final e cirrose.**
Verdadeiro. A obstrução biliar crônica de qualquer etiologia pode causar dano progressivo do fígado e cirrose. As causas mais comuns são cirrose biliar primária e colangite esclerosante primária seguidas pela coledocolitíase persistente, estreitamentos biliares e infestações parasíticas.

○ **Qual é a patogênese da cirrose biliar primária (CBP – PBC)?**
A CBP é uma doença colestática crônica de etiologia desconhecida vista predominantemente nas mulheres de meia-idade. É caracterizada pela destruição dos ductos de bile pequenos, presumivelmente pelas células T citotóxicas ativadas.

○ **Como é diagnosticada a cirrose biliar primária?**
O diagnóstico é feito com base na fosfatase alcalina elevada, aminotransferases relativamente normais e um teste de anticorpo antimitocondrial. A biopsia do fígado ajuda a confirmar o diagnóstico e proporcionar o estágio da doença.

○ **Qual é o tratamento para a cirrose biliar primária?**
Ácido ursodeoxicólico (12 a 15 mg/kg de peso corporal) reduz o prurido, melhora os testes do fígado e prolonga a sobrevida livre de transplante. Medidas adicionais incluem colestiramina para alívio do prurido, vitaminas solúveis em gordura e a utilização de triglicerídios de cadeia média nos pacientes com esteatorreia.

○ **Quais são os aspectos diagnósticos da colangite esclerosante primária (CEP – PSC)?**
A CEP é uma doença do fígado colestática crônica de etiologia desconhecida ocorrendo nos indivíduos de meia-idade. Acima de 75% dos pacientes possui colite ulcerativa associada. O estudo diagnóstico principal é a colangiografia retrógrada endoscópica que pode mostrar irregularidade dos ductos de bile intra e/ou extra-hepáticos.

○ **V/F: O ácido ursodeoxicólico é benéfico na colangite esclerosante primária.**
Falso. Nenhuma terapia por droga tem sido mostrada como sendo de benefício na colangite esclerosante primária. O único tratamento definitivo é o transplante de fígado.

○ **O que é a síndrome de Budd-Chiari?**
Obstrução das veias hepáticas é denominada de síndrome de Budd-Chiari. O bloqueio pode ser devido à trombose ou à presença de uma membrana intraluminal.

○ **Qual é a apresentação clínica da síndrome de Budd-Chiari?**
Os pacientes apresentam-se com uma tríade de hepatomegalia, ascites e dor abdominal. Eventualmente, ocorre hipertensão portal e a causa da morte geralmente é sangramento varicoso descontrolado.

○ **O que é doença veno-oclusiva (DVO – VOD)?**
Obstrução das vênulas hepáticas terminais. O defeito inicial é a esclerose subendotelial seguida pela trombose dos vasos. A DVO aguda pode ocorrer após transplante de medula óssea. A DVO crônica é vista após a ingestão de alcaloides tóxicos (alcaloides pirrolizidina) presentes nos chás de ervas.

○ **Que anormalidades do teste do fígado podem ser vistas na falência cardíaca congestiva?**
A anormalidade mais comum é uma bilirrubina sérica elevada (geralmente < 4,5 mg/dL), aproximadamente 50% da qual não é conjugada devido à hemólise leve e percepção reduzida e conjugação pelo fígado. As aminotransferases do soro estão aumentadas menos frequentemente. A aminotransferase aspartato (ATA – AST) está geralmente mais elevada que a aminotransferase alanina porque os miócitos cardíacos são ricos em ATA (AST). A elevação da fosfatase alcalina é incomum.

ANORMALIDADES CONGÊNITAS E ESTRUTURAIS E DOENÇAS PEDIÁTRICAS

Istvan Danko, M.D., Ph.D., e Gleen R. Gourley, M.D.

○ **Que porcentagem do fluxo de sangue total é recebida pelo fígado?**

Cerca de 28%. Setenta e cinco por cento deste vêm através da veia portal.

○ **Quais são os tipos de células principais no fígado?**

Os hepatócitos compreendem cerca de 60% do total de população de células. Trinta e cinco por cento é de origem mesenquimal (células endoteliais de Kupffer, estreladas e sinusoidais). Os restantes 5% são células epiteliais ductulares de bile.

○ **Qual é o significado fisiológico da divisão zonal do ácino hepático?**

As células estão agrupadas em três zonas baseadas sob sua distância da tríade portal. As células da zona 1 (área periportal) estão fechadas para o sangue rico em nutrientes e menos vulneráveis para a hipoxia. A zona 3 é a periferia microcirculatória, primeira a ser lesada e a última a se regenerar após a hipoxia. Nas zonas 1 e 2, predominam os processos oxidativos. Na zona 3 (área perivenular), a glicólise é mais ativa.

○ **Qual parte do intestino delgado absorve mais os ácidos de bile?**

O íleo terminal. Quantidades pequenas também são absorvidas a partir do intestino delgado proximal e cólon.

○ **Qual das aminotransferases medidas comumente é mais específica do fígado?**

Aminotransferase aspartato (ATA – AST) é encontrada no citosol e mitocôndria dos hepatócitos e em muitos tecidos extra-hepáticos. A aminotransferase alanina (ATA – ALT) é encontrada predominantemente no citosol dos hepatócitos. Geralmente ambas estão elevadas com dano da célula do fígado. Um aumento na ATA fora de proporção à elevação da ATA sugere uma causa extra-hepática (p. ex., hemólise, dano muscular).

○ **Que enzimas são utilizadas para avaliar a colestase?**

Fosfatase alcalina, transpeptidase gamaglutamil (TGG – GGT) e níveis de 5'-nucleotidase estão elevados durante a colestase. O último é o mais específico, porém menos disponível. Os níveis de fosfatase alcalina podem estar elevados nos pacientes pediátricos devido ao crescimento ósseo ativo, raquitismo, ou após infecção viral intercorrente.

○ **Que fatores de coagulação são sintetizados no fígado e que teste é utilizado para acessá-los indiretamente?**

Fatores I, II, V, VII, IX, X são sintetizados no fígado. O tempo de protrombina (PT – TP), um teste que avalia a via extrínseca, é prolongado quando quaisquer destes fatores são deficientes, seja isolado ou em combinação.

○ **Além da falência sintética do fígado quais são as outras causas de um PT prolongado?**
Deficiência congênita do fator de coagulação, coagulopatia de consumo, coagulação intravascular disseminada, tratamento com coumadina e deficiência de vitamina K.

○ **Quais são os fatores de coagulação dependentes da vitamina K?**
Fatores II, VII, IX e X.

○ **V/F: O bordo do fígado é normalmente palpável nas crianças.**
Verdadeiro. O lobo direito pode estar até 3,5 cm abaixo da margem costal durante os primeiros 6 meses, 3 cm abaixo antes dos 4 anos e 2 cm abaixo antes dos 12 anos. O bordo superior está geralmente no quinto espaço intercostal.

○ **Qual é a fonte principal de bilirrubina?**
Metabolismo da hemoglobina.

○ **Qual é a primeira enzima na via de conversão da hemoglobina para bilirrubina?**
Oxigenase heme.

○ **Como as metaloporfirinas previnem a icterícia neonatal?**
Elas bloqueiam a oxigenase heme e previnem a formação da bilirrubina.

○ **O que protege os adultos da absorção da bilirrubina via a circulação êntero-hepática?**
A conversão bacteriana da bilirrubina conjuga-se a urobilinoides.

○ **Por que os neonatos diferem dos adultos na sua suscetibilidade para a circulação êntero-hepática da bilirrubina?**
Nas crianças falta a flora bacteriana na qual a bilirrubina convertida se conjuga a urobilinoides.

○ **O que constitui a icterícia fisiológica no recém-nascido?**
Provavelmente devido à massa eritrócita maior e momento de vida curto, a maior parte dos neonatos por outro lado experimenta níveis de bilirrubina não conjugada maiores que 1,4 mg/dL nos primeiros poucos dias. Os níveis elevam-se lentamente e o pico é em torno de 6 a 8 mg/dL no terceiro a quarto dia.

○ **O que é icterícia de aleitamento e icterícia do leite materno?**
Cerca de 13% dos bebês de aleitamento experimentam níveis de bilirrubina não conjugada > de 12 mg/dL dentro dos primeiros 10 dias. A variante de início precoce (dias 2 a 4) é denominada icterícia de aleitamento e provavelmente se desenvolve consequente à ingestão calórica e fluida subótima e débito de mecônio. A icterícia do leite materno desenvolve-se após a primeira semana de vida e acredita-se ser causada pela inibição da excreção da bilirrubina por fatores no leite materno. O pré-requisito para o diagnóstico é que o bebê seja por outro lado saudável, a termo e com estudos de hemoglobina, contagem reticulocítica, exame de sangue periférico, testes de fígado e coagulação normais. A incompatibilidade do grupo sanguíneo, hemólise e hipotireoidismo também necessitam ser excluídos.

○ **A hiperbilirrubinemia deve ser presumida como anormal em uma criança se quais condições são encontradas?**
1) O bebê parece doente.
2) Ocorre antes de 36 horas de idade.

3) Persiste após 10 dias de idade (2 semanas nos partos prematuros).
4) Nível de bilirrubina > 12 mg/dL em qualquer momento (15 mg/dL no prematuro).
5) Aumento > 5 mg/dL/dia, fração direta > 2 mg/dL.

○ **Que hiperbilirrubinemias hereditárias são causadas pelos defeitos da conjugação da bilirrubina?**

A síndrome autossômico-recessiva de Crigler-Najjar tipo 1 na qual a transferase bilirrubina glicuronil está completamente ausente tem pior prognóstico. Na síndrome autossômico-dominante de Crigler-Najjar tipo 2 (Arias), existe atividade glicuronidase residual e o prognóstico geral é bom. A síndrome de Gilbert é autossômico-dominante e benigna com eliminação da bilirrubina hepática reduzida por aproximadamente metade pelo comprometimento da glicuronidação.

○ **Em que idades são tipicamente reconhecidas as hiperbilirrubinemias não conjugadas?**

A síndrome de Crigler-Najjar tipos 1 e 2 são reconhecidas no período de recém-nascido enquanto a síndrome de Gilbert é geralmente descoberta após a puberdade.

○ **Como pode ser diferenciada a síndrome de Crigler-Najjar tipos 1 e 2 uma da outra?**

Pela resposta clínica ao fenobarbital, o qual induz atividade de enzima residual do tipo 2 e causa uma queda significativa no nível sérico total da bilirrubina.

○ **Qual é o risco principal da síndrome de Crigler-Najjar tipo 1?**

Kernicterus.

○ **Qual é o procedimento fundamental do tratamento diário enquanto se aguarda o transplante para indivíduos com síndrome de Crigler-Najjar tipo 1?**

Fototerapia.

○ **V/F: A biopsia do fígado está indicada para o diagnóstico da síndrome de Gilbert.**

Falso. A menos que outras anormalidades biomecânicas estejam presentes, uma bilirrubina não conjugada modestamente elevada no soro sem hemólise ou outra indicação de laboratório de doença do fígado não requer quaisquer estudos adicionais.

○ **Como a composição da bile biliar difere na síndrome de Gilbert da normal?**

Na síndrome de Gilbert, existem mais monoglicerídios bilirrubina e menos diglucuronídeos que na bile normal.

○ **Qual é o marcador genético para a síndrome de Gilbert nos caucasianos?**

Estado homozigoto para um TA extra na região promotora TATA do gene glicuronosiltransferase bilirrubina.

○ **Que testes de função do fígado são anormais na síndrome de Gilbert?**

Apenas a bilirrubina sérica total.

○ **Qual é a causa da síndrome de Dubin-Johnson?**

Uma mutação genética causando uma deficiência da proteína de transporte de ânion orgânico multiespecífico canicular (TAOMc – cMOAT) na membrana cananicular apical (TAOMc – cMOAT também é conhecida como proteína de resistência multidrogas PRM2 – MRP2).

○ **Como a pigmentação hepática se diferencia na síndrome de Dubin-Johnson da síndrome de Rotor?**
A síndrome de Dubin-Johnson possui pigmento negro nos hepatócitos enquanto a síndrome de Rotor não.

○ **Qual é o padrão de hereditariedade, o tratamento e o prognóstico das síndromes de Dubin-Johnson e Rotor?**
Ambas são autossômico-recessivas, possuem bons prognósticos e não requerem tratamento.

○ **A medida de qual componente urinário capacita a diferenciação da síndrome de Rotor e da síndrome de Dubin-Johnson?**
Coproporfirinas urinárias. A coproporfirina total (I e III) é normal na síndrome de Dubin-Johnson, porém acima de 80% é do tipo I. A coproporfirina total (I e III) está 2 a 5 vezes elevada na síndrome de Rotor, porém menos de 80% são do tipo I.

○ **Qual é o teste chave que ajuda a diferenciar a colestase da icterícia fisiológica ou do leite materno?**
Medida da bilirrubina direta: uma fração direta > 2 mg/dL ou > 20% do total indica colestase.

○ **Quais são as três causas mais comuns de colestase nas crianças?**
Atresia biliar extra-hepática e hepatite neonatal idiopática são responsáveis por cerca de 1/3 dos casos. A deficiência da antitripsina alfa$_1$ é encontrada em cerca de 17% dos casos.

○ **Qual é o melhor método para diferenciar a atresia biliar extra-hepática (ABEH – EHBA) da hepatite neonatal idiopática?**
Biopsia do fígado. Aspectos histológicos da ABEH incluem proliferação do ducto de bile e *plugs* do ducto de bile, fibrose portal e edema e preservação da arquitetura lobular normal. Na hepatite neonatal, tipicamente existe infiltração inflamatória do lóbulo, necrose hepatocelular, desarranjo lobular e desarranjo leve do trato portal. Células gigantes multinucleadas e transformação pseudoglandular (células arranjadas ao redor de um canalículo dilatado) podem estar presentes em ambas.

○ **V/F: Existe boa concordância para a atresia biliar extra-hepática (ABEH) entre parentes.**
Falso. A ocorrência de ABEH nos parentes é extremamente rara.

○ **V/F: A visualização da vesícula biliar exclui atresia biliar extra-hepática.**
Falso. Pode ainda existir atresia distal.

○ **V/F: Fezes pigmentadas excluem atresia biliar extra-hepática (ABEH).**
Falso. Geralmente o pigmento nas fezes é prova de patência biliar; entretanto, em alguns casos de hiperbilirrubinemia severa, a bilirrubina pode ser excretada através da parede do intestino e as fezes podem estar levemente pigmentadas mesmo na presença da ABEH.

○ **V/F: Recém-nascidos com atresia biliar extra-hepática têm aparência doente no nascimento.**
Falso. A maior parte é nascida a termo e em boa condição. As fezes podem ser pálidas no início, porém podem estar inicialmente pigmentadas em 15 a 20%.

○ **O que é o procedimento de Kasai?**

Excisão cirúrgica de todo o sistema biliar hepático e anastomose de um conduto intestinal para a porta hepática desnudada (portoenterostomia).

○ **Quais são as complicações tardias principais do procedimento de Kasai?**

A colangite desenvolve-se em 40 a 60% dos pacientes durante o primeiro ano. A hipertensão portal leva a varizes esofágicas em 39% dos pacientes.

○ **Qual é a tríade clássica de sintomas característicos dos cistos coledocianos?**

Dor abdominal, massa e icterícia. Entretanto, isto ocorre em apenas 38% dos pacientes pediátricos. Frequentemente apresenta-se como colestase indistinguível de atresia biliar extra-hepática, dor abdominal recorrente, pancreatite recorrente ou abdome agudo resultando da colangite ou perfuração.

○ **Qual é o tratamento cirúrgico preferido dos cistos coledocianos?**

Excisão cística radical se possível. Se existe doença hepática complicante, hipertensão portal e colangite, um procedimento de drenagem inicial pode ser necessário com revisão tardia.

○ **Qual é o critério histológico para o diagnóstico de atresia biliar intra-hepática (pobreza dos ductos de bile interlobulares – PDBI [PIBD])?**

A razão normal entre os números de ductos de bile interlobulares e tratos portais é de 0,9-1,8. Uma razão menor do que 0,6 sugere PDBI.

○ **O que é a síndrome de Alagille?**

A síndrome de Alagille também é referida como displasia artério-hepática ou PDBI (PIBD) sindrômica. Nestes pacientes, a atresia biliar intra-hepática está associada a anormalidades cardíaca, facial, ocular e vertebral.

○ **Que estudos são necessários para diagnosticar a síndrome de Alagille?**

O diagnóstico repousa sob uma avaliação cuidadosa de biopsia de um espécime do fígado e aspectos fenotípicos não hepáticos no paciente e parentes. Ter em mente que a biopsia do fígado pode ser não diagnosticada durante os primeiros 3 meses de vida. Ecocardiografia, estudos de raios X vertebrais e estudos oftalmológicos para embriotoxon posterior são úteis.

○ **Qual é o defeito cardíaco típico na síndrome de Alagille?**

Estenose da artéria pulmonar periférica é o mais comum. Um murmúrio cardíaco está presente em quase todos os pacientes.

○ **Que anormalidade do olho está associada à síndrome de Alagille?**

Embriotoxon posterior.

○ **Quais são as opções de tratamento para o prurido associado à colestase?**

O tratamento médico inclui colestiramina e fenobarbital. Uma dieta rica em ácidos gordurosos poliinsaturados pode promover a excreção fecal de ácidos de bile.

○ **Que problemas estão associados à administração de colestiramina?**

Falta de paladar, interferência com a absorção de vitaminas solúveis em gordura e constipação. Pode também causar acidose na síndrome de Alagille.

○ **Quais são os critérios para diagnosticar a hepatite neonatal idiopática?**
Prova de patência biliar e exclusão de todas as causas conhecidas.

○ **V/F: A transformação de célula gigante é patognomônico da hepatite neonatal idiopática.**
Falso. Embora mais frequentemente observada na infância, ela pode acompanhar várias doenças do fígado em diferentes idades. A histogênese da célula gigante hepática não está clara.

○ **O que significa o acrônimo TORCH?**
Foi introduzido como uma lembrança de testagem sorológica para agentes infecciosos que podem causar hepatite neonatal. T (toxoplasma), O (outros: sífilis etc.), R (rubéola), C (CMV, coxsáckie), H (herpetoviridae: CMV, EBV, HSV). Na prática, os agentes infecciosos mais importantes para avaliar uma hepatite neonatal suspeitada são CMV, EBV e HSV.

○ **Que anormalidade do olho está comumente associada à hepatite neonatal infecciosa?**
Coriorretinite.

○ **Atresia biliar e calcificações intracranianas sugerem qual diagnóstico?**
Citomegalovírus ou toxoplasmose.

○ **Qual é a causa metabólica mais frequente da colestase na infância?**
Deficiência da antitripsina alfa$_1$. Contribui para 17% dos casos de colestase neonatal.

○ **V/F: A quantificação do nível de antitripsina alfa$_1$ no soro é suficiente para fazer o diagnóstico de deficiência de antitripsina alfa$_1$.**
Falso. Uma das pedras fundamentais do diagnóstico é que os níveis de antitripsina alfa$_1$, um reagente da fase aguda, pode elevar-se para o normal na hepatite por causa da inflamação. O fenótipo (o tipo inibidor de protease (iP – Pi)) precisa sempre ser obtido.

○ **Qual fenótipo eletroforético antitripsina alfa$_1$ está associado à mais elevada probabilidade de doença do fígado?**
O fenótipo ZZ.

○ **A deficiência de que enzima é responsável pela tirosinemia tipo I?**
Hidrolase acetoacetato fumaril – a última enzima da degradação da tirosina.

○ **V/F: A correção dietética da tirosinemia altera o curso da doença do fígado.**
Falso. A tirosina provavelmente não desempenha um grande papel na patogênese.

○ **Que anormalidade bioquímica é diagnóstica de tirosinemia tipo I?**
Acetona succinil urinária. Este composto também pode ser medido no fluido amniótico em 15 semanas de gestação.

○ **Que papel a acetona succinil desempenha no desenvolvimento de sintomas na tirosinemia tipo I?**
Este composto é hepatotóxico e um inibidor da desidrogenase ácida delta-aminolevulínico. O efeito final é responsável pelo aparecimento do ácido delta-aminolevulínico e sintomas semelhantes à porfiria.

○ **V/F: A galactosúria é diagnóstica de galactosemia.**
Falso. A galactosúria pode ser vista em muitas doenças severas do fígado.

○ **Que anormalidade do olho está associada à galactosemia?**
Catarata.

○ **Que monossacarídeo compõe a lactose?**
Glicose e galactose.

○ **Que exame é utilizado para o diagnóstico de galactosemia?**
Medida da transferase uridil-galactose-1 do eritrócito. Este exame precisa ser feito em qualquer neonato ictérico, séptico ou com sangramento se existe história de parentes com catarata ou morte não explicada.

○ **Qual é o significado da lactosúria nos neonatos?**
A lactosúria pode normalmente ocorrer nos recém-nascidos saudáveis.

○ **Qual é o tratamento da galactosemia?**
Dieta livre de galactose pela vida.

○ **Que deficiência de enzima causa a frutosemia benigna?**
Ausência de frutoquinase. Isto é assintomático.

○ **A deficiência de qual enzima do metabolismo da frutose causa sintomas severos?**
Ausência tanto de frutose-1-fosfato-aldolase quanto de frutose-1,6-difosfatase causam sintomas severos.

○ **A deficiência de qual enzima do metabolismo da frutose causa intolerância hereditária à frutose?**
Ausência de frutose-1-fosfato-aldolase.

○ **Quais são os alimentos típicos contendo frutose?**
Frutas e mel.

○ **V/F: Pacientes com intolerância hereditária à frutose são assintomáticos se eles evitam frutose.**
Verdadeiro. De fato, crianças mais velhas desenvolvem uma aversão para alimentos contendo frutose.

○ **Quais são os sintomas típicos presentes na intolerância hereditária à frutose na infância?**
Vômito, palidez, letargia, sudorese e/ou convulsões após a ingestão de frutose.

○ **Qual é o achado físico mais comum na intolerância hereditária à frutose?**
Hepatomegalia.

○ **V/F: Pacientes com deficiência de frutose-1,6-difosfatase são assintomáticos se eles evitam frutose.**
Falso. A ingestão de frutose não é requerida na deficiência de frutose-1,6-difosfatase para os sintomas se desenvolverem.

○ **Qual é a substância tóxica que se acumula na intolerância hereditária à frutose?**
Frutose-1-fosfato.

○ **Como a frutose-1-fosfatase causa os sintomas?**
Resulta na hipoglicemia pela inibição da glicogenólise e gluconeogênese. Além disso, é citotóxica para o fígado, rins e intestino.

○ **Quais manifestações renais podem se desenvolver como um resultado da nefrotoxicidade à frutose-1-fosfato?**
Acidose tubular renal, aminoacidúria, hiperuricemia, hipofosfatemia ou hipocalcemia.

○ **Que métodos são utilizados no diagnóstico da intolerância hereditária à frutose?**
Exames de enzima de espécimes intestinais ou do fígado.

○ **Qual doença armazenadora de glicogênio está associada a manifestações mais severas do fígado?**
Glicogenose tipo IV (defeito da enzima ramificada) regularmente progride para cirrose.

○ **Qual doença armazenadora lisossomial está associada à doença do fígado parenquimal nas crianças?**
Niemann-Pick tipo C.

○ **Que metabólitos se acumulam nas células dos pacientes com doença de Nieman-Pick?**
Esfingomielina e colesterol.

○ **Qual é a causa mais comum de ascite neonatal?**
Uropatia obstrutiva.

Granulomatoses e Outras Doenças Inflamatórias Induzidas por Droga

David E. Johnston, M.D.

○ **Como se explica em geral a hepatotoxicidade idiossincrática por droga?**

Uma causa pode ser variações no citocromo P450 ou outras enzimas do metabolismo da droga. Metabólitos P450 reativos podem reagir com as proteínas no fígado para criar novos antígenos. Variações na resposta imune podem ser uma outra razão para reações idiossincráticas à droga.

○ **Quais são alguns dos sistemas de enzimas importantes para detoxificar metabólitos reativos à droga produzidos pelo citocromo P450?**

O sistema protetor mais importante é a glutationa e a transferase-S-glutationa, que são muito abundantes nos hepatócitos. Uma outra enzima importante é a hidrolase epóxida, que decompõe epóxidos reativos produzidos por droga como fenitoína.

○ **Anticorpos anti-FRM (LKM) (fígado-rim-microssomial) estão dirigidos contra quais antígenos?**

Contra as formas de citocromo P450. Os anticorpos anti-FRM (LKM) ocorrendo naturalmente, encontrados na hepatite autoimune tipo 2, são dirigidos contra o P450 2D6, enquanto os anticorpos antiFRM (LKM) encontrados em algumas formas de hepatites induzidas por droga são dirigidos contra outras formas de P450 envolvidos no metabolismo de droga (p. ex., P450 3A1 nos pacientes com hepatotoxicidade de anticonvulsivantes aromáticos ou P450 2C9 nos pacientes com hepatotoxicidade de ácido tienílico).

○ **Que drogas são comumente mencionadas em associação com a falência fulminante do fígado?**

Acetaminofeno, fenitoína, isoniazida, niacina, ácido valproico e troglitazona são uns poucos exemplos.

○ **Quais são os fatores de risco para a lesão do fígado observável da isoniazida (INH)?**

Aumento da idade, gênero feminino e abuso de álcool pesado. A utilização concomitante de drogas como rifampicina pode ser um fator de risco. Estudos iniciais sugerem que acetiladores rápidos estão em maior risco; entretanto, isto é agora controverso.

○ **Descreva a histologia do fígado após uma *overdose* aguda de acetominofeno. O que explica este padrão de lesão do fígado?**

O fígado mostra uma necrose quase pura, mais marcada na zona 3, ao redor da veia central. Isto provavelmente resulta do metabolismo do acetaminofeno pelo citocromo P450, que é mais abundante na zona 3.

○ **Qual é a dose segura de acetaminofeno?**

Esta é estimada como sendo de até 4 g/dia para uma pessoa saudável, talvez até 2 g/dia para um bebedor regular, e provavelmente menos do que isto, ou nenhuma, para uma pessoa com hepatite alcoólica.

○ **Liste fatores de risco para a hepatotoxicidade por acetaminofeno.**

Uso pesado regular de álcool, fenobarbital, isoniazida e outras drogas que induzem citocromo P450. A obesidade pode aumentar o risco de toxicidade por estar associada ao aumento do citocromo P450 2E1. O jejum reduz os níveis de glutationa. A síndrome de Gilbert está associada à transferase PDU (UDP)-glicuronosil reduzida, uma das enzimas envolvidas na conjugação e detoxificação do acetaminofeno.

○ **Como o álcool aumenta o risco de hepatotoxicidade do acetaminofeno?**

O álcool induz o citocromo P450 2E1 que metaboliza o acetaminofeno para um composto tóxico, quinoneimina reativo. O álcool também causa depleção de glutationa, que funciona para detoxificar tais substâncias reativas no fígado.

○ **Que drogas ou químicos são indutores ou substratos do P450 2E1?**

A isoniazida (INH) é o melhor indutor. Etanol, acetaminofeno, tetracloride de carbono, clorofórmio, halotano, cocaína, benzina e nitrosaminas são outros substratos ou indutores de P450 2E1. Isto explica algumas das interações entre o álcool e um número de outras toxinas e carcinógenos. O metabolismo do álcool pelo P450 2E1 produz espécies reativas de oxigênio que se acredita contribuírem para a toxicidade do álcool.

○ **Em um alcoólico com ingestão recente de acetaminofeno e hepatotoxicidade ao acetaminofeno suspeitada, como são utilizados os níveis de acetaminofeno do sangue para guiar o tratamento?**

Nesta situação, os níveis de acetaminofeno não guiam na verdade o tratamento a menos que eles estejam elevados. O tratamento não deve ser suspenso porque o nível de acetaminofeno está baixo, uma vez que a toxicidade pode ocorrer em um alcoólico sem um nível alto no sangue de acetaminofeno. Embora o tratamento seja mais efetivo dentro de 10 horas de ingestão, pode ser benéfico por até 36 horas.

○ **Como é estimado o prognóstico nos pacientes com falência aguda do fígado causada pelo acetaminofeno?**

Os critérios de O'Grady são comumente utilizados para predizer um resultado fatal e a necessidade para transplante do fígado nos pacientes com falência fulminante do fígado. Para a toxicidade de acetaminofeno aguda, estes critérios incluem: pH < 7,3 ou razão de normalização internacional (INI – INR) > 6,5 e creatinina sérica > 3,4 mg/dL.

○ **Descreva a síndrome de hipersensibilidade aguda à fenitoína.**

Isto é uma reação alérgica aguda que pode ocorrer durante as seis primeiras semanas de terapia. Ocorre com mais frequência nas mulheres e adultos e é caracterizada por uma síndrome semelhante à gripe com adenopatia, febre, erupção e disfunção do fígado. Pode progredir para falência aguda do fígado.

○ **Que defeitos enzimáticos acredita-se explicar por que alguns indivíduos desenvolvem síndrome de toxicidade aguda por fenitoína?**

Deficiência de hidrolase epóxido. Esta enzima normalmente quebra os epóxidos aromáticos resultando do metabolismo do P450 da fenitoína. Os epóxidos de aril resultantes presumivelmente se tornam fixados a proteínas e tornam-se antigênicos.

○ **Que tipos de lesões crônicas do fígado a fenitoína pode causar?**
A fenitoína pode resultar na hepatite crônica ou colangite centrada ao redor dos dúctulos de bile pequenos.

○ **Qual é a diferença entre fígado gorduroso macrovesicular e microvesicular, em termos de composição lipídica e fisiopatologia?**
A gordura macrovesicular é, na maioria das vezes, formada por triglicerídios acumulados devido ao influxo aumentado e ao efluxo diminuído de lipídio. A gordura microvesicular é, na maioria das vezes, de ácido gorduroso não esterificado que se acumula em condições nas quais a oxidação mitocondrial dos ácidos gordurosos está comprometida.

○ **Que drogas ou toxinas com frequência causam esteatose macrovesicular do fígado?**
Etanol, glicocorticoides, metotrexato e hidrocarbonos clorinados (como tetracloreto de carbono) são bons exemplos.

○ **Que drogas ou toxinas resultam na esteatose microvesicular severa do fígado?**
Aspirina em uma *overdose* ou na síndrome de Reye, tetraciclina e ácido valproico. Alguns nucleosídeos análogos utilizados no tratamento da doença VIH (HIV), como zidovudina e lamivudina, podem causar disfunção mitocondrial com esteatose microvesicular. O nucleosídeo análogo fialuridina, utilizado nos ensaios clínicos para o tratamento da hepatite B, causou disfunção mitocondrial severa com esteatose microvesicular, acidose láctica e falência do fígado.

○ **Que drogas ou toxinas mimetizam os aspectos histológicos da hepatite alcoólica?**
O melhor exemplo é a amiodarona. Nifedipina, dietilestilbestrol (DES) e tamoxifeno também podem causar hialina de Mallory e esteatose.

○ **Uma biopsia do fígado mostra material intracelular homogêneo extensivo nos hepatócitos. A microscopia eletrônica mostra uma flor petalada de membranas intracelulares concêntrica. O que é isto e que drogas ou toxinas podem causar isto?**
Isto é fosfolipidose, causada por amiodarona, maleato de per-hexilina, clorfeniramina e umas poucas outras drogas. Um número de drogas que causam isto são cátions lipofílicos.

○ **O que é *peliosis hepatis*?**
Peliosis hepatis é uma condição caracterizada por poças vasculares no fígado, de alguns milímetros a centímetros de tamanho, talvez relacionadas com a obstrução da junção da veia sinusoidal central. A *peliosis* tem sido associada a hepatomegalia. Tais fígados estão predispostos a sangramento após a biopsia.

○ **Que droga ou outras condições causam *peliosis hepatis*?**
Peliosis está associada à utilização de esteroides anabólicos, estrogênios, azatioprina, 6-tioguanina e Thorotrast. *Peliosis* também é vista nos pacientes com tuberculose ou malignidade e nos pacientes com SIDA (AIDS) infectados com *Rochalimea henselae*.

○ **O que é hiperplasia regenerativa nodular e que medicações podem causar este transtorno?**
Hiperplasia regenerativa nodular é caracterizada por um fígado difusamente nodular sem fibrose. A hiperplasia regenerativa nodular acredita-se resultar de obstrução difusa de arteríolas microscópicas com regeneração de áreas mais bem perfundidas. Está associada à utilização de contraceptivos orais, esteroides anabólicos, azatioprina, busulfan e 6-tioguanina.

○ **Liste algumas drogas ou toxinas que causam doença hepática veno-oclusiva (DVO – VOD).**

Chá de folha de *Senecio, Crotalaria, Heliotropiu* e algum chá de confrei contendo alcaloides pirolizidina. O metabolismo destas substâncias através dos hepáticos da zona 3 (central – lobular) dá origem a metabólitos reativos que danificam as veias centrais resultando em fibrose e obstrução. A DVO com frequência ocorre nos pacientes de transplante de medula óssea, talvez devido aos efeitos combinados da radiação e agentes alquilantes ou azatioprina.

○ **Qual é o melhor exemplo de uma droga que cause colestase pura?**

Os esteroides 17-alquilados, que são utilizados nos contraceptivos orais, podem causar fluxo de bile diminuído sem evidência de inflamação ou outra lesão do fígado. Mulheres com uma história de colestase durante a gravidez estão predispostas à colestase induzida por esteroides.

○ **Liste algumas medicações que causam bilirrubina não conjugada elevada.**

A rifampicina interfere com a ingestão da bilirrubina não conjugada pelos hepatócitos. O ácido nicotínico pode aumentar a bilirrubina não conjugada nos pacientes com síndrome de Gilbert. A elevação da bilirrubina não conjugada também pode ser um sinal de hemólise, a qual poderia ser induzida por droga.

○ **Que drogas causam inflamação envolvendo ductos de bile microscópicos?**

Drogas como sulfa com frequência resultam em alguma combinação de colestase e lesão hepatocelular. O uso de sulfonilureia pode levar a uma síndrome lembrando histologicamente a cirrose biliar primária (CBP – PBC), porém com anticorpo antimitocondrial (AAM – AMA) negativo. O diclofenaco causou um número de casos lembrando a CBP (PBC), às vezes com AAM (AMA) positivo. Um grande número de drogas causa colestase crônica. A carbamazepina pode resultar em inflamação hepática centrada nos ductos de bile.

○ **Explique o que significa "ductos de bile desaparecidos" e liste algumas drogas que podem causar isto.**

Isto se refere ao desaparecimento dos ductos de bile microscópicos, que normalmente contam de um a dois por tríade portal em uma biopsia do fígado. A síndrome dos ductos de bile desaparecidos ocorre na cirrose biliar primária avançada ou na rejeição de enxerto crônico do fígado. Algumas drogas associadas a esta síndrome incluem carbamazepina, fenotiazinas e tiabendazol. Existe um relato de ductos de bile desaparecidos em uma criança com síndrome de Stevens-Johnson após o uso de ibuprofeno.

○ **Que drogas causam dano ou inflamação aos ductos de bile grandes?**

O melhor exemplo é a FUDR (5-fluoro-deoxiuridina) dada por infusão intra-arterial. Isto resulta em uma síndrome que lembra a colangite esclerosante e é provavelmente devido à lesão vascular.

○ **Que drogas podem levar a uma hepatite crônica mimetizando a hepatite autoimune?**

Sulfonamidas, propiltiouracil, alfametildopa, nitrofurantoína, minociclina e ecstasy (uma droga de abuso, MDMA, metileno-3,4-dióxi-metanfetamina) são exemplos. Algumas destas drogas induzem anticorpos antinucleares e outros anticorpos. A toxicidade ao halotano pode ser acompanhada por aspectos de hepatite autoimune, incluindo anticorpos antimitocondriais.

○ **Liste drogas que podem causar cirrose com o uso crônico.**

Cirrose, com anormalidades apenas mínimas nas enzimas hepáticas, pode ocorrer após o uso de amiodarona, metotrexato e vitamina A. Embora o ácido valproico seja mais bem conhecido por causar falência aguda do fígado, o uso em longo prazo também tem sido associado ao desenvolvimento de cirrose.

○ **Liste fatores de risco para a hepatotoxicidade por metotrexato.**

Obesidade, consumo de álcool, fígado gorduroso preexistente e outra doença do fígado.

○ **Que dose de vitamina A é necessária para causar hepatotoxicidade?**

Grandes doses em uma variação de um milhão de UI/dia causam toxicidade aguda. O uso crônico de mais do que 40.000 UI/dia por meses pode causar hepatotoxicidade crônica. Doses menores podem ser tóxicas nos usuários pesados de álcool e pessoas com hiperlipidemia e quilomícrons elevados.

○ **Qual é a aparência da toxicidade da vitamina A na biopsia do fígado?**

A biopsia do fígado mostra gotinhas de vitamina A de células de armazenamento de gordura sinusoidal, ativação da célula de Kupffer, inflamação e fibrose. Esta fibrose pode levar à hipertensão portal sem cirrose acompanhante.

○ **Que drogas ou químicos estão associados a carcinoma hepatocelular?**

A mais reconhecida é afloxina, produzida pelo fungo *Aspergillus flavus*, o qual pode contaminar amendoins. Estrógenos e esteroides anabólicos também podem estar associados a adenomas hepáticos, hiperplasia nodular focal e carcinoma hepatocelular (CHC – HCC). Torotraste tem sido associado a CHC (HCC).

○ **Que drogas ou químicos estão associados a angiossarcoma?**

Torotraste (dióxido de tório) foi utilizado intravenosamente como um agente de contraste angiográfico de 1930 até 1953. Tem sido associado a angiossarcoma, colangiocarcinoma e carcinoma hepatocelular em proporções similares. Arsênico e cloreto de vinil estão associados principalmente a angiossarcoma. Dietilestilbestrol e esteroides anabólicos também têm sido associados a este tumor.

○ **Que medicamentos herbais têm sido associados com hepatotoxicidade?**

Moita creosoto (chá chaparral), germander, pennyroyal (contendo pulegona), Jin Bu Huan e Ma-Huang são alguns exemplos.

○ **Que drogas causam hepatite granulomatosa?**

Drogas como sulfa, quinidina, alopurinol, nitrofurantoína, carbamazepina e fenitoína.

○ **Quais são os aspectos clínicos da hepatotoxicidade aguda por ácido valproico e qual é seu tratamento?**

O ácido valproico, anticonvulsivante, pode causar esteatose microvesicular aguda e falência do fígado. O ácido valproico é um ácido carboxílico de cadeia ramificada e é convertido na sua coenzima A tioéster na mitocôndria onde é oxidável mais adiante. Os metabólitos do ácido valproico interferem com a oxidação do ácido gorduroso na mitocôndria. Pacientes institucionalizados com má nutrição e retardo mental estão em risco aumentado de falência aguda do fígado induzida por valproato. Algumas pessoas com hepatotoxicidade por ácido valproico podem ter erros inatos leves do metabolismo mitocondrial. Estudos retrospectivos sugerem que altas doses de carnitina podem reduzir a severidade da falência aguda do fígado; entretanto, este não é um tratamento provado.

○ **Qual é o significado da amônia elevada no sangue em um paciente tomando ácido valproico?**

Uma fração significativa de pessoas tomando ácido valproico possui níveis de amônia no sangue levemente elevados. Isto não indica necessariamente toxicidade séria à droga; entretanto os níveis de amônia podem tornar-se elevados em um grau tal que causem modificações do estado mental. Alguns estudos sugerem que a administração de L-carnitina pode reduzir os níveis de amônia no sangue naqueles tomando ácido valproico.

○ **Quais são os aspectos de hepatotoxicidade do ácido nicotínico?**

Altas doses de ácido nicotínico utilizadas para tratar hipercolesterolemia podem causar icterícia e necrose hepatócita severa, ocasionalmente com falência fulminante do fígado. A hepatotoxicidade parece ser mais comum com formulações de liberação sustentada.

○ **Quais drogas anti-inflamatórias não esteroidais (DAINEs – NSAIDs) estão mais propensas para causar hepatotoxicidade?**

A hepatotoxicidade significativa não é comum com as DAINEs atualmente comercializadas. As DAINEs mais comumente mencionadas como uma causa de hepatotoxicidade são o sulindaco e o diclofenaco.

○ **Quais são os aspectos de hepatotoxicidade por sulindaco?**

Hepatite leve com colestase.

○ **Quais são os aspectos da hepatotoxicidade por diclofenaco?**

Esta DAINE tem causado casos raros de hepatite aguda com necrose de célula do fígado, com frequência com anticorpos antinucleares associados. A falência fulminante do fígado tem ocorrido. Alguns pacientes têm desenvolvido anticorpos antimitocondriais com um quadro histológico similar à cirrose biliar primária.

○ **O que determina a hepatotoxicidade relativa dos anestésicos inalatórios?**

Para os alcanos halogenados, isto é geralmente proporcional ao seu índice de metabolismo pelo citocromo P450 (halotano > enflurano > isoflurano).

○ **Descreva os aspectos clínicos e histológicos da hepatotoxicidade por carbamazepina.**

Febre, erupção, eosinofilia e outros aspectos de uma reação alérgica sistêmica ocorrem com frequência. A histologia pode incluir necrose hepatocelular, formação de granuloma e lesão aos dúctulos de bile microscópicos.

○ **Que tipos de hepatotoxicidade causam a 6-mercaptopurina e a azatioprina?**

Uma reação do tipo alérgica aguda pode ocorrer com necrose de hepatócitos e aminotransferases muito elevadas e colestase. O uso crônico pode causar hiperplasia regenerativa nodular, *peliosis hepatis* e possivelmente contribui para a doença veno-oclusiva.

○ **Quais são os aspectos da hepatotoxicidade por tetraciclina?**

A hepatotoxicidade tem ocorrido com o uso de alta dose intravenosa de tetraciclina, porém também pode ocorrer com o uso oral. Na biopsia do fígado, existe um acúmulo de gordura microvesicular nos hepatócitos. Parece ser um efeito tóxico na mitocôndria.

○ **Em que situação as penicilinas causam hepatotoxicidade?**

Em geral, as penicilinas raramente produzem hepatotoxicidade evidente. Uma hepatite leve, não específica ocorre com a oxacilina intravenosa. Penicilinas semissintéticas tais como cloxacilina têm causado colestase. Embora a colestase seja muito rara com a amoxicilina, um número de casos tem ocorrido com ácido clavulânico-amoxicilina, sugerindo que o ácido clavulânico é o responsável.

○ **Que tipo de lesão do fígado causam os antidepressivos tricíclicos?**

Colestase e necrose do hepatócito. Isto é incomum e geralmente não é séria.

○ **Que tipo de hepatotoxicidade é vista com a tacrina?**

Cerca de metade dos pacientes terá uma elevação do nível da aminotransferase alanina (ALT), porém apenas 2% terão ALT muito alta. A lesão do fígado evidente é rara.

○ **Em que situação ocorre a hepatotoxicidade por cocaína?**

A necrose de hepatócitos geralmente ocorre na situação de uma *overdose*, especialmente em um bebedor pesado de álcool. A indução do citocromo P450 2E1 pelo álcool provavelmente causa aumento do metabolismo da cocaína para produtos tóxicos.

○ **Quais toxinas são encontradas nos cogumelos tóxicos?**

Estas são principalmente as amatoxinas e as falotoxinas. As amatoxinas incluem uma variedade de peptídeos cíclicos os quais inibem a polimerase RNA tipo II e, assim, inibem a síntese do RNA mensageiro. As falotoxinas promovem a polimerização da actina celular.

○ **Que solvente utilizado na fabricação de produtos de borracha causa hepatotoxicidade?**

Metil formamida, utilizado na fabricação de roupas emborrachadas, tem causado um tipo de hepatite aguda quando utilizado sem ventilação apropriada.

○ **Que tipo de envenenamento alimentar está associado a falência aguda do fígado?**

O *Bacillus cereus* é uma bactéria esporular que pode causar diarreia e vômito quando cresce no arroz e outros grãos produzidos que tenham sido impropriamente cozidos ou reaquecidos. *B. cereus* produz uma toxina emética que tem levado a casos de falência aguda do fígado por interferir na função mitocondrial.

○ **Que tipo de hepatotoxicidade está associado à cianobactéria?**

Algumas cepas de cianobactérias ("algas azul-verdes") produzem microcistinas. Estas interferem com o citoesqueleto do hepatócito e causam necrose e hemorragia do fígado. Tal toxicidade do fígado é mais bem conhecida por ocorrer no gado, porém múltiplos casos também têm ocorrido nos humanos em um centro de hemodiálise devido à água contaminada.

○ **Quais são as duas causas mais comuns de granulomas epitelioides do fígado nos Estados Unidos?**

Sarcoidose e tuberculose.

○ **Qual é o sintoma mais comum nos pacientes com granulomas hepáticos?**

Febre de origem desconhecida é o sintoma mais comum; entretanto, os sintomas se correlacionam com a doença subjacente. A febre está presente na maior parte dos casos de sarcoidose e tuberculose.

○ **Quais são os achados físicos mais comuns nos pacientes com condições que causam granulomas hepáticos?**

Esplenomegalia, hepatomegalia e linfadenopatia moderada.

○ **Qual é o padrão mais comum visto nos testes bioquímicos que poderia sugerir uma doença granulomatosa do fígado?**

Um aumento de moderado a marcado na fosfatase alcalina sérica (3 a 10 vezes o normal) e um aumento ligeiro nas aminotransferases séricas (2 a 6 vezes o normal).

○ **V/F: Doenças granulomatosas do fígado geralmente resultam em uma alteração clinicamente significativa da função hepática.**

Falso. A maior parte das doenças que causa granulomas do fígado não causa alteração significativa da função hepática. A sarcoidose e a cirrose biliar primária são exceções.

○ **Existe uma distinção histopatológica entre granulomas epitelioides e necrose granulomatosa. Em qual destas duas categorias cai a maior parte dos granulomas associados a drogas?**

Granulomas associados a drogas são geralmente caracterizados pela necrose granulomatosa; um termo utilizado para descrever grupos perfurados de histiócitos e/ou linfócitos.

○ **A sarcoidose é uma doença caracterizada por granulomas de células epitelioides. Que órgãos são afetados por estes granulomas?**

Os granulomas ocorrem em muitos órgãos na sarcoidose, incluindo o fígado.

○ **Que porcentagem de indivíduos com sarcoidose possui granulomas no fígado?**

Aproximadamente 2/3 terão granulomas do fígado. A maioria dos granulomas está localizada na área portal, embora eles possam aparecer em qualquer lugar no interior do nódulo hepático.

○ **Qual é o teste diagnóstico principal utilizado para distinguir entre cirrose biliar primária e sarcoidose?**

O teste de anticorpo antimitocondrial. Os resultados são positivos na cirrose biliar primária e negativos na sarcoidose.

○ **Qual é o valor de laboratório mais consistentemente anormal na sarcoidose?**

Fosfatase alcalina sérica elevada. Outros valores de laboratório comumente anormais incluem enzima conversora de angiotensina sérica elevada (50% a 80% dos casos), cálcio sérico elevado e uma anemia normocítica moderada.

○ **Que doença é caracterizada por granulomas hepáticos persistentes, não importa se o paciente tenha recebido ou não terapia de corticosteroide?**

Sarcoidose.

○ **Quais são os nomes dos dois corpos de inclusão encontrados em aproximadamente metade dos granulomas associados à sarcoidose?**

Corpos de Schaumann e corpos asteroides. Os corpos de Schaumann são estruturas basofílicas com laminações calcificadas proteináceas concêntricas. Corpos asteroides são estruturas radiadas semelhantes a estrela encontradas no interior de um espaço vazio.

○ **Qual é o tratamento para a sarcoidose?**
Corticosteroides são a pedra fundamental da terapia. Pequenas doses são geralmente rapidamente efetivas; entretanto, os pacientes com frequência recidivam com febre após a descontinuação da terapia esteroide. Assim, muitos pacientes com frequência recebem longos cursos de esteroides.

○ **Que condição do fígado pode resultar nos estágios tardios de sarcoidose?**
Fibrose portal do tipo biliar pode ocorrer e resultar na hipertensão portal.

○ **Qual porcentagem de pacientes com doença de Hodgkin possui granulomas hepáticos?**
Até 12%. Até 2% dos pacientes com linfoma não Hodgkin possuem envolvimento hepático.

○ **Que características histológicas são típicas dos granulomas da doença de Hodgkin?**
Estes granulomas, que são vistos em ambos os tratos portais e parênquima, são tipicamente epitelioides sem caseados e ocasionalmente contêm células gigantes de Langerhans.

○ **Que tipo de cirurgia está associada ao aumento inexplicado nos granulomas não caseados epitelioides na biopsia do fígado?**
Cirurgia de *bypass* intestinal.

○ **Qual porcentagem de casos de cirrose biliar primária está associada a granulomas do fígado e/ou necrose granulomatosa?**
Aproximadamente 25%.

○ **Nomeie seis drogas que têm sido associadas à formação de granuloma hepático.**
Alopurinol, sulfonamidas, quinidina, clorpropamida, berílio e fenilbutazona.

○ **Nomeie achados que podem sugerir que granulomas do fígado são de uma reação à droga.**
Localização portal dos granulomas, eosinofilia periférica e eosinofilia do tecido. Não existe característica patognomônica de granulomas hepáticos relacionados com droga.

○ **Qual é a sequela típica após a remoção de uma droga ofensiva?**
Nenhuma. Os granulomas rapidamente se resolvem sem fibrose ou calcificação.

○ **Que doença do cólon pode estar associada à formação de granuloma hepático?**
Doença de Crohn.

○ **Qual é a causa mais comum de icterícia nos pacientes com SIDA?**
Hepatite induzida por droga.

○ **Que vasculite sistêmica geralmente se manifesta no trato respiratório e também está associada a hepatite granulomatosa, fosfatase alcalina elevada e/ou aminotransferases e ascite em 15 a 30% dos casos?**
Granulomatose de Wegener.

○ **Qual porcentagem de pacientes com polimialgia reumática, arterite de célula gigante e arterite temporal possuem anormalidades no teste do fígado?**
Aproximadamente 1/3.

○ **V/F: A hipogamaglobulinemia está associada a anormalidades no teste de fígado.**
Verdadeiro.

Patologia Hepatobiliar

Corey A. Roberts, M.D.

○ **Qual é a função da célula de Ito (lipócitos perissinusoidais) no fígado?**
Funciona como um veículo de armazenamento, metaboliza a vitamina A e auxilia na produção de colágeno.

○ **Na lesão isquêmica do fígado, que padrão geral de necrose poderia ser esperado?**
Necrose centrilobular. A região pericentral do lóbulo da zona 3 do ácino está mais distante do suprimento de sangue e mais suscetível para a lesão isquêmica.

○ **Uma biopsia do fígado é realizada em um paciente com uma hepatite induzida por droga e subsequentemente é examinada utilizando-se um microscópio eletrônico. Qual poderia ser o achado estrutural mais comum neste caso?**
Megamitocôndria, incluindo alguma mitocôndria gigante, é típica de uma reação à droga.

○ **Que zona do ácino do fígado está caracteristicamente envolvida na toxicidade por acetaminofeno?**
Zona 3.

○ **Qual é o nome do vírion completo do vírus da hepatite B o qual inclui o antígeno de superfície, o antígeno central, a polimerase DNA e o antígeno e?**
Uma partícula Dane.

○ **Como o padrão de necrose na hepatite B viral aguda se compara àquele visto na infecção por hepatite A viral aguda?**
A necrose na infecção por hepatite B aguda tipicamente está centrada na zona 3 enquanto a hepatite A aguda é caracteristicamente um padrão de necrose da zona 1.

○ **Em caso de envenenamento por cogumelos, que zona do ácino você poderia esperar ver necrose?**
Zona 1.

○ **A presença de granulomas não caseados que são caracterizados por um padrão de "anel de fibrina" no centro deve levantar a possibilidade diagnóstica de qual tipo raro de hepatite?**
Hepatite por febre Q causada pela *Coxiella burnetii*. Algumas vezes, esta lesão é referida como um granuloma "sonho".

○ **Que subtipo de cirrose está classicamente associado à doença alcoólica do fígado?**
Micronodular.

○ **Qual é a composição ultraestrutural de um corpo de Mallory?**

Estes são feixes de filamento intermediários. Mais especificamente, existem três tipos de corpos de Mallory identificados ultraestruturalmente:

Tipo I – feixes de filamentos arranjados em uma forma paralela.

Tipo II – fibrilas arranjadas randomicamente.

Tipo III – uma substância amorfa com fibrilas espalhadas em nenhum arranjo certo.

○ **Que tipo de esteatose, macrovesicular ou microvesicular, está associado a síndrome de Reye, toxicidade ao ácido valproico e fígado gorduroso agudo da gravidez?**

Esteatose microvesicular.

○ **Quais os dois itens que precisam ser descritos em um relato de biopsia de patologia do fígado ao se fazer o diagnóstico de hepatite crônica?**

Grau e estágio. O grau da atividade é referido como o grau da quantidade de fibrose conforme o estágio. É claro, a etiologia também é incluída, se conhecida.

○ **Dos vários agentes de hepatite viral, quais os de período de mais longa incubação?**

Hepatite B, um vírus DNA, possui um período de incubação que varia até 180 dias.

○ **Qual é a etiologia mais comum da *peliosis hepatis*?**

Peliosis hepatis refere-se à presença de múltiplos espaços grandes preenchidos com sangue no interior do fígado em que falta um revestimento endotelial. As causas de *peliosis hepatis* incluem tratamento com anabólico ou esteroides andrógenos e tamoxifeno, história de uso de Thorotrast, níveis elevados de vitamina A e infecção com *Bartonella henselae*.

○ **Que agente viral tem sido identificado pela análise ultraestrutural em alguns casos denominados hepatite de "célula gigante"?**

Paramixovírus.

○ **Um adulto jovem apresenta-se com falência aguda do fígado. Tecidos são obtidos por microscopia eletrônica. O que você poderia esperar ver na microscopia eletrônica se o paciente possui uma doença de Wilson?**

Ultraestruturalmente as mitocôndrias são pleomórficas e possuem espaços intercristais ampliados.

○ **Uma mulher de 36 anos de idade apresenta-se com hepatite crônica e é encontrada possuindo um haplótipo HLA B8, anticorpos de microssomo fígado/rim e níveis elevados de IgG sérica. Qual é o diagnóstico mais provável?**

Hepatite autoimune (tipo 2).

○ **Que cogumelo específico está associado a toxicidade do fígado e falência fulminante do fígado?**

Amanita phalloides.

○ **Descreva os aspectos histológicos típicos da cirrose biliar primária.**

Destruição dos ductos de bile pequenos com um infiltrado linfoplasmacítico portal incluindo folículos linfoides e mesmo granulomas. Pode também haver uma perda de 50% ou mais dos ductos de bile interlobulares originais.

○ **O achado de fibrose periductal ou esclerose resultando em um padrão de "pele de cebola" nas áreas portais é indicativo de que transtorno?**

Colangite esclerosante primária.

○ **Que titulagem de anticorpo específico pode estar elevada nos pacientes com colangite esclerosante primária?**

Anticorpo citoplasmático antineutrófilo perinuclear (ACAN-p – p-ANCA).

○ **Como você diferencia histologicamente entre as síndromes de Dubin-Johnson e Rotor?**

A síndrome de Dubin-Johnson é caracterizada por uma descoloração negra do parênquima vista tanto grosseiramente quanto histologicamente. Histologicamente, o pigmento está contido no interior dos hepatócitos nas zonas 2 e 3. Em contraste, a síndrome de Rotor é desprovida de pigmento e, histologicamente, o fígado pode estar normal.

○ **A síndrome de Dubin-Johnson e a síndrome de Rotor dividem um padrão de herança comum. Qual é ele?**

Autossômico-recessivo.

○ **A transferase glicuronil é deficiente ou anormal em que condição inócua especificamente?**

Síndrome de Gilbert.

○ **Em que cromossomo repousa o defeito responsável pela doença de Wilson?**

Cromossomo 13.

○ **Qual é o índice de ferro hepático e que valor você poderia esperar em um paciente com hemocromatose hereditária?**

O índice de ferro hepático é calculado tomando a concentração de ferro hepático em mg/g de peso seco, dividindo-o por 56 e dividindo aquele total pela idade do paciente. Na hemocromatose, um valor maior que 1,9 é característico.

○ **V/F: Um cisto simples, unilocular, solitário do fígado é tipicamente encontrado no lobo direito.**

Verdadeiro. Eles são duas vezes mais comuns no lobo direito.

○ **Discuta em termos gerais os achados histológicos no fígado em um caso de toxicidade por tetracloreto de carbono.**

Esteatose e necrose centrilobular.

○ **Qual é o achado histológico mais precoce e mais comum nas biopsias do fígado de hepatite alcoólica?**

Esteatose, predominantemente macrovesicular.

○ **Qual é o padrão de hereditariedade da hemocromatose genética?**

Autossômico-recessivo. O gene está em um braço curto do cromossomo 6.

○ **V/F: O desenvolvimento de carcinoma hepatocelular nos pacientes com hemocromatose e cirrose é comum.**

Verdadeiro. Até 20% dos pacientes irão desenvolver carcinoma hepatocelular naquele cenário.

○ **V/F: Existe uma associação entre tirosinemia hereditária e carcinoma hepatocelular.**

Verdadeiro. Acima de 1/3 dos pacientes que vivem além da idade de 2 anos irá desenvolver carcinoma hepatocelular, às vezes multifocalmente.

○ **Material polarizável, estranho é visto em associação à reação de corpo estranho de célula gigante no interior de áreas portais fibróticas, expandidas em um espécime de biopsia do fígado tirada de um paciente em diálise renal crônica. Qual é o material estranho?**

Silicone emborrachado do tubo de silastic que é encontrado no equipamento de hemodiálise. Uma reação similar também pode ser vista a partir de dispositivos protéticos danificados.

○ **Em um paciente com doença de Wolman, qual é a substância que está acumulada no interior das células do sistema reticuloendotelial tanto no fígado (células de Kupffer) quanto nos histiócitos por todo o corpo?**

Lipídio neutro.

○ **Quais são algumas causas de granulomas hepáticos ou hepatite granulomatosa?**

Sarcoidose, cirrose biliar primária e lesão por droga são as causas mais comuns. Outras causas incluem polimialgia reumática, beriliose, brucelose, reação a corpo estranho, colangite esclerosante primária, infecção sistêmica e malignidades extra-hepáticas.

○ **Qual é a doença parasítica mais comum envolvendo o fígado que pode produzir uma resposta granulomatosa?**

Esquistossomíase.

○ **Na amiloidose envolvendo o fígado, onde é depositado o amiloide?**

Pode ser igualmente encontrada no interior das paredes dos vasos ou do parênquima, especificamente no espaço de Disse com compressão dos hepatócitos subjacentes.

○ **Que efeito a síndrome de Budd-Chiari possui no lobo caudado?**

O lobo caudado não está geralmente envolvido, devido à sua drenagem venosa separada, única e, de fato, pode exibir hipertrofia compensatória em uma tentativa para "maquilar" o fígado envolvido.

○ **O que é a síndrome de Banti?**

Também se refere a uma hipertensão portal idiopática, é caracterizada por esplenomegalia, hiperesplenectomia e hipertensão portal.

○ **O que é a síndrome de Zieve?**

Isto se refere à tríade de anemia hemolítica ocorrendo em um paciente com hepatite alcoólica que também possui hipercolesterolemia. A hemólise também pode ocorrer na doença de Wilson e o achado de hemólise em um paciente jovem com disfunção do fígado é fortemente sugestivo de doença de Wilson.

○ **Quais são alguns agentes etiológicos da doença veno-oclusiva (DVO – VOD)?**

Ingestão de alcaloides de pirolizidina, radiação, quimioterapias variadas de câncer, uretano, azatioprina, decarbazina e hipervitaminose A.

○ **V/F: Os granulomas encontrados no fígado em alguns casos de brucelose são encontrados nas áreas portais.**

Falso. Os granulomas são tipicamente de preferência mal definidos e encontrados no interior dos lóbulos. Necrose hepatocelular associada pode estar presente.

○ **Em geral, o que é incluído no diagnóstico diferencial de cirrose micronodular?**

Doença alcoólica do fígado (cirrose de Laennec), cirrose biliar primária, hemocromatose, esteato-hepatite não alcoólica (EHNA – NASH), cirrose indiana da infância, galactosemia e glicogenose tipo IV.

○ **Quais são algumas das condições associadas à cirrose macronodular?**

Hepatite viral, deficiência da antitripsina alfa$_1$, tirosinemia hereditária, doença de Wilson e alguma lesão por droga.

○ **Compare a doença de Caroli com a síndrome de Caroli.**

A doença de Caroli é uma condição do desenvolvimento de dilatações císticas intra-hepáticas dos ductos de bile. Os lumens das dilatações císticas podem estar preenchidos com mucina, bile ou pus, se infectados. A síndrome de Caroli é a doença de Caroli encontrada em associação com fibrose hepática congênita.

○ **Em que forma a doença de Caroli é herdada?**

Autossômica-recessiva.

○ **Quais são algumas das manifestações clínicas principais da fibrose hepática congênita?**

Em geral, os pacientes apresentam-se com hepatoesplenomegalia ou sangramento de varizes esofágicas devido à hipertensão portal. A colangite é uma condição presente menos comum.

○ **O que é a síndrome de Ivemark?**

Esta síndrome consiste de aspectos histológicos de fibrose hepática congênita além de cistos pancreáticos e alterações displásicas no pâncreas, fígado, e rins.

○ **O que é a síndrome de Meckel?**

É caracterizada por aspectos que são similares à fibrose hepática congênita com a adição de uma associação com encefalocele, polidactilia e rins císticos.

○ **Nomeie as duas complicações hepáticas mais comuns associadas a doença de rim policístico autossômico-dominante.**

Infecção dos cistos do fígado é a complicação mais frequente seguida pelo colangiocarcinoma.

○ **O que é um complexo de von Meyenburg?**

Isto é uma coleção localizada de ductos de bile anormalmente dilatados em um fundo de estroma fibroso.

○ **Em que parte do fígado está localizada a maior parte dos cistos hidáticos?**

Lobo direito. Lembre, em geral, a maior parte das alterações é mais comum no lobo direito do fígado.

○ **Discuta os achados clínicos e patológicos no hamartoma mesenquimal do fígado.**

É um tumor que pode ser bem grande, desenvolve-se nas crianças (idade média menos que 2, geralmente meninos) e está caracterizado por um estroma frouxo de tecido conjuntivo com ductos de bile misturados e estruturas vasculares. Uma translocação cromossomial envolvendo o braço longo do cromossomo 19 (19q18.4) tem sido descrita.

○ **Quais destas duas lesões benignas carreiam um risco maior de hemorragia ou ruptura – hiperplasia nodular focal ou adenoma hepatocelular?**

Adenoma hepatocelular.

○ **Um fígado normal de qualquer forma contém uma massa solitária de 5 cm no diâmetro que está caracterizada por uma cicatriz central, estrelada. Qual é seu diagnóstico?**

Hiperplasia nodular focal.

○ **Quais são algumas das associações com hiperplasia regenerativa nodular do fígado?**

A hiperplasia regenerativa nodular está associada a numerosas condições incluindo artrite reumatoide, síndrome de CREST e outras doenças autoimunes. Tipicamente ocorre nos adultos e é às vezes confundida com cirrose.

○ **Nomeie algumas diferenças inatas entre adenomas do ducto de bile e os complexos de von Meyenburg.**

Os complexos de von Meyenburg são frequentemente múltiplos e com frequência associados a lesões císticas do fígado. Em contraste, os adenomas do ducto de bile são pequenos, medindo menos de 1 cm, e solitários.

○ **Descreva o paciente típico e a apresentação clínica de alguém com um cistadenoma do ducto de bile.**

Estes ocorrem mais comumente nas mulheres na quarta à quinta década de vida, são geralmente encontrados no lobo direito do fígado e com frequência causam dor abdominal devido ao seu tamanho grande. Os níveis séricos de CA19-9 estão com frequência elevados.

○ **Que tumor benigno do fígado tem sido mostrado ocorrer às vezes nos pacientes com anemia de Fanconi que estão tomando esteroides anabólicos e nos pacientes com diabetes *mellitus* familiar e doença de armazenamento de glicogênio tipo I?**

Adenoma hepatocelular.

○ **Que corante especial pode ser utilizado para ajudar a diferenciar histologicamente entre o adenoma hepatocelular e o carcinoma hepatocelular?**

Um corante de reticulina. Adenomas são caracterizados pela preservação do arcabouço de reticulina, que define de uma a duas placas espessas de camada de célula, enquanto o carcinoma hepatocelular não possui tal arcabouço de reticulina ou está marcadamente diminuído.

○ **Qual é a localização mais comum do colangiocarcinoma no fígado?**
O lobo direito do fígado; embora 30% sejam multifocais.

○ **Qual é a relação da alfafetoproteína sérica para o colangiocarcinoma?**
Geralmente nenhuma. A vasta maioria dos colangiocarcinomas não possui uma AFP no soro aumentada.

○ **Qual tipo histológico de carcinoma hepatocelular está caracterizado histologicamente por inclusões citoplasmáticas PAS-positivas no interior das células do tumor e tiras fibrosas densas de estroma recobrindo folhetos de células do tumor?**
A variante fibrolamelar.

○ **Qual é a variante mais comum do carcinoma hepatocelular?**
Trabecular.

○ **Em geral, o que é mais sugestivo de carcinoma hepatocelular, detecção de alfafetoproteína sérica ou reatividade da imunoperoxidase para a alfafetoproteína nas secções de tecidos?**
Uma AFP sérica marcadamente elevada é muito mais sugestivo. A sensibilidade relatada da positividade da AFP nas secções de tecidos varia amplamente e pode ser detectada nos adenocarcinomas de outras origens.

○ **Qual é a malignidade hepática primária mais comum nas crianças?**
Hepatoblastoma.

○ **Um tumor em uma criança do sexo masculino de 18 meses de idade é descrito histologicamente como consistindo de um componente epitelial comprimindo células do tipo embrionárias e células fetais no interior de um estroma mesenquimal e focos de hematopoese extramedular. Que tumor é este?**
Hepatoblastoma.

○ **Qual é a aparência grosseira de um hemangioendotelioma epitelioide do fígado?**
Eles são tipicamente multicêntricos, envolvem ambos os lobos do fígado, são firmes e de um tom branco na coloração. Embora tanto o hemangioendotelioma epitelioide como o angiossarcoma possam ser multifocais, a aparência firme e o tom branco do anterior são muito diferentes que a aparência hemorrágica do último.

○ **Quais são as demografias típicas e a apresentação de um paciente com hemangioendotelioma epitelioide?**
É mais comum nas mulheres na sexta década de vida. Os sintomas presentes não são específicos, porém incluem dor e icterícia. Embora o tumor cresça lentamente, possui uma sobrevida de 5 anos em torno de 30%. O transplante do fígado tem sido utilizado para prolongar a sobrevida.

○ **Que tumor do fígado tem sido associado a exposição ao Thorotrast e monômero de cloreto de vinil?**
Angiossarcoma.

○ **Quais são os aspectos histológicos de doença aguda enxerto *versus* hospedeiro envolvendo o fígado?**
O achado mais notável é aquele de dano aos ductos de bile. Além disso, necrose de hepatócitos individuais pode ocorrer e a endotelite pode estar presente. É muito similar à rejeição aguda ao aloenxerto.

○ **V/F: A doença aguda enxerto *versus* hospedeiro pode ocorrer na ausência de doença aguda prévia enxerto *versus* hospedeiro.**

Verdadeiro. Isto ocorre em cerca de 1/4 dos casos.

○ **Nos pacientes de transplante de medula óssea que desenvolvem doença crônica enxerto *versus* hospedeiro, o quão frequentemente o fígado está envolvido?**

Cerca de 90% das vezes.

○ **Quais são algumas das alterações histológicas clássicas dos hepatócitos na zona 1 do ácino nos pacientes com colestase crônica?**

Eles tipicamente exibem uma degeneração chamada "branda" (citoplasma com frequência alargado, de exterior limpo) e eles com frequência contêm cobre aumentado e mesmo hialina de Mallory.

○ **Que substância geralmente se liga ao acetaminofeno e o detoxifica no interior do fígado e torna-se deprimida no caso de toxicidade por acetaminofeno?**

Glutationa.

○ **Que infecção parasítica pode resultar na denominada "fibrose periportal" das áreas portais e/ou uma reação granulomatosa no fígado?**

Esquistossomíase.

○ **Que área do cérebro está classicamente envolvida e danificada na doença de Wilson?**

Os gânglios basais, particularmente os núcleos putame e lenticular. Portanto, a designação alternativa de "degeneração hepatolenticular".

○ **O que poderia acontecer à esteatose vista em uma biopsia de fígado de um alcoólico se ele ou ela estivesse sem ingerir álcool por um período extensivo de tempo?**

Resolveria.

○ **Qual é a causa mais comum de morte nos pacientes com hemocromatose hereditária de longa duração?**

Carcinoma hepatocelular.

○ **Que porcentagem de pacientes com deficiência da antitripsina-alfa$_1$ caracterizada por um fenótipo PiZZ (homozigoto) possui doença do fígado demonstrável?**

Menos do que 20%; entretanto, 100% terão glóbulos PAS-positivos, resistentes à diástase no interior do citoplasma dos hepatócitos.

○ **V/F: É incomum para os pacientes com colangite esclerosante primária (CEP – PSC) possuir colite ulcerativa (CU – UC) concomitante.**

Falso. Estas duas condições coexistem em 70% das vezes; entretanto, pacientes com CU possuem CEP concomitante em menos de 5% dos casos.

○ **Que lesão da vesícula biliar está caracterizada por criptas epiteliais histologicamente normais que existem entre uma musculatura hiperplásica?**
Adenomiose. Quando localizada no fundo, é denominada adenomioma embora aquele termo seja algumas vezes confuso à medida que não é um neoplasma verdadeiro.

Transtornos Infecciosos

Tariq Akbar, M.D., e Nicholas Ferrentino, M.D.

○ **Que porcentagem de pacientes com um abscesso por amebíase do fígado possui uma história de disenteria ou diarreia?**

Apenas cerca de 10 a 20%.

○ **V/F: Todas as amebas são patogênicas.**

Falso. A *Entamoeba histolytica* é patogênica enquanto a *E. dispar* é não patogênica. A análise Zymoden e as sondagens de RNA/DNA podem diferenciar estas duas formas.

○ **Quais são os grupos de alto risco para abscessos do fígado por amebíase?**

Estados socioeconômicos mais baixos nas áreas endêmicas, imigrantes de áreas endêmicas, homossexuais do sexo masculino, viajantes e indivíduos institucionalizados.

○ **Quais são os sinais prognósticos ruins nos casos de doença do fígado por amebíase?**

Icterícia, peritonite, transaminases elevadas e atrito pericárdico.

○ **Quais as sensibilidades de testes sorológicos na doença do fígado por amebíase?**

Teste de hemaglutinação indireto (THI – IHA) possui uma sensibilidade de 85 a 95%. Uma combinação do teste de anticorpo imunofluorescente (TAIF – IFAT) e o teste precipitina acetaldeído celulose (PAC – CAP) dão uma correlação de 100% entre os resultados positivos e a doença do fígado invasiva por amebíase. Estes testes são positivos em todas as formas de doença invasiva por amebíase, incluindo a disenteria. Um TAIF (IFAT) positivo pode persistir por mais de 6 meses após o tratamento e as titulagens de THI podem estar elevadas por mais de 2 anos. O PAC pode tornar-se negativo dentro de 1 semana do tratamento.

○ **Que fatores predispõem a complicações de um abscesso do fígado por amebíase?**

Idade > 40, abscessos múltiplos, abscessos grandes (> 10 cm no diâmetro), imunossupressão e uso de corticosteroides.

○ **Qual é a droga de escolha para o tratamento de um abscesso do fígado por amebíase?**

Nitroimizadóis. As terapias alternativas incluem deidroemetina e cloroquina. Amebicidas luminais (diloxanida furoato, diiodoidroxiquina, paramomicina) precisam sempre ser utilizados seguindo os regimes acima.

○ **Qual lobo do fígado é mais comumente afetado por um abscesso do fígado?**

Lobo direito. Abscessos de origem biliar são comumente bilaterais.

○ **Qual é a causa líder de abscesso piogênico do fígado?**

Obstrução biliar maligna.

○ **Quais são os organismos mais comuns isolados a partir de abscessos piogênicos do fígado?**

Gram-negativos.

○ **Como se têm modificado as tendências dos abscessos piogênicos do fígado durante as duas décadas passadas?**

A incidência de abscessos piogênicos do fígado tem aumentado enquanto a mortalidade geral tem diminuído. Devido ao uso aumentado de *stents* biliares permanentes e o uso de antibióticos de amplo espectro, a prevalência de *pseudomonas, estreptococos* e espécies fúngicas tem aumentado e a porcentagem de pacientes com funções anormais do fígado tem diminuído.

○ **V/F: O número de abscessos prediz a mortalidade nos abscessos piogênicos do fígado.**

Verdadeiro. A mortalidade a partir de abscessos piogênicos do fígado está diretamente relacionada com o número de abscessos.

○ **Qual é o sintoma presente mais comum de um abscesso piogênico do fígado?**

Febre, que está presente em cerca de 90% dos pacientes. O próximo sintoma mais comum é a dor abdominal do quadrante superior direito.

○ **Qual é a complicação mais comum do abscesso piogênico do fígado?**

Bacteriemia.

○ **Que fatores estão associados a mortalidade aumentada nos abscessos piogênicos do fígado?**

Abscessos múltiplos, malignidade associada, choque séptico, infecção fúngica, presença de icterícia, hipoalbuminemia, leucocitose e a presença de bacteriemia. Idade avançada, etiologia biliar e aminotransferase aspartato elevada não estão longe de serem considerados fatores de risco.

○ **Qual é a causa infecciosa mais comum de cistos hepáticos?**

Echinococcus granulosus.

○ **Quais são os hospedeiros do *Echinococcus*?**

Animais carnívoros, especialmente o cão. Outros hospedeiros incluem a raposa, o coiote e o lobo.

○ **Que outros órgãos além do fígado estão envolvidos nas infecções equinococais?**

Rim, baço, cérebro, coração, pulmões e ossos.

○ **V/F: A maior parte dos cistos hidáticos são assintomáticos.**

Verdadeiro.

○ **Qual é a sensibilidade dos testes sorológicos para o *echinococcus* nos casos de cistos hidáticos?**

ELISA ou hemoaglutinação indireta são positivos em cerca de 90%.

○ **Que estágios do ciclo de vida da malária (*Plasmodium* spp.) envolvem o fígado?**

Fase pré-eritrocítica e fase exoeritrocítica.

○ **Que fatores influenciam a extensão da lesão hepática nos casos de malária?**
Severidade da infestação e espécies de malária.

○ **Nomeie os organismos causadores de leishmaniose visceral ou calazar.**
Leishmania donovani.

○ **Que achados característicos na biopsia do fígado são vistos nos casos de leishmaniose visceral?**
Uma "cirrose peculiar" ou denominada cirrose de Rogers. Esta é caracterizada por fibrose intralobular severa com arquitetura normal e sem nódulos regenerativos. Esta fibrose intralobular é completamente reversível após o tratamento.

○ **V/F: A leishmaniose visceral em uma pessoa infectada com VIH (HIV) é uma doença definidora de SIDA (AIDS).**
Verdadeiro.

○ **Qual é o procedimento diagnóstico de escolha no caso de leishmaniose visceral?**
Exame e cultura do aspirado esplênico por agulha. Isto possui uma exatidão de aproximadamente 100%.

○ **Qual é a droga de escolha no tratamento da leishmaniose?**
Compostos antimoniais pentavalentes (estibogluconato de sódio).

○ **Nomeie os esquistossomos que afetam o fígado.**
E. mansoni, E. japonicum, E. mekongi e *E. intercalatum.*

○ **Que fatores afetam a severidade da esquistossomíase hepática?**
Intensidade da deposição de ovo no órgão afetado e tipo de HLA (HLA A1 e B5).

○ **Quais são os achados clínicos típicos da esquistossomíase hepática?**
Arquitetura do fígado e função celular normais na presença de fibrose portal e hipertensão portal.

○ **O que é a febre katayama?**
Esta é uma síndrome semelhante à doença do soro disparada pelo início da deposição de ovo no tecido na infecção pesada com esquistossomíase.

○ **Que malignidade está associada com a esquistossomíase hepática?**
Linfoma folicular do baço.

○ **Qual é o método diagnóstico mais útil no caso de infecção ativa com esquistossomíase?**
Exame das fezes para ovos. Este se torna negativo após o tratamento bem-sucedido.

○ **Qual é a droga de escolha para a esquistossomíase?**
Praziquantel.

○ **Qual é a droga de escolha para *Fasciola hepatica?***
Bitionol.

○ **Nomeie a malignidade comumente associada a clonorquíase e opistorquíase.**

Colangiocarcinoma.

○ **Que anormalidade característica nos testes do fígado é vista na sepse bacteriana?**

Um quadro colestático é observado mesmo quando não são isolados organismos nas culturas. A lesão mediada por endotoxina da membrana canalicular do hepatócito de bile é considerada como patogênica da colestase.

○ **Como a hepatite por *salmonella* difere da hepatite viral?**

A hepatite por *salmonella* pode ser indistinguível da hepatite viral aguda; entretanto, a hepatite por *salmonella* está associada a níveis de pico mais baixos de aminotransferase alanina (ATA – ALT) e níveis de pico mais altos de fosfatase alcalina. Febre alta, bradicardia relativa e um desvio esquerdo da leucocitose contam a favor da hepatite por *salmonella*. O melhor discriminador é a razão da ATA (ALT) para a desidrogenase lactato (DGL – LDH) na admissão. Isto é significativamente mais baixo (< 4) na hepatite por *salmonella* e mais alto (> 5) no caso da hepatite viral.

○ **O que é a síndrome de Fitz-Hugh-Curtis?**

Peri-hepatite ocorrendo como uma complicação da gonorréia. É marcada por febre, dor pleurítica severa no quadrante superior direito, sensibilidade abdominal inferior e um atrito por fricção hepática.

○ **Quais são as manifestações da tuberculose hepatobiliar primária?**

Tuberculomas, ascite, adenopatia *hepatis* portal, abscesso hepático e colangite.

○ **Que grupo de pacientes está em risco elevado de desenvolver uma infecção de *Yersinia* complicada?**

Yersinia é uma bactéria dependente do ferro que requer ferro exógeno para crescer. Portanto, pacientes com hemocromatose ou hemossiderose secundária estão propensos para desenvolver abscessos hepáticos a partir da infecção por *Yersinia*.

○ **Que estágios da sífilis podem envolver o fígado?**

Sífilis secundária (até 50% dos casos) e sífilis terciária (geralmente assintomática).

○ **O que é a doença de Weil?**

É uma forma ictérica severa de leptospirose e está caracterizada por icterícia marcada, azotemia, fenômenos hemorrágicos e hipotensão. A elevação mínima da aminotransferase diferencia a leptospirose da hepatite viral aguda.

○ **Que forma de granuloma é vista na febre Q?**

Em forma de "Sonho" ou lipogranuloma na qual um anel de necrose fibrinoide e linfócitos circundam um vacúolo de gordura localizado centralmente. Embora esta lesão seja altamente sugestiva de febre Q, não é patognomônica. Lesões similares podem ser vistas na leishmaniose visceral, linfoma e hipersensibilidade ao alupurinol.

○ **Nomeie o parasito que mais comumente afeta o trato biliar.**

Ascaris.

○ **Qual é a infecção mais comum do fígado na síndrome de imunodeficiência adquirida (SIDA)?**
Complexo de *mycobacterium avium* (CMA – MAC).

○ **Qual é o nome do organismo conhecido para causar a hepatite peliosa bacilar?**
O bacilo Gram-negativo, *Rochalimaea henselae.* A hepatite peliosa refere-se a alterações císticas preenchidas com sangue no parênquima hepático que podem ou não podem possuir um revestimento endotelial.

Transtornos Metabólicos

Frank A. Anania, M.D., FACP

○ **Qual é a doença do fígado de menor probabilidade para causar também carcinoma hepatocelular?**

Doença de Wilson.

○ **V/F: Crianças menores que a idade de 3 anos devem ser rastreadas para a doença de Wilson.**

Falso. As manifestações clínicas são raramente, se mesmo, vistas antes dos 5 anos.

○ **Além do fígado, cérebro e articulações, que outro órgão vital pode ser afetado pela doença de Wilson?**

Embora o coração, o pâncreas e os olhos tenham sido relatados como sendo envolvidos, o outro órgão vital mais importante envolvido é o rim. A doença de Wilson pode causar síndrome de Fanconi resultando em ácido úrico e fósforo séricos baixos e falência para excretar ácido na urina.

○ **Que outra doença gastrointestinal está associada a sobrecarga de armazenamento de cobre e qual mecanismo molecular está defeituoso?**

A doença de Menke afeta o transportador de cobre no intestino delgado proximal e resulta na hiperabsorção de cobre.

○ **V/F: A doença de Wilson é herdada na forma mendeliana como um alelo autossômico-dominante.**

Falso. Embora a doença de Wilson seja herdada em uma forma mendeliana, é herdado como um alelo recessivo autossômico. Exceto para a doença policística adulta, todos os transtornos do fígado herdados são autossômico-recessivos.

○ **Se a saturação de transferrina é > 55% e o nível de transferrina é > 1.000 mg/dL em um paciente masculino, qual é o próximo passo na avaliação da hemocromatose genética (HCG – HHC)?**

Realizar uma biopsia do fígado percutânea. Atualmente, a testagem genética para mutações não é o próximo passo no estabelecimento do diagnóstico.

○ **Como você calcula o índice de ferro hepático?**

O índice de ferro hepático (IFH – HII) é calculado tomando a concentração de ferro hepático e dividindo pela idade do paciente em anos. Ter em mente que a concentração de ferro hepático precisa ser em mol de ferro/grama de peso seco do fígado. Lembrar que o peso molecular do ferro é de 56,0 porque a concentração de ferro hepático pode ser relatada em g de ferro/g de peso seco do fígado. Um valor > 1,9 é consistente com HCG (HHC). Um valor < 1,5 não é devido à HCG (HHC) homozigoto.

○ **Que corante é utilizado para examinar o tecido do fígado para o ferro?**

Corante azul prussiano de Perl.

○ **Onde o ferro é armazenado na hemocromatose genética?**

O ferro está quase que inteiramente no interior dos hepatócitos em uma distribuição periportal. A cirrose resultante da hemocromatose genética é tipicamente micronodular, e nódulos regenerativos podem possuir menos coloração intensa.

○ **V/F: O índice de sobrevida nos pacientes com hemocromatose genética após transplante ortotópico do fígado (TOF – OLT) é igual àquele dos pacientes que se submeteram à TOF (OLT) para a cirrose biliar primária.**

Falso. O índice de sobrevida para os pacientes com hemocromatose genética aos TOF é significativamente menor – cerca de 60% após 5 anos – que os pacientes com outras causas de doença do fígado em estágio terminal por causa das arritmias cardíacas relatadas para a sobrecarga de ferro no miocárdio.

○ **Qual do(s) órgão(s) envolvido(s) na hemocromatose genética não irá(ão) melhorar com a flebotomia?**

Pacientes com cirrose avançada, artropatia e hipogonadismo não melhoram com a terapia.

○ **Que membros de uma família devem ser rastreados para a hemocromatose genética quando tenha sido diagnosticada em um membro?**

Os laços de família do caso índice e todos os parentes de primeiro grau.

○ **Qual é o melhor teste de rastreamento para identificar parentes de indivíduos com hemocromatose genética?**

A testagem genética está agora disponível. Um ponto específico de mutação no gene de hemocromatose no braço curto do cromossomo 6 é a causa de até 83% dos casos de hemocromatose genética. Este é um ponto de mutação-substituição da cisteína para tirosina (Cys282Tyr) na posição 282. Existe um segundo ponto de mutação (His63Asp), o qual não parece ser responsável para a expressão clínica da doença.

○ **V/F: Nos pacientes com hemocromatose genética, o excesso de deposição de ferro é encontrado predominantemente nas células parenquimais (hepatócitos) com muito pouco ferro nas células do sistema reticuloendotelial.**

Verdadeiro. Isto difere de outras causas, secundárias, de sobrecarga de ferro.

○ **Recorde todas as condições reumatoides possíveis associadas com HCG (HHC).**

Artropatias envolvendo a segunda e a terceira articulações metacarpofalângicas, estreitamento do espaço articular, condrocalcinose, formação de cisto subcondral, osteopenia e derrame articular.

○ **Que infecções são mais comuns nos pacientes com sobrecarga de ferro?**

Vibrio vulnificus, Listeria monocytogenes e *Pasteurella pseudotuberculosis*.

○ **Como é calculada a saturação de transferrina?**

Ferro sérico/capacidade de ligação do ferro total × 100%.

○ **Quando o nível de ferro sérico está falsamente elevado?**

Após as refeições e à noite. Um nível de ferro sérico em jejum coletado pela manhã é mais útil.

○ **V/F: O nível de ferritina sérica é tão mais sensitivo e específico que os valores de saturação de transferrina.**

Falso. A ferritina também é um reagente na fase aguda.

○ **Que condições hepáticas também podem causar um nível de ferritina elevado?**

Hepatite viral crônica (incluindo a Hepatite C), doença alcoólica do fígado e esteato-hepatite não alcoólica.

○ **Qual é o índice de ferro hepático típico de um paciente com doença alcoólica do fígado? Qual é um índice de valor normal?**

1,1 a 1,6; < 0,7 a 1,1.

○ **Quanto de ferro é tipicamente necessário ser removido pela flebotomia em um paciente com HCG?**

10 a 20 g.

○ **Quantas flebotomias isto irá requerer?**

Cada unidade de sangue total removida = 250 mg de ferro; portanto, no mínimo irá necessitar de 40 a 80 unidades para ser removido.

○ **Quantas unidades de sangue devem ser removidas por semana para tratar pacientes com HCG?**

Geralmente 1 ou 2 unidades/semana.

○ **Quais são os valores objetivos para a saturação de transferrina, ferro sérico e ferritina durante a flebotomia de manutenção (*i. e.* remoção de 1 unidade a cada 2 a 3 meses) nos pacientes com HCG (HHC)?**

Saturação de transferrina < 50%, nível de ferro sérico baixo e ferritina < 50 ng/mL.

○ **Pacientes com eritropoese ineficaz que requerem transfusões terão deposição de ferro em quais populações de células do fígado?**

Nas células reticuloendoteliais (RE) assim como nas células parenquimais. A sobrecarga de ferro secundária predominantemente afeta o armazenamento de ferro nas células RE.

○ **V/F: Um gene para a doença de Wilson tem sido determinado.**

Verdadeiro. ATP7B localizado para o cromossomo 13 humano.

○ **V/F: O gene da doença de Wilson é expressado no fígado e no rim.**

Verdadeiro. Também é expressado no cérebro, pulmões e placenta.

○ **V/F: A ceruloplasmina sérica está sempre diminuída (*i. e.*, < 20 g/L) nos pacientes com doença de Wilson.**

Falso. Lembre-se que até 5% dos pacientes de Wilson irão ter variação normal a baixa dos níveis de ceruloplasmina sérica.

○ **Quais os dois testes clínicos de laboratório podem estar baixos nos pacientes com doença de Wilson?**

Concentrações de ácido úrico e fosfatase no soro podem estar baixas refletindo a disfunção tubular renal que pode ocorrer na doença de Wilson não tratada.

○ **Qual é o conteúdo de cobre hepático por grama de peso seco do fígado considerado diagnóstico da doença de Wilson?**

250 g.

○ **Que alimentos devem ser evitados nos pacientes com doença de Wilson?**

Comidas orgânicas, moluscos, nozes, chocolate e cogumelos.

○ **Até 30% dos pacientes com doença de Wilson desenvolvem um efeito colateral da D-penicilamina que necessita uma mudança de tratamento. Quais são os efeitos colaterais mais comuns que poderiam necessitar parar o tratamento?**

Erupções dermatológicas, pênfigo, síndrome nefrótica, síndrome de Goodpasture, síndrome de miastenia, anemia aplástica (rara), leucopenia, trombocitopenia, síndrome semelhante ao lúpus eritematoso sistêmico. Os efeitos colaterais gastrointestinais são mais comuns, porém geralmente leves.

○ **Quais são os tratamentos alternativos para a D-penicilamina para a doença de Wilson?**

Trientina, zinco e tetratiomolibdato de amônia.

○ **Que outra droga precisa ser administrada com a D-penicilamina?**

Piridoxina (vitamina B6, 25 mg/dia).

○ **V/F: A D-penicilamina deve ser interrompida durante a gravidez.**

Falso. A terapia precisa ser continuada, porém em uma dose mais baixa. Parar a terapia pode resultar em exacerbações significativas.

○ **V/F: A terapia de D-penicilamina deve ser continuada pela vida.**

Verdadeiro. Após altas doses iniciais, doses de manutenção mais baixas (0,75 a 1 g/dia) são instituídas.

○ **Como é realizado o rastreamento nos irmãos dos pacientes com doença de Wilson?**

Medidas de cobre e ceruloplasmina séricos, medida do cobre urinário de 24 horas e um exame binocular tridimensional. Crianças mais novas que 5 ou 6 anos geralmente não são afetadas e devem ser reavaliadas ao longo dos próximos 5 a 10 anos. O rastreamento genético, embora atualmente não disponível comercialmente, irá tornar-se eventualmente o procedimento de escolha.

○ **Como é o fenótipo normal para os alelos expressando o inibidor da protease α_1-antitripsina (Pi)?**

PiMM está normal e PiZZ resulta em níveis mais baixos de α_1-antitripsina.

○ **O quanto é comum a deficiência de α_1-antitripsina?**

A deficiência de α_1-antitripsina ocorre em aproximadamente 1 em 2.000 indivíduos.

○ **Onde está localizado o gene anormal?**

O gene, localizado no cromossomo 14, resulta na substituição do aminoácido único de glutamato pela lisina na posição 342 levando a uma deficiência no ácido siálico.

○ **V/F: A cirrose ocorre em menos de 20% dos pacientes com o fenótipo PiZZ.**

Verdadeiro. O fenótipo PiZZ, em diversos estudos, causou cirrose em apenas 12% dos pacientes. Em contraste, a doença pulmonar obstrutiva crônica ocorre em aproximadamente 75% destes pacientes.

○ **Podem outros fenótipos α_1-antitripsina, *i. e.* heterozigotos, resultar na doença crônica do fígado?**

Precisa ser lembrado que certos estados heterozigotos podem resultar na doença crônica do fígado. Por exemplo, pacientes com PiSZ e PiZZ podem desenvolver cirrose. Heterozigotos MZ geralmente não desenvolvem a doença a menos que exista alguma outra condição do fígado sobreposta, tal como doença alcoólica do fígado ou hepatite viral crônica. A doença do fígado devido a outras causas pode progredir mais rapidamente nos indivíduos que possuem um fenótipo MZ.

○ **Qual é o tratamento efetivo para os pacientes com deficiência de α_1-antitripsina?**

O único tratamento para a doença do fígado relacionada com α_1-antitripsina é o manejo sintomático das complicações e o transplante de fígado. Com o transplante de fígado, o fenótipo torna-se aquele do transplante do fígado. Lembrar que o fígado é o local de produção deste inibidor da protease.

○ **V/F: O nível de α_1-antitripsina é o melhor teste para detectar estados de deficiência associados à cirrose.**

Falso. O melhor teste diagnóstico é obtido o fenótipo. O nível pode estar normal a baixo mesmo nos estados de deficiência do homozigoto.

○ **Qual é a frequência da hemocromatose genética? Da doença de Wilson?**

Hemocromatose genética (1 em 250 indivíduos); doença de Wilson (1 em 30.000 indivíduos).

○ **Qual é a lesão hepática associada a fibrose cística?**

Cirrose biliar focal.

○ **O que é mais comum na porfiria aguda?**

A porfiria intermitente aguda (PIA – AIP) ocorre em 5 a 10 por 100.000 pessoas. Seu padrão de herança é autossômico-dominante com penetração incompleta.

○ **Qual é a deficiência de enzima na PIA?**

Existe uma redução de 50% na atividade da deaminase do porfobilinogênio (PBG).

○ **Quais são as manifestações principais da PIA?**

Desarranjos no sistema nervoso autonômico.

○ **Quais são os derivados hematínicos encontrados na urina de um paciente com um ataque agudo de PIA?**

Porfobilinogênio (PBG) e ácido 5-aminolevulínico (ALA). As quantidades de PBG estão mais elevadas que a ALA. Estes níveis podem estar normais entre os ataques.

○ **V/F: A PIA (AIP) é a única porfiria que não está associada a manifestações cutâneas.**

Falso. A PIA é uma de duas porfirias agudas apenas com achados neurológicos. A outra é a deficiência da desidratase ALA.

○ **O que precipita os episódios de porfiria aguda?**

A prescrição de drogas ocasionais, particularmente corticosteroides e hormônios derivativos. É por isto que o diagnóstico é, às vezes, feito na puberdade. A ingestão de álcool, tabagismo, jejum, infecção, estresse e gravidez são outros fatores de risco.

○ **V/F: Todas as enzimas heme sintéticas são expressadas apenas no fígado.**

Falso. Três deficiências de enzimas entre as porfirias cutâneas são expressadas na medula óssea.

○ **O que é a mais comum das porfirias?**

Porfiria cutânea tardia (PCT) é a mais comum das porfirias, geralmente presente após a idade de 20 anos.

○ **O que a PIA e a PCT têm em comum?**

A expressão da enzima ocorre apenas no fígado, ambas possuem padrões autossômico-dominantes de herança (a primeira com penetração incompleta enquanto a última pode ser adquirida), e ambas são as mais comuns (a primeira sendo aguda e a última sendo da porfiria cutânea).

○ **Qual é a lesão típica associada a PCT?**

Lesões vesiculares e bolhosas induzidas por fotossensibilidade ou bolhas.

○ **A PCT está fortemente associada a que outros transtornos?**

Excesso de ingestão de álcool, terapia de estrogênio, lúpus eritematoso sistêmico, diabetes *mellitus*, falência renal crônica, síndrome de imunodeficiência adquirida e hepatite C crônica. De nota, maior parte dos pacientes possui sobrecarga de ferro.

○ **V/F: Pacientes com porfiria aguda estão em risco aumentado de desenvolver carcinoma hepatocelular.**

Verdadeiro. Apesar de o envolvimento hepático ser variável e leve.

○ **Que duas porfirias estão mais comumente associadas a complicações do fígado?**

PCT e porfiria hepatoeritropoética (PHE – HEP).

○ **Que sinais clínicos devem levar à consideração do diagnóstico de porfiria?**

Surtos recorrentes de dor abdominal severa, constipação, distúrbios neuropsiquiátricos e achados dermatológicos típicos.

○ **Quais são os dois transtornos de transporte do ácido de bile nos quais um defeito genético da secreção do ácido de bile primária são acreditados como responsáveis?**

Síndrome de Byler e síndrome de Alagille.

○ **Nenhuma terapia médica tem mostrado beneficiar os pacientes com fibrose cística relacionada com a doença do fígado.**
Falso. Estudos controlados têm demonstrado os efeitos benéficos do ácido ursodeoxicólico em termos de melhora na colestase e no estado nutricional.

Tumores e Cistos
Thomas Schiano, M.D.

○ **Quais são algumas síndromes paraneoplásicas associadas ao carcinoma hepatocelular?**
Policitemia secundária, hipoglicemia, hipercolesterolemia e, raramente, hipercalcemia.

○ **Qual é o diagnóstico diferencial de uma alfafetoproteína elevada (AFP) em um paciente com doença do fígado conhecida?**
Os níveis de AFP estão elevados em um número de doenças do fígado incluindo hepatite viral e em alguns tumores metastáticos para o fígado (pâncreas, estômago). Os níveis excedendo 1.000 ng/mL podem ser vistos na presença de hepatite fulminante, teratomas ou em tumores do saco vitelino. Um nível de AFP elevado é mais comumente visto no carcinoma hepatocelular com um nível de corte de 300 a 500 ng/mL sendo fortemente sugestivo.

○ **V/F: A variante fibrolamelar do carcinoma hepatocelular se manifesta com uma alfafetoproteína elevada (AFP).**
Falso. Pacientes com a variante fibrolamelar do carcinoma hepatocelular são quase sempre jovens e do sexo feminino e são sempre AFP negativos. Eles, entretanto, possuem concentrações séricas elevadas de vitamina B12 ligando proteínas e neurotensina.

○ **V/F: Em uma paciente do sexo feminino com cirrose e ascite, a presença de um nível de CA-125 elevado sugere fortemente a presença de um tumor ovariano.**
Falso. O nível de CA-125 está elevado em diversos neoplasmas benignos e malignos, mais comumente o carcinoma ovariano. Além disso, também está frequentemente elevado na presença de ascite, de qualquer causa, na ausência de malignidade.

○ **Quais carcinógenos têm sido ligados ao desenvolvimento de angiossarcoma do fígado?**
Exposição prévia ao thorotrast, cloreto de vinil, arsênico, rádio e cobre inorgânico.

○ **Quais são os modos mais comuns de apresentação de um adenoma hepatocelular?**
1) Catástrofe intra-abdominal devido à hemorragia.
2) Dor abdominal do quadrante superior direito.
3) Descoberta de uma massa palpável no fígado.
4) Descoberta incidental de uma massa na imagem hepática realizada por outras razões.

○ **Quais são os diferentes padrões histológicos do carcinoma hepatocelular?**
Trabecular (semelhante a placa), pseudoglandular (pseudoacinar), compacto (sólido), fibrolamelar, esclerosante e encapsulado.

○ **Que complicações únicas ocorrem com a infusão arterial hepática de quimioterapia para o câncer do cólon metastático para o fígado?**
Ulceração gastroduodenal e inflamação podem ocorrer em até 50% dos pacientes e parecem estar relacionadas com a exposição da mucosa gastroduodenal a altas concentrações dos agentes quimioterapêuticos. Raramente, os pacientes podem desenvol-

ver estreitamento biliar semelhante à colangite esclerosante. A morbidade e a mortalidade cirúrgica atual são limitadas.

○ **Qual é a causa mais comum de cistos hepáticos em todo o mundo?**

Equinococose (doença hidática).

○ **Na situação de carcinoma hepatocelular (CHC – HCC), com que frequência a citologia do fluido ascítico revela células malignas?**

O envolvimento do peritônio pelo CHC ocorre muito infrequentemente; assim, a citologia do fluido ascítico raramente é positiva.

○ **Por que Moçambique possui a mais alta incidência mundial de carcinoma hepatocelular (CHC)?**

A população de Moçambique possui uma incidência muito elevada de infecção viral por hepatite B e seu solo possui um dos mais elevados conteúdos de aflatoxina B1. A cirrose relacionada à hepatite B e a exposição à aflatoxina parecem cumulativamente aumentar a predisposição para o CHC.

○ **Em quais pacientes a injeção de etanol percutânea guiada por ultrassom (IEP – PEI) é uma opção viável de tratamento para o carcinoma hepatocelular?**

A IEP é um modo aceitável de terapia para tumores pequenos, especialmente aqueles de 3 cm no diâmetro ou menos, que ocorrem nos pacientes incapazes de serem submetidos à ressecção. Injeções múltiplas podem ser requeridas para eliminar o tumor, porém elas são geralmente bem toleradas e diversas lesões podem ser tratadas durante a mesma sessão. Lesões envolvendo a cúpula do fígado são com frequência inacessíveis para estas injeções.

○ **Qual é a importância da trombose da veia portal em um candidato a transplante de fígado com carcinoma hepatocelular conhecido?**

Embora a trombose da veia portal frequentemente ocorra na situação de cirrose, pode ser devida à invasão vascular pelo tumor. Isto poderia constituir disseminação extra-hepática do tumor e, assim, impediria o transplante.

○ **Quais são os achados histológicos característicos de hiperplasia nodular focal (HNF – FNH)?**

A HNF é mais frequente solitária e geralmente subcapsular. A presença de uma cicatriz fibrosa central com septos fibrosos delgados e artérias anormais irradiando externamente é mais característica. Os tratos portais estão ausentes, porém existe com frequência proliferação de ducto de bile no interior dos septos fibrosos.

○ **Quais são as variáveis mais importantes associadas a recorrência de carcinoma hepatocelular (CHC – HCC) após transplante do fígado?**

Disseminação extra-hepática do tumor, invasão micro ou macrovascular pelo tumor, tamanho de um único CHC > 5 cm, tamanho cumulativo de três ou mais CHC > 10 cm e grau histológico.

○ **Que fatores predisponentes estão associados ao desenvolvimento de colangiocarcinoma?**

Colangite esclerosante primária, doença de Caroli, cistos coledocais, hepatolitíase crônica e infestação por acaso do fígado.

○ **V/F: O transplante de fígado ortotópico (TFO – OLT) é um tratamento aceito para a doença do fígado policística.**

Verdadeiro. Pacientes afligidos raramente, se alguma vez, desenvolvem doença do fígado sintomática e disfunção sintética hepática. Entretanto, o TFO é às vezes necessário como tratamento definitivo por causa da hepatomegalia massiva que causa dor abdominal refratária e distensão, anorexia e desnutrição.

○ **Quais são as características do rastreamento por TC (CT) de um cisto equinococal?**

Cistos equinococais são defeitos parenquimais, marcadamente circunscritos, com aumento da margem e geralmente possuem calcificação no interior da parede do cisto e cistos "filhotes" no interior dos mesmos.

○ **Além dos cistos dos rins, pacientes com doença do fígado policística possuem o envolvimento de outro órgão?**

Aproximadamente 5% dos pacientes possuem cistos em outras vísceras, incluindo pâncreas, baço, útero, ovários, e vesículas seminais. Existe também uma incidência aumentada de aneurismas arredondados no cérebro.

○ **A partir de que vaso sanguíneo um carcinoma hepatocelular (CHC – HCC) recebe todo o seu suprimento sanguíneo?**

A artéria hepática (o vaso utilizado na embolização terapêutica e quimioembolização) serve como o principal suprimento sanguíneo do CHC.

○ **Qual é a melhor evidência do papel causador da aflatoxina na patogênese do carcinoma hepatocelular (CHC) nos humanos?**

A alta frequência de uma mutação única no códon 249 do gene supressor p53 no CHC dos pacientes de áreas geográficas de alta contaminação de aflatoxina e sua ausência no CHC ocorrendo nas regiões de baixa exposição à aflatoxina.

○ **V/F: A presença de pequena linfadenopatia peri-hilar nos pacientes com colangite esclerosante primária aumenta a suspeita para uma malignidade.**

Falso. A linfadenopatia peri-hilar é comumente vista nos pacientes com cirrose devido à hepatite C e na maior parte das formas de doença colestática do fígado na ausência de um neoplasma do fígado.

○ **V/F: Um paciente com cirrose e uma lesão do fígado observada no rastreamento por TC possui um nível normal de alfafetoproteína (AFP). Isto exclui carcinoma hepatocelular (CHC).**

Falso. Um nível de AFP normal nunca exclui completamente o diagnóstico de CHC.

○ **Que complicações podem ocorrer após a quimioembolização de um carcinoma hepatocelular?**

Virtualmente todos os pacientes experimentam dor marcada no quadrante abdominal superior direito, náuseas, vômitos e febres altas. Adicionalmente, todos os pacientes desenvolvem elevações dos testes de fígado e uma minoria pode desenvolver abscesso do fígado e falência do fígado.

○ **Como a angiografia diferencia entre carcinoma hepatocelular (CHC) e um cisto simples?**

Na angiografia, um CHC é hipervascular com neovascularidade proeminente e desvio arteriovenoso, enquanto um cisto simples é avascular com vasos vistos estirando-se ao redor do cisto.

○ **Como um rastreamento por TC diferencia entre carcinoma hepatocelular (CHC) e um hemangioma?**
O CHC aparece hiperdenso no rastreamento por TC com enchimento preferencial durante a fase de uma varredura dinâmica, enquanto um hemangioma se destaca da periferia para o interior com realce adicional e persistente nos rastreamentos posteriores.

○ **O que é a síndrome de Stouffer?**
A síndrome de Stouffer se refere a uma constelação de sintomas constitucionais e elevação não específica dos testes de fígado em um paciente com carcinoma de célula renal, na ausência de doença metastática para o fígado.

○ **Quais são os locais mais comuns de disseminação metastática nos pacientes com carcinoma hepatocelular?**
Na ordem decrescente de frequência, pulmão, veia portal, veia hepática, linfonodos regionais, osso, medula óssea e peritônio.

○ **Qual é a droga de escolha para tratar uma infestação equinococal?**
Mebendazol, 40 mg/kg/dia.

○ **Para quais tumores o transplante de fígado tem carreado o mais alto índice de sucesso para a cura?**
Carcinoma hepatocelular encontrado incidentalmente, no momento do transplante. A maioria destes tumores é pequeno e singular.

○ **Quais são os tumores mais comuns metastatizando para o fígado?**
Carcinomas de pulmão, mama, cólon e pâncreas contribuem para a maioria impressionante das metástases hepáticas nos adultos, enquanto o neuroblastoma, tumor de Wilm e rabdomiossarcoma são mais comuns no grupo de idade pediátrica.

○ **Qual é a chance de recorrência do colangiocarcinoma após transplante de fígado em um paciente com colangite esclerosante?**
O índice de recorrência é extremamente alto. Assim, um diagnóstico pré-operatório de colangiocarcinoma geralmente impede o transplante de fígado.

○ **O que é um tumor de Klatskin?**
Também denominado colangiocarcinoma hilar, o tumor de Klatskin ocorre na secção do ducto de bile comum entre a junção do ducto cístico (ducto hepático comum) e a confluência dos ductos hepáticos no hilo.

○ **Que outras condições mimetizam o tumor de Klatskin causando obstrução na confluência hilar do fígado?**
Carcinoma da vesícula biliar, colangite esclerosante primária, estreitamento biliar benigno, pedras biliares ou sedimento e carcinoma metastático.

○ **O que é a doença de Caroli?**
A doença de Caroli (cisto biliar tipo 5) é uma malformação congênita caracterizada pela dilatação multifocal do ducto de bile intra-hepático. Pode estar associada a fibrose hepática congênita, cirrose e hipertensão portal.

○ **Que anormalidade renal está associada à doença de Caroli?**
Rim com medula "esponjosa" está presente em 60 a 80% dos casos.

○ **O carcinoma hepatocelular (CHC) ocorre raramente em quais etiologias de cirrose?**
O CHC raramente ocorre nos pacientes com hepatite autoimune, deficiência de α_1-antitripsina e nas condições colestáticas semelhantes à PBC. Em contraste, o CHC comumente ocorre na hemocromatose.

○ **Em qual condição hepática ocorrem nódulos macrorregenerativos e por que eles são importantes?**
Eles são tipicamente vistos na situação de cirrose. A displasia emergindo no interior deles com frequência predispõe ao desenvolvimento de carcinoma hepatocelular.

○ **O que é a síndrome de Kasabach-Merritt?**
Trombocitopenia relacionada com um hemangioma cavernoso gigante.

○ **Qual é o tumor hepático primário mais comum?**
O hemangioma cavernoso, geralmente um achado incidental, é detectado em cerca de 1% de todas as autópsias. Estes tumores são encontrados em todas as idades em ambos os sexos, embora eles sejam mais frequentemente vistos nos adultos. Grandes hemangiomas cavernosos (> 10 cm) são mais bem manejados pela ressecção cirúrgica, dado o risco de rompimento.

○ **Quais são as complicações da doença hidática hepática?**
As complicações incluem obstrução biliar a partir da compressão de ductos intra-hepáticos grandes, colangite devido à ruptura no trato biliar, infecção secundária e anafilaxia da ruptura peritoneal, pleural ou pericárdica.

○ **V/F: Pacientes com infecção por hepatite B crônica ativa (VHB – HBV) sem cirrose necessitam ser rastreados para carcinoma hepatocelular (CHC).**
Verdadeiro. O DNA viral-VHB parece se integrar no genoma do hospedeiro resultando na transformação maligna. O CHC pode surgir nos pacientes VHB não cirróticos, porém geralmente não se desenvolve nos pacientes com VHC, a menos que eles tenham cirrose. Assim, todos os pacientes com infecção VHB devem ser rastreados para CHC. O rastreamento não é recomendado naqueles com VHC sem cirrose.

○ **V/F: O carcinoma hepatocelular (CHC) está entre as malignidades mais comuns do mundo.**
Verdadeiro. O CHC é o câncer visceral mais comum no mundo e pode ser o câncer geral mais comum. Representa 20 a 40% de todos os cânceres nas regiões de alta prevalência, onde a incidência pode alcançar 150/100.000 da população por ano.

○ **Na ausência de cirrose, quanto do parênquima do fígado pode ser removido seguramente durante a extirpação cirúrgica de um tumor do fígado?**
60 a 80%. Muitos pacientes com tumores do fígado possuem cirrose, entretanto, que impede as ressecções maiores.

○ **V/F: A quimioembolização prolonga a sobrevida no carcinoma hepatocelular.**
Falso. A quimioembolização é utilizada nos pacientes para os quais a ressecção cirúrgica do carcinoma hepatocelular não é possível. O Gelfoam ou outras partículas juntamente com infusão de quimioterapia são injetadas no sistema arterial hepático, alimentando o tumor, produzindo uma redução temporária no fluxo sanguíneo e exposição mais direta à quimioterapia. Estudos diretos têm mostrado regularmente redução significativa no tamanho de tumores grandes, sem existir aumento na sobrevida do paciente com quimioembolização.

○ **V/F: Um nível de antígeno carcinoembriogênico (CEA) elevado em um paciente com cirrose sugere fortemente a possibilidade de um neoplasma colônico.**
Falso. Elevações menores de CEA são vistas em muitos pacientes com carcinoma hepatocelular e na cirrose, em geral.

○ **Qual a efetividade da quimioterapia no tratamento do carcinoma hepatocelular (CHC)?**
O CHC está em uma classe de tumores que é altamente resistente à quimioterapia. A vasta maioria das respostas aos agentes quimioterapêuticos é parcial e de vida muito curta. O impacto da quimioterapia na morbidade e mortalidade do paciente é insignificante.

○ **Quais são os estudos de imagem de escolha diagnosticando um hemangioma do fígado?**
Na maior parte dos casos, uma lesão hiperdensa, bem definida é observada no ultrassom e uma lesão confirmatória correspondente é vista no rastreamento por TC em *bolus* dinâmico sequencial ou IRM (MRI). A cintigrafia também pode ser utilizada para confirmar o diagnóstico de hemangioma.

○ **O que é hiperplasia nodular regenerativa (HNR – NRH)?**
HNR é caracterizada pela nodularidade difusa do fígado na ausência de fibrose. É uma condição rara, às vezes sendo difícil de distinguir da hiperplasia nodular focal, do adenoma hepático e do carcinoma hepatocelular. É mais frequente no achado incidental, porém pode se apresentar com complicações de hipertensão portal. A HNR pode ser idiopática ou encontrada em associação a transtornos hematológicos (mieloma múltiplo) ou doenças vasculares do colágeno (artrite reumatoide).

○ **V/F: O uso de contraceptivo oral está ligado ao desenvolvimento de hiperplasia nodular focal (HNF – FNH).**
Falso. Embora o desenvolvimento e crescimento dos adenomas hepáticos e hemangiomas cavernosos tenham sido ligados ao uso de contraceptivo oral, o mesmo não tem sido dito para a HNF.

Transtornos Vasculares

Mohammed R. Annes, M.D., e Nicholas Ferrentino, M.D.

○ **Qual é a média de fluxo sanguíneo total para o fígado em mL/min?**
Normalmente o fluxo sanguíneo varia entre 800 e 1.200 mL/min. A veia portal supre a maioria do sangue (aproximadamente 2/3) com a artéria hepática suprindo o remanescente.

○ **Qual é a quantidade aproximada de oxigênio que o fígado é capaz de extrair do sangue e como isto se compara à maior parte dos outros órgãos gastrointestinais?**
O fígado é relativamente único na sua capacidade para extrair oxigênio do sangue – até 95% – tornando-o muito mais eficiente que a maior parte dos órgãos gastrointestinais.

○ **Qual é o mecanismo proposto da lesão de reperfusão isquêmica?**
Formação de radicais livres de oxigênio, predominantemente pelas enzimas NADPH oxidase e xantina oxidase.

○ **V/F: Doenças isquêmicas do fígado são mais comuns no idoso.**
Verdadeiro. Embora a doença isquêmica do fígado possa ocorrer em qualquer idade, mais comumente ocorre na população mais velha. Este grupo de idade é mais suscetível para doenças cardíacas e pulmonares severas que predispõem à isquemia.

○ **Quais são os sintomas comuns da doença isquêmica do fígado?**
Queixas comuns incluem dor abdominal no quadrante superior direito (QSD – RUQ), náusea, vômito e anorexia. Na sua forma leve, a doença isquêmica do fígado pode ser assintomática e as anormalidades detectadas apenas nos testes do fígado.

○ **Que achados físicos são comuns na doença isquêmica do fígado?**
Icterícia, em aproximadamente 40%, e hepatomegalia, em até 95% dos pacientes. Achados de laboratório quase invariáveis incluem um aumento marcado nas aminotransferases séricas e desidrogenase láctica e com frequência um aumento na bilirrubina não conjugada (25%).

○ **Qual é o achado histopatológico característico nos transtornos isquêmicos do fígado?**
Necrose centrilobular do hepatócito.

○ **Quais são as causas mais comuns da síndrome de Budd-Chiari?**
As etiologias incluem trombose/oclusão das grandes veias hepáticas, lesões em massa das veias hepáticas maiores ou veia cava inferior e lesões/redes em massa localizadas entre o fígado e o átrio direito.

○ **Quantas veias hepáticas maiores drenam para a veia cava inferior?**
Três.

○ **Nomeie duas doenças comumente associadas à trombose vascular.**
Policitemia rubra vera e hemoglobinúria paroxísmica noturna.

○ **Quais os três sintomas que caracterizam a síndrome de Budd-Chiari aguda, rapidamente progressiva?**
Hepatomegalia, dor QSD (RUQ) e ascite.

○ **Um baço aumentado é com frequência encontrado nos pacientes com síndrome de Budd-Chiari. Nomeie duas causas possíveis de um baço aumentado neste transtorno.**
Hipertensão portal e um transtorno subjacente mieloproliferativo.

○ **Qual é o prognóstico para pacientes sintomáticos, não tratados com a síndrome de Budd-Chiari?**
Ruim. A expectativa média de vida é de 3 meses a 3 anos após o diagnóstico inicial. Os pacientes com frequência desenvolvem falência renal, sangramento varicoso, encefalopatia hepática e icterícia.

○ **Qual é o prognóstico para indivíduos assintomáticos com a síndrome de Budd-Chiari?**
Excelente. Isto sugere trombose de apenas duas ou três veias hepáticas ou compensação colateral adequada.

○ **Os pacientes com frequência não se apresentam agudamente com a síndrome de Budd-Chiari. Se uma obstrução está estabelecida neste caso, qual é o tratamento de escolha?**
Descompressão cirúrgica do fígado via desvio cirúrgico. Naqueles com fibrose avançada ou cirrose, o transplante de fígado pode ser considerado.

○ **Como a doença hepática veno-oclusiva tipicamente se apresenta clinicamente?**
A endoflebite obliterativa, fibrosa, não trombótica de pequenas veias intra-hepáticas, originalmente descritas por Chiari, é agora referida como uma doença hepática veno-oclusiva. A doença hepática veno-oclusiva tipicamente se apresenta com hepatomegalia, ascite e ganho de peso.

○ **Nomeie a etiologia clássica da doença hepática veno-oclusiva.**
A ingestão de pirrolizidina alcaloide tipicamente a partir de plantas utilizadas para fazer alguns chás de ervas. Outras etiologias incluem: irradiação ou alta dose de quimioterapia prévia ao transplante de medula óssea; lúpus eritematoso sistêmico e imunodeficiência familiar; e, agentes tais como azatioprina, citosina arabinosida, 6-mercaptopurina, uretano e possivelmente contraceptivos orais.

○ **V/F: As aminotransferases séricas estão tipicamente elevadas na doença hepática veno-oclusiva.**
Verdadeiro (80 a 85%). Outras manifestações incluem hiperbilirrubinemia (bilirrubina de 15 a 20 mg/dL) e fosfatase alcalina elevada (250 a 300 IU (UI)/L).

○ **Que porcentagem de pacientes de transplante de medula óssea acredita-se adquirir doença hepática veno-oclusiva?**
10 a 20%.

○ **Qual é o índice de mortalidade relatado de doença hepática veno-oclusiva nos pacientes de transplante de medula óssea?**
20 a 40%.

○ **Qual é a ordem clássica de manifestação de sinais e sintomas na doença hepática veno-oclusiva na situação de transplante de medula óssea?**
Ganho de peso ocorrendo de 8 a 9 dias após o transplante, hiperbilirrubinemia em 11 a 12 dias, aminotransferase aspartato e fosfatase alcalina elevadas em 13 a 15 dias e hepatomegalia e ascite dentro de 1 a 2 semanas do transplante de medula óssea.

○ **Como é feito o diagnóstico de doença hepática veno-oclusiva?**

Se o paciente está em pós-operatório de transplante de medula óssea e a síndrome típica clínica, o diagnóstico presumido pode ser feito sem estudos adicionais. Nos casos menos claros, a biopsia é necessária. Infelizmente, estes pacientes são geralmente severamente trombocitopênicos complicando o desempenho de qualquer procedimento invasivo. A abordagem transjugular para a biopsia do fígado pode ser uma alternativa de menor risco nesta situação. O estudo ultrassom com Doppler, o rastreamento por TC (CT) e a IRM (MRI) são todas as opções para determinar a patência da veia hepática para excluir a síndrome de Budd-Chiari.

○ **Quais são as características na biopsia do fígado que sugerem doença hepática veno-oclusiva?**

A vênula hepática está tipicamente obliterada, é observada queda dos hepatócitos e está presente dilatação sinusoidal.

○ **Qual é a pedra fundamental do tratamento para a doença hepática veno-oclusiva secundária à ingestão de pirrolizidina alcaloide?**

Metade dos pacientes recupera-se completamente com restrição de líquido e sódio.

○ **Qual etiologia de doença hepática veno-oclusiva está associada a uma incidência mais elevada de progressão de doença crônica, severa, com frequência fatal?**

Até 25% dos pacientes após o transplante de medula óssea sofrem de doença severa. O tratamento inclui restrição de sódio, diuréticos e manejo das complicações.

○ **Que doença está associada a "infarto atrófico de Zahn"?**

Hiperplasia nodular regenerativa.

○ **Nomeie três processos associados a *peliosis hepatis*.**

Tuberculose, SIDA (AIDS) e drogas.

○ **Quais são as causas comuns da síndrome de Budd-Chiari no mundo ocidental?**

Estados de hipercoagulabilidade e neoplasmas são as causas comuns no mundo ocidental. Membranas ou redes são causas importantes de obstrução do fluxo na Ásia e na África do Sul.

○ **Quais são as causas de oclusão das veias hepáticas e da veia cava inferior?**

Transtornos mieloproliferativos, hemoglobinúria paroxística noturna, deficiência de antitrombina III, deficiência de proteína C e S, neoplasmas, infecções, doenças vasculares do colágeno, síndrome de Behçet, sarcoidose, contraceptivos orais, gravidez, doença intestinal inflamatória, cirrose, doença policística do fígado e idiopática.

○ **Nomeie os neoplasmas associados a síndrome de Budd-Chiari.**

Carcinomas hepatocelular primário, renal, adrenal, pulmonar, pancreático e gástrico. Neoplasmas vasculares benignos e malignos (leiomiomas, leiomiossarcomas e rabdomiossarcomas) emergindo no interior das veias hepáticas ou veia cava também podem estar associados a síndrome de Budd-Chiari e falência hepática.

○ **Descreva a aparência histológica do fígado na síndrome de Budd-Chiari.**

A obstrução aguda revela congestão centrilobular significativa e dilatação de sinusoides. Atrofia, necrose e queda de hepatócitos centrizonais com extensão para as regiões periportais estão presentes com lesão severa. Com doença crônica, obliteração completa das veias centrais associada a fibrose médio-zonal e centro-lobular com ou sem cirrose é observada.

○ **Qual é a apresentação clínica típica na síndrome de Budd-Chiari?**

Um espectro da doença é possível, variando de um estado assintomático até a falência hepática fulminante ou cirrose com complicações associadas. A obstrução aguda está associada a dor no quadrante superior direito, náusea e vômito, hepatomegalia e ascite. Icterícia e esplenomegalia podem ser observadas, porém geralmente são leves. A maior parte dos pacientes apresenta-se com um curso subagudo de menos de 6 meses e queixa de desconforto vago no quadrante superior direito, hepatomegalia, ascite de leve a moderada e esplenomegalia. A icterícia pode ser leve ou ausente. Doença sintomática de mais de 6 meses apresentando-se como fadiga, varizes sangrantes, encefalopatia, coagulopatia, síndrome hepatorrenal e/ou desnutrição sugere obstrução crônica. Necrose hepatocelular massiva com falência hepática fulminante é uma manifestação rara da síndrome de Budd-Chiari e tipicamente segue a oclusão rápida e completa de todas as veias hepáticas. Encefalopatia progressiva, coagulopatia e morte são inevitáveis dentro de 8 semanas de oclusão se o tratamento não é proporcionado.

○ **Que anormalidades de laboratório estão geralmente presentes na síndrome de Budd-Chiari?**

As investigações-padrão de laboratório são raramente úteis. Vinte e cinco a 50% dos pacientes com obstrução do fluxo de saída venoso apresentam-se com aspartato e aminotransferases alanina normal ou ligeiramente anormal. Entretanto, pacientes apresentando-se com doença aguda ou falência hepática fulminante podem exibir valores maiores que 1.000 UI(IU)/L, especialmente se houver trombose concomitante da veia portal. Além disso, a bilirrubina sérica, a fosfatase alcalina e o tempo de protrombina são geralmente normais e ligeiramente elevados.

○ **Como você poderia diagnosticar a síndrome de Budd-Chiari?**

Imagem radiológica e biopsia do fígado.

○ **Qual é a sensibilidade do ultrassom na avaliação da síndrome de Budd-Chiari?**

85 a 95%. A adição do Doppler ao ultrassom convencional é mais sensitiva que a investigação isolada em tempo real.

○ **Qual é o papel do rastreamento por TC (CT) na avaliação da síndrome de Budd-Chiari?**

O rastreamento por TC é útil na avaliação das anormalidades das veias hepáticas e veia cava incluindo membranas, a extensão da doença parenquimal hepática e a presença de ascite e esplenomegalia.

○ **Qual é o padrão-ouro no diagnóstico da síndrome de Budd-Chiari?**

Angiografia. Não apenas proporciona informação com relação à causa e localização da obstrução, mas também é útil na obtenção de medidas de pressão que são importantes para os cirurgiões antes da descompressão. Idealmente, todos os pacientes considerados para a cirurgia deveriam submeter-se à angiografia além da biopsia do fígado.

○ **Que opções médicas existem para o tratamento da síndrome de Budd-Chiari?**

As terapias médicas, embora geralmente inefetivas, incluem restrição ao sódio, diuréticos e paracentese terapêutica. Nos pacientes que se apresentam com obstrução trombótica incompleta aguda, a anticoagulação e a trombólise são alternativas.

○ **Discuta o papel da radiologia intervencionista no tratamento da síndrome de Budd-Chiari.**
A angioplastia percutânea com balão transluminal é uma terapia emergencial e excitante para a obstrução de saída de fluxo hepático secundária a rede cava ou estenose venosa hepática. A experiência inicial sugere excelentes resultados em curto prazo, porém um índice de patência de 2 anos de 50% e índice de falência de 50% nos primeiros 6 meses.

○ **Quais desvios cirúrgicos são úteis no tratamento da síndrome de Budd-Chiari?**
Os desvios descompressivos devem ser considerados o padrão de cuidado para pacientes com oclusão venosa aguda ou subaguda. As opções incluem 1) desvios portocavais lado a lado, 2) desvios mesocavais (para pacientes com compressão da cava retro-hepática pela hipertrofia lobar caudada) e 3) desvios mesoatriais (para pacientes com obstrução caval e um gradiente significativo entre a cava e o átrio direito). Após a cirurgia, a anticoagulação em longo prazo é recomendada para minimizar a chance de trombose recorrente.

○ **Quando deve ser considerado o transplante de fígado nos pacientes com síndrome de Budd-Chiari?**
1) Falência fulminante do fígado, 2) doença do fígado em estágio final, 3) pacientes com doença do fígado significativa que descompensam após receber desvios descompressivos, 4) falência do desvio e 5) trombose venosa atribuível à deficiência de proteína C, proteína S ou antitrombina III.

HEPATITE VIRAL

Mark E. Mailliard, M.D.

○ **Quais são as ações antivirais dos interferons?**

Os interferons são glicoproteínas ocorrendo naturalmente produzidos pelas células em resposta a uma variedade de estímulos incluindo a infecção viral. Os interferons possuem efeitos antivirais diretos postulados como ocorrendo através da indução de enzimas celulares que interferem com a síntese viral. A inibição da transcrição do RNA e DNA viral e a translação é provável, porém não provada. Além disso, os interferons possuem propriedades imunomodulatórias e podem exercer ações antivirais através do aumento da função imune celular.

○ **Que porcentagem de pacientes tratados com interferon-alfa para a hepatite crônica irá desenvolver doença autoimune da tireoide?**

Dois a 3% (incidência igual do hipotireoidismo e hipertireoidismo autoimune).

○ **Que porcentagem de pacientes irá desenvolver efeitos colaterais neuropsiquiátricos (depressão primariamente) durante a monoterapia da hepatite C crônica com interferon-alfa?**

20%.

○ **V/F: Pode ser desafiante diferenciar hepatite autoimune de hepatite C crônica (HCC – HCV).**

Verdadeiro. Titulagens baixas de anticorpos antinucleares (ANA) ocorrem em 40 a 70% dos pacientes com HCC (HCV) crônica. Titulagens de ANA acima de 1:160 podem ocorrer em 20% dos pacientes com HCC (HCV) crônica. A hipergamaglobulinemia está associada a um teste de ELISA falso-positivo para a HCC (HCV) em 20% (predominantemente mulheres jovens). A terapia de esteroide para a HCC (HCV) crônica irá diminuir os níveis de aminotransferase alanina, porém elevar os níveis de RNA da HCC (HCV). A hepatite severa pode ocorrer quando a hepatite autoimune é tratada com interferon. A menos que o diagnóstico de infecção por HCC (HCV) seja sustentado pela presença de RNA da HCC (HCV), a terapia esteroide deve ser o tratamento primário inicial de escolha.

○ **Um paciente com hepatite B crônica (HBC – HBV) desenvolve uma elevação nas aminotransferases 4 semanas após a iniciação de interferon-alfa, 5 milhões de unidades diariamente. Qual deve ser a resposta do gastroenterologista que está tratando?**

Durante ou imediatamente após a terapia de interferon para a HBC (HBV), pacientes respondentes [aqueles que perdem HBeAg e DNA da HBC (HBV)] frequentemente irão desenvolver níveis de TLA (ATA – ALT) aumentados. A terapia de interferon continuada com monitoramento de perto do paciente e tratamento sintomático dos efeitos colaterais está indicada. Por causa do custo, dos efeitos colaterais e da toxicidade da terapia de interferon para HBC crônica, os pacientes selecionados para a terapia devem exibir ALA (ALT) elevada, baixo DNA de HBC e não terem evidência de doença do fígado descompensada.

○ **Qual é o mecanismo de ação antiviral da lamivudina na terapia da hepatite B crônica (HBC)?**

A lamivudina é um nucleosídeo análogo que inibe a síntese do DNA viral pela interrupção da cadeia de DNA pró-viral nascente através da interferência da atividade da transcriptase reversa da HBC (e VIH – HIV).

○ **Qual é a incidência do aparecimento de mutantes YMDD nos pacientes HBC submetidos à terapia com lamivudina?**

Quinze a 35% dos pacientes tratados com lamivudina (100 mg/d) por 12 meses desenvolvem mutações de escape no local ativo do gene de polimerase HBC (*locus* YMDD). Este evento virológico molecular está associado a aumento na ALA e reaparecimento do DNA da HBC.

○ **O *ictus* escleral e a icterícia ocorrem frequentemente nos adultos com infecção sintomática por hepatite A (VHA – HAV). Como pode a icterícia secundária ao VHA diferir de outras infecções hepáticas agudas?**

A icterícia pode persistir por semanas a meses nos adultos com VHA. Raramente, uma síndrome de colestase prolongada pode persistir por 3 a 4 meses. A recaída da hepatite pode também ocorrer em até 10% dos pacientes com VHA. Infecções colestáticas e a recaída do VHA não possuem uma mortalidade aumentada.

○ **Quais são as indicações para a vacinação da hepatite A?**

O número de candidatos para a vacinação do VHA está expandindo. Viajantes estrangeiros, pessoal militar, homossexuais masculinos, usuários de droga, trabalhadores institucionais e indivíduos nas áreas endêmicas devem ser o alvo. Atenção recente para a morbidade da infecção do VHA nos pacientes VHC crônicos tem levado a uma convocação para a vacinação de todos os pacientes com VHC. A vacina deve ser dada 3 semanas antes da viagem. Proteção imediata pode ser obtida através da administração simultânea de globulina sérica imune e vacina para VHA.

○ **Qual é a utilidade clínica do anticorpo central da hepatite B?**

Na infecção aguda por VHB, IgM anti-HBc aparece 1 mês após aparecer o HBsAg e imediatamente antes da elevação da ALA. A IgM anti-HBc irá indicar geralmente a infecção aguda por VHB e é o único marcador da infecção do VHB durante o período de janela (após o declínio do HBsAg e antes de aparecer o anti-HBs). O IgG anti-HBc persiste nos pacientes com anti HVc e pacientes que desenvolvem VHB crônico com NBsAg. O significado clínico de um IgG anti-HBc isolado é desconhecido; entretanto, indivíduos afetados não são permitidos doar sangue e sua doação de órgão pode estar associada a transmissão de infecção por VHB.

○ **Qual é o significado de um mutante do VHB?**

As mutações de replicação do DNA de VHB não são incomuns. A mutação pré-central envolvendo uma modificação de G a A no nucleotídeo 1896 está bem descrita. Esta mutação previne a síntese do HBeAg. A presença do mutante A 1896 deve ser suspeitada nos pacientes com ALA elevada, presença de HBsAg, ausência de HBeAg e anti-HBe positivo. O DNA do VHB deve estar presente.

○ **Qual é o significado clínico de um "carreador de HBsAg"?**

Classicamente, estes pacientes possuem um DNA de VHB não detectável, BHeAg negativo, ALA normal, e não possuem inflamação hepática a despeito da presença de HBsAg. Entretanto, o DNA do VHB pode persistir em níveis muito baixos e reativar com a doença do fígado se estes pacientes receberem imunossupressão.

○ **Que porcentagem de pacientes com carcinoma hepatocelular possui cirrose a partir de infecção por VHC ou VHB?**

A prevalência de NBsAg nos pacientes com carcinoma hepatocelular varia de país para país e varia de 7% (Estados Unidos) a 87% (Coreia). Acima de 80% de todos os pacientes com carcinoma hepatocelular possuem cirrose. A cirrose é um fator de risco para o desenvolvimento de hepatoma quando os pacientes possuem VHC ou VHB. Pacientes cirróticos com VHC possuem um risco de 7% de hepatoma em 5 anos e de 14% em 10 anos após o diagnóstico.

○ **Como é diagnosticada a hepatite D crônica?**

A presença de RNA de VHD pelo exame de reação da cadeia de polimerase é o "padrão-ouro" para o diagnóstico da infecção por VHD. A presença de anticorpo IgM para o VHD pode indicar lesão hepática a partir do VHD.

○ **Qual é o papel do transplante de fígado para a doença de fígado no estágio final associada a infecção por hepatite D?**

O transplante de fígado nos indivíduos infectados com VHD coinfectados com VHB carreia um risco muito mais baixo de reinfecção do enxerto do que o transplante nos pacientes infectados com o VHB isolado. A sobrevida geral do paciente compara-se àquela para outras indicações.

○ **Quais subgrupos de pacientes com infecção por VHB em estágio final poderiam ser esperados ter melhorada a sobrevida após o transplante de fígado?**

Pacientes com hepatite fulminante aguda de VHB, coinfecção de VHD ou DNA de VHB não detectável poderiam ter uma incidência mais baixa de reinfecção do enxerto que os pacientes que são BHeAg positivos e possuem um DNA de VHB. A imunoprofilaxia em longo prazo com imunoglobulina para a hepatite B diminui a incidência de reinfecção do enxerto pelo VHB e realça a sobrevida nos pacientes com evidência de DNA de VHB pré-transplante.

○ **Descreva a graduação patológica e o sistema de pontuação de estadiamento para a hepatite crônica.**

Grau (inflamação)	Estágio (fibrose)
1 – atividade mínima	1 – expansão leve dos tratos portais
2 – necrose fragmentada leve	2 – fibrose periportal
3 – atividade moderada com necrose lobular esparsa	3 – fibrose em ponte
4 – atividade severa com necrose lobular e fragmentada	4 – cirrose

○ **Descreva as manifestações clínicas do vírus da hepatite E (VHE – HEV).**

O VHE causa apenas uma hepatite aguda. A hepatite fulminante pode ocorrer de 1 a 2% e existe um aumento marcante na mortalidade para as mulheres grávidas infectadas. Sua rota de transmissão é similar ao VHA.

○ **Que porcentagem de pacientes com mononucleose infecciosa possui envolvimento do fígado?**

Aproximadamente 90% possuem ALA enquanto 11% tornam-se ictéricos.

○ **Descreva o espectro clínico da hepatite por citomegalovírus (CMV).**

Em geral, 50 a 80% dos indivíduos possuem anticorpos séricos para o CMV pela idade de 35 anos. A hepatite por CMV nas crianças e adultos normais geralmente é assintomática e subclínica. Os neonatos podem desenvolver icterícia e falência do fígado. Infecções primárias e secundárias por CMV (reativação) podem ocorrer nos pacientes imunossuprimidos. O diagnóstico da hepatite por CMV requer anticorpo IgM ou uma elevação na titulagem de IgG e uma biopsia do fígado. A patologia do fígado classicamente mostra células gigantes com inclusões intranucleares. O vírus pode ser identificado a partir da cultura de tecido do fígado ou fluido corporal.

○ **A hepatite fulminante por herpes simples tipicamente ocorre apenas em quais indivíduos?**

Neonatos, mulheres grávidas no terceiro trimestre e pacientes imunocomprometidos.

○ **V/F: Não existe evidência conclusiva para sugerir que o vírus da hepatite G VHG (HGV) cause doença aguda ou crônica do fígado.**

Verdadeiro. O VHG foi identificado nos pacientes com enzimas anormais do fígado secundárias à infecção pelo VHG. Não existe evidência que o VHG, por si próprio, cause qualquer doença do fígado e não existe evidência conclusiva para sugerir que piore o VHG em qualquer forma.

○ **Quais são as manifestações extra-hepáticas possíveis da infecção por VHC?**

Mais provável	Possível
Crioglobulinemia	Linfoma de célula B
Vasculite	Síndrome de Sjögren
Glomerulonefrite	Púrpura trombocitopênica idiopática
Porfiria cutânea tardia	Líquen plano
Tireoidite	

○ **Quais são os genótipos e as quase espécies do VHC?**

O VHC possui um alto índice de mutação durante a replicação. A acumulação de mutações durante a evolução do VHC ao redor do mundo tem levado à heterogeneidade genética entre genótipos isolados e no mínimo seis principais (1 para 6). A quase espécie refere-se à heterogeneidade dentro de um indivíduo infectado e pode ser uma quantidade maior que 100 isolados.

○ **Quais são as principais etiologias da doença crônica do fígado nos Estados Unidos?**

VHC (HCV)	26%	Álcool	24%
Criptogênica	17%	VHC (HCV) + álcool	14%
VHB (HBV)	11%	Outra	5%
VHB (HBV) + álcool	3%		

○ **Como é transmitida a hepatite A e qual é sua prevalência nos Estados Unidos?**

Embora a rota primária seja fecal-oral, através de alimento ou água contaminada, a transmissão do VHA tem sido documentada por meios parenteral e sexual, via transfusão de sangue e atividade homossexual, respectivamente. A prevalência de anticorpo IgG para o VHA é de 10% nas crianças e de 37% nos adultos.

○ **V/F: A terapia-padrão da hepatite A é sustentadora/sintomática.**
Verdadeiro. Além da terapia sintomática sustentadora, não existe protocolo definido. Não existe evidência que os corticosteroides sejam úteis. A profilaxia pós-exposição é obtida pela imunoglobulina sérica (0,02 mL/kg) administrada por injeção intramuscular. Existe também evidência para sugerir que a vacinação imediata pelo VHA, por si mesma, pode ser efetiva na situação de profilaxia pós-exposição.

○ **Quais são as três fases do VHB crônica adquirida perinatalmente?**
Fase inicial: tolerância imune – HBeAg positivo, nível de DNA de VHB alto, ALA normal.
Segunda fase: liberação imune – entre as idades de 15 e 35 anos, HBeAg liberado, ALA elevada, a maior parte assintomático, falência hepática ou cirrose rara.
Terceira fase: não replicante – NBsAg negativo, perda de ou DNA de VHB muito baixa, ALA normal.

○ **Como é feito o diagnóstico de infecção aguda pelo VHC?**
Por causa do anti-VHC pela ELISA ser com frequência não detectável por 5 ou 6 semanas, a testagem para o RNA do VHC é necessária.

○ **Qual é o efeito colateral principal da terapia de ribavirina oral para o VHC?**
Uma anemia hemolítica dose-dependente ocorre dentro de 2 a 6 semanas após iniciar a ribavirina com 15% da hemoglobina testada caindo 4 gramas quando são administradas por dia 1.200 mg.

○ **Qual é a diferença na história natural da infecção pelo VHD entre a coinfecção com VHB *versus* a superinfecção do VHB?**
Apenas 2% de coinfecções tornam-se crônicas comparadas com 90% dos pacientes superinfectados.

TÓPICOS VARIADOS

Bioestatística para o Gastroenterologista

Elizabeth Lyden, M.S., Jane Meza, Ph.D., e James A. Lynch, Ph.D.

○ **Diferencie entre os erros Tipo I e Tipo II na testagem de hipóteses.**
Erro tipo I (falso-positivo): rejeitando a hipótese nula quando é verdadeira; alfa é a probabilidade de um erro tipo I.
Erro tipo II (falso-negativo): falhando em rejeitar a hipótese nula quando é falsa; beta é uma probabilidade de um erro tipo II. O poder de um teste estatístico é 1-beta.

○ **Nos testes utilizados com o propósito de rastreamento, diferencie entre sensibilidade e especificidade.**
Sensibilidade: indica o quanto um teste de rastreamento é bom na identificação da doença para tal testagem. Refere-se à proporção de pacientes com a doença cujo teste é positivo. A sensibilidade pode ser calculada como segue: verdadeiro-positivo/verdadeiro-negativo + falso-positivo × 100%.
Especificidade: indica o quanto um teste de rastreamento é bom na identificação de um grupo de pessoas não doentes. Refere-se à proporção de pacientes sem a doença cujo teste é negativo. A especificidade pode ser calculada como segue: verdadeiro-negativo/verdadeiro-negativo + falso-positivo × 100%.

○ **O que o valor preditivo positivo de um teste de rastreamento indica?**
Este mede a proporção de positivos-verdadeiros entre todos os pacientes com resultados de testes positivos. A prevalência da condição na população sendo testada é uma consideração importante quando determinando valores preditivos. Quanto mais alta a prevalência na população sendo testada, maior a probabilidade de um teste positivo ser preditivo da doença.

○ **Calcule a sensibilidade, especificidade, valor preditivo positivo, valor preditivo negativo e prevalência da seguinte tabela 2 × 2 que mostra os resultados do rastreamento para o *Helicobacter pylori* na detecção de doença de úlcera péptica (DUP – PUD) nos pacientes dispépticos < 45 anos de idade (*Lancet 1991;338:94-96*).**

	DUP (PUD)	Sem DUP (PUD)
H. pylori positivo	90	287
H. pylori negativo	2	423

Sensibilidade: 90/(90 + 2) = 0,978 ou 97,8%.
Especificidade: 423/(287 + 423) = 0,596 ou 59,6%.
Valor preditivo positivo: 90/(90 + 287) = 0,238 ou 23,8%.
Valor preditivo negativo: 423/(2 + 423) = 0,995 ou 99,5%.
Prevalência: (90 + 2)/(90 + 287 + 2 + 423) = 0,115 ou 11,5%.

○ **Os artigos de jornais comumente proporcionam valores de P como uma parte dos resultados de análises estatísticas. Explique o significado de um valor de P.**

O valor de P é a probabilidade de obter os resultados observados no estudo ao acaso se a hipótese nula for verdadeira.

○ **Em que implica um intervalo de confiança de 95%?**

Implica que se nós repetidamente selecionarmos amostras aleatórias da mesma população como em nossos dados e construirmos tais estimativas de intervalo, 95 de 100 dos intervalos poderiam ser esperados conter o parâmetro verdadeiro.

○ **Diferencie entre um teste bicaudado e monocaudado.**

Teste bicaudado (ou não direcional): ocorre quando os pesquisadores não sabem *a priori* a direção do valor que eles esperam observar na amostra. Por exemplo, eles querem conhecer se a média da amostra difere da média da população.

Teste unicaudado (ou direcional): ocorre quando os pesquisadores conhecem *a priori* a direção de qualquer diferença verdadeira entre o valor observado na amostra e o parâmetro da população. Por exemplo, eles querem conhecer se a média da amostra é maior (ou menor) que a média da população.

○ **Defina razão de probabilidade.**

A razão de probabilidade é a probabilidade que um paciente está exposto ao fator de risco dividido pela probabilidade que um controle é exposto ao fator de risco.

○ **O que uma razão de probabilidade de 1 indica?**

Uma razão de probabilidade de 1 indica não haver associação entre o fator de risco potencial e a doença de interesse.

○ **As probabilidades a favor da doença A são duas vezes mais elevadas nos vegetarianos que nos não vegetarianos (*i. e.*, razão de probabilidade = 2). A razão de probabilidade correspondente para a doença B é de 0,5. Qual doença está mais fortemente associada com os hábitos alimentares?**

Elas são as mesmas, apenas a direção da associação difere.

○ **Distinga entre redução do risco relativo (RRR) e redução do risco absoluto (RRA).**

Redução do risco relativo (RRR): redução dos resultados adversos alcançados por um tratamento expressado como uma proporção de resultados adversos no grupo placebo.

$$\frac{(\% \text{ de pacientes controles com mau resultado}) - (\% \text{ de pacientes em tratamento com mau resultado})}{(\% \text{ de pacientes controles com mau resultado})}$$

Redução do risco absoluto (RRA): estima a diminuição real nos resultados adversos entre os pacientes tratados com a terapia experimental.

(% de pacientes controles com mau resultado) − (% de pacientes em tratamento com mau resultado)

○ **Defina qual é o significado de um número necessário para tratar (NNT).**

NNT é o número de pacientes que necessita ser tratado com uma nova terapia de forma a prevenir um resultado adverso adicional.

1/RRA = NNT

○ **Como a razão de probabilidade e a redução de risco relativo (RRR) estão relacionadas?**

A razão de probabilidade 1 aproxima-se da RRR assumindo que a frequência dos maus resultados no grupo placebo é baixa.

○ **Em um estudo comparando úlceras endoscópicas entre pacientes (que eram livres de úlcera no começo do estudo) com osteoartrites que receberam 800 mg de ibuprofeno três vezes ao dia ou rofecoxiba 25 mg diariamente, resultados em 12 semanas mostram 28,5% dos pacientes recebendo ibuprofeno possuindo úlceras endoscópicas e 4,7% dos pacientes recebendo rofecoxiba possuindo úlceras endoscópicas (*Laine et al. Gastroenterology 1999;116:A229, Abstract*). Calcular a RRA, RRR, e NNT (com o grupo ibuprofeno considerado como sendo o controle).**

RRA = 28,5% − 4,7% = 24% ou 0,24

RRR = (28,5% − 4,7%)/28,5% = 0,84

NNT = 1/0,24 = 4,2

○ **Explique o significado de intervalo de confiança de 95%: (23 < < 35).**

Se um grande número de intervalos de confiança é construído, cerca de 95% deles irá conter a média verdadeira. Isto não significa que a probabilidade que está entre 23 e 35 é de 95%.

○ **Explique a diferença entre um estudo observacional e um estudo experimental.**

Em um estudo observacional, os pacientes são observados (nenhuma intervenção é aplicada) e as características de interesse são registradas. Em um estudo experimental, uma intervenção é aplicada e o efeito do tratamento nos sujeitos é analisado.

○ **O que é um ensaio duplo-cego e qual é o seu propósito?**

O experimentador e o sujeito não sabem se eles estão no grupo-controle ou no grupo de tratamento. O propósito é evitar que o pesquisador interprete os resultados de uma forma na qual sustente os objetivos dos pesquisadores, especialmente em um ensaio com um resultado subjetivo.

○ **O que significa o encobrimento de alocação com relação aos ensaios clínicos?**

O encobrimento de alocação significa que o pesquisador que registra os pacientes em um ensaio (*i. e.*, tentativas de obter consentimento informado do paciente) não sabe se o próximo paciente a entrar no ensaio terá o tratamento experimental ou um placebo.

○ **Diferencie entre uma análise de intenção de tratar e análise através de protocolo.**

A análise de intenção de tratar: todos os pacientes registrados em um ensaio clínico estão incluídos na análise dos dados finais, não importa se o paciente tenha completado ou não o ensaio.

Análise através de protocolo: apenas os pacientes que completaram apropriadamente o ensaio clínico são incluídos na análise dos dados finais.

○ **Descreva como calcular a média e a mediana e explicar a principal diferença entre estas duas medidas de tendência central.**

Para calcular a média (proporção), adicionar todas as observações e dividir pelo número de observações. A mediana é a observação média quando todas as observações tenham sido ordenadas. A média pode ser influenciada pelos valores extremos de dados.

○ **Para uma distribuição desvio, qual é a melhor escolha como uma medida de tendência central, a média ou a mediana? Por quê?**

A mediana, uma vez que a média pode ser influenciada pelos valores extremos.

○ **Qual é a medida mais comum de dispersão (disseminação). Nomeie uma outra medida de dispersão.**

A medida mais comum de dispersão é o desvio-padrão. Outras medidas de dispersão são amplitude, coeficiente de variação e amplitude de interquartil.

○ **Nomeie uma distribuição que tenha um formato de sino e uma distribuição que é desvio.**

Distribuição normal e distribuição qui-quadrado, respectivamente.

○ **Defina o coeficiente de variação.**

O coeficiente de variação é o desvio-padrão dividido pela média de 100% de vezes.

○ **Um investigador está interessado na comparação de duas distribuições numéricas que são medidas em escalas diferentes. O pesquisador deve utilizar o desvio-padrão ou o coeficiente de variação? Por quê?**

O investigador deve utilizar o coeficiente de variação uma vez que o coeficiente de variação se ajusta para as escalas das variáveis.

○ **Que estatística é mais frequentemente utilizada para descrever a relação entre duas variáveis numéricas?**

Coeficiente de correlação.

○ **Para duas variáveis X e Y, o coeficiente de correlação é $r = 0,89$. Como isto descreve a relação entre X e Y?**

Uma vez que r é positivo e próximo de 1, à medida que os valores de X aumentam, os valores de Y tendem a aumentar. Neste caso, nós dizemos que X e Y estão positivamente correlacionados.

○ **Para duas variáveis X e Y, o coeficiente de correlação é $r = 0,05$. Isto significa que X e Y não estão correlacionados? Por que ou por que não?**

Não. O coeficiente de correlação r mede a correlação *linear* entre X e Y. Uma vez que r está próximo a 0, nós podemos apenas dizer que X e Y não estão *linearmente* correlacionados. Eles podem, entretanto, ser correlacionados de alguma forma que não seja linear.

○ **Os resultados de um experimento indicam que a probabilidade que uma pessoa possua sangue tipo A é de 0,45. Qual é a probabilidade que uma pessoa não possua sangue tipo A?**

$1 - 0,45 = 0,55$

○ **Diferencie entre o método tabela de vida e o método Kaplan-Meier de cálculo para estimar a distribuição de sobrevida.**
Método tabela de vida: o eixo de tempo mostrando o período de observação total ou o tempo de seguimento é dividido em intervalos distintos (não necessariamente de comprimento igual) e o número de mortes e retiradas (pacientes censurados) é mostrado a cada intervalo. Este método é útil quando os tempos exatos de morte ou retirada são desconhecidos.
Método Kaplan-Meier: os tempos exatos de morte e retirada precisam ser conhecidos à medida que os cálculos são feitos a cada episódio de morte. Similar ao método tabela de vida, a curva de sobrevida irá lembrar uma função em degrau; curvas construídas pela estimativa do Kaplan-Meier irão descer um degrau a cada episódio de morte.

○ **Defina sobrevida mediana.**
Sobrevida mediana é definida como o tempo no qual 50% da população sob estudo tenha "falhado" (morreu, progrediu, recidivou etc.).

○ **Os resultados de um experimento indicam que a probabilidade de uma pessoa possuir sangue tipo A é de 0,45 e sangue tipo B é de 0,11. Qual é a probabilidade que uma pessoa possua sangue tipo A ou sangue tipo B?**
0,45 + 0,11 = 0,56

○ **V/F: Os eventos descritos na questão anterior são mutuamente exclusivos.**
Verdadeiro. Eventos mutuamente exclusivos são eventos que não podem ocorrer simultaneamente. Estes dois eventos são mutuamente exclusivos uma vez que uma pessoa não pode possuir tanto o sangue tipo A quanto o sangue tipo B.

○ **Descreva o que significa nos dois eventos ser independente.**
Os dois eventos são independentes se o resultado do primeiro evento não afeta o resultado do segundo evento.

○ **Um estudo é delineado de forma que cada membro da população possua uma probabilidade igual de ser selecionado para o estudo. Que método de amostra está sendo utilizado?**
Amostra randômica simples.

○ **Um pesquisador está interessado em testar a seguinte hipótese:**
$H_0: \mu \leq 0$
$H_1: \mu > 0$
Este teste é monocaudado ou bicaudado?
Este é um teste monocaudado. Isto pode ser determinado ao examinar a hipótese alternativa. Para este teste, a hipótese nula é rejeitada se μ é suficientemente *maior* que zero. O teste de hipótese $H_0: \mu = 0$ *versus* $H_1: \mu \leq 0$ é um exemplo de um teste bicaudado uma vez que a hipótese nula é rejeitada se μ é suficientemente maior que zero *ou* se μ é suficientemente menor que zero.

○ **Um pesquisador está interessado no seguinte teste de hipótese com um nível de 0,5 de significância ($\alpha = 0,05$):**
$H_0: \mu \leq 0$
$H_1: \mu > 0$
O valor de P é encontrado como sendo 0,03. Qual é a conclusão do teste?
O valor P é a probabilidade de obter um resultado como extremo ou mais extremo que o resultado obtido da amostra quando a hipótese nula é assumida como sendo verda-

deira. O papel do valor de P é rejeitar H_0 (não aceitar H_0) se o valor de P é menor que α e aceitar H_0 (não rejeitar H_0) se o valor de P é maior do que ou igual a α. Uma vez que o valor de P é 0,03 e $\alpha = 0,05$, a conclusão é rejeitar H_0 (não aceitar H_0).

○ **Como é definido o poder deste tipo de teste?**
O poder de um teste é a probabilidade de rejeitar a hipótese nula quando de fato a hipótese nula é falsa.

○ **Um pesquisador está interessado no seguinte teste de hipótese com nível de significância de 0,05 ($\alpha = 0,05$):**
$H_0: \mu = 0$
$H_1: \mu = \uparrow 0$
O intervalo de confiança de 95% é ($-2,3 \leq \mu \leq 1,5$). Qual é a conclusão do teste da hipótese?
Uma vez que o zero está incluído no intervalo de confiança acima, o zero é um dos valores prováveis. Em outras palavras, é possível que de fato = 0. Portanto, a conclusão é aceitar H_0 (ou não rejeitar H_0).

○ **Qual é o significado de um teste não paramétrico?**
Testes não paramétricos não especificam a distribuição dos dados. Em outras palavras eles são testes de livre distribuição.

○ **A equação de regressão linear para duas variáveis X e Y é:**
$Y = 12 - 0,9X$
X e Y estão positivamente ou negativamente correlacionados? Como você sabe?
X e Y estão negativamente correlacionados. Você pode dizer ao examinar a equação de regressão para ver que à medida que X aumenta Y diminui.

Manifestações Gastrointestinais e Hepatobiliares do VIH (HIV) e da SIDA (AIDS)

Jeffrey Tuvlin, M.D., e Eli D. Ehrenpreis, M.D.

○ **Que porções do trato gastrointestinal podem estar envolvidas nos pacientes infectados com VIH?**

O vírus da imunodeficiência humana pode afetar qualquer área do trato gastrointestinal da boca até o ânus. Além disso, o fígado, o pâncreas e a árvore biliar podem estar envolvidos. Nos intestinos, as proteínas e os organismos virais do VIH podem ser vistos nos linfócitos e macrófagos da lâmina própria.

○ **Qual é o sintoma gastrointestinal mais comum presente nos pacientes infectados com VIH?**

Diarreia. Índices de prevalência de 50 a 90% foram registrados. Existem múltiplas etiologias da diarreia que ocorrem nos pacientes infectados por VIH incluindo infecções, neoplasmas e efeitos virais diretos.

○ **De acordo com os Centros de Controle e Prevenção de Doença, quais são os seis transtornos gastrointestinais que, juntamente com a soropositividade do VIH, constituem uma doença definida como SIDA?**

1) Candidíase esofágica.
2) Criptosporidiose.
3) Colite por citomegalovírus, enterite ou hepatite.
4) Úlceras por vírus do herpes simples ou esofagite (todas por mais do que 1 mês).
5) Sarcoma de Kaposi (SK – KS) em um paciente mais jovem do que 60 anos.
6) *Mycobacterium avium* (MAI) ou *Mycobacterium kansasii* disseminados.

○ **O que provoca leucoplaquia capilar oral?**

Vírus Epstein-Barr (VEB – EBV). A leucoplaquia capilar oral aparece como placas brancas que cobrem os aspectos laterais da língua.

○ **Qual é a infecção mais comum do intestino delgado nos pacientes com SIDA?**

Criptosporidiose. Este protozoário causa uma doença diarreica autolimitante nos hospedeiros normais. Entretanto, nos pacientes com SIDA, esta infecção pode causar diarreia severa (até 17 litros de fezes/dia), má-absorção e perda de peso. O curso da doença é pior com os graus aumentados de imunodeficiência. Embora a paromomicina possa diminuir a carga protozoária, não existe cura e o tratamento é dirigido para controlar os sintomas e a melhora imunológica.

○ **Que medida os pacientes com contagem de $CD_4 < 200$ podem tomar para diminuir a infecção com *Cryptosporidium*?**

Ferver a água. Isto elimina os oócitos.

○ **Nos pacientes infectados com VIH, nomeie uma infecção protozoária tratável do intestino delgado.**

Isospora belli. Esta infecção é endêmica no Caribe e América do Sul. Pode ser tratada com sulfonamidas ou pirimetamina. Alguns pacientes desenvolvem infecções recorrentes.

○ **Um paciente VIH positivo com diarreia crônica submete-se à biopsia do intestino delgado. Na microscopia eletrônica uma aparência de "olho de gato" do núcleo do enterócito com uma indentação supranuclear é observada. Qual é a causa da diarreia?**

A aparência de núcleo é causada por uma infecção indicando merozoíto com *Microsporidium*, provavelmente a espécie *Enterocytozoon biensui*. Esta espécie contribui cerca de 80% de todas as infecções microspóridias e é com frequência refratária ao tratamento. A *Encephalitozoon intestinalis* contribui para os outros 20% de infecções microsporidiais. É responsiva a albendazol, porém pode tornar-se disseminada.

○ **Qual é a infecção viral mais comum que causa diarreia na SIDA?**

Citomegalovírus (CMV). A infecção pode estar limitada ao lado direito do cólon em até 30% dos pacientes.

○ **Quais são as complicações próprias da enterite e da colite por CMV?**

Ulceração e perfuração isquêmica da mucosa. Os pacientes podem se apresentar com um abdome agudo. A enterite ou colite por CMV deve ser suspeitada nesta situação clínica em um paciente com SIDA.

○ **Qual é o tratamento de escolha inicial para a infecção intestinal por CMV?**

Ganciclovir. Os pacientes podem necessitar da colocação de um acesso central para tratamento diário, a qual geralmente dura por 3 a 4 semanas. Esta abordagem é efetiva em, aproximadamente, 75% dos pacientes tratados. Se ocorre recaída, o paciente pode necessitar de tratamento de manutenção em longo prazo. Prévio ao tratamento, o paciente deve ser submetido a exame oftalmológico porque a retinite por CMV é uma indicação para a terapia para toda a vida.

○ **Qual é o efeito colateral mais significativo do tratamento com ganciclovir?**

Supressão da medula óssea. O AZT possui efeitos potenciadores na neutropenia induzida por droga. O foscarnet é uma escolha alternativa para o ganciclovir e é menos dispendioso e similar na eficácia. Causa toxicidade renal e distúrbios eletrolíticos (hipocalcemia, hipomagnesemia, hipofosfatemia). Utilizar o foscarnet com precaução naqueles que estão sendo tratados com pentamidina.

○ **Que bactéria entérica é definidora de SIDA quando ocorre infecção recorrente em um paciente com VIH?**

Salmonella. A infecção com este organismo é conhecida por complicações tais como bacteremia e artrite.

○ **Qual é um aspecto não usual da enterite bacteriana nos pacientes com SIDA?**

Recaída com a descontinuidade do tratamento. Isto pode ocorrer como uma consequência dos antibióticos sendo incapazes de alcançar os organismos intracelulares ou eliminação ineficaz de organismos pelo hospedeiro. Alguns antibióticos como ciprofloxacina exibem boa penetração intracelular.

○ **Que antibiótico deve ser considerado a terapia de primeira linha quando utilizado como tratamento empírico em um paciente VIH visivelmente abatido com diarreia?**

Ciprofloxacina. Utilize este inicialmente, na pendência dos resultados da cultura.

○ **V/F: *Clostridium difficile* é um patógeno importante nos pacientes infectados com VIH.**

Verdadeiro. A incidência de *C. difficile* nesta população é aumentada devido ao uso frequente de antibióticos e a quantidade aumentada de tempo gasto na hospitalização. O curso clínico da infecção com *C. difficile* é mais severo nos pacientes imunocomprometidos.

○ **Como as apresentações do *Mycobacterium tuberculosis* (MTB) e do *Mycobacterium avium intracellulare* (MAC) diferem nos pacientes infectados com VIH?**

O MAC é a infecção mais comum nos pacientes com SIDA. O MTB geralmente causa doença sintomática e afeta a região ileocecal. O MAC em geral se apresenta como uma infecção assintomática, mais comumente no duodeno. Alternativamente, a infiltração massiva do intestino delgado com MAC pode causar diarreia e má-absorção. O MTB tem sido associado a formação de fístulas, perfuração e ocasionalmente intussuscepção.

○ **V/F: A octreotida desempenha um papel principal no manejo da diarreia crônica nos pacientes com SIDA.**

Falso. A octreotida é um análogo da somatostatina que atua como um agente antissecretório e antimotilidade. Algumas pesquisas sugerem que o VIH partilha sequências de aminoácidos com peptídeo intestinal vasoativo (PIV – VIP), assim, sobrerregulando os receptores de PIV e contribuindo para a diarreia crônica associada ao VIH. A octreotida tem sido postulada como interferindo com este mecanismo. Entretanto, um ensaio recente randomizado, placebo-controlado, falhou em mostrar qualquer benefício da octreotida como tratamento de pacientes infectados com VIH com diarreia crônica.

○ **Que doença má-absortiva pode mimetizar a infecção do trato gastrointestinal com o complexo *Mycobacterium avium* (MAC)?**

A doença de Whipple. Após o *Mycobacterium* atípico ser ingerido a partir da água contaminada, eles são fagocitados pelos macrófagos, porém não eliminados. Eles invadem os tecidos causando linfadenopatia e organomegalia. No intestino, eles invadem a parede comprometendo o fluxo de linfa e causando má-absorção de gordura e enteropatia exsudativa. Histologicamente, macrófagos espumosos são vistos na lâmina própria do intestino delgado. Estes são indistinguíveis da doença de Whipple; entretanto, um corante ácido-resistente irá mostrar numerosos organismos ácido-resistentes no caso do MAC.

○ **Como o complexo *Mycobacterium avium* causa peritonite?**

Necrose de liquefação. Um linfonodo abdominal pode necrosar e resultar na peritonite.

○ **Qual é a diferença na apresentação entre a diarreia de origem no intestino delgado e a de origem colônica?**

A diarreia do intestino delgado geralmente é de alto volume e associada a náusea, cólicas e flatulência. É tipicamente piorada pela ingestão de alimento. A frequência aumentada, fezes em pequeno volume, dor abdominal inferior e urgência são mais sugestivos de uma diarreia de origem colônica.

○ **Que teste simples de fezes inicial sugere fortemente a presença de uma fonte colônica de diarreia?**

Leucócitos fecais.

○ **Quais são as limitações importantes da radiografia por contraste de bário nos pacientes infectados com VIH?**

Achados com frequência não específicos e não diagnósticos. Adicionalmente, estudos de bário precisam ser feitos após os exames de fezes terem sido coletados, porque o bário pode interferir com os exames de fezes microscópicos.

○ **Descreva uma abordagem racional passo a passo para avaliação da diarreia crônica nos pacientes com SIDA.**

A abordagem ótima permanece controversa. Inicialmente, múltiplas amostras de fezes devem ser obtidas. Se não diagnósticas, considerar a sigmoidoscopia (ou colonoscopia com biopsias do íleo terminal) e/ou endoscopia superior com biopsia do intestino delgado. Estes testes podem proporcionar um diagnóstico em 50% dos casos adicionais. Um teste de D-xilose sérico pode ser útil em distinguir entre fontes do intestino delgado e colônicas da diarreia; entretanto, raramente é necessário.

○ **O que é a síndrome consumptiva da SIDA?**

A perda de mais do que 10% do peso corporal em 6 meses sem infecção ou causa neoplásica identificável.

○ **Qual é a causa mais significativa de perda de peso nos pacientes com SIDA sem sintomas gastrointestinais?**

Diminuição da ingestão calórica. Pesos estáveis são com frequência pontuados pela perda de peso episódica em curto prazo quando os pacientes desenvolvem infecções oportunísticas. Além disso, o gasto de energia alterado e a insuficiência adrenal podem contribuir.

○ **Como você realiza um teste de D-xilose? Como você interpreta os resultados?**

Vinte e cinco gramas de D-xilose são administradas oralmente e um nível sérico é obtido 1 hora mais tarde. Um valor de D-xilose sérico de 1 hora menor ou igual a 20 mg/dL indica a presença de má-absorção do intestino delgado. Estudos indicam que um valor menor que 13 mg/dL possui um valor preditivo positivo de 83% para a síndrome consumptiva da SIDA e um valor preditivo positivo de 92% para a morte dentro de 1 ano. Isto pode indicar pacientes com necessidade de suplementação nutricional agressiva precoce.

○ **Qual citocina tem sido associada à síndrome consumptiva da SIDA?**

Fator de necrose tumoral. Esta citocina pode causar anorexia, perda de peso, metabolismo de gordura e um aumento nos triglicerídios.

○ **Todos os pacientes com doença do VIH devem possuir que nível de vitamina checado por causa de uma alta prevalência de deficiência?**

Vitamina B_{12}. Em um estudo de referência sobre o assunto, Harriman *et al.* encontraram uma prevalência de 15% de deficiência de vitamina B_{12} em um grupo de pacientes não selecionados com SIDA e uma prevalência de 7% na infecção por VIH assintomática. Nos pacientes de SIDA com diarreia crônica, a prevalência de deficiência de vitamina B_{12} pode ser tão elevada quanto 39%.

○ **Que mecanismos são responsáveis pelo desenvolvimento de deficiência de vitamina B_{12} nos pacientes infectados com VIH (HIV)?**

O mecanismo mais importante é a disfunção absortiva ileal. Fatores adicionais incluem acloridria (causando liberação diminuída da cobalamina de ligação alimentar), secreção de fator intrínseco diminuída, sobrecrescimento bacteriano ou parasítico no intestino delgado e insuficiência pancreática.

○ **Que porcentagem de pacientes infectados com VIH possui queixas esofágicas?**

Cerca de 33%.

○ **Qual é a infecção esofágica mais frequente nos pacientes com SIDA?**

Esofagite por *Candida albicans*. Esofagite por citomegalovírus e vírus herpes simples são a segunda, seguida pela ulceração esofágica idiopática.

○ **Que área de uma úlcera você poderia biopsiar para detectar o vírus herpes simples (VHS – HSV)? Citomegalovírus (CMV)?**

Biopsia do bordo (área de replicação viral) da úlcera para detectar o VHS e a base da úlcera (CMV não invade o epitélio escamoso) para detectar o CMV.

○ **Que nome é dado a uma úlcera vista na endoscopia em um paciente infectado por VIH com histopatologia mostrando nenhum efeito citopático viral e nenhuma evidência clínica ou endoscópica de refluxo ou ulceração induzida por medicamento?**

Úlcera esofágica idiopática. Estas úlceras com frequência se apresentam com odinofagia e dor no tórax subesternal e podem ser profundas e múltiplas em número. Noventa por cento respondem a esteroides orais ou intralesionais. Elas também parecem ser responsivas à talidomida.

○ **O que é um esôfago "tubo duplo"?**

Ulcerações esofágicas idiopáticas podem resultar na formação de tratos fistulosos. Quando a fístula é esofágico-esofágica, é referida como um esôfago de "tubo duplo". Outras fístulas podem incluir fístulas mediastínicas ou broncoesofágicas.

○ **Qual é o tratamento empírico para um paciente com VIH que está queixando-se de disfagia sem odinofagia e que possui afta oral no exame?**

Fluconazol. O diagnóstico presumido é candidíase esofágica. Até 2/3 dos pacientes com esofagite por cândida possuem afta oral.

○ **Por que o cetoconazol é menos efetivo do que o fluconazol no tratamento da candidíase?**

A absorção do cetoconazol e itraconazol é pH-dependente – requerendo um pH ácido para a absorção. Acloridria tem sido bem descrita na infecção por VIH. O uso concomitante de bloqueadores de hidrogênio ou inibidores da bomba de próton é comum nos pacientes infectados por VIH e também diminui a absorção. A absorção do fluconazol não é dependente do pH.

○ **Qual é a causa mais comum de pancreatite nos pacientes com VIH/SIDA?**

Droga-induzida. Agentes ofensivos comuns incluem pentamidina, didanosina e ocasionalmente trimetoprima-sulfametoxazol. Causas menos comuns incluem infecções, álcool e, raramente, linfoma ou sarcoma de Kaposi.

○ **V/F: A toxicidade pancreática a partir da pentamidina causa hipo e hiperglicemia.**
Verdadeiro. A toxicidade direta às células das ilhotas pancreáticas causa a liberação de insulina e níveis baixos de açúcar no sangue. A hiperglicemia ocorre mais tarde à medida que a deficiência de insulina piora.

○ **V/F: Um aumento na amilase sempre indica pancreatite nos pacientes com SIDA.**
Falso. Pacientes com níveis de amilase elevados podem possuir macroamilasemia, uma condição que tem sido relatada na infecção por VIH. A macroamilasemia ocorre quando a amilase forma complexos com imunoglobulinas ou outras proteínas séricas. Este complexo é pobremente eliminado pelos rins. O diagnóstico é confirmado pelos baixos níveis de amilase na urina. Valores de amilase sérica maiores do que três vezes os limites superiores do normal aumentam a especificidade para a pancreatite aguda, particularmente na situação de sintomas clínicos sugestivos de pancreatite.

○ **Carcinomas anorretais estão associados a quais infecções nos pacientes homossexuais com VIH?**
Papilomavírus humano tipos 16 e 18. Uma contagem de CD_4 menor do que 500 é um fator de risco independente.

○ **Qual é a causa mais comum de hepatomegalia induzida por droga nos pacientes infectados por VIH?**
Sulfonamidas. O AZT e a didanosina também têm sido relatados por causar hepatomegalia. Acredita-se que estas drogas atuem como toxinas mitocôndrias. A maior parte dos pacientes com SIDA possui um achado incidental de esteatose na biopsia do fígado.

○ **Que porcentagem de pacientes com SIDA possui doença do fígado induzida por droga?**
8%.

○ **Qual é o patógeno hepático mais comum na SIDA?**
Complexo *Mycobacterium avium*. A marca registrada desta infecção são granulomas malformados com organismos corantes acidorresistentes localizados no interior de macrófagos espumosos.

○ **Que tumor visto na infecção por VIH é formado por células-fuso e origina-se a partir de células linfáticas endoteliais?**
Sarcoma de Kaposi. Este tumor submucoso pode ser encontrado em até 10 a 15% dos indivíduos infectados por VIH. No trato alimentar o sarcoma de Kaposi tipicamente ocorre como volumosas lesões palatais ou gengivais, ou lesões gastrointestinais, resultando na dificuldade para mastigação, deglutição e obstrução para o fluxo, respectivamente. Raramente é uma causa de sangramento gastrointestinal.

○ **Que porcentagem de pacientes com sarcoma de Kaposi cutâneo possui envolvimento hepático ou gastrointestinal?**
33%. Estes geralmente são assintomáticos.

○ **Um homem de 43 anos de idade infectado com VIH queixa-se de dor abdominal. Ele tem febre, linfadenopatia, angiomas de pele, hepatomegalia e lesões ósseas líticas. Qual é o diagnóstico mais provável?**
Hepatite peliosa bacilar. Causada pela *Bartonella henselae*, esta infecção causa leitos vasculares dilatados e espaços preenchidos com sangue no interior do fígado. É a quarta causa levando aos testes anormais do fígado e hepatomegalia nos pacientes com SIDA. É tratada com eritromicina ou doxiciclina.

○ **Quais são as cinco causas mais comuns de testes anormais do fígado e hepatomegalia nos pacientes com SIDA?**

Infecção micobacteriana, droga-induzida, citomegalovírus, hepatite peliosa bacilar e linfoma.

○ **O que é colangiopatia da SIDA?**

Esta síndrome lembra a colangite esclerosante e a estenose papilar. Os pacientes se apresentam com dor abdominal superior e níveis de fosfatase alcalina sérica aumentados. Ocasionalmente, também são vistas elevações da transaminase. Esta síndrome geralmente resulta de infecção com *Cryptosporidium*. Outros organismos causadores potenciais incluem citomegalovírus e microsporidiose.

○ **Como o padrão de elevação de enzima do fígado ajuda no diagnóstico de doença relacionada à SIDA/VIH?**

A elevação de aminotransferases é não específica e comum. O padrão e a extensão não são úteis para correlacionar com um diagnóstico específico. Uma elevação importante na fosfatase alcalina sem obstrução intra ou extra-hepática é fortemente sugestiva de infecção com complexo *Mycobacterium avium*.

○ **V/F: O VIH aumenta o risco de transmissão sexual do vírus da hepatite C.**

Verdadeiro. O VIH também aumenta a transmissão vertical do VHC de mãe para filho.

○ **Como o VIH afeta a infecção por hepatite B?**

Pacientes infectados pelo VIH têm uma resposta diminuída à vacinação para a hepatite B e uma resposta diminuída para o interferon-alfa. Eles também possuem um risco aumentado de reativação e desenvolvimento aumentado de doença crônica após a infecção aguda. O dano do fígado com a doença crônica é menos severo nestes pacientes.

○ **Qual é a causa mais comum de ascite nos pacientes com SIDA?**

Linfoma. Outras causas comuns incluem tuberculose, infecções micobacterianas atípicas, infecções fúngicas disseminadas, *Pneumocistos* disseminados e causas não relacionadas à SIDA.

○ **V/F: Doenças fúngicas gastrointestinais primárias são comuns nos pacientes com VIH/SIDA.**

Falso. As infecções fúngicas tipicamente ocorrem como parte de uma infecção disseminada causando febre crônica, anorexia, náuseas, vômitos, hepatomegalia e testes anormais de fígado. A histoplasmose e a coccidioidomicose estão entre as infecções mais comuns.

○ **Qual é a causa mais comum de náuseas e vômitos nos pacientes com VIH/SIDA?**

Medicações.

○ **Qual é a causa mais comum de odinofagia nos pacientes com VIH/SIDA?**

Úlceras esofágicas – geralmente virais.

○ **Um homem de 37 anos de idade com SIDA se apresenta com dor anorretal severa associada a defecação. Qual é a causa mais provável?**

Ulceração do canal anal – geralmente associada ao vírus do herpes simples ou infecção por citomegalovírus.

○ **Qual é a relação entre doença intestinal inflamatória e SIDA?**
Uma colite idiopática lembrando uma colite ulcerativa que responde a terapia de esteroides tem sido descrita nos pacientes com SIDA. A enterocolite por citomegalovírus pode se desenvolver nos pacientes com colite ulcerativa ou doença de Crohn. A remissão nos pacientes com doença de Crohn tem sido relatada como ocorrendo após a infecção com VIH.

Transtornos Gastrointestinais e Hepatobiliares na Gravidez

Carolyn McIvor, M.D.

○ **Qual é o risco de recaída de colite ulcerativa em uma paciente com doença inativa durante a gravidez e o puerpério?**

O mesmo que no estado de não gravidez. Os períodos mais prováveis para a recaída da doença intestinal inflamatória durante a gravidez são o primeiro trimestre e o período de pós-parto.

○ **Que medicações devem ser interrompidas quando uma paciente do sexo feminino com doença intestinal inflamatória está planejando engravidar ou já engravidou?**

Sulfassalazina e outras drogas 5-ASA são consideradas seguras para utilizar durante a gravidez (gravidez categoria B). O metronidazol tem risco potencial para o feto, especialmente se utilizado no primeiro trimestre (gravidez categoria B exceto no primeiro trimestre quando não é aprovada). Os corticosteroides carreiam um risco desprezível de malformações fetais. A ciprofloxacina (gravidez categoria C) e a ciclosporina (gravidez categoria C) também carreiam o risco, embora a magnitude absoluta não seja conhecida. A ciclosporina deve ser evitada durante o aleitamento. Relatos recentes têm sugerido que a azatioprina e 6-mercaptopurina podem ser seguras para o uso durante a gravidez; entretanto, elas são de gestação categoria D. O metotrexato (gravidez categoria X) e a ciclofosfamida (gravidez categoria D) não devem ser utilizados. É claro, a decisão final para a utilização de quaisquer destas medicações durante a gravidez depende da severidade da doença da paciente e sua compreensão clara dos riscos potenciais, benefícios e alternativas destas terapias. O risco de utilização destes agentes precisa ser pesado contra os benefícios da prevenção de um surto durante a gravidez. Com frequência, quanto maior o risco para o feto e para a mãe é inapropriada e precipitada a retirada das medicações de o que pode resultar em um surto da doença que é difícil de controlar.

○ **Que micronutrientes dietéticos são necessários em quantidades muito maiores durante a gravidez?**

Nutriente	Ingestão diária recomendada	Adicionar isto na gravidez/lactação
Riboflavina	0,6 mg/1.000 kcal	0,3-0,5 mg
Niacina	6,6 mg equivalentes de niacina/1.000 kcal	2 a 5 equivalentes de niacina
Piridoxina	1,6 a 2,0 mg	1 mg
Ácido fólico	3 g/kg	400 g
Vitamina B_{12}	2 g	0,2-0,6 g
Ácido ascórbico	60 mg	10 mg (gravidez), 35 mg (lactação)
Ferro	15 mg	15 mg
Zinco	0,6 mg/1.000 kcal	0,3-0,5 mg

○ **Qual é a causa mais frequente de um abdome agudo na gravidez?**

Apendicite aguda (1 em 2.000) ocorre mais frequentemente seguida pelos cistos ovarianos com torção, ruptura ou hemorragia, obstrução intestinal e colecistite aguda.

○ **Por que um apêndice normal encontrado na laparotomia durante a gravidez não deve ser removido?**

A remoção de um apêndice normal tem sido associada à triplicação do risco de perda fetal.

○ **V/F: Náusea e vômito ocorrendo sem uma causa infecciosa ou cirúrgica subjacente é um sério risco para o feto.**

Falso. Mesmo na hiperêmese gravídica, com o tratamento apropriado, não existe aumento na toxemia, aborto espontâneo, baixo peso ao nascer ou deformidade. De fato, a incidência de morte fetal é mais baixa que o normal nas mães com náusea e vômito durante a gravidez.

○ **Que aspectos distinguem hiperêmese gravídica de náusea e vômito mais comuns que ocorrem durante o início da gravidez?**

Distúrbio de fluido e eletrolítico e/ou deficiência nutricional (redução de 5% ou mais no peso corporal) além de vômito intratável.

○ **Que condições importantes estão associadas à incidência aumentada de hiperêmese gravídica?**

Gravidezes múltiplas e cisto hidatidiforme.

○ **Qual é o significado de um novo começo de náusea e vômito ocorrendo no terceiro trimestre da gravidez?**

Patologia séria é o mais provável de estar ocorrendo. Transtornos para considerar incluem fígado gorduroso agudo da gravidez, hipertireoidismo, abdome agudo, doença da vesícula biliar/biliar, hepatite viral aguda e infecções sérias do trato gastrointestinal e urinário.

○ **Quais são as indicações para a biopsia do fígado na suspeita de fígado gorduroso agudo da gravidez?**

Aminotransferases elevadas, geralmente 200 a 500 UI (IU)/L, sem nenhuma outra causa óbvia.

○ **Qual é a causa mais comum de hemorragia gastrointestinal superior durante a gravidez?**

Laceração de Mallory-Weiss, seguida pela esofagite erosiva.

○ **Que transtornos da motilidade gastrointestinal podem ocorrer durante a gravidez?**
   1) Motilidade esofágica anormal com atividade motora não propulsiva aumentada e amplitude de velocidade da onda de contração diminuída.
   2) Pressão do esfíncter esofágico inferior diminuída.
   3) Trânsito prolongado através do estômago e intestino delgado.
   4) Intervalos prolongados entre os complexos mioelétricos interdigestivos do intestino delgado.
   5) Disritmias gástricas.
   6) Trânsito colônico lento.
   7) Esvaziamento lento da vesícula biliar.

○ **Que medicações antissecretórias são seguras para usar durante a gravidez?**

Os antagonistas do receptor de H_2 são provavelmente seguros e são categoria B na gravidez. Os inibidores da bomba de próton têm sido utilizados na gravidez, porém a segurança não está claramente estabelecida. Eles devem apenas ser utilizados se o benefício se sobrepõe ao potencial risco fetal. O lansoprazol é categoria B na gravidez enquanto o omeprazol é categoria C na gravidez. Embora medicações não realmente secretoras, antiácidos e sucralfato são seguros para o uso durante a gravidez.

○ **Quando é a colecistectomia segura durante a gravidez?**

A colecistectomia aberta carreia um risco definido, porém pequeno ao feto, mas menor no primeiro e no segundo trimestres. A colecistectomia laparoscópica é promissora, porém deve, em geral, não ser realizada após a metade da gravidez.

○ **Que aspectos estão associados a um risco mais elevado de náusea e vômito no início da gravidez?**

Estado de primeira gravidez, idade mais jovem, não tabagistas, obesidade, menos de 12 anos de educação, náusea prévia com o uso de contraceptivo oral e corpo lúteo primariamente ao lado direito do útero.

○ **Quais são as causas abdominais de perda aguda de volume (com ou sem dor abdominal) durante a gravidez?**

1) Gravidez ectópica rompida.
2) Deslocamento prematuro da placenta.
3) Fígado rompido.
4) Aneurisma da artéria esplênica rompido.

○ **Que causas de pancreatite podem ser exacerbadas durante a gravidez?**

Os cálculos biliares estão aumentados em incidência durante a gravidez embora a pancreatite seja rara. A gravidez pode piorar a hipertrigliceridemia subjacente e precipitar a pancreatite. O hiperparatireoidismo pode-se manifestar primeiro durante a gravidez e causar pancreatite.

○ **Qual é a causa da peritonite granulomatosa aguda durante a gravidez ou o puerpério?**

Ruptura dos conteúdos fetais para o peritônio ou derramamento de mecônio durante o parto cesariano.

○ **Quais são os requerimentos de excesso de energia durante a gravidez (kcal/dia)?**

A gravidez aumenta os requerimentos de energia em 300 kcal/dia durante o segundo e o terceiro trimestres. A lactação aumenta os requerimentos de energia em 500 kcal/dia.

○ **Liste os transtornos colestáticos da gravidez.**

Hiperêmese gravídica, colestase intra-hepática da gravidez, fígado gorduroso agudo da gravidez, pré-eclâmpsia e síndrome HTEPB (HELLP) (hemólise, testes elevados do fígado e plaquetas baixas).

○ **Qual é a causa do índice aumentado de aborto espontâneo após a laparotomia exploratória na gravidez?**

Vinte e cinco por cento das laparotomias exploratórias na gravidez resultam em aborto espontâneo. O risco de aborto espontâneo está relacionado com a extensão do processo subjacente.

○ **Por que a apendicite aguda é mais ameaçadora para a mãe durante a gravidez que no estado de não gravidez?**
A perfuração local pode ser contaminada através da parede uterina em um dos lados e resultar em parto prematuro com perfuração livre e peritonite generalizada após o útero se esvaziar e afastar-se do abscesso apendicítico.

○ **V/F: Uma ileostomia impede um parto vaginal.**
Falso. Entretanto, a doença perianal ativa no momento do parto em uma paciente com doença de Crohn é uma indicação para a secção cesariana.

○ **Quais são os riscos para a gravidez quando a doença de Crohn está ativa no momento da concepção?**
Índices aumentados de aborto espontâneo e parto prematuro.

○ **V/F: A doença de Crohn ativa é uma contraindicação relativa para a gravidez.**
Verdadeiro. Apenas 1/3 das mulheres com doença ativa no momento da concepção alcançam a remissão durante a gravidez.

○ **Que apresentações da doença da vesícula biliar são comuns durante a gravidez? Quais são raras?**
Cólica biliar e colecistite aguda são comuns; icterícia e pancreatite aguda são raras.

○ **Em que estágio da gravidez é mais provável ocorrer a pancreatite?**
Durante o terceiro trimestre e no período de pós-parto.

○ **Que efeitos a doença de Crohn tem na fertilidade?**
Evidência atual sustenta a visão que a subfertilidade ocorre tanto em homens como em mulheres com a doença de Crohn. A etiologia desta subfertilidade não está inteiramente clara. Existem fatores orgânicos óbvios, como sulfassalazina e oligospermia, e problemas anatômicos, como os tubos de falópio ocluídos. Também existe um componente "voluntário" independente de estes fatores poderem relacionar-se ao aconselhamento para evitar a gravidez ou medos de gravidez ou intercurso sexual. A fertilidade parece ser normal nos pacientes com colite ulcerativa.

○ **V/F: O uso de enemas está contraindicado durante a gravidez.**
Falso. Não existe evidência que enemas terapêuticos para a colite ulcerativa ou doença de Crohn causem parto prematuro ou outro dano durante a gravidez.

○ **Qual é a forma mais mórbida de hepatite viral aguda na gravidez?**
Hepatite E aguda está associada a até 20% da mortalidade nas mulheres durante o terceiro trimestre da gravidez. A falência hepática fulminante durante o terceiro trimestre possui múltiplas causas incluindo hepatite E, fígado gorduroso agudo da gravidez e hepatite por herpes simples.

○ **Quais são os aspectos típicos da falência hepática fulminante devido ao herpes simples ocorrendo durante o terceiro trimestre da gravidez?**
Bilirrubina normal ou próxima do normal na apresentação, febre e sintomas respiratórios superiores.

○ **V/F: Uma história de síndrome de Budd-Chiari impede uma gravidez normal subsequente.**
Falso.

○ **V/F: A hepatomegalia é normal durante a gravidez.**
Falso.

○ **Que riscos estão associados à gravidez nas mulheres com doença crônica do fígado?**
A exposição da criança ao agente indutor da doença pode ser um problema. O álcool é teratogênico e causa síndrome alcoólica fetal. A hepatite B pode ser transmitida à criança e a imunização ativa e passiva da criança ao nascimento está indicada. Existe um pequeno risco de transmissão da hepatite C para as crianças de mães infectadas. O risco de transmissão da hepatite C aumenta dramaticamente quando existe coinfecção com VIH (HIV). Excluindo a exposição direta aos teratógenos, não existe risco aumentado de anormalidades congênitas nas crianças de mães com doença crônica do fígado. Existe, entretanto, um aumento nos problemas maternos e risco aumentado de prematuridade ou natimorto.

○ **V/F: A secção cesariana deve ser realizada em todas as mulheres grávidas com hepatite B crônica.**
Falso. A imunoprofilaxia apropriada da criança após o parto é suficiente.

○ **V/F: A imunoprofilaxia da hepatite B é necessária para as crianças de mães antígeno negativo e, antígeno positivo de hepatite B de superfície.**
Verdadeiro. Embora em média o risco de transmissão seja mais baixo neste grupo, ainda é significativo.

○ **Quais tratamentos das doenças crônicas do fígado podem ser continuados durante a gravidez?**
Os efeitos do interferon-alfa na gravidez não estão claros. Gravidezes bem-sucedidas durante monoterapia com interferon têm sido relatadas. A ribavirina é teratogênica e não deve ser utilizada durante a gravidez. Baixa dose de azatioprina para manter a remissão na hepatite ativa crônica autoimune é recomendada à medida que surtos da doença são prováveis se a terapia for interrompida. O ursodiol para a cirrose biliar primária é provavelmente seguro para o uso continuado durante a gravidez. A terapia para a doença de Wilson com penicilamina deve ser continuada durante a gravidez por causa dos grandes riscos para a mãe se é retirada e os riscos relativamente menores para o feto.

○ **V/F: A gravidez está contraindicada nas pacientes com doenças do fígado colestáticas crônicas.**
Falso. A colestase pode piorar, porém pode ser manejada e geralmente retorna à linha de base após o parto na cirrose biliar primária, síndrome de Dubin-Johnson e as síndromes colestáticas intra-hepáticas familiares tais como a síndrome de Alagille.

Problemas de Viagem em Gastroenterologia

Martin E. Gordon, M.D., FACP, FAAS

○ Uma equipe de nadadores da Liga Ivy viajou para Key West, Flórida para treinar para os encontros regionais. Os trabalhos eram intensos e fatigantes, porém valia a diversão de ver os pontos turísticos, comer nos restaurantes locais e apreciar a vida noturna. Após a ingestão de um prato tropical de frutos do mar, o capitão da equipe foi atacado com dor no tórax, náusea, vômito, dor abdominal e vertigem e próximo de um colapso. Na chegada ao Departamento de Emergência, o médico atendente perguntou duas questões astutas: "O prato de peixe quente estava frio" e "Ele ficou corado"? Qual das seguintes condições é a mais provável: o chefe esqueceu de cozinhar a comida, envenenamento por peixe ciguatera ou envenenamento por histamina?

Envenenamento por ciguatera. A reversão da sensação do paladar é diagnóstica de envenenamento por ciguatera. Grandes peixes carnívoros tropicais tais como a garoupa, seriola, vermelho, barracuda e perca do mar comumente abrigam a toxina que não pode ser detectada por odor, paladar ou cor. Quanto mais os mergulhadores e os trabalhadores industriais revolvem os recifes de corais, dinoflagelos tóxicos tais como *Gambierdiscus taxicus* penetram na cadeia alimentar. A atividade da enterotoxina parece ser mediada pelo cálcio intracelular, não pelo AMP cíclico ou GMP cíclico, e estimula a secreção de fluido intestinal sem causar dano à mucosa. A sequela neurotóxica de parestesia e fraqueza motora pode ser prolongada por meses a anos. O priapismo e ereções dolorosas têm sido relatados pela Unidade Médica da Marinha Real. A hipotensão ortostática parece estar relacionada tanto com o excesso parassimpático quanto a falência simpática. Viajantes estão especialmente em risco em destinos populares tais como Ilhas do Caribe e do Pacífico.

O envenenamento por histamina resulta da decomposição bacteriana de uma superfície do peixe, quando tenha havido um armazenamento frio inadequado e deterioração, resultando na conversão da histidina para histamina. A reação de sensibilidade à histamina, caracterizada por vermelhidão e sintomas anafiláticos, é bem conhecida. Um sabor apimentado no peixe é frequentemente observado.

○ O Porto de Miami hospeda cerca de três milhões de passageiros de navios de cruzeiro anualmente, cada um vulnerável aos estados de transporte de outros passageiros e às indiscrições do chefe de cozinha. No sexto dia de um cruzeiro particular, 200 passageiros ficaram doentes com náuseas e vômitos. Correlacione o organismo causal mais provável com a escolha do bufê frio:

1. Salada mista de frutos do mar
2. Escolha de queijos internacionais
3. Salada de supremo de frango
4. Delícia de creme de ovos do Chefe Edward
5. Alimentos fritos rapidamente em um leito de arroz

a. *Vibrio parahemolyticus*
b. *Listeria monocytogenes*
c. Espécies *Campylobacter*
d. Enterotoxina de *Staphylococcus aureus*
e. Esporos de toxinas pré-formados de *Bacillus cereus*

1 = a, 2 = b, 3 = c, 4 = d, 5 = e.

○ **Um cirurgião de um navio, pernoitando em um navio luxuoso com apenas acomodações de primeira classe, reconheceu que um surto de gastroenterite em curso relacionado a alimento poderia tornar alguns passageiros seriamente doentes. Qual dos seguintes passageiros está vulnerável: um comerciante que gasta a maior parte da viagem no bar insistindo que suas associações tanto com os Alcoólicos Anônimos quanto com os Jogadores Anônimos foram totalmente inúteis; um passageiro abastado que se vangloria de doar uma quantidade de sangue para a Cruz Vermelha mensalmente; uma mulher, no quinto mês de gravidez, com uma história de hepatite B e abuso de droga; ou um gourmet que esgotou o suprimento de molho de tabasco no seu aperitivo diário de Ostras a Rockefeller.**

Todos estão vulneráveis. O comedor de ostras excessivo é especialmente vulnerável para a hepatite A, *Vibrio vulnificus* e *Cryptosporidium parvum*. Uma simples ostra ou molusco pode filtrar > 14 litros de água do estuário que está sujeito às saídas de esgoto adjacentes. Os oócitos do último permanecem nas guelras e podem ser encontrados nos locais de colheita comercial.

O ferro excessivo nos tecidos e células promove o desenvolvimento de infecção, neoplasia, cardiomiopatia, artropatia e vários transtornos endócrinos e possivelmente neurodegenerativos. Para conter e detoxificar o metal, os hospedeiros têm que desenvolver um sistema de defesa para reter o ferro; entretanto, o sistema pode ser comprometido por numerosos fatores. O ferro pode contribuir para o desenvolvimento de doença em diversas formas. Excessivas quantidades de metal nos tecidos e células específicas podem impedir a capacidade das proteínas, tais como a transferrina e ferritina, para prevenir o acréscimo de ferro livre. Acima de tudo, nas doenças infecciosas, doenças inflamatórias e doenças que envolvem isquemia e reperfusão, o ferro causa reações que produzem radicais superóxidos. O ferro também pode aumentar o risco de doença ao funcionar como um nutriente essencial prontamente disponível para invadir células microbianas e neoplásicas. Cepas altamente virulentas possuem mecanismos excepcionalmente poderosos para obter ferro do hospedeiro. Cepas de células neoplásicas marcadamente invasivas podem colher ferro do hospedeiro mais facilmente do que cepas menos malignas ou células hospedeiras.

○ **Um executivo do mercado de capital se aventurou a gastar o último ano viajando internacionalmente. Ele retornou à sua cidade queixando-se de distensão da cintura e você detecta ascite. Que potenciais vírus, parasitas, fungos, bactérias e ingestões podem ser responsáveis pela ascite?**

Hepatite B, C; clonorquíase, opistorquíase, filaríase, equinococose, fasciolpse de Buski, esquistossomíase, antraz, tuberculose; e toxicidade pelo chá de erva de "Gordo lobo".

○ **Como um consultor em gastroenterologia, você frequentemente é solicitado a auxiliar no diagnóstico e tratamento de constipação, obstrução do íleo ou intestinal. A exposição a vários organismos pode alterar sua abordagem. Que duas condições de protozoários são causas frequentemente menosprezadas das condições acima mencionadas?**

Amebíase devido a *Entamoeba histolytica* e doença de Chagas devido ao *Trypanosoma cruzi*.

○ **Um estudante florestal graduado, que foi fazer canoagem no território noroeste canadense durante as férias semestrais de verão, foi retirado pelo helicóptero por causa de uma febre que chegou a 40,5°C. Uma reação proeminente semelhante à leucemia foi observada, mas o índice de sedimentação de eritrócitos era normal. Qual dos seguintes** reservatórios de hospedeiros de caça selvagem mais provavelmente resultou na doença do estudante: urso marrom servido no jantar na fogueira; mamíferos carnívoros, tais como cachorros nativos e porcos do mato selvagens, os quais são alvos ideais para a prática de tiro; ou ratos gigantes que se estavam alimentando do lixo do campo?

Todos os animais mencionados são vetores potenciais para a *Trichinella spiralis*. Uma reação semelhante à leucemia com um índice de sedimentação normal é única para a triquinose. As primeiras manifestações da triquinose são gastrointestinais, anunciadas por diarreia e cólicas abdominais, em mais de 58% dos casos. Neste paciente, a carne de urso mal passada cozida sobre uma fogueira foi ingerida. As larvas em terceiro estágio ingeridas são liberadas no ambiente gástrico de pepsina ácida, passam para as criptas do intestino delgado e eventualmente migram para os músculos estriados, onde elas estimulam o DNA do hospedeiro para construir uma membrana de célula muscular, enquistando no interior dos feixes de fibras do músculo estriado. Grandes quantidades de glicogênio são armazenadas nas larvas e permitem a sobrevivência em longo prazo. O fígado contribui com substâncias nutricionais para o estágio inicial das larvas e leves alterações das enzimas do fígado podem ocorrer transitoriamente.

◯ **Um mergulhador em uso de insulina NPH estava tão intrigado com a fauna do recife de coral de São Tomás que ele perdeu o banquete final do grupo de turismo. Ele quase não conseguiu partir no seu vôo de retorno, 2 horas mais tarde. Durante o vôo, ele experimenta o início súbito de dor abdominal e dispneia seguida por colapso e convulsões. O que aconteceu, e a tripulação da aeronave deve realizar um pouso de emergência?**

No mínimo 24 horas são fortemente recomendadas após o mergulho para a realização de uma viagem aérea. A expansão do gás nitrogênio, relacionada com a lei de Boyle, é com frequência desconsiderada pelos clínicos, pode resultar em uma insuficiência de fluxo mesentérico e cerebral. Neste caso, a ocorrência de convulsão poderia forçar uma descida rápida da aeronave.

◯ **Durante uma viagem turística às tribos aborígines da Austrália, refrescos foram ingeridos em um estande nativo na base de *Ayer Red Rock*. Um mês mais tarde, de volta aos Estados Unidos, um membro do grupo desenvolveu febre, mialgias e dor lombar de endurecimento. Observou-se que ele tinha hepatosplenomegalia e anormalidades leves da função do fígado que não se resolveram durante semanas. Um acadêmico clínico do terceiro ano, que observou uma leucopenia persistente, cuidadosamente questionou se uma bebida enlatada específica foi tomada em *Red Rock*, resolvendo por causa disso o dilema diagnóstico. Qual das seguintes bebidas pode ter causado esta doença do paciente: Cola Boomerang; Cerveja Wallabee; Leite Refrescante de Ayer; ou Chá Para Dois da Vovó?**

A brucelose é uma condição com frequência subestimada quando o consumo de leite cru ou queijo não é avaliado. Neste caso, o leite de cabra não foi pasteurizado e foi o veículo para a doença. Uma reação granulomatosa no interior do parênquima do fígado pode persistir por meses. Biopsias diagnósticas do fígado e/ou da medula óssea podem ser úteis. O tratamento com doxiciclina e/ou rifampicina ou gentamicina com frequência é curativo, desde que a terapia proporcionada seja continuada por no mínimo 6 semanas, de forma a prevenir a recaída.

◯ **Um homem de 78 anos de idade com doença ulcerosa péptica decidiu gastar seus fundos de modo pensado em uma viagem ao redor do mundo nos últimos 8 meses. Seu gastroenterologista interrompeu seu inibidor da bomba de próton, reconhecendo que este** paciente estaria vulnerável a qual das seguintes doenças: shigelose, giardíase, cólera, salmonela, tuberculose, ou *E. coli* enterotoxigênica?

Todas estão corretas, exceto a shigelose.

○ **Uma viagem patrocinada pela universidade até as Ilhas Galápagos ofereceu uma estadia noturna em uma pensão equatoriana três estrelas para "compras e refeições com pratos nativos únicos". Diversos membros da viagem desenvolveram diarreia, porém responderam ao tratamento com Pepto Bismol e ciprofloxacina. Dois meses mais tarde, um membro deu-se conta de "ovos na minha roupa íntima". Nomeie a causa provável e seu tratamento.**

Noventa e oito por cento dos viajantes cometem exageros dietéticos nos primeiros três dias em uma viagem para o exterior e ocorrências diarreicas são proporcionais aos erros. A cestodiose é excessiva nesta área da América do Sul e a *Taenia saginata* é a mais provável. Banquetes à beira da estrada são frequentemente vendidos pelos nativos que possuem um índice de carrear a infecção maior do que 60%. Um prato de festa, carne ao molho tártaro, não infrequentemente apreciado nos Estados Unidos, tem sido responsável por muitos episódios embaraçosos e desagradáveis. O tratamento para o verme da carne de vaca *(Taenia saginata)* é niclosamida – mastigar 2 gramas (quatro tabletes) então dois tabletes por dia por mais 6 dias. O verme da carne de porco *(Taenia solium)* pode produzir neurocisticercose e convulsões 20 anos após a infecção inicial. O tratamento é praziquantel 50 mg/kg 3 vezes ao dia por 14 dias. Um tratamento alternativo é o albendazol – 15 mg/kg por 30 dias.

○ **Diversos viajantes retornando de seu passeio nos Andes queixam-se a você, seu gastroenterologista de confiança, de fadiga, anorexia e náusea e as enzimas do fígado estão elevadas. Antes que você invoque um *jet-lag*, você lembra que as vacinas tanto para a hepatite A como B foram administradas antes da viagem. Entretanto, você descobriu que o ceviche, um prato nativo feito de caracóis e frutos do mar crus e recoberto com limas, foi "experimentado" pelo grupo. Você também descobriu que a diarreia durante a viagem foi tratada com uma "medicina herbácea para a diarreia" que também é utilizada pelos nativos para a tosse. Do que você suspeita?**

Se você não tivesse dado as imunizações profiláticas para a hepatite, o prato nativo poderia ser uma fonte comum de hepatite viral. A disfunção do fígado pode ser devida ao "chá de erva de Gordo lobo", o qual, da mesma forma que os chás de germander e confrei, contêm alcaloides pirrolizidina. Doença do fígado veno-oclusiva pode se seguir.

○ **Um influente exportador egípcio é encaminhado a você pelo seu médico pessoal para o tratamento de um pólipo sigmoide. Uma lesão não resolvida do lobo médio direito do pulmão não detém você de prosseguir com uma polipectomia uma vez que você está confiante que eles podem estar relacionados. Após o tratamento, oito parentes egípcios do exportador requerem seu notável aconselhamento e experiência. Por quê?**

Os pólipos colônicos inflamatórios esquistossomais parecem grosseiramente similares às lesões hipertróficas e mesmo adenomatosas. Suspeitando que a lesão pulmonar associada fosse parte de uma infecção por *S. mansoni*, o tratamento com praziquantel 20 a 30 mg/kg × 1 provavelmente impediu a solicitação de muitos estudos desnecessários.

○ **Seu colega, um pediatra, lhe encaminha um refugiado do Vietnam de 10 anos de idade para o tratamento de diarreia intermitente, anemia e letargia. Seu exame cuidadoso não revela uma lesão em moeda. Seu crescimento foi retardado, porém nem palidez nem prolapso retal foram encontrados. Você solicita uma cultura de fezes e a concen-**

tração nas fezes de ovos e parasitas e realiza uma sigmoidoscopia flexível. Que infecção mista é provável?

Retardo do crescimento é comum quando tênia e *Trichuris trichuria* coexistem. Suspeita-se de trichuríase ou shigelose quando é encontrado prolapso retal. Lesões de pele purpúricas semelhantes à moeda são com frequência vistas após o tratamento pelos nativos.

○ **Um fitofarmacologista de 58 anos de idade possui todas as imunizações necessárias antes de embarcar em uma expedição determinada de 12 meses à área central do rio Amazonas brasileiro, buscando plantas exóticas candidatas para sua companhia biotécnica. Ele retornou sentindo-se fatigado, com desconforto no tórax ocasional mal definido e uma lembrança de um bom bife "que não caiu bem". No seu exame, a adenopatia cervical sentinela estava ausente e uma batida ectópica ocasional foi observada no exame cardíaco. Os exames de fezes e raios X de tórax estavam normais. Qual das seguintes é a mais provável: carcinoma esofágico; espasmo esofágico funcional relacionado com diminuição de sua companhia; ou doença de Chagas com disfunção motora esofágica e infiltração miocárdica apical precoce pelo *Trypanosoma cruzi*?**

Mais de 90 milhões de indivíduos estão em risco para a doença de Chagas. O aumento das viagens para os Andes, e especialmente, Brasil e Peru realçam o risco. A coinfecção com o VIH pode aumentar a parasitemia do sangue. A transmissão do *Trypanosoma cruzi* nas transfusões de sangue aumenta o risco. O verapamil tem tido uma resposta variável no tratamento da neurodisfunção esofágica crônica, porém é benéfico ao aumentar o fluxo de sangue miocárdico.

○ **Uma estudante entomologista apresenta-se com queixa de febre, um começo agudo de uma dor de cabeça retrobulbar, náusea, vômito, dor lombar intensa e uma erupção esbranquiçada transitória. A febre foi intermitente e difásica. Ela tem estado coletando espécies de artrópodes nas montanhas da Jamaica para sua tese de graduação. Ao retornar, um médico estudante de Saúde Pública em uma universidade do Texas bem conhecida comentou que ele estava vendo outros alunos com uma síndrome similar. O que ele tinha em mente?**

Febre dengue, agora transmitida pelo mosquito Tigre Asiático (*Aedes albopictus*), tem sido encontrada nos pneus velhos descartados, copos de isopor e águas estagnadas. Aproximadamente 40% da população mundial vive nas áreas endêmicas da doença e os surtos de dengue têm ocorrido em mais de 100 países. Sua presença disseminada no Texas e no sudeste dos Estados Unidos pode tornar-se uma séria ameaça. As pessoas infectadas geralmente têm febre alta, calafrios, dor de cabeça frontal, erupção esbranquiçada característica, mialgias severas e mal-estar. Uma temperatura difásica é vista nas infecções pelo vírus alfa do grupo Bunyavirus, como na dengue. A lise da febre pode ocorrer após o segundo episódio de febre contínua.

○ **Um menino de 7 anos de idade que você tinha anteriormente tratado com sucesso para a má-absorção devida à giardíase foi trazido para o departamento de emergência por causa do começo agudo de náusea e vômito seguidas por letargia. Um estado confusional, febre e rigidez leve do pescoço foram observados. Suas perguntas para os pais apreensivos a respeito das exposições potenciais revelaram uma área de natação local onde estavam imersas escadas de madeira. O início imediato do tratamento para a preservação da vida demonstrou suas habilidades como clínico. Qual é o diagnóstico?**

A meningoencefalite amébica primária é causada por amebas vivendo livres do gênero espécies *Naegleria – fowleri, gruben* ou *acanthamebae*. O organismo é encontrado nos canais rasos, nos colchões de piscina saturados de água ou próximos de bordos em putrefação porque o ambiente com dióxido de carbono elevado é ideal para o seu crescimento. Os organismos são termofílicos e proliferam adjacentes a represas de força e pedreiras onde a água quente é descarregada dos geradores são atrativos tanto para os nadadores quanto para os micro-organismos. A morte segue rapidamente se o tratamento não é dado com 24 horas. Anfotericina B 1 mg/kg/dia administrada intravenosamente precisa ser dada por um período indeterminado de tempo.

○ **Você está cuidando de uma jovem que desenvolve *software* de computador com doença intestinal inflamatória que requereu um curso prolongado de corticosteroides. Ela está planejando uma viagem para a China. Você concorda que ela pode andar de bicicleta em uma área limitada do sudeste da China com seus companheiros, porém sugere que ela utilize cortinados tratados com permetrina para reduzir a chance de desenvolvimento de malária. Durante a viagem, fadiga incomum seguida por vômito persistente e febre seguida por uma convulsão de grande mal subitamente abortou sua viagem e necessitou um retorno aéreo para você, seu médico de confiança. Nomeie as medidas que poderiam ter prevenido este resultado.**

A profilaxia com vacina para a encefalite japonesa e o uso de roupas saturadas de permetrina para repelir os mosquitos Culex e Anopheles. A encefalite japonesa é a causa principal de encefalite viral na Ásia e é uma ameaça potencial para 2 a 3 milhões de cidadãos dos Estados Unidos que viajam ou vivem no sul e no leste da Ásia. A vacina monovalente Biken para a encefalite japonesa raramente é dada a menos que surtos sejam relatados; entretanto, a mortalidade de 25% e os déficits neurológicos que acompanham esta doença garantem estas medidas preventivas, especialmente antes de viagens rurais prolongadas para Mianmar (Burma), Malásia e República Democrática do Povo de Lao.

○ **Uma professora de linguagem de 32 anos de idade decidiu finalizar seu texto de graduação em uma província chinesa onde seu mandarim fluente poderia ser útil. Suas interações culturais durante sua estada na casa ao lado de um lago de seu hospedeiro foram muito bem-vindas, especialmente as refeições com os pratos com vegetais cultivados na água. Ao retorno, seu exame ginecológico anual detectou ascite e ganho de peso. O encaminhamento para qual dos seguintes especialistas poderia ser mais eficiente no estabelecimento do diagnóstico: radiologista, oncologista, gastroenterologista ou hepatologista?**

Gastroenterologista. *Fasciola hepaticus* como a maior parte dos flukes trematódeos do fígado tais como *Clonorchis senensis* e *Opisthorchis viverrini* infectam e residem no trato biliar. O fluke trematódeo da fascíola semelhante de uma folha marrom pode ser visualizado na colangiografia. A fasciolíase, contraída da água da vegetação, com frequência produz uma "sensação de calor" no quadrante superior direito, hepatomegalia e colangite ascendente. A ingestão de peixe cru pode levar à clonorquíase que se apresenta como pancreatite. A colangiografia pode detectar os saculados característicos e a árvore biliar dilatada da opistorquíase. O colangiocarcinoma tem sido encontrado em 30% das áreas na Tailândia onde pratos de peixe cru são frequentemente consumidos.

○ **Um casal, ambos médicos aposentados, faz dois cruzeiros ao ano como recompensa pelos seus trabalhos. Enjôo no mar em uma viagem anterior aos mares Adriático e Aegeano prontamente levou-os a carregar adesivos para enjôo e anti-histamínicos nos seus *kits* de medicamentos. Uma tempestade inesperada no triângulo das Bermudas foi ameaçadora. Quatro horas após um jantar *"black tie"* na mesma noite, sua esposa foi encontrada no *deck* com uma laceração de 4 cm na fronte. Ela havia vomitado copiosa-**

mente, estava corada e confusa. A pupila esquerda estava dilatada e fixada, porém ela não apresentava outros sinais neurológicos anormais. Seus pulmões estavam limpos à ausculta e percussão. Seu marido insistiu com o capitão que a viagem poderia ser completada após uma manobra especial. O que foi feito?

Um adesivo transdérmico de escopolamina pode ser muito efetivo para a prevenção de enjôos no mar, porém reações anticolinérgicas evidentes são vistas ocasionalmente. A remoção do adesivo resultou no retorno de um tamanho pupilar normal dentro de 12 horas. A jornada não foi interrompida.

○ **Diarreia profusa e perda de peso que não responderam às medicações previamente prescritas para uma guatemalteca de 36 anos "portadora do *green-card*" empregada como doméstica. Por causa da alta prevalência de um contaminante específico da água no seu país, você suspeita o diagnóstico correto e, assim, previne a perda excessiva de seu salário magro evitando a testagem extensiva. Qual dos seguintes é o mais provável:**

1) Infecção por *Helicobacter pylori* contraída durante uma viagem recente aos seus parentes peruanos.
2) *Necator americanis* contraída por andar descalça no chão enlameado próximo à sua casa anterior.
3) *Leptospira canicolaris* associada a presença doméstica de cães e pesada chuva montanhosa.
4) *Cryptosporidium parvum* de beber a água boa distribuída por um cano de borracha.
5) *Cyclospora cayetanensis*.

A *Cyclospora cayetanensis* é muito prevalente da Guatemala. Surtos têm ocorrido após a importação e ingestão na América do Norte de framboesas da Guatemala. A fonte de contaminação das framboesas implicadas não tem sido estabelecida. A contaminação fecal da água utilizada para espraiar fungicida e outras substâncias diretamente na fruta parece a mais provável. Na América do Norte, os pacientes têm sido infectados com *Cyclospora* comendo framboesas frescas, pratos de massa e alface *mesclun*. Na Guatemala, o principal veículo de infecção parece ser a água não tratada.

○ **Uma auxiliar médica do hospital é vista no Departamento de Emergência 2 horas após uma festa de Natal por causa de um início agudo de dor abdominal excruciante associada a sudorese e colapso. Ela utilizou intermitentemente antiácidos e bloqueadores do receptor de H_2 para a azia. Os narcóticos foram mantidos a despeito da solicitação da paciente. Outros membros da equipe recordaram que muita carne, frango e peixe foram colocados na festa e a preferência óbvia da paciente pelo peixe. Qual é o diagnóstico mais provável?**

Avaliação de eventos alimentares arriscados ou avaliação do contato íntimo com animais, vetores e exposições ambientais não necessitam ser confinadas ao vulnerável "Viajante do Mundo". Os bares populares de *sushi* e *sashimi* de hoje estão atraindo uma variedade de escolhas de peixe cru assim como de clientes. O réu gustativo neste caso foi a larva *Anisakis simplex* embebida no *sushi* japonês contendo atum "*skipjack*", enguia marinha e lula. As larvas nematódeas foram reconhecidas primeiro no arenque da Noruega e relatos globais têm aumentado exponencialmente. Manifestações clínicas enganadoras incluem estreitamentos granulomatosos mimetizando a ileíte de Crohn, gastroenterite eosinofílica transmural e tumores gástricos. Em um relato recente, uns lotes do mercado de peixe na costa oeste dos Estados Unidos tinham em média oito nematódeas por peixe enquanto no mercado de peixe da costa leste a média era de menos de um. O congelamento por rajada do peixe a -35 graus Celsius por 15 horas é uma segurança para aquele que não cozinha seu peixe cuidadosamente. A extração por fórceps endoscópico, como neste caso, proporciona alívio imediato. Abster-se de ingestão de peixe cru é a melhor medida profilática!

○ **Você está vendo um dentista pediátrico de 49 anos de idade que foi previamente visto por quatro psiquiatras diferentes por causa de "inchaço gasoso" que tem impedido seu sono por muitos meses. Este sofrimento tem abortado suas viagens usuais trimestrais para esquiar no Colorado. Ele negou qualquer diarreia apreciável. Uma cicatriz de gastrectomia subtotal era evidente. Enquanto ele descarrega sua raiva e frustração, você decide qual diagnóstico pode ser e agenda um único teste diagnóstico a ser realizado no seu dia de folga. Qual é o teste definitivo que subsequentemente levou o paciente à cura e rendeu-lhe muitos outros encaminhamentos de pacientes?**

Embora os exames de fezes repetidos para cistos ou trofozoítos de giárdia possam não ser reveladores, a amostra duodenal direta ou o exame de uma fatia da mucosa aderente à tira extraída de uma enterocápsula pode ser imediatamente diagnóstica. Um "teste de tira" da enterocápsula, raramente utilizado nos dias de hoje, pode convenientemente avaliar para a presença de micro-organismos móveis tais como nematódeos ou protozoários que residem no duodeno (índice de sucesso de 96%). Sua exposição ao cuidado diário de crianças, seu estado de gastrectomia e as frequentes viagens para esquiar cada uma o tornou especialmente vulnerável para a giardíase. A patogênese da lesão intestinal permanece incompletamente compreendida, entretanto ocorre uma cascata de anormalidades, incluindo lesão de enterócito estrutural e funcional imunologicamente mediada que compromete a absorção.

○ **Cinco semanas após passar 1 mês excitante no Brasil arranjando um grande empréstimo bancário enquanto também jantando nos mais finos restaurantes, um empregado executivo chefe de 56 anos de idade percebeu mal-estar, febre de baixo grau, diarreia mucoide leve com flatulência e dor no quadrante inferior direito. Uma perda de peso de 4 kg e 500 gramas foi atribuída ao reinício de seus exercícios matinais. Após sua avaliação, a testagem de laboratório revelou cristais fecais "coloridos de verde" e uma anemia microcítica hipocrômica. Qual dos seguintes está correto?**

   a) **Uma colonoscopia poderia ajudar no diagnóstico.**
   b) **A descarga mucoide persistente sugere uma lesão colônica situada à direita.**
   c) **Ameboma, abscesso apendicítico crônico, ileíte de Crohn e infecções tuberculares ou por *yersinea* são as considerações diagnósticas.**
   d) **Um ensaio limitado de terapia médica, enquanto evitando álcool, é justificada antes da intervenção cirúrgica.**

Todos são corretos. Um ameboma cecal constritor associado a ulcerações colônicas foi visualizado na colonoscopia. Estas regrediram na terapia com metronidazol e paramomicina com biopsias negativas dois meses mais tarde. Cristais de abacaxi exibem uma coloração esverdeada com longas formas aciculares e são com frequência confundidas com cristais de ácido gorduroso e Charcot-Leyden. O uso simples de um flurocromo, composto de calcoflor sob a forma de uma elevação úmida, irá realçar a detecção não apenas de cistos por ameba, mas fungos filamentosos, microsporídios e *Pneumocystis carinii*. Durante a amebíase invasiva, a superfície da mucosa do hospedeiro produz IgA antiameba e linfócitos T citotóxicos e macrófagos ativados por linfocina são mobilizados. A impugnação subjacente da submucosa leva às familiares úlceras características em forma de frasco da colite por ameba.

Galeria de Ilustrações

James L. Achord, M.D. MACG, FACP, Michelle O. DiBaise, PA.-C, MPAS, e Cory A. Roberts, M.D.

○ Um homem de 60 anos de idade apresenta-se com hematêmese moderada, porém está hemodinamicamente estável. Uma visão endoscópica logo abaixo da junção cardioesofágica é mostrada abaixo. Qual é seu diagnóstico?

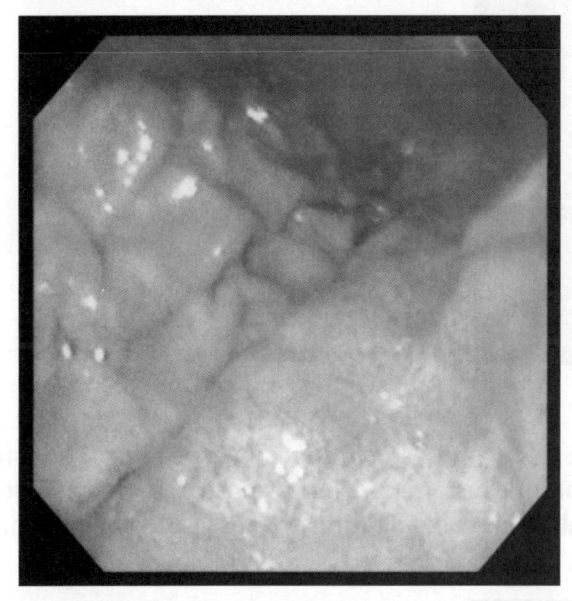

Adenocarcinoma do estômago.

○ Uma mulher de 45 anos de idade apresenta-se com hematêmese massiva. Mostrada abaixo está a vista endoscópica. Qual é seu diagnóstico e, dados os achados, qual é a probabilidade de que ela irá sangrar novamente dentro dos próximos dias?

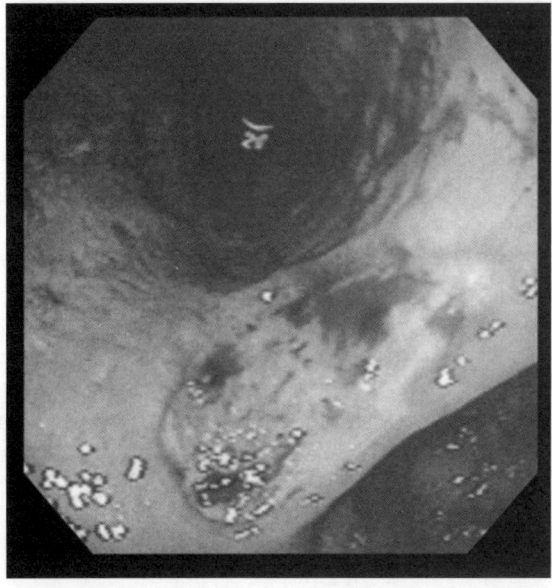

Úlcera gástrica em uma usuária de DAINE (NSAID). Com um vaso visível, a probabilidade de ressangramento dentro de 3 dias é de 40 a 60%.

○ **Um homem de 35 anos de idade apresenta-se com hematêmese massiva e anemia, porém a hemorragia ativa parece ter parado prontamente. O que a figura mostra?**

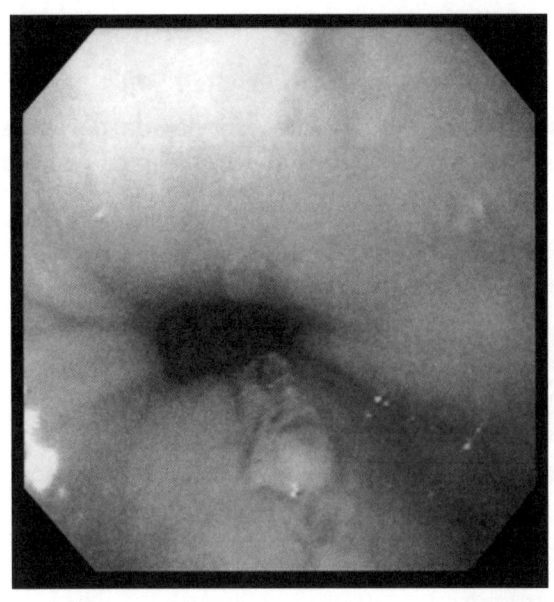

Laceração de Mallory-Weiss.

○ **Uma mulher com melena foi tratada por 12 horas com sucção nasogástrica, transfusões de sangue e antagonista do receptor de histamina-2 intravenoso. Quando hemodinamicamente estável, a endoscopia alta foi realizada e mostrou as lesões abaixo. Qual é seu diagnóstico?**

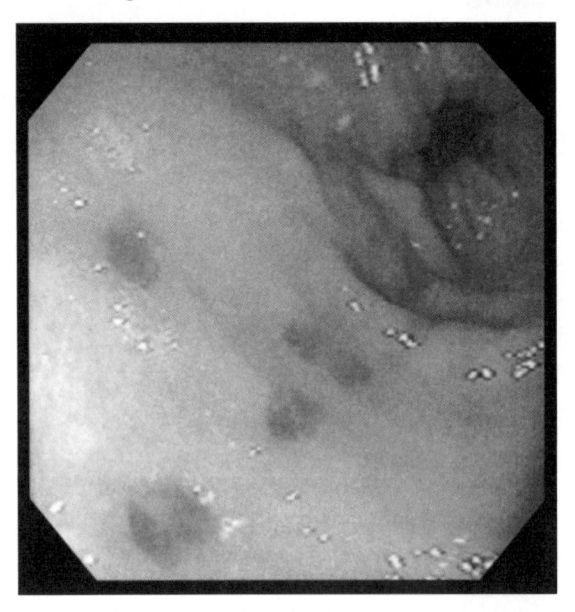

Lesões de sucção devidas à sucção nasogástrica constante. Obviamente, esta não foi a causa da melena.

○ V/F: Abaixo está um fotograma endoscópico de um paciente que se apresentou com hematêmese. Este paciente é um candidato apropriado para a alta precoce da emergência ou do hospital.

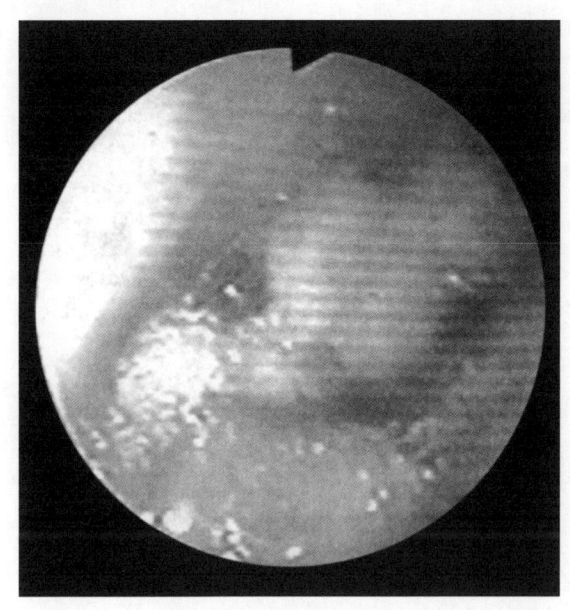

Falso. Um vaso visível está presente e prediz ressangramento em cerca de 40 a 60% dos pacientes, geralmente dentro de 48 a 72 horas.

○ Uma mulher de 35 anos de idade apresenta-se com hematêmese. Na endoscopia alta, uma úlcera duodenal foi encontrada. O que é a lesão no esôfago?

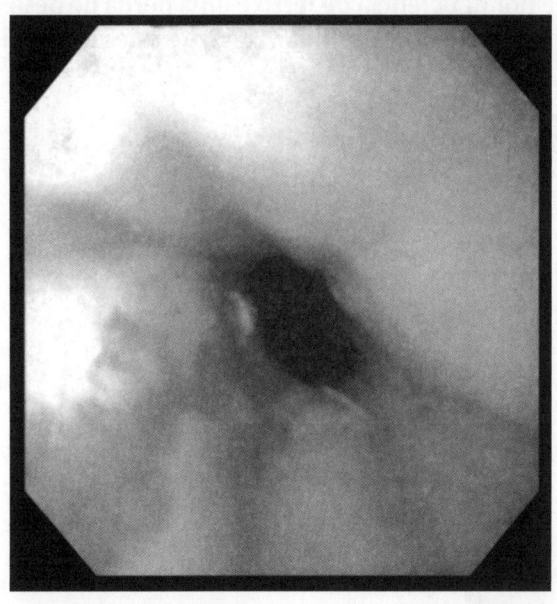

Epitélio de Barrett. Uma biopsia poderia ser necessária para confirmar nossa impressão endoscópica.

○ Um homem de 40 anos de idade que recebe hemodiálise para falência renal sangra intermitentemente, porém significativamente. Na colonoscopia, a seguinte lesão é vista em diversas áreas. O que é isto? Como é tratado?

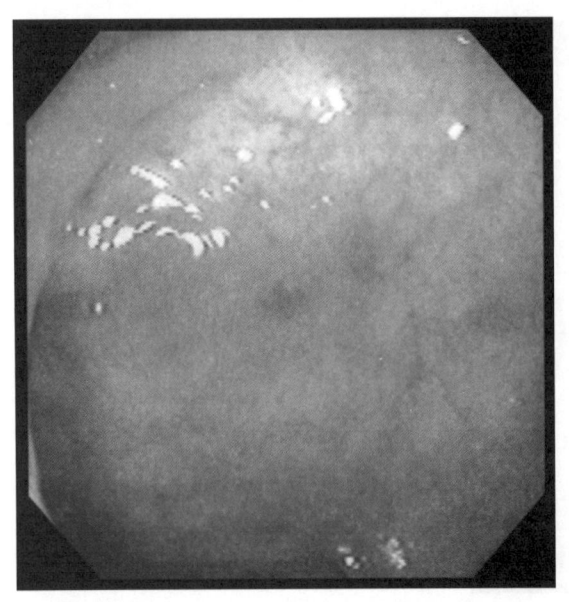

Angiodisplasia do cólon, comumente denominada malformação arteriovenosa (MAV – AVM). Diversos métodos endoscópicos, angiográficos e cirúrgicos estão disponíveis para obliterar estas lesões. O eletrocautério, na forma de sonda aquecida, parece ser o método mais popular atualmente.

○ Um paciente apresenta-se com anemia por deficiência de ferro e uma perda de peso de 15 kg. Ele abusa de drogas anti-inflamatórias não esteroidais. Qual é a lesão gástrica mostrada abaixo?

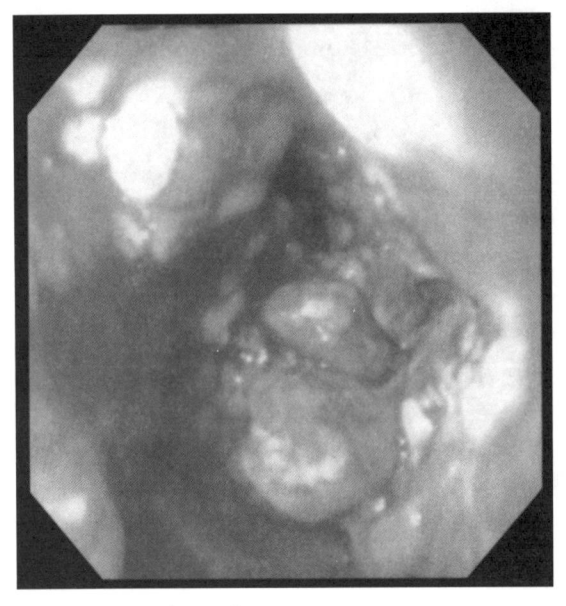

Carcinoma do estômago.

○ Um paciente aparece na sala de emergência afirmando que perdeu "uma grande quantidade" de sangue vivo no dia anterior sem quaisquer outros sintomas. Seu hematócrito é de 22%. O que é a lesão vista abaixo? Ela é a fonte deste sangramento?

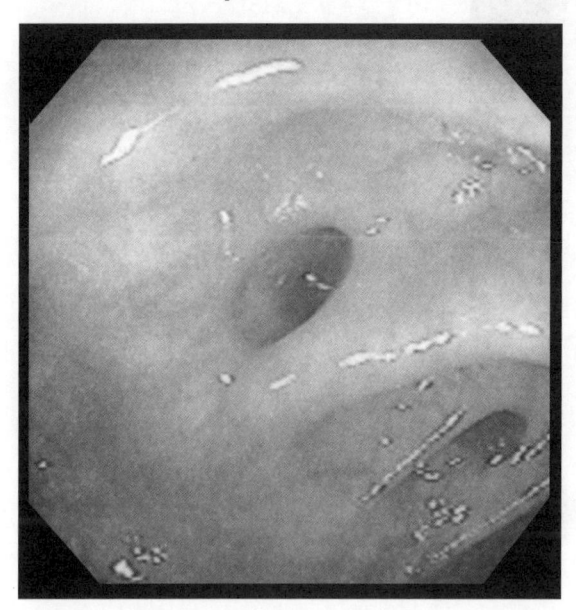

Diverticulose. Na ausência de quaisquer outras lesões demonstráveis, a diverticulose precisa ser presumida como sendo a causa da hemorragia.

○ **Um paciente fornece uma história de hematoquezia indolor intermitente, sempre seguida de defecação de fezes de coloração normal, e com frequência com diversas gotas de sangue gotejando no sanitário. Geralmente existe sangue no papel do vaso sanitário após a defecação. O que é a lesão mostrada abaixo?**

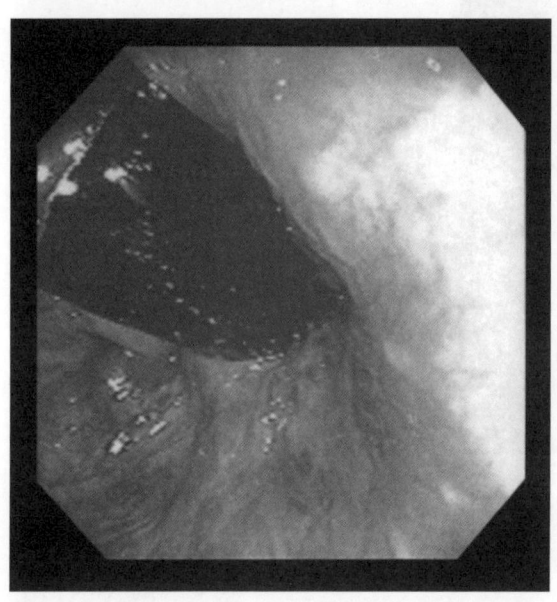

Hemorroidas internas. Uma fissura anal deve ser considerada naqueles que se apresentam com hematoquezia e defecação dolorosa.

○ **O que é a lesão mostrada abaixo?**

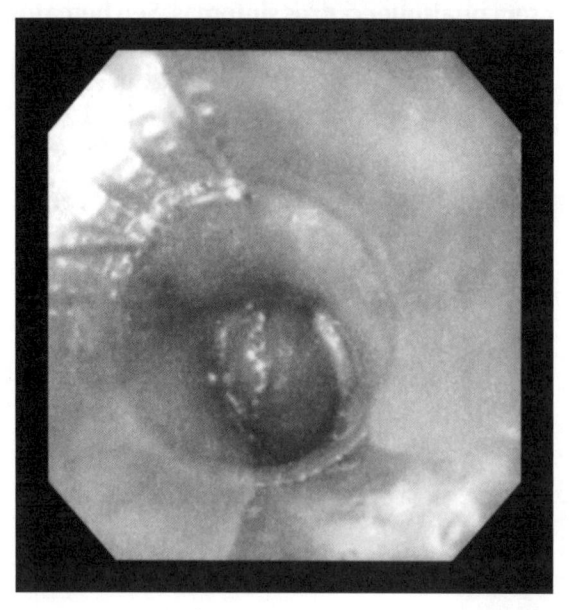

Uma variz esofágica que acabou de ser ligada. Observe a banda elástica azulada na base da variz ligada.

○ **Com uma história de hematêmese antes do anoitecer, a seguinte ilustração do estômago foi obtida na endoscopia superior. O que está sendo demonstrado?**

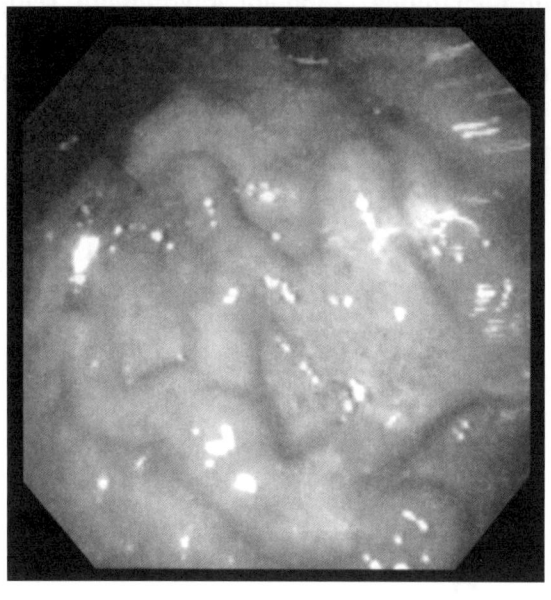

Varizes gástricas.

○ Em um paciente com melena, porém com um hematócrito normal, a lesão abaixo foi encontrada na endoscopia superior. Por causa de sua aparência, qual é o fator contribuinte mais provável para esta úlcera?

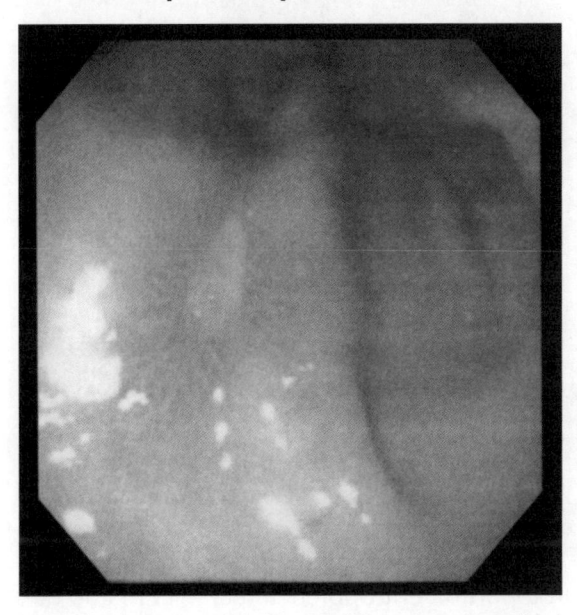

Uso de droga anti-inflamatória não esteroidal.

○ Um paciente é transferido para seu hospital com uma história de hematêmese e melena no dia anterior. Qual é a lesão?

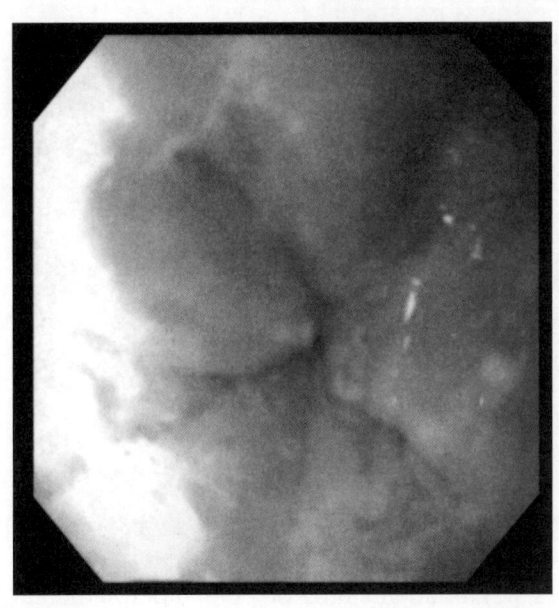

Varizes esofágicas na junção cardioesofágica.

○ **Que porcentagem de pacientes com o tipo de porfiria neurocutânea mostrada na figura irá desenvolver cirrose hepática?**

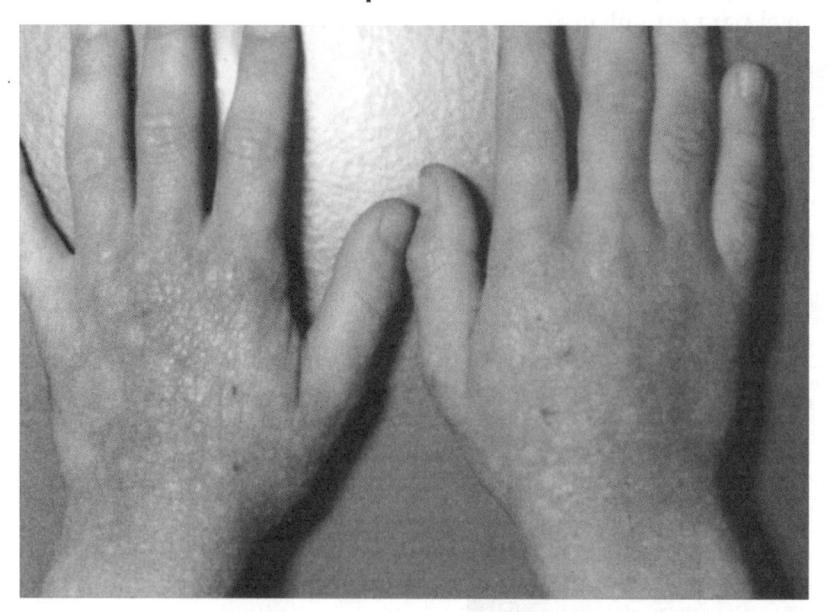

Cinco por cento dos pacientes com protoporfiria eritropoiética (EEP – EPP) irão desenvolver cirrose. O defeito da enzima responsável pela EEP é a ferroquelatase.

○ **Que reações da pele são encontradas na porfiria cutânea tardia (PCT)?**

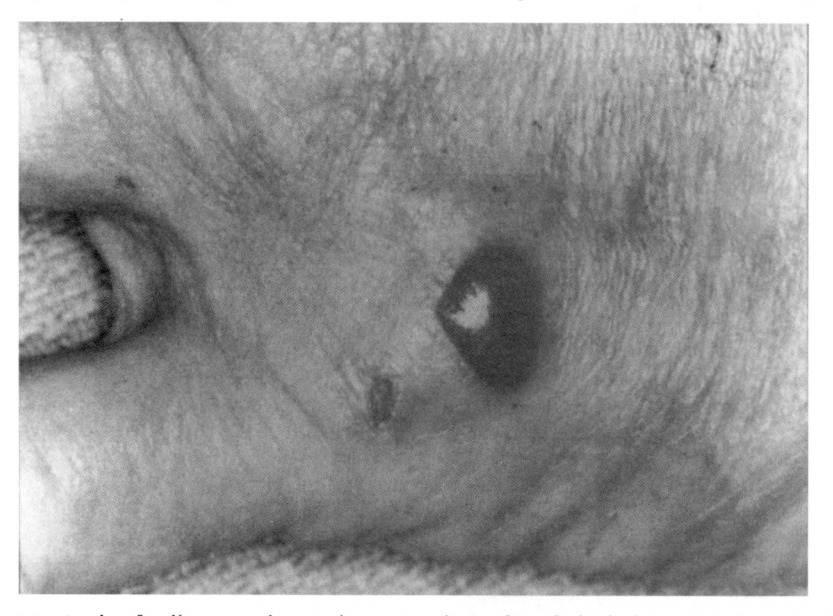

Vesículas/bolhas no dorso das mãos/pés, fragilidade/cicatriz da pele, hiperpigmentação e placas esclerodermoides, mília nos dedos/mãos, e hipertricose. O defeito da enzima responsável pela PCT inclui a descarboxilase do uroporfirinogênio no fígado (tipo I) e eritrócita (tipo II).

○ Um homem de 39 anos de idade com uma longa história de epistaxe recorrente apresenta-se com melena. As lesões orolabiais demonstradas na figura são observadas. Qual é o diagnóstico mais provável?

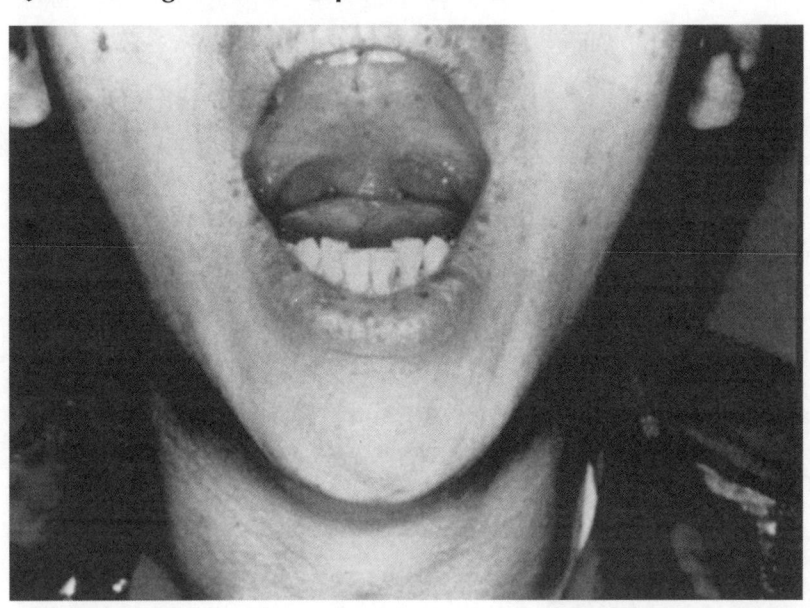

Telangiectasia hemorrágica hereditária (síndrome de Osler-Weber-Rendu).

○ O tratamento para a condição ilustrada na figura inclui que modalidades?

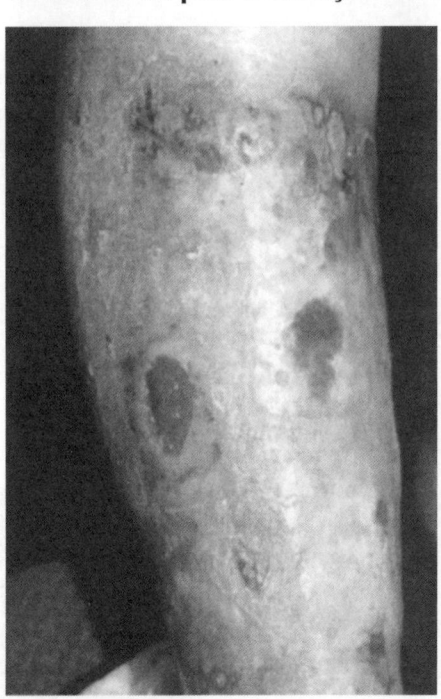

A figura demonstra lesões típicas de pioderma gangrenoso. Tratar o transtorno subjacente se existe algum (40 a 50% dos casos são idiopáticos). O desbridamento cirúrgico deve ser evitado à medida que pode estimular o desenvolvimento de novas lesões. Glicocorticoides sistêmicos, dapsona, sulfapiridina, sulfassalazina, ciclosporina, tacrolimo, 6-mercaptopurina, azatioprina, metotrexato, ciclofosfamida, clorambucil, clofazimina, minociclina, colchicina, plasmaférese e talidomida têm sido relatados por causar melhora significativa ou resolução destas lesões.

○ Uma mulher de 59 anos de idade com diabetes apresenta-se com vesículas pruriginosas bilaterais, simétricas nos cotovelos, joelhos, nádegas e coluna lombar. Uma biopsia da pele revela depósitos papilares dérmicos granulares de IgA. Qual é o diagnóstico?

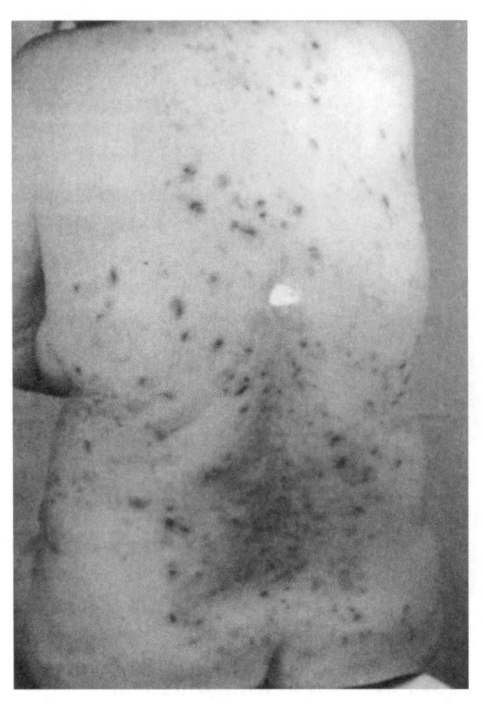

Dermatite herpetiforme.

○ Um homem de 27 anos de idade apresenta-se para a sigmoidoscopia por causa de hematoquezia intermitente. Numerosos pólipos foram vistos. Um padrão sardento peculiar nos seus lábios também foi observado. Qual é o diagnóstico mais provável?

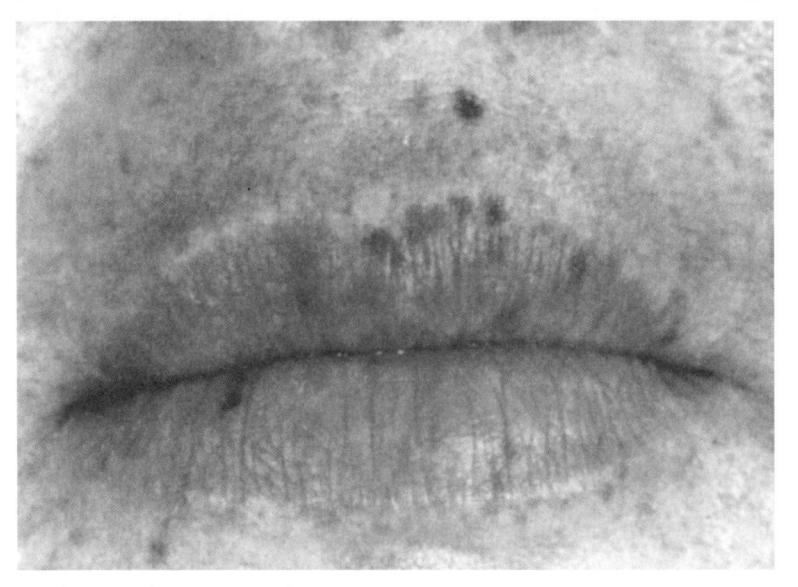

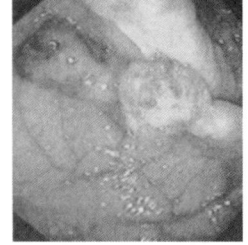

Síndrome de Peutz-Jeghers.

○ **Uma mulher de 72 anos de idade apresenta-se com lesões circinadas periorofaciais, interdigitais e perigenitais, com vesículas, crostas e pigmentação pós-inflamatória em associação com glossite, perda de peso, diarreia e diabetes. A erupção é mostrada abaixo. Qual é o diagnóstico?**

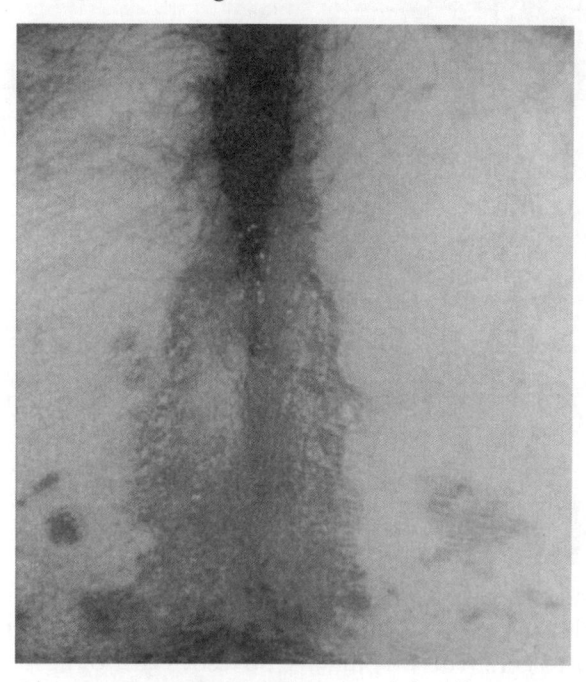

Glucagonoma. Emergindo nas células ilhotas do pâncreas, o glucagonoma está associado a uma dermatite distinta referida como um eritema migratório necrolítico (EMN – NME).

○ **Que condição está associada às alterações na unha ilustradas na figura?**

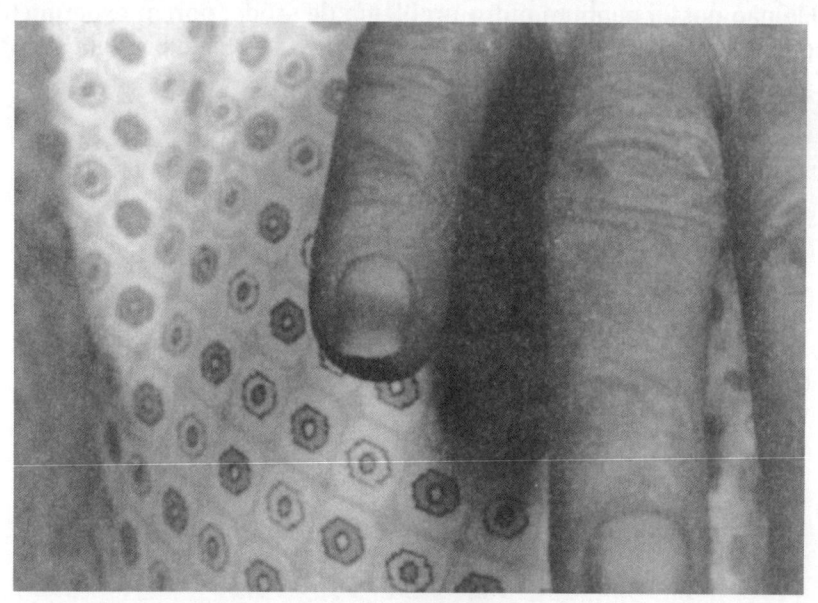

Cirrose. O achado na pele e na unha associado a cirrose inclui unhas brancas referidas como unhas de Terry; verrugas aracnoides; uma coloração difusa cinza turva da pele ou uma pigmentação marrom manchada; pigmentação linear nas dobras da pele; hiperpigmentação perioral e periorbital (cloasma hepático); hipomelanose semelhante a uma gota; eritema palmar; colaterais portossistêmicas sobre o abdome; púrpura; e uma diminuição no crescimento capilar facial e corporal.

○ Um homem de 32 anos de idade com SIDA (AIDS) apresenta-se com melena. As lesões da pele ilustradas na figura são observadas. Qual é a causa das lesões da pele? Estas lesões poderiam ser responsáveis pelo sangramento gastrointestinal?

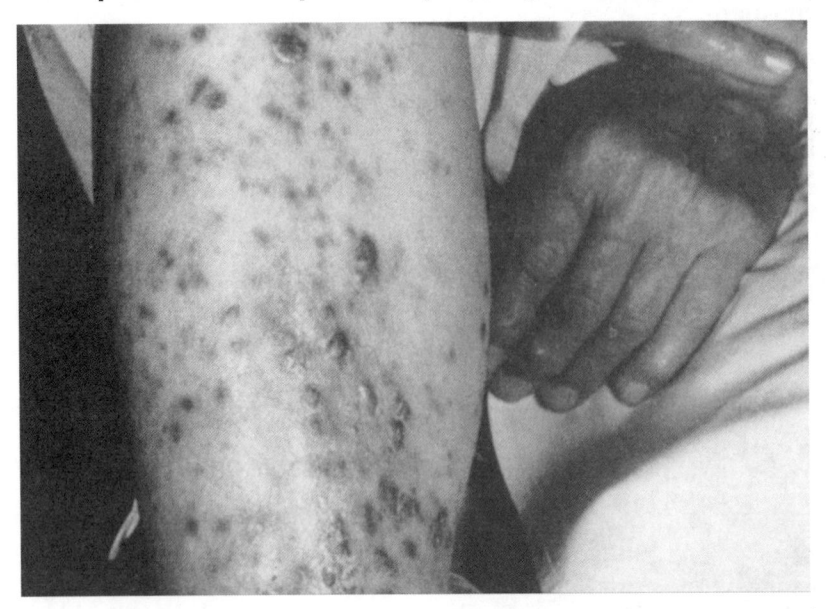

Sarcoma de Kaposi. Este tumor da submucosa pode ser encontrado em até 10 a 15% dos indivíduos infectados pelo VIH (HIV). No trato alimentar, o sarcoma de Kaposi tipicamente ocorre como lesões volumosas gengivais ou palatais, ou lesões gastrointestinais resultando na dificuldade com a mastigação, deglutição e obstrução ao fluxo, respectivamente. Raramente é uma causa de sangramento gastrointestinal.

○ Um homem de 19 anos de idade apresenta-se com hematoquezia massiva e instabilidade hemodinâmica. Ele não possui nenhum outro problema de saúde, porém experimenta lesões de pele indolores recorrentes como mostrado na figura. Qual é o diagnóstico?

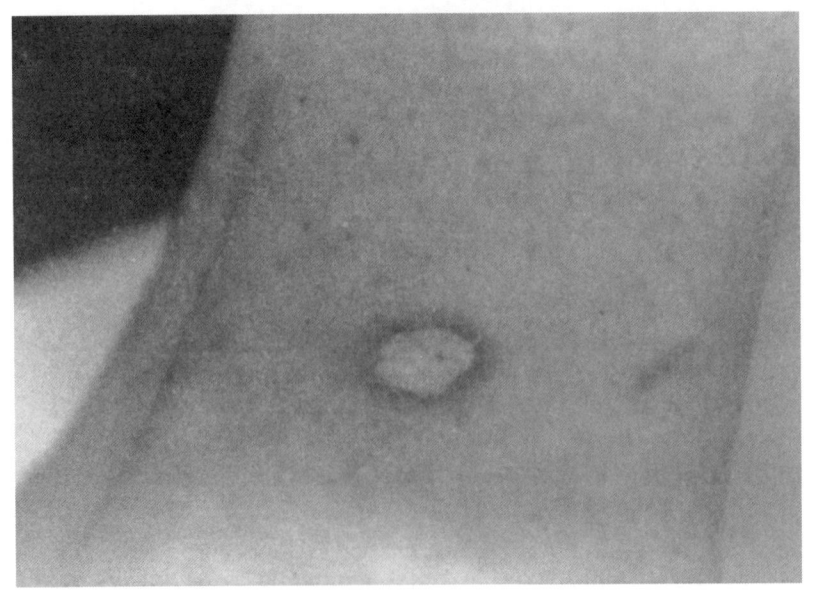

Doença de Degos ou papulose atrófica maligna. Este é um transtorno muito raro que afeta pele, trato gastrointestinal e sistema nervoso central. O envolvimento do intestino pode levar ao sangramento massivo e morte. A patogênese desta condição é desconhecida e não existe terapia efetiva.

○ Uma mulher de 54 anos de idade apresenta-se com diarreia aquosa crônica. Testes de fezes e uma colonoscopia estavam normais. Biopsias colônicas randomizadas revelaram os achados demonstrados na figura. Qual é o diagnóstico mais provável?

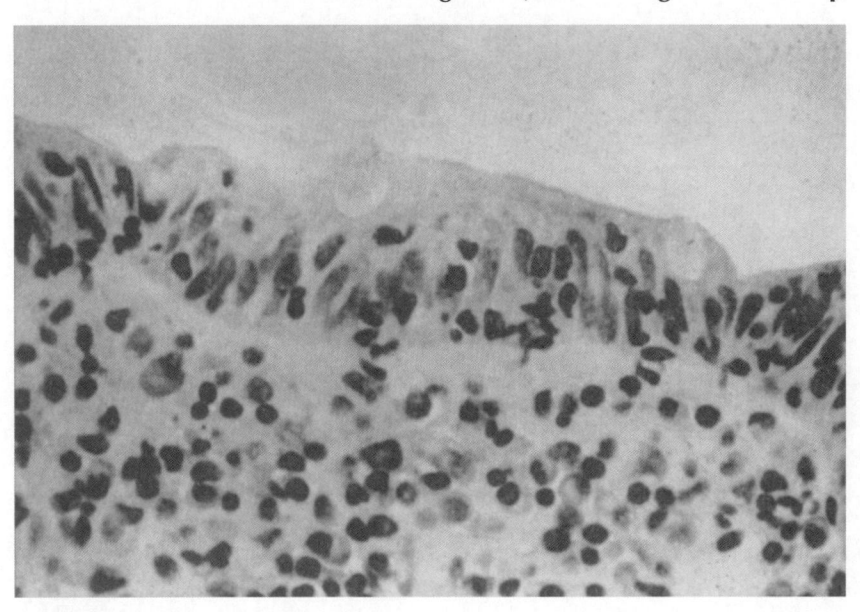

Colite linfocítica. Uma linfocitose intraepitelial é vista com no mínimo 20 linfócitos por 100 células epiteliais.

○ Que efeitos a metaplasia intestinal da mucosa gástrica possui no número de organismos presentes de *Helicobacter pylori*?

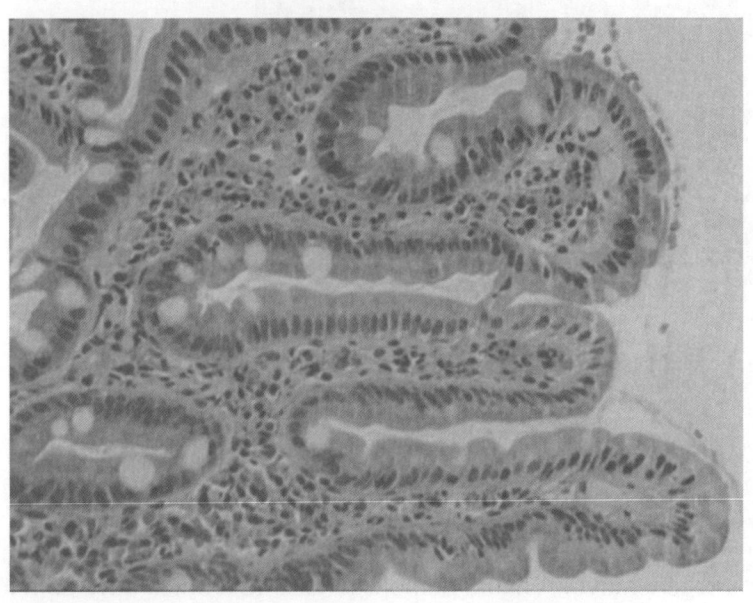

Os *Helicobacter pylori* não são tipicamente encontrados nas áreas de metaplasia intestinal devido aos arredores alterados. Observe as células globosas bem desenvolvidas.

○ Endoscopicamente você vê uma lesão no estômago que parece amarela. A biopsia é caracterizada por um acúmulo de histiócitos espumosos no interior da lâmina própria. Qual é o diagnóstico?

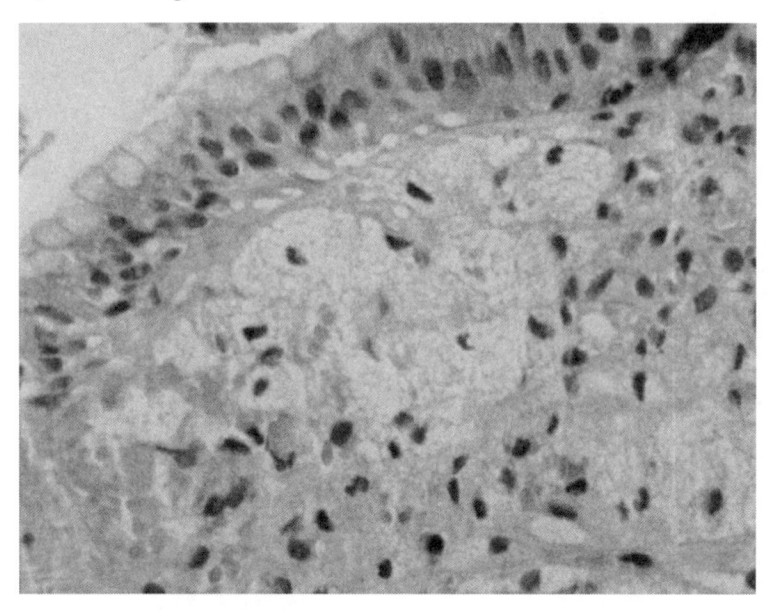

Xantoma ou xantelasma.

○ Em uma condição de gastrite crônica, qual é o pólipo gástrico mais comum que alguém poderia esperar encontrar?

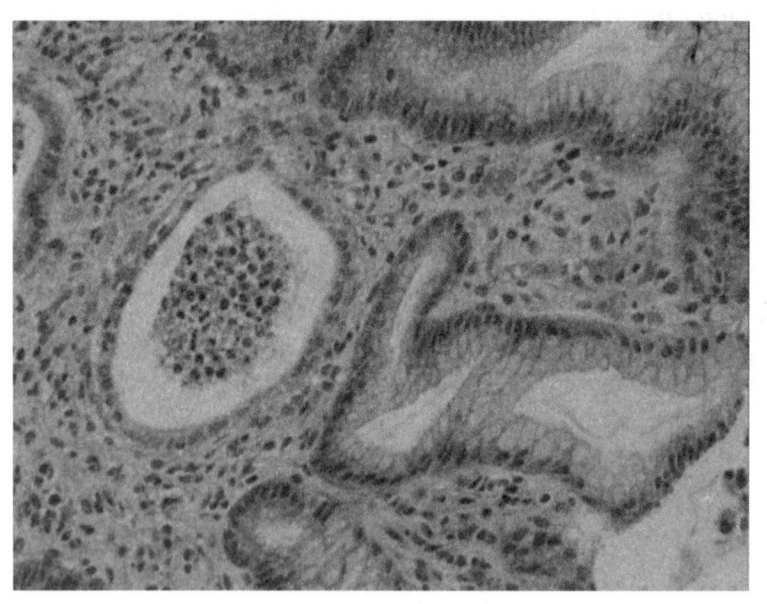

Pólipo hiperplásico ou regenerativo. A figura demonstra gastrite crônica ativa com formação de abscessos da cripta.

○ **Como um pólipo da glândula fúndica difere histologicamente de uma hiperplásica?**

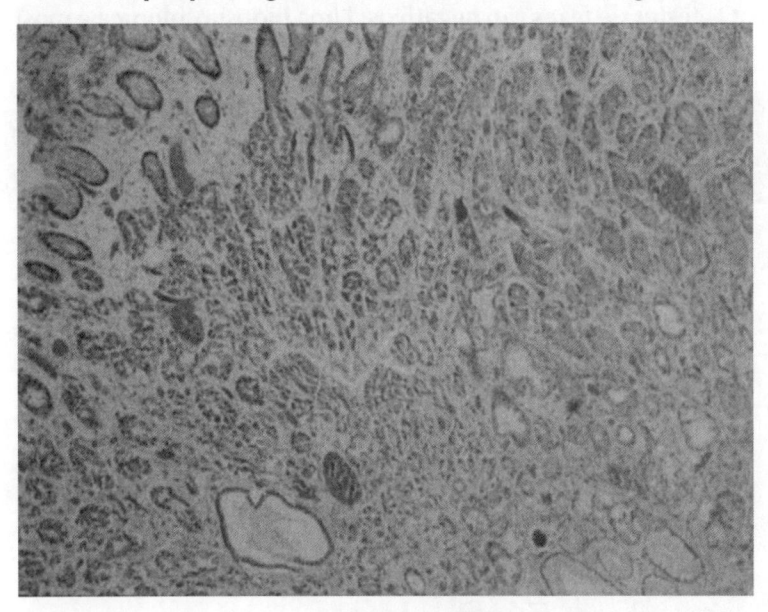

Como mostrado aqui, os pólipos da glândula fúndica possuem microcistos epiteliais fúndicos demarcados e fovéolas encurtadas.

○ **Com relação aos tumores estromais gastrointestinais, que dois aspectos são os preditores mais importantes do comportamento do tumor?**

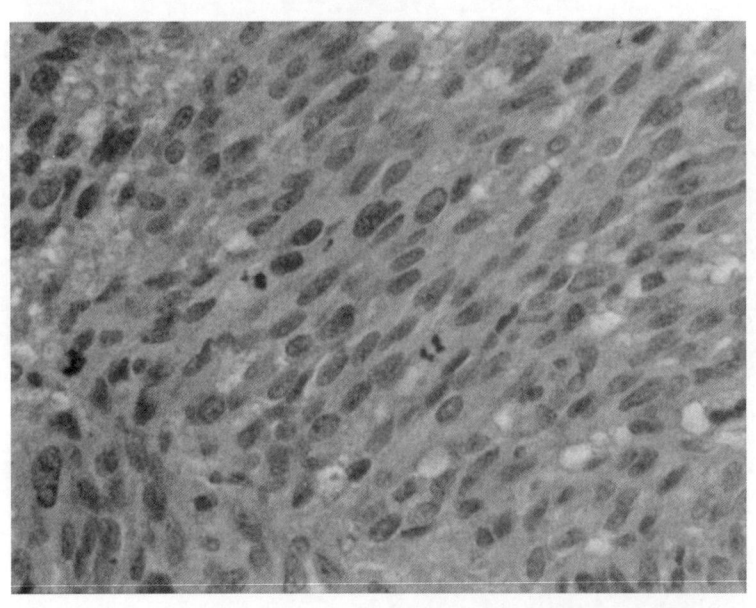

Tamanho e índice mitótico. Observe as diversas mitoses na figura.

○ **Um homem recentemente hospitalizado apresenta-se ao seu consultório queixando-se de diarreia volumosa. Os testes de fezes são negativos. Uma biopsia colônica é mostrada na figura. Qual é seu diagnóstico?**

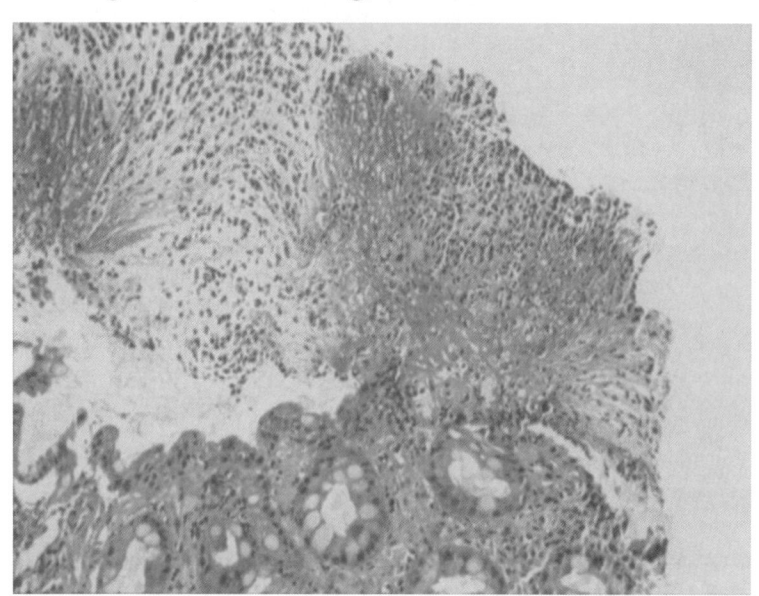

Esta é a aparência de baixa potência clássica da colite pseudomembranosa. A biopsia mostra os debris de superfície fibrinosa eosinofílica característica com uma aparência de "cogumelo".

○ **Que espessura arbitrária precisa alcançar ou exceder a banda de colágeno subepitelial para qualificar-se para o diagnóstico de colite colagenosa?**

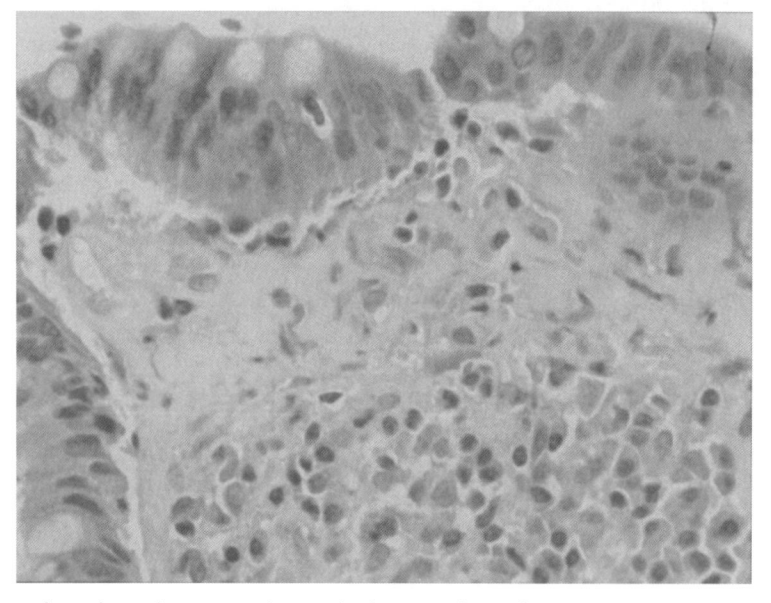

A banda colágena subepitelial normal mede até 7 mícrons e, na colite colagenosa, ela alcança 10 mícrons ou mais. Esta condição é muito mais comum nas mulheres idosas.

○ **Qual é o risco de transformação maligna do pólipo mostrado na microfotografia abaixo?**

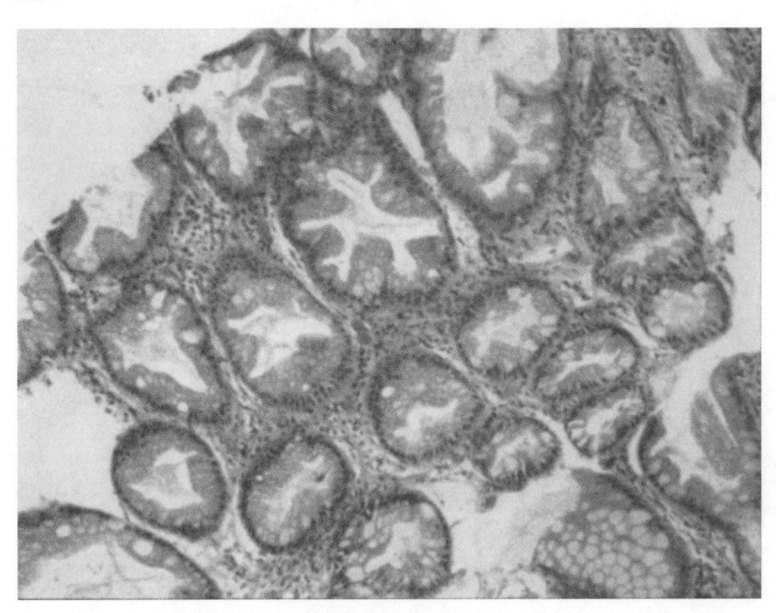

Nenhum. Este é um pólipo hiperplásico não neoplásico benigno como evidenciado pela superfície e pelo epitélio da cripta com lumens glandulares serreados e mucina abundante.

○ **Que tipo de pólipo adenomatoso possui a mais alta incidência de desenvolvimento subsequente de carcinoma?**

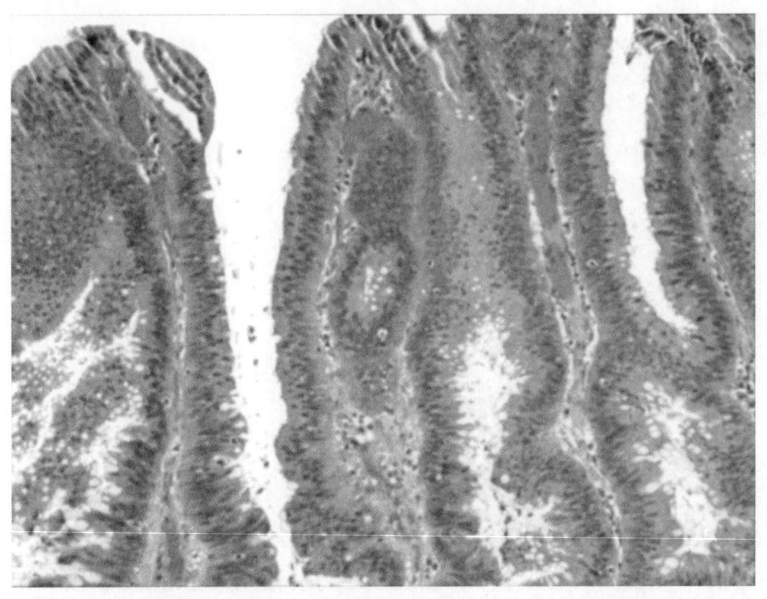

Adenomas vilosos sésseis acima de 1 a 2 cm no diâmetro são mais prováveis de desenvolver-se em um adenocarcinoma. O pólipo mostrado é um adenoma tubuviloso devido à sua mistura de arquitetura vilosa e tubular.

○ **Que tipo de colágeno é depositado para um grau excessivo nos casos de cirrose e que célula é sua fonte?**

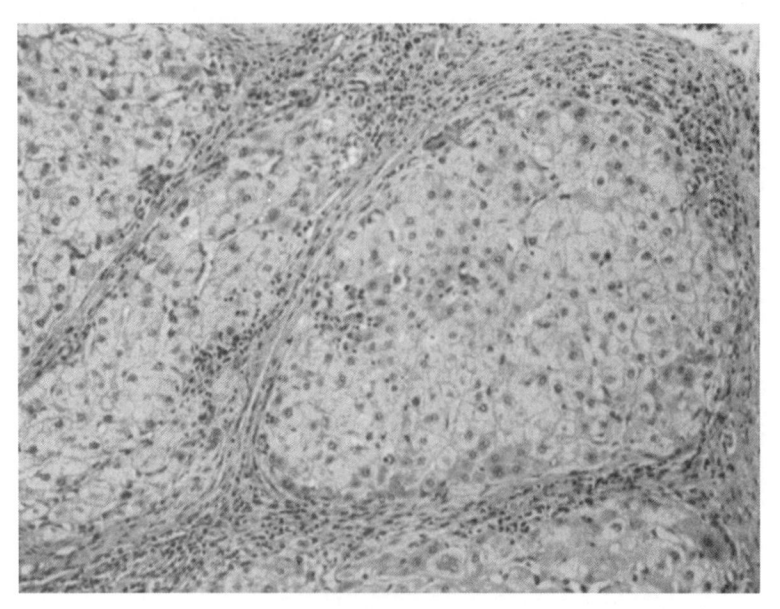

Colágenos dos tipos I e II produzidos pela célula de Ito.

○ **Um homem de 46 anos de idade apresenta-se com icterícia, dor abdominal no quadrante superior direito e febre. Uma biopsia do fígado foi eventualmente realizada e é mostrada abaixo. Qual é o diagnóstico mais provável?**

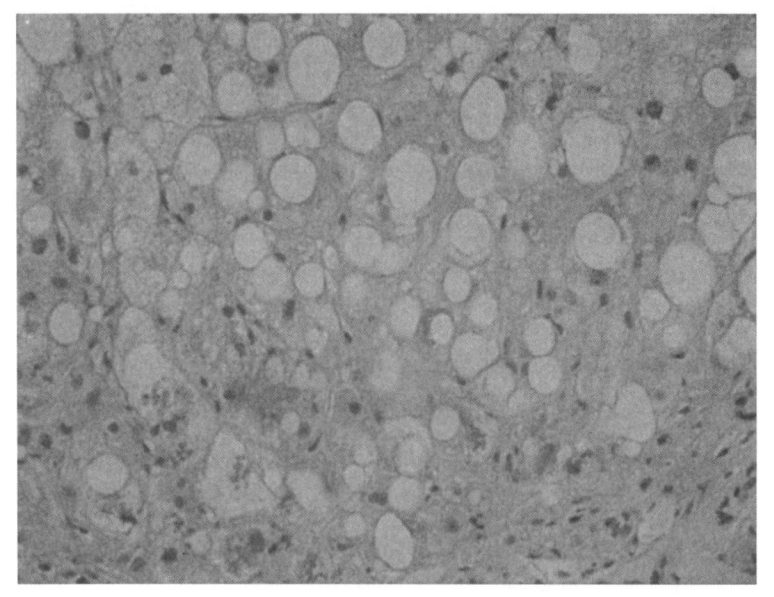

Hepatite alcoólica. Aspectos típicos da hepatite alcoólica incluem hialina de Mallory, a qual é uma inclusão eosinofílica no interior dos hepatócitos que se cora com ubiquitina, neutrófilos circundando hepatócitos degenerativos individuais, necrose hialina esclerosante e esteatose, predominantemente macrovesicular.

○ **V/F: Corpos de Mallory ou hialina de Mallory são patognomônicos para a hepatite alcoólica.**

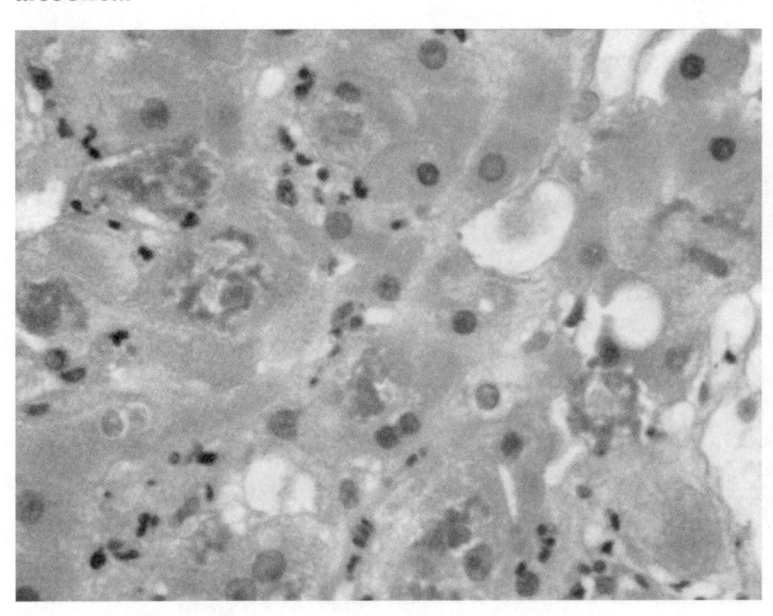

Falso. Poucas coisas na patologia são patognomônicas. Os corpos de Mallory podem ser vistos em muitas doenças incluindo Wilson, cirrose biliar primária e toxicidade por amiodarona.

○ **O espécime de biopsia do fígado mostrado na figura abaixo é mais sugestivo de qual tipo de hepatite?**

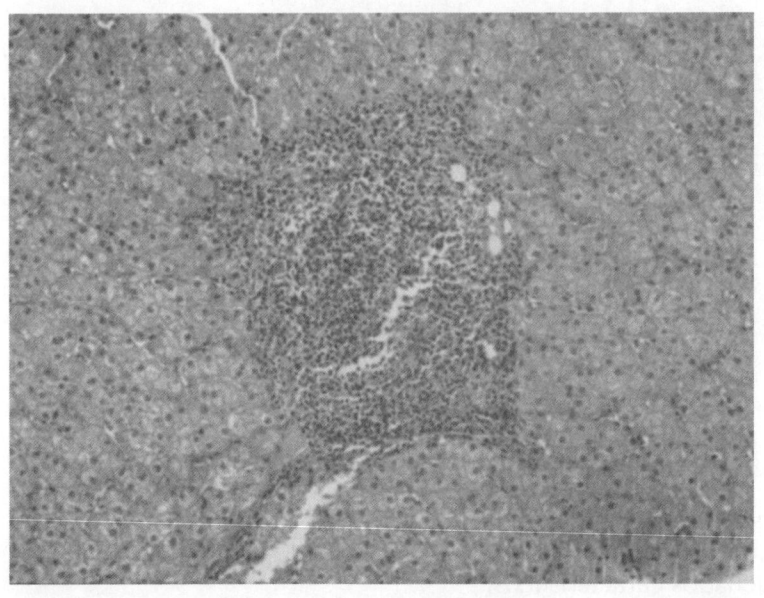

Hepatite C. A presença de uma área portal com um agregado linfoide ou um folículo com um centro germinal em um espécime do fígado com outros aspectos de hepatite crônica é mais sugestiva de hepatite C crônica.

○ **Qual é a célula inflamatória mais característica vista em um infiltrado de hepatite crônica de natureza autoimune?**

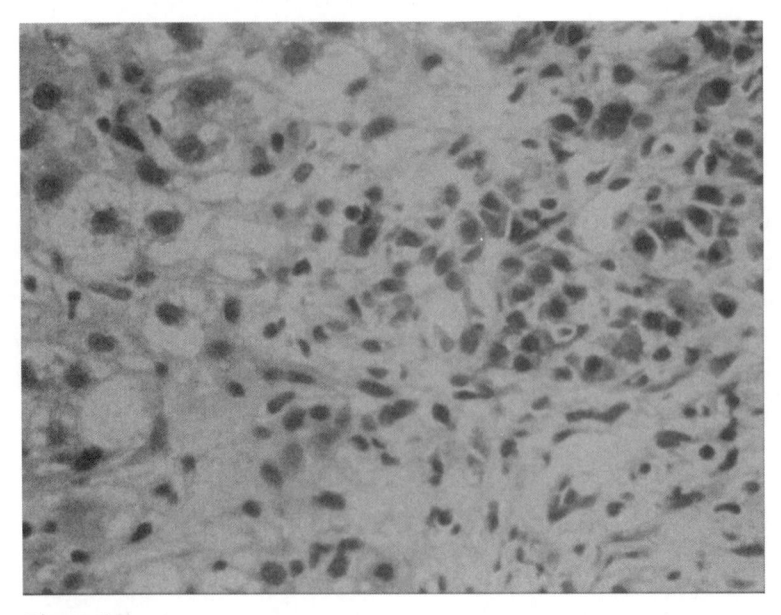

Plasmócitos.

○ **Os achados na figura abaixo são mais sugestivos de qual tipo de hepatite viral?**

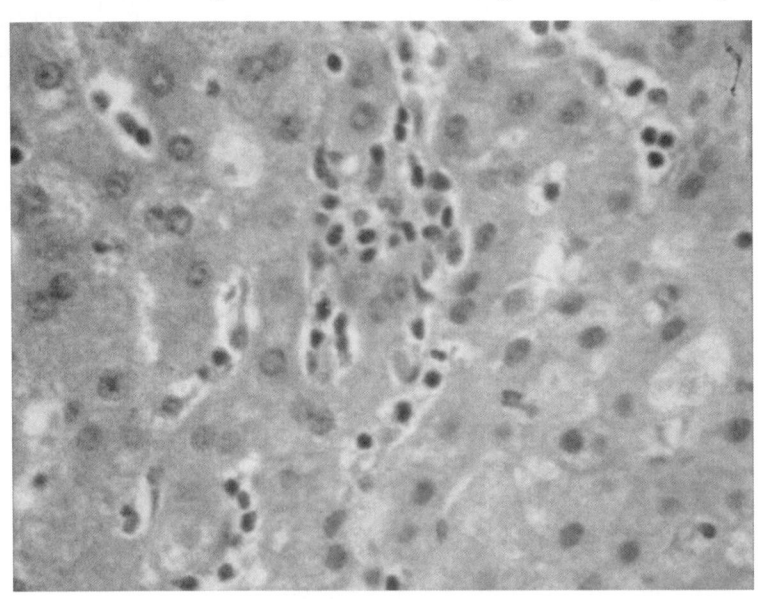

Vírus Epstein-Barr ou mononucleose infecciosa associada a hepatite. Os linfócitos na sinusoide hepática que se alinham em um padrão de fila única e associados a plasmócitos espalhados são achados característicos.

○ **Na biopsia do fígado mostrada, qual é a etiologia mais provável destas alterações?**

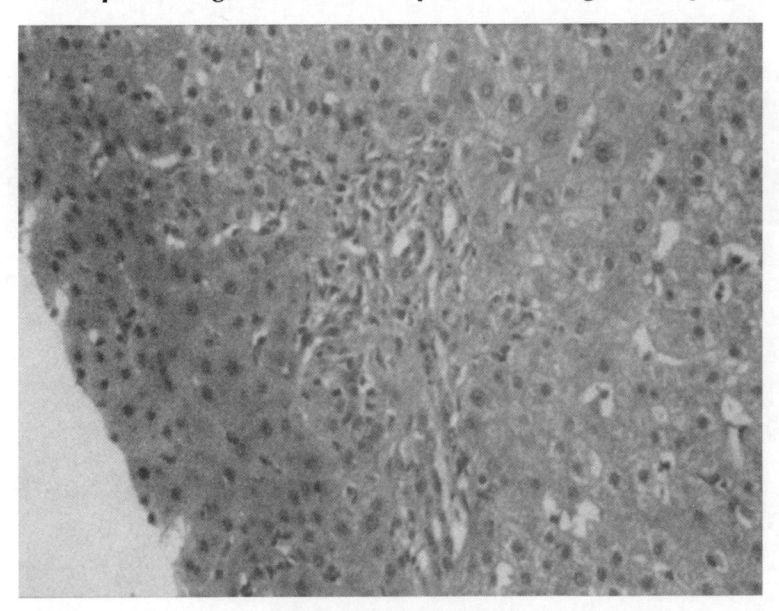

Obstrução do trato biliar. Achados típicos incluem plugues de bile, edema portal, proliferação de neutrófilos e de ducto de bile em associação com expansão portal pelo colágeno.

○ **Uma mulher de 45 anos de idade apresenta-se com fadiga e prurido. A testagem de laboratório é notável apenas para uma fosfatase alcalina levemente elevada. Uma biopsia do fígado é realizada. Qual é o diagnóstico?**

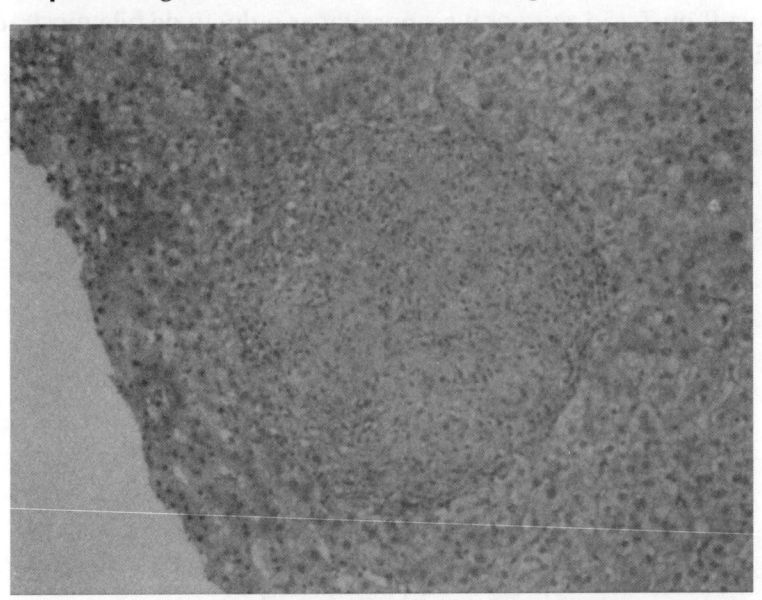

Cirrose biliar primária. A biopsia demonstra um granuloma portal. Os anticorpos antimitocondriais da mulher estão marcadamente elevados.

○ **Que diagnóstico é mais provável e que corante(s) você poderia utilizar para confirmar ou refutá-lo?**

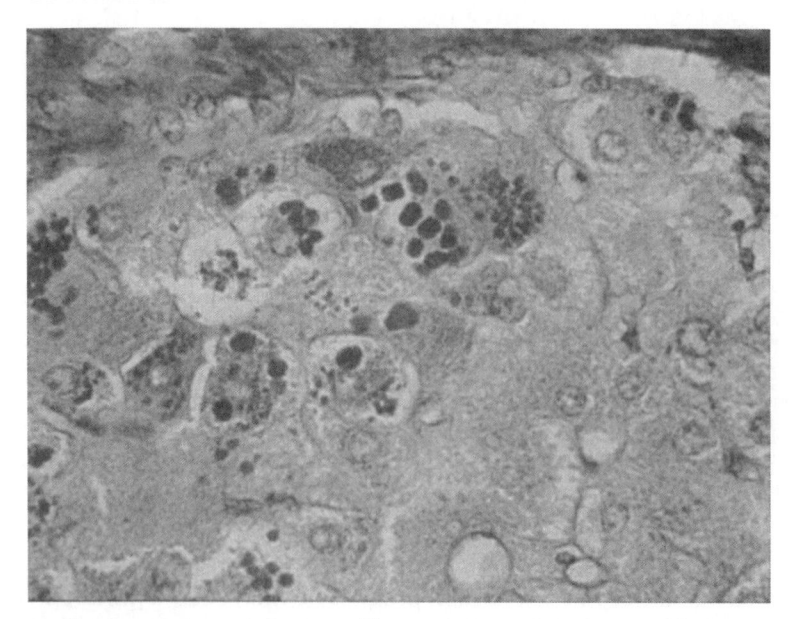

Deficiência da antitripsina alfa$_1$ (DATA1 – A1AD). Esta biopsia mostra glóbulos eosinofílicos no interior dos hepatócitos periportais. Se for uma DATA1 (A1AD) os glóbulos serão PAS-positivos e resistem à digestão da diástase. Portanto, um PAS com diástase deve ser solicitado. Existe também um corante imunoistoquímico para a antitripsina alfa$_1$ que poderia também esperar ser positivo no caso da DATA1 (A1AD).

○ **Quais linfócitos, célula B ou T, são responsáveis por atacar o ducto de bile mostrado neste caso de rejeição (celular) aguda de um aloenxerto do fígado?**

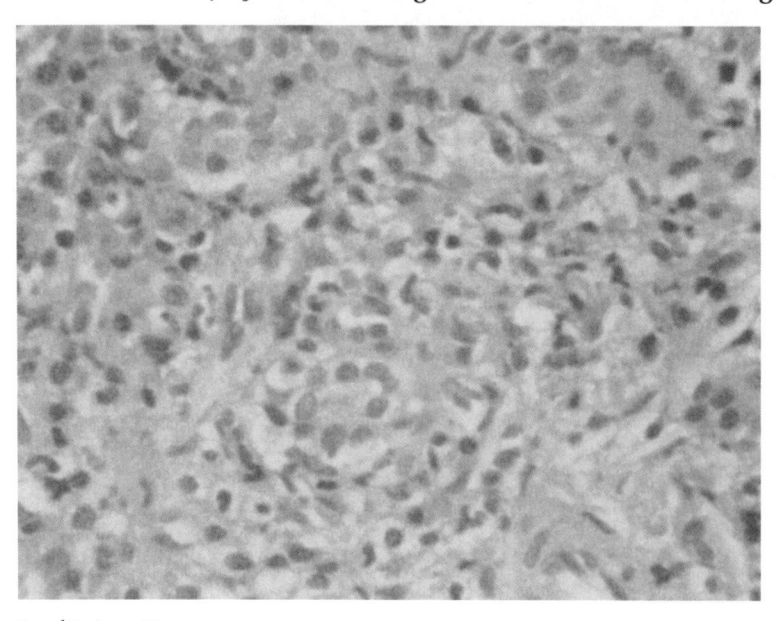

Linfócitos T.

○ **Que aspectos histopatológicos típicos vistos na síndrome de Budd-Chiari e doença veno-oclusiva (DVO – VOD) estão demonstrados nas figuras. (A) Doença veno-oclusiva, (B) síndrome de Budd-Chiari?**

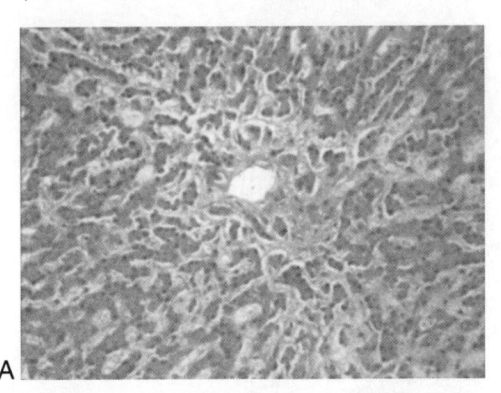

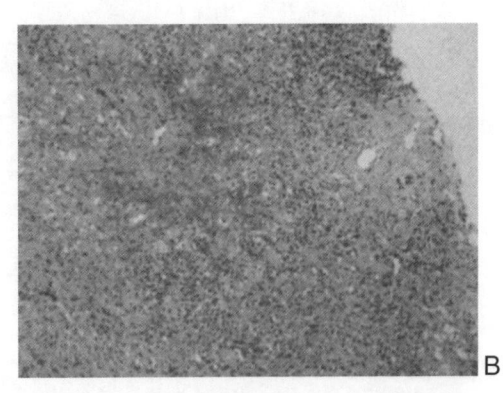

Budd-Chiari é caracterizada por congestão centrilobular com eliminação hepatocelular associada ou necrose. Em contraste, a DVO (VOD) é caracterizada pela esclerose subendotelial das vênulas hepáticas terminais e veias intercaladas com "atrofia" associada aos hepatócitos nos lóbulos.

○ **Qual é o tumor benigno mais comum do fígado?**

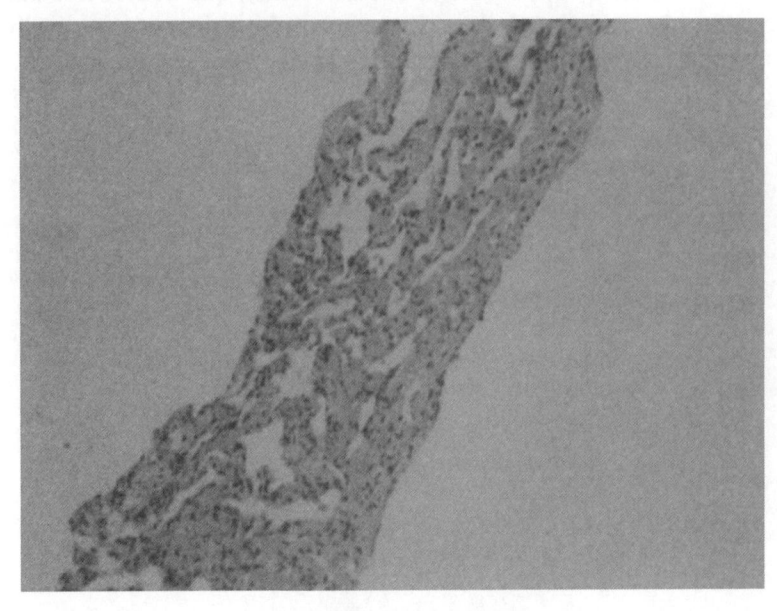

Hemangioma.

○ **Qual é o tumor mesenquimal mais comum do fígado na infância?**

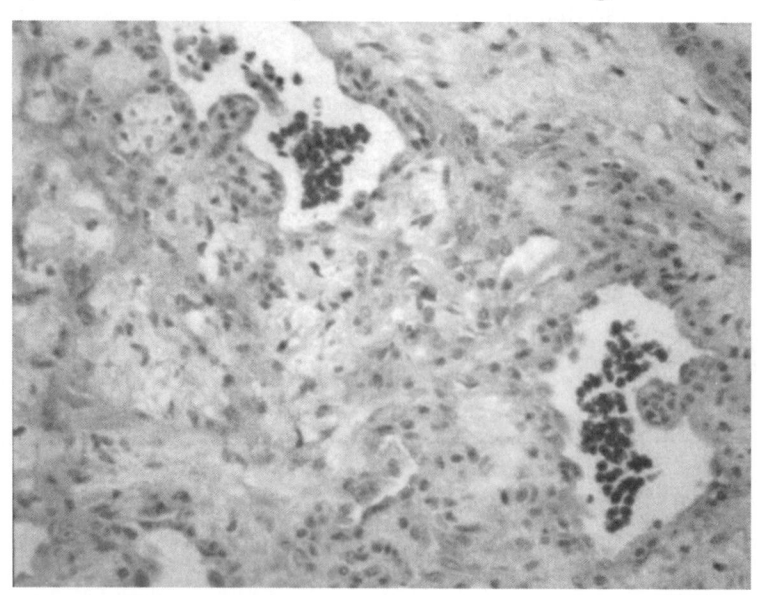

Hemangioendotelioma infantil.

○ **Qual tipo histológico de carcinoma hepatocelular (CHC – HCC), que ocorre nos adultos jovens ou adolescentes, não está associado a cirrose, possui um prognóstico melhor e não está associado a uma alfafetoproteína sérica elevada?**

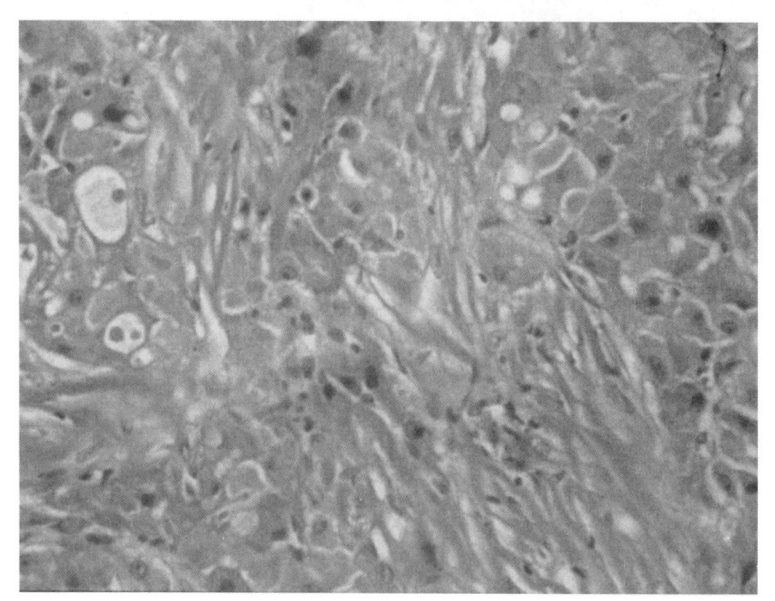

CHC (HCC) fibrolamelar. Interessantemente, em contraste a muitas das outras coisas que nós discutimos, ele é mais comum no lobo esquerdo do fígado. Está também associado a hepatite B ou abuso de álcool do mesmo modo que a maior parte dos CHC (HCC). Observe a histologia mostrada acima demonstrando espessas bandas fibrosas no interior do tumor.

○ **Descreva o paciente típico e a localização do tumor em um paciente com hepatoblastoma.**

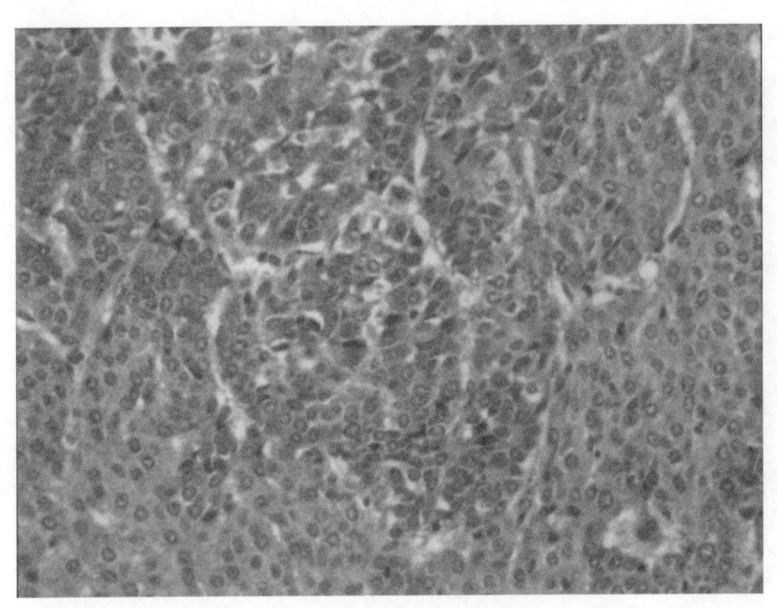

Um menino de 2 anos de idade com uma massa bem circunscrita no lobo direito do fígado e uma alfafetoproteína sérica elevada (90% dos casos).

○ **Qual é o aspecto histológico típico de uma rejeição de aloenxerto aguda no fígado?**

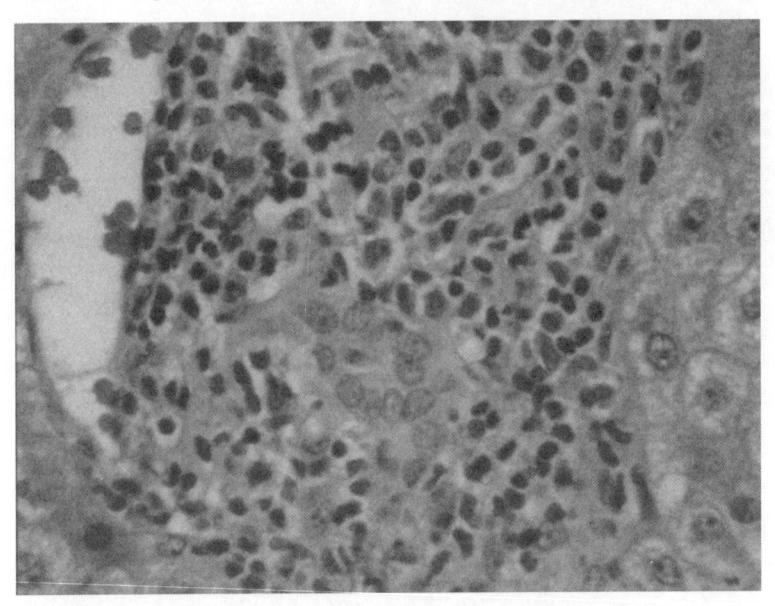

A rejeição aguda é caracterizada por um infiltrado portal composto de linfócitos T e eosinófilos que estão geralmente centrados ao redor dos ductos de bile e veia portal. Os ductos mostram dano (perda nuclear ou citoplasma vacuolado) e com frequência infiltração local pelos linfócitos. A endotelite geralmente está presente envolvendo a veia portal e é caracterizada por células inflamatórias subendoteliais causando proeminência das células endoteliais.

○ **Que agente etiológico é mais provavelmente responsável pela hepatite demonstrada na figura?**

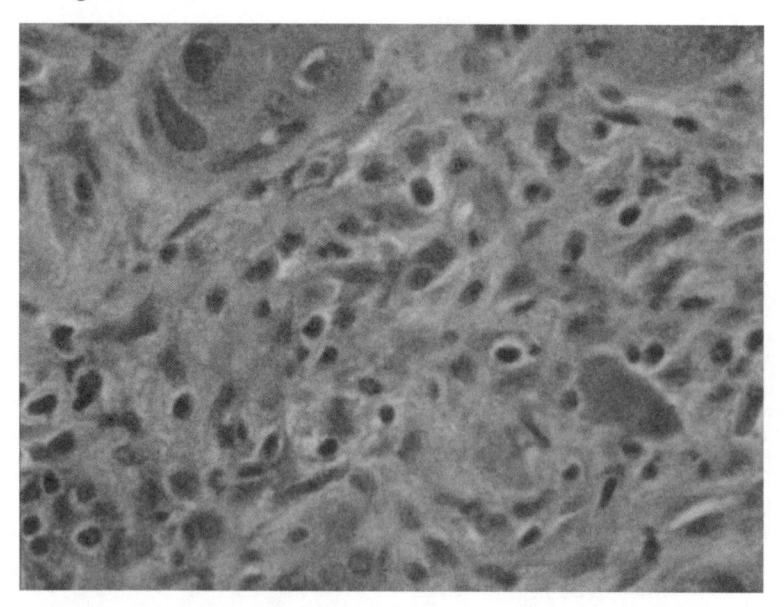

Citomegalovírus. A hepatite por CMV é caracterizada por hepatócitos que contêm inclusões virais tanto intranucleares quanto intracitoplásmicas.

BIBLIOGRAFIA

Allan R, Rhodes J, Hanauer S, Keighley M, Alexander-Williams J, Fasio V. *Inflammatory Bowel Diseases.* New York: Churchill Livingstone; 1997.

American Gastroenterological Association Technical Review on the Evaluation and Management of Chronic Diarrhea. *Gastroenterology* 1999;116:1464-1486.

Becker AE, Grinspoon SK, Kilbanaski A, Herzog DB. Current Concepts: Eating Disorders. *N Engl J Med* 1999;340:1092-1098.

Bell R. *Digestive Tract Surgery.* Philadelphia: Lippincott-Williams & Wilkins; 1996.

Cecil RL. *Cecil Textbook of Medicine.* 22th ed. Philadelphia: WB Saunders Co.; 2003.

Bircher J. *Oxford Textbook of Clinical Hepatology.* 2nd ed. New York: Oxford University Press; 1999.

Boley SJ, DiBiase A, Brandt LJ, *et al.* Lower intestinal bleeding in the elderly. *Am J Surg* 1979;137:57.

Bonacini M. Pancreatic involvement in human immunodeficiency virus infection. *J Clin Gastroenterol* 1991;13:58-64.

Bott S, Prakash C, McCallum RW. Medication-induced esophageal injury: survey of the literature. *Am J Gastroenterol* 1987;82:758-763.

Brandt LJ. *Clinical Practice of Gastroenterology.* 1st ed. Philadelphia: Current Medicine Inc.; 1999.

Byrne WJ. Foreign bodies, bezoars and caustic ingestion. *Gastroenterol Clin North Am* 1994;44:99-119.

Castell DO, Richter JE. *Esophagus.* 4th ed. Philadelphia: Lippincott Williams & Wilkins; 2003.

Chandrasoma P. *Gastrointestinal Pathology.* Stamford, CT: Appleton and Lange; 1999.

Chang EB, Sitrin MD, Black DD. *Gastroenterology, Hepatobiliary, and Nutritional Physiology.* Philadelphia: Lippincott-Raven; 1996.

Chung SS, Lau JYW, Sung JJY, *et al.* A randomized comparison between adrenaline injection alone and adrenaline injection plus heat probe treatment for actively bleeding ulcers. *Br Med J* 1997;314:1307-1311.

Lumly JSP. *Hamilton Bailey's Demonstrations of Physical Signs in Clinical Surgery.* 18th ed. Bristol, England: Oxford University Press; 1997.

Cohn JA, Friedman KJ, Noon PG, *et al.* Relation between mutations of the cystic fibrosis gene and idiopathic pancreatitis. *N Engl J Med* 1998;339:653-658.

Colton T. *Statistics in Medicine.* Boston: Little, Brown and Company; 1974.

Cullen JJ, Kelly KA. Gastric motor physiology and pathophysiology. *Surg Clin N Am* 1993; 73:1145-1160.

Dawson-Saunders B, Trapp RG. *Basic and Clinical Biostatistics*. 4th ed. McGraw-Hill Publishing Co.; 2004.

Diamant NE, Kamm MA, Wald A, Whitehead WE. AGA technical review on anorectal testing techniques. *Gastroenterology* 1999;116:735-60.

Dassopoulos T, Ehrenpreis ED. Acute Pancreatitis in Human Immunodeficiency Virus-Infected Patients: A Review. *The American Journal of Medicine* 1999; 107:78-84.

DuPont HL and the Practice Parameters Committee of the American College of Gastroenterology. Guidelines on Acute Infectious Diarrhea in Adults. *Am J Gastroenterol* 1997;92:1962-1975.

Eagon JC, Kelly KA. Postgastrectomy syndromes. *Surg Clin N Am* 1992;72:445-465.

Ehrenpreis ED. Small intestinal manifestations of HIV infection. *Internat J STD and AIDS* 1995;6:149-155.

Fasano A, Hokama Y, Russell R, *et al*. Diarrhea in ciguatera fish poisoning: preliminary evaluation of pathophysiological mechanisms. *Gastroenterology* 1991;100:471-476.

Feldman M, Scharschmidt BF, Sleisenger MH. *Sleisenger & Fordtran's Gastrointestinal and Liver Disease*. 7th ed. Philadelphia: W.B. Saunders; 2002.

Foley JF, Vose JM, Armitage JO (eds). *Current Therapy in Oncology*. 2nd ed. Orlando: W.B. Saunders; 1999.

Freedberg IM, Eisen AZ. Wolff K, *et al*. *Fitzpatrick's Dermatology in General Medicine*. 5th ed. New York: McGraw-Hill; 1999.

Gastroenterology and Hepatology. *Medical Knowledge Self-Assessment Program*. 2nd ed. American College of Physicians; 1997.

Go VLW, Dimagno EP. *The Pancreas: Biology, Pathology and Disease*. 2nd ed. New York: Raven Press; 1993.

Gordon ME. The dark side of bon appetit- (Diagnostic Challenges Series). *Travel Medicine News* 1995;2:16-18.

Gracey M and Burke V. *Pediatric Gastroenterology and Hepatology*. Boston: Blackwell Scientific Publications; 1993.

Greenfield L, *et al*. *Surgery: Scientific Principles and Practice*. 3rd ed. Philadelphia: Lippincott-Raven: 2001.

Grunfeld C. Pang M. Shimizu L, *et al*. Resting energy expenditure, caloric intake and short term weight change in human immunodeficiency virus infection and the acquired immunodeficiency syndrome. *Am J Clin Nutr* 1992;55:455-460.

Gupta PK, Fleischer D. Endoscopic hemostasis in nonvariceal bleeding. *Endoscopy* 1994;26:48-54.

Herwaldt B, Ackers ML and the Cyclospora Working Group. An outbreak in 1996 of cyclosporiasis associated with imported raspberries. *N Engl J Med* 1997;336:1548-1556.

Hulley SB, Cummings SR. *Designing Clinical Research. An Epidemiologic Approach*. 2nd ed. Baltimore: Lippincott Williams & Wilkins; 2001.

Jekel JF, Elmore JG, Katz KL. *Epidemiology, Biostatistics and Preventive Medicine.* Philadelphia: WB Saunders Co.; 1996.

Kahrilas PJ. Gastroesophageal reflux disease. *JAMA* 1996;276:983-988.

Kaplowitz N. *Liver and Biliary Diseases.* 2nd ed. Baltimore: Williams & Wilkins; 1996.

Karimgani I, Porter KA, Langevin RE, Banks PPA. Prognostic factors in sterile pancreatic necrosis. *Gastroenterology* 1992;103:1636-1640.

Kikendall JW. Caustic ingestion injuries. *Gastroenterol Clin North Am* 1991;20:847-857.

Krawitt EL, Wiesner RH, Nishioka M. *Autoimmune Liver Disease.* 2nd ed. Amsterdam: Elsevier; 1998.

Laine L, Peterson WL. Bleeding peptic ulcer. *N Engl J Med* 1994;331:717-727.

Lau JYW, Sung JJY, Lam YH. Endoscopic retreatment compared with surgery in patient with recurrent bleeding after initial endoscopic control of bleeding ulcers. *N Engl J Med* 1999;340:751-756.

LaRusso NF. *Gastroenterology and Hepatology.* 1st ed. Philadelphia: Current Medicine Inc.; 1997.

Lee WM. Medical progress: acute liver failure. *N Engl J Med* 1993;329:1862-1872.

Lieber CS. Biochemical and molecular basis of alcohol-induced injury to liver and other tests. *N Engl J Med* 1988;319:1639-1650.

Loeb PM, Eisenstein AM. *Caustic Injury to the Upper Gastrointestinal Tract.* 6th ed. Philadelphia: W.B. Saunders Company; 1998.

MacSween R, Anthony P, Scheuer P, Burt A, Portmann B. *Pathology of the Liver.* 4th ed. WB Saunders Co.; 2001.

Mandell GL, Bennett JE, Dolin R. *Mandell, Douglas and Bennett's Principles and Practice of Infectious Diseases.* 5th ed. Elsevier Science Health Science Div; 1995.

Marshall JK, Irvine EJ. Lymphocytic and collagenous colitis: medical management. *Current Treatment Options in Gastroenterology* 1999;2:127-133.

McNally PR. *GI/Liver Secrets.* 2nd ed. Lippincott Williams & Wilkins; 2001.

Mead PS, Slutsker L, Dietz V, McCaig LF, Bresee JS, Shapiro C, *et al.* Food-related illness and death in the United States. *Emerg Infect Dis* 1999;5:607-625.

Moody FG, Carey LC, Jones RS, Kelly KA, Nahrwold DL, Skinner DB. *Surgical Treatment of Digestive Disease.* Chicago: Yearbook Medical Publishers Inc; 1986.

Morales TG, Sampliner RE. Barrett's Esophagus: Update on Screening, Surveillance and Treatment. *Arch Int Med* 1999;159:1411-1416.

Day D, Warren BE, Jass J, Price A, Williams G. *Morson and Dawson's Gastrointestinal Pathology.* 4th ed. Oxford: Blackwell Scientific Publications; 2002.

National Institutes of Health. Therapeutic endoscopy and bleeding ulcers-NIH Consensus Conference. *JAMA* 1989;262:1369-1372.

Noble J. *et al. Textbook of Primary Care Medicine.* 3rd ed. Elsevier Science Health Science Div; 2000.

Nataro JP, Kaper JB. Diarrheagenic *Escherichia coli. Clinical Microbiology Reviews* 1998;11:142-201.

O'Connor PG. Schottenfeld RS. Patients with Alcohol Problems. *N Engl J Med* 1998; 338:592-602.

Okuda K, Tabor E . *Liver Cancer.* New York: Churchill Livingstone; 1997.

Pederzoli P, Bassi C, Vesenteni S, Campedelli A. A randomized multicenter clinical trial of antibiotic prophylaxis of septic complications in acute necrotizing pancreatitis with imipenem. *Surg Gynecol Obstet* 1993;176:480-483.

Pospai D, Rene' E, Fiasse R, *et al.* Crohn's disease stable remission after human immunodeficiency virus infection. *Dig Dis Sci* 1998;43:412-419.

Richter JE. Extraesophageal presentations of gastroeophageal reflux disease. *Semin Gastro Dis* 1997;8:75-89.

Roberts I. Disorders of the pancreas in children. *Gastroenterol Clin N Am* 1990;19:958-969.

Rombeau JL, Rolandelli RH. *Clinical Nutrition: Enteral and Tube Feeding.* Philadelphia: WB Saunders Co.; 1997.

Rosenbaum M, Leibel RL, Hirsch J. Medical Progress: Obesity. *N Engl J Med* 1997;337:396-407.

Rothschild MA, Berk PD, Williams R. Fulminant Hepatic Failure. *Sent Liv Dis* 1996;4:341-454.

Rowe NM, Kahn FB, Acinapura AJ, Cunningham JN, Jr. Nonsurgical Pneumoperitoneum: A Case Report and Review. *Am Surgeon* 1998;64:313-322.

Rudolf AM, *et al. Pediatrics.* 20th ed. Baltimore: Appleton and Lange: 1996.

Sabiston DC. *Textbook of Surgery.* 13th ed. Philadelphia: WB Saunders Co: 1986.

Sampliner RE and The Practice Parameters Committee of the American College of Gastroenterology. Practice guidelines on the diagnosis, surveillance, and therapy of Barrett's esophagus. *Am J Gastroenterol* 1998;93:1028-1032.

Scheuer PJ. Letkowitch JH. *Liver Biopsy Interpretation.* 6th ed. Elsevier Science Health Science Div; 2000.

Schiodt FV. Atillasoy E, Shakil AO, *et al.* Etiology and outcome for 295 patients with acute liver failure in the United States. *Liver Transplantation and Surgery* 1999;5:29-34.

Schiff ER, Sorrell MF. Maddrey WC. *Schiff's Diseases of the Liver.* 9th ed. Philadelphia: Lippincott Williams & Wilkins: 2002.

Schwartz MW. *Clinical Handbook of Pediatrics.* 3rd ed. Baltimore: Lippincott Williams & Wilkins: 2003.

Sharpstone D, Gazzard B. Gastrointestinal manifestations of HIV infection. *Lancet* 1996;348:379-383.

Sherlock S. *et al. Diseases of the Liver and Biliary System.* 9th ed. London: Oxford-Blackwell Scientific: 1993.

Sontag SJ. Rolling review: Gastroesophageal reflux disease. *Aliment Pharmacol Ther* 1993;7:293-312.

Spiro HM. *Clinical Gastroenterology.* 4th ed. New York: McGraw-Hill Inc.; 1993.

Suchy J. *Liver Diseases in Children.* 2nd ed. Lippincott Williams & Wilkins; 2000.

Tanner S. *Pediatric Hepatology.* Edinburgh: Churchill Livingstone; 1989.

Tavill AS. Clinical Implications of the Hemochromatosis Gene (editorial). *N Engl J Med* 1999;341:755.

Thung SN, Gerber MA. *Differential Diagnosis in Pathology: Liver Disorders.* New York: Igaku-Shoin; 1995.

Torres AJ, Landa JI, Moreno-Azceita M, Argüello JM, Silecchia G, Castro J, *et al.* Somatostatin in the management of gastrointestinal fistulas. *Arch Surg* 1992;127:977-1000.

Vasudeva R. Gastrointestinal and hepatic complications in bone marrow transplant recipients. *Current Opinion in Critical Care* 1997;3:132-137.

Webb WA. Management of Foreign Bodies of the Upper Gastrointestinal Tract: Update. *Gastrointest Endow* 1995;41:39-51.

Whitehead WE, Wald A, Diamant NE, Enck P, Pemberton JH, Rao SSC. Functional disorders of the anus and rectum. *Gut* 1999;45(suppl II):II55-II59.

Yamada T, Alpers D, Laine L, Owyang C, Powell D. *Textbook of Gastroenterology.* 3rd ed. Philadelphia: Lippincott Williams & Wilkins; 2003.

Zakim D, Boyer TD. *Hepatology: A Textbook of Liver Disease.* 3rd ed. Philadelphia: WB Saunders Co.; 1996.

Zetterman RK. Long-term management of the liver transplant patient. *Sem Liv Dis* 1995;15:123-180.